Netter

Cuaderno de anatomía
para colorear

Netter
Cuaderno de anatomía para colorear

3.ª edición

John T. Hansen, PhD

Emeritus Professor of Neuroscience
Former Schmitt Chair of Neurobiology and Anatomy
and Associate Dean for Admissions
University of Rochester Medical Center
Rochester, New York

ILUSTRACIONES

Imágenes basadas en las obras de la colección de **Frank H. Netter, MD**
www.netterimages.com

Modificadas para colorear por
Carlos A. G. Machado, MD
y
Dragonfly Media Group

ELSEVIER

ELSEVIER

Avda. Josep Tarradellas, 20-30, 1.°, 08029, Barcelona, España

Revisión científica:
Dr. Víctor Götzens García
Profesor titular de Anatomía Humana
Profesor honorífico de la Universitat de Barcelona

Servicios editoriales: DRK Edición
Depósito legal: B.16.504-2022
Impreso en Italia

Para **Amy,** hija, esposa, madre y médico, que lo coloreaba todo durante sus años en la facultad de Medicina y me convirtió en un adepto...

Para **Sean,** hijo, esposo, padre e ingeniero, que coloreaba fuera de las líneas y me mostró su creatividad...

Y para **Paula,** esposa, madre, abuela, maestra y alma gemela, que entendió el valor de colorear y siempre nos dio ánimos.

Sobre el autor

John T. Hansen, PhD, es Emeritus Professor of Neuroscience, ex Killian J. and Caroline F. Schmitt Professor y Chair of Neurobiology and Anatomy, y Associate Dean for Admissions en la University of Rochester Medical Center en Rochester, Nueva York. El Dr. Hansen ha recibido numerosos premios por su labor docente en tres facultades de medicina diferentes. De 1995 a 1998, fue profesor y Robert Wood Johnson Dean's Senior Teaching Scholar. En 1999, recibió el Alpha Omega Alpha Robert J. Glaser Distinguished Teacher Award, que concede anualmente la Association of American Medical Colleges como reconocimiento de ámbito nacional a los mejores educadores médicos. De 2004 a 2005, el Dr. Hansen fue Chair del Northeast Group on Student Affairs de la Association of American Medical Colleges. En 2013, fue seleccionado como Honored Member de la American Association of Clinical Anatomists, el más alto reconocimiento de esa organización. En 2018, fue elegido miembro de Alpha Omega Alpha por la Rochester Medical Class de 2018, y en 2020, fue el destinatario del James S. Armstrong Alumni Service Award de la University of Rochester Medical Center.

El Dr. Hansen ha participado en el USMLE Step Anatomy Test Material Development Committee y ha impartido numerosos Faculty and Curricular Development Workshops en diversas facultades de medicina de EE. UU. y de otros países.

En 2010, el Dr. Hansen fue el primer ganador del University of Rochester's Presidential Diversity Award en reconocimiento a su «defensa, apoyo, tutoría, planificación y liderazgo de las iniciativas de la facultad de Medicina para incrementar la matriculación, la fidelización, la excelencia y la graduación de estudiantes de diversos orígenes».

La carrera investigadora del Dr. Hansen se ha centrado en el estudio de las vías dopaminérgicas del sistema nervioso periférico y central, la plasticidad neuronal y la inflamación del sistema nervioso central. Ha recibido un prestigioso NIH Research Career Development Award de 5 años, varias becas de investigación de fundaciones y el NIH, y ha presentado los resultados de su investigación en las principales universidades y congresos estadounidenses, así como diversos congresos internacionales. Además de unas 100 publicaciones de investigación originales, es también coautor de la edición de 2002 del *Netter's Atlas of Human Physiology;* el editor consultor principal de la 3.ª a la 7.ª ediciones del *Netter's Atlas of Human Anatomy* (desde 2003 a 2021); autor de las *Netter's Anatomy Flash Cards,* el *Essential Anatomy Dissector* y el *Netter's Anatomy Coloring Book,* y coautor del *TNM Staging Atlas with Oncoanatomy,* que fue seleccionado entre 630 obras de todo el mundo como *Book of the Year* en 2008 por la British Medical Association.

Sobre los ilustradores

Frank H. Netter, MD

Frank H. Netter nació en la ciudad de Nueva York en 1906. Estudió Arte en la Art Student's League y en la National Academy of Design antes de entrar en la Facultad de Medicina de la Universidad de Nueva York, donde se licenció en Medicina en 1931. Durante sus años de estudiante, los esquemas de los apuntes del Dr. Netter atrajeron la atención de los profesores de la facultad y de otros médicos, lo cual le permitió aumentar sus ingresos ilustrando artículos y libros de texto. Después de establecer una clínica quirúrgica en 1933, continuó dibujando como actividad paralela, pero finalmente optó por dejar la práctica de la cirugía y dedicarse al arte a tiempo completo. Tras servir en el ejército estadounidense durante la Segunda Guerra Mundial, el Dr. Netter empezó su larga colaboración con la compañía farmacéutica CIBA (actualmente Novartis Pharmaceuticals). Esta asociación duró 45 años y dio como resultado una extraordinaria colección de ilustraciones bien conocidas por los médicos y otros profesionales de la salud del mundo entero.

En 2005, Elsevier, Inc. adquirió la Colección Netter y todas las publicaciones de Icon Learning Systems. Existen actualmente más de 50 publicaciones en las que figuran ilustraciones del Dr. Netter disponibles a través de Elsevier, Inc. (https://www.eu.elsevierhealth.com/).

Los trabajos del Dr. Netter se encuentran entre los más bellos ejemplos del uso de la ilustración en la enseñanza de los conceptos médicos. Los 14 libros de la *Colección Netter de ilustraciones médicas,* que incluyen la mayor parte de los miles de dibujos creados por el Dr. Netter, fueron y siguen siendo uno de los trabajos médicos más famosos hasta ahora publicados. El *Atlas de anatomía humana,* publicado por primera vez en 1989, muestra los dibujos anatómicos de la Colección Netter. Traducido a 16 idiomas, es el atlas de anatomía de elección entre los estudiantes de Medicina y los profesionales sanitarios de todo el mundo.

Estas ilustraciones se aprecian no solo por sus cualidades estéticas, sino, lo que es más importante, por su contenido intelectual. Como escribió el Dr. Netter en 1949: «… La clarificación de un tema constituye el objetivo y la finalidad de la ilustración. No importa la belleza de la pintura, ni cuán delicada y sutil sea la representación del tema, ya que tendrá poco valor como *ilustración médica* si no sirve para esclarecer un determinado concepto». El planteamiento, la concepción, el punto de vista y el enfoque del Dr. Netter son lo que da coherencia a sus dibujos y lo que los hace tan valiosos intelectualmente.

Frank H. Netter, MD, falleció en 1991.

Conozca más sobre el médico y artista cuyo trabajo ha inspirado la colección Netter Reference en:

https://netterimages.com/artist-frank-h-netter.html

Carlos A. G. Machado, MD

Carlos A. G. Machado fue elegido por Novartis para ser el sucesor del Dr. Netter. Sigue siendo el principal ilustrador que contribuye a actualizar la Colección Netter de ilustraciones médicas.

Autodidacta en ilustración médica, el cardiólogo Carlos Machado ha realizado meticulosas actualizaciones de algunas de las láminas originales del Dr. Netter y ha creado muchas ilustraciones propias para la Colección Netter. Su estilo hiperrealista y su aguda percepción de la relación médico-paciente cobran forma en un inolvidable estilo visual. Su dedicación a la investigación de cada tema que dibuja lo sitúa entre los principales ilustradores médicos de hoy en día.

Aprenda más acerca de Carlos A. G. Machado y su obra en: https://netterimages.com/artist-carlos-a-g-machado.html

PREFACIO: **CÓMO USAR ESTE LIBRO**

La anatomía humana es un tema fascinante y complejo, que resulta interesante para casi cualquiera de nosotros. Aprender anatomía no tiene por qué ser difícil y, en realidad, puede resultar agradable. Explorar la anatomía humana de una manera sencilla, sistemática y divertida es el objetivo de *Netter. Cuaderno de anatomía para colorear*. Este libro está dirigido a estudiantes de todas las edades: la curiosidad es el único requisito previo.

Las imágenes de *Netter. Cuaderno de anatomía para colorear* parten de las famosas ilustraciones anatómicas meticulosamente realizadas por Frank H. Netter, MD, y reunidas en su *Atlas de anatomía humana*. Este atlas es el más utilizado en el mundo y está traducido a 18 idiomas diferentes, por muy buenas razones. Las ilustraciones del Dr. Netter han resistido el paso del tiempo y han enseñado anatomía humana a millones de estudiantes de todo el mundo.

¿Por qué un libro de anatomía para colorear? En mi opinión, la mejor razón es que el aprendizaje activo siempre triunfa sobre el aprendizaje pasivo. Ver, hacer y aprender van de la mano; dicho de otra manera: «De la vista a la mano, de la mano a la mente, de la mente a la memoria». Así es como la mayoría de nosotros aprendemos. Libros de texto, fichas de autoevaluación, vídeos y atlas de anatomía, todos tienen su lugar en el aprendizaje de la anatomía humana, pero aquellos recursos que nos motivan más y nos permiten participar en una experiencia de aprendizaje activo «asientan» el conocimiento en nuestra memoria.

Netter. Cuaderno de anatomía para colorear está organizado por sistemas corporales. En cada lámina del libro para colorear se enfatizan las estructuras más importantes. Los ejercicios para colorear, las leyendas, el texto, las listas de puntos clave y las tablas ayudan a comprender por qué las visiones, cuidadosamente elegidas, del cuerpo humano son importantes tanto anatómica como funcionalmente. De manera intencionada, no he incluido leyendas exhaustivas en cada imagen porque quiero que el estudiante se centre en los aspectos anatómicos más importantes; sin embargo, invito a todos los lectores a que hagan el libro *suyo* y se sientan libres para dar color a todo lo que quieran, añadan sus propias leyendas como deseen, tapen estructuras para autoevaluarse y, en definitiva, a que utilicen cada imagen tan creativamente como deseen para mejorar su experiencia de aprendizaje. En la mayoría de los casos, dejo elegir los colores, pero mi recomendación es colorear las arterias de color rojo, las venas de azul, los músculos de color marrón rojizo, los nervios de amarillo y los nódulos linfáticos de verde, ya que estos son los colores que se utilizan en la mayoría de los atlas en color de anatomía. Por último, creo que probablemente los lápices de colores son la mejor opción, pero quien lo desee puede usar bolígrafos, rotuladores, etc. Por encima de todo, mi intención es divertirnos aprendiendo anatomía: después de todo, también es la nuestra.

JOHN T. HANSEN, PHD

Capítulo 1 Orientación e introducción

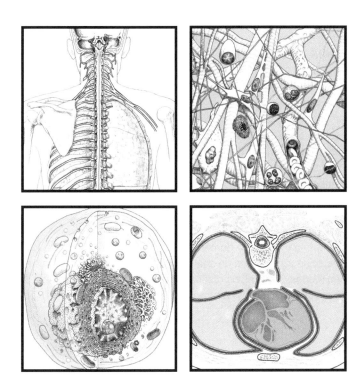

La anatomía requiere un vocabulario clínico que defina las posiciones, los movimientos, las relaciones y los planos de referencia. Por convención, las descripciones anatómicas del cuerpo humano se basan en un individuo de pie en la **posición anatómica.** Esta posición se define como:

- Erguido de pie con la cabeza y los dedos de los pies orientados hacia delante
- Los miembros superiores colgando a los lados; las palmas dirigidas hacia delante
- Los miembros inferiores colocados juntos; los pies ligeramente separados y dirigidos hacia delante

COLOREA las principales regiones, empezando por la cabeza y acabando en el miembro inferior, utilizando un color diferente para cada región:

- ☐ 1. **Cabeza**
- ☐ 2. **Cuello**
- ☐ 3. **Tórax**
- ☐ 4. **Abdomen**
- ☐ 5. **Pelvis**
- ☐ 6. **Miembro superior**
- ☐ 7. **Miembro inferior**

Las regiones del cuerpo se denominaron originalmente con términos latinos o griegos que suelen utilizarse aún en la actualidad. En los países de habla española, se usan los términos traducidos al español. En la lámina 1-1, las principales regiones y zonas específicas del cuerpo humano se designan con los términos usados actualmente en contextos anatómicos y clínicos.

El estudio de la anatomía puede realizarse por regiones corporales **(anatomía regional)** o por sistemas corporales **(anatomía sistémica).** La mayoría de los cursos de disección de anatomía humana en EE. UU. utilizan un enfoque regional, que integra todos los sistemas corporales relacionados en el estudio de una región en particular. Esto normalmente implica todos los sistemas relacionados que se encuentran en una región en particular (p. ej., en el antebrazo), esto incluiría la piel, los músculos, los nervios, los huesos y la vasculatura. Por supuesto, también se debe recordar que las regiones del cuerpo también pueden depender de otros sistemas, como el sistema endocrino, el sistema linfático, el sistema digestivo para la alimentación, etc.

El estudio de la anatomía también puede organizarse con un enfoque de sistemas, donde el sistema de órganos se estudia de forma independiente, pero teniendo en cuenta que los sistemas de órganos no funcionan aislados unos de otros. *Netter. Cuaderno de anatomía para colorear* está organizado por sistemas, que es un enfoque común utilizado en los cursos de anatomía humana de pregrado (y en los cursos de anatomía y fisiología humanas), algunos cursos de facultades de medicina y los cursos de anatomía en los que pueden utilizarse especímenes anatómicos disecados previamente y/o modelos para enseñar y aprender anatomía.

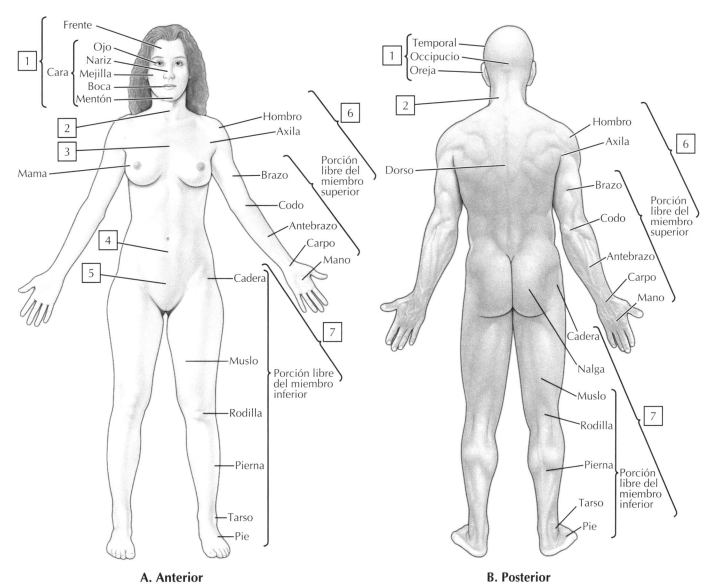

Frente

1

Cara
Ojo
Nariz
Mejilla
Boca
Mentón

2

3

Mama

4

5

Hombro
Axila

6

Porción
libre del
miembro
superior

Brazo

Codo

Antebrazo

Carpo

Mano

Cadera

7

Muslo

Porción libre
del miembro
inferior

Rodilla

Pierna

Tarso

Pie

A. Anterior

1
Temporal
Occipucio
Oreja

2

Dorso

Hombro
Axila

6

Porción
libre del
miembro
superior

Brazo

Codo

Antebrazo

Carpo

Mano

Cadera

Nalga

Muslo

7

Rodilla

Pierna

Porción
libre del
miembro
inferior

Tarso

Pie

B. Posterior

Las descripciones anatómicas hacen referencia a uno de los cuatro planos que pasan a través del cuerpo humano en la posición anatómica. Los **cuatro planos** son los siguientes:

- El **plano medio,** también conocido como **plano sagital medio,** es un plano vertical que pasa por el centro del cuerpo y lo dividen en dos mitades iguales, derecha e izquierda.
- Los **planos sagitales,** excepto el plano sagital medio, son planos verticales paralelos al plano sagital medio y a menudo se denominan **planos parasagitales.**
- Los **planos frontales,** también conocidos como **planos coronales,** son planos verticales que pasan a través del cuerpo y lo dividen en partes anteriores (frontales) y posteriores (dorsales).
- Los **planos transversales,** también conocidos como **planos horizontales** o **planos axiales,** son planos que forman un ángulo recto con los planos sagitales y frontales y dividen el cuerpo en partes superiores e inferiores. Los radiólogos a menudo se refieren a estos como planos axiales o transaxiales.

La tabla de esta página le ofrece una descripción general de los términos anatómicos de dirección y situación más utilizados. Además, algunos términos se pueden usar en combinación. Por ejemplo, **superomedial** significa más cerca de la cabeza y más cerca del plano sagital medio. Además, el término **palma** (cara palmar) se refiere a la superficie palmar de la mano, y el término **planta** (cara plantar) se refiere a la parte inferior del pie mientras se está descalzo.

Cuando los anatomistas o los médicos se refieren a «derecha» e «izquierda», siempre hacen alusión al lado derecho o izquierdo de la persona o el paciente al que se están refiriendo, NO al del estudiante, el anatomista o el médico.

Las estructuras pares del lado derecho e izquierdo son **bilaterales,** mientras que las que están presentes en un solo lado del cuerpo son **unilaterales** (p. ej., la vesícula biliar o el bazo). **Homolateral** o ipsilateral se refiere al mismo lado del cuerpo (p. ej., el pulgar derecho y el dedo gordo del pie derecho), y **contralateral** se refiere al lado opuesto del cuerpo (p. ej., el pie derecho es contralateral al pie izquierdo).

TÉRMINO	DESCRIPCIÓN
Anterior (ventral)	Más cerca de la frente
Posterior (dorsal)	Más cerca del dorso
Superior (craneal)	Hacia arriba o más cerca de la cabeza
Inferior (caudal)	Hacia abajo o más cerca de los pies
Medial	Hacia la línea media o el plano medio
Lateral	Más alejado de la línea media o el plano medio
Proximal	Cerca de un punto de referencia
Distal	Alejado de un punto de referencia
Superficial	Cercano a la superficie
Profundo	Alejado de la superficie
Plano medio	Divide el cuerpo en mitades derecha e izquierda iguales
Plano sagital medio	Plano medio
Plano sagital	Divide el cuerpo en mitades derecha e izquierda desiguales
Plano frontal (coronal)	Divide el cuerpo en partes anterior y posterior iguales o desiguales
Plano transversal	Divide el cuerpo en partes superior e inferior iguales o desiguales (cortes transversales o cortes axiales)

COLOREA los tres planos que se muestran en la figura usando diferentes colores.

- ☐ 1. **Plano sagital medio**
- ☐ 2. **Plano frontal (coronal)**
- ☐ 3. **Plano transversal**

A. Planos corporales

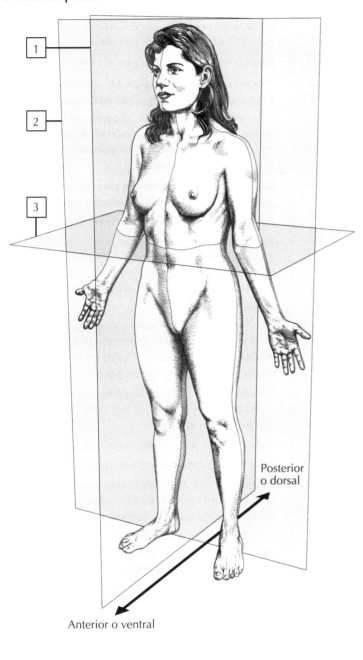

1

2

3

Posterior
o dorsal

Anterior o ventral

B. Términos de dirección y situación

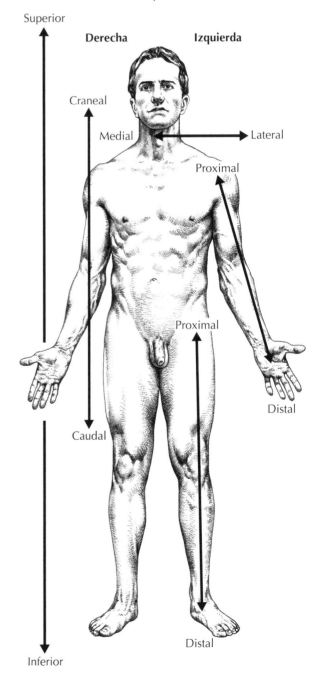

Superior

Derecha   Izquierda

Craneal

Medial ←→ Lateral

Proximal

Proximal

Distal

Caudal

Distal

Inferior

Los movimientos del cuerpo se producen en las articulaciones, los puntos de unión entre dos o más elementos esqueléticos adyacentes. En general, cuando nos referimos a los movimientos del cuerpo nos centramos en los movimientos que se producen alrededor de una articulación a partir de la contracción (acortamiento físico) de los músculos esqueléticos. Estas contracciones provocan el movimiento de un miembro, la inclinación de la columna vertebral, los movimientos finos de los dedos o la tensión de los pliegues (cuerdas) vocales para hablar (fonación). Por supuesto, en todo el cuerpo también se producen muchos otros tipos de movimientos; por ejemplo, movimientos peristálticos del músculo liso intestinal que mueven los alimentos a través de los intestinos. No obstante, los movimientos principales sobre las articulaciones que se producen debido a la contracción del músculo esquelético se destacan en la lista siguiente y están ilustrados.

COLOREA el círculo en las imágenes correspondientes al movimiento numerado en la lista siguiente, utilizando un color diferente para cada movimiento. Observa que la abreviatura del movimiento (p. ej., F = flexión) se muestra en el círculo y corresponde a la clave en la siguiente lista. Por ejemplo, puedes colorear todos los movimientos de abducción (AB) en rojo, todos los movimientos de aducción (AD) en azul, etc. También ayuda el tratar de imitar los movimientos ilustrados en uno mismo y recordar en qué parte del cuerpo notas que los músculos esqueléticos se contraen o se relajan.

☐ 1. **Abducción (AB): movimiento de alejamiento de un punto central de referencia**

☐ 1. **Aducción (AD): movimiento hacia un punto central de referencia; lo contrario de abducción**

☐ 1. **Rotación lateral (L): giro de un hueso o un miembro alrededor de su eje longitudinal lateralmente o alejándolo de la línea media**

☐ 1. **Rotación medial (M): opuesta a la rotación lateral; giro en sentido medial hacia la línea media**

☐ 2. **Flexión (F): por lo general, un movimiento que disminuye el ángulo de la articulación**

☐ 2. **Extensión (E): por lo general, un movimiento que aumenta el ángulo de la articulación; lo contrario de flexión**

☐ 3. **Elevación (EL): que eleva superiormente, como al encogerse de hombros**

☐ 3. **Descenso (D): movimiento de una parte del cuerpo inferiormente**

☐ 4. **Flexión (F) y extensión (E) de la columna cuando estos términos se refieren a la columna vertebral, la flexión disminuye el ángulo entre los cuerpos**

vertebrales y la extensión aumenta este ángulo; cuando nos inclinamos hacia delante flexionamos la columna vertebral, y cuando nos doblamos hacia atrás para arquear el dorso (espalda) estamos extendiendo la columna vertebral

☐ 5. **Flexión (F) y extensión (E) en el codo**

☐ 6. **Flexión (F) y extensión (E) en el carpo (muñeca)**

☐ 7. **Pronación (P): la rotación del radio sobre el cúbito en el antebrazo hace que la palma de la mano se dirija posterior (en posición anatómica) o inferiormente (si la mano se mantenía hacia delante con la palma hacia arriba)**

☐ 7. **Supinación (S): opuesta a la pronación; hace que la palma de la mano se dirija anterior o superiormente**

☐ 8. **Flexión (F) y extensión (E) en la articulación de la rodilla**

☐ 9. **Circunducción (C): movimiento en el espacio que circunscribe un círculo o un cono alrededor de una articulación (se ilustra la circunducción del miembro inferior a nivel de la articulación de la cadera)**

☐ 10. **Flexión dorsal (dorsiflexión) (FD): eleva el pie a nivel de la articulación talocrural (tobillo) (similar a la extensión en el carpo, pero en el tobillo se denomina flexión dorsal en lugar de extensión)**

☐ 10. **Flexión plantar (FP): movimiento hacia abajo o descenso del pie a nivel del tobillo (similar a la flexión en el carpo)**

☐ 11. **Eversión (EV): movimiento lateral de la planta del pie**

☐ 11. **Inversión (I): movimiento medial de la planta del pie**

☐ 12. **Retracción (R): desplazamiento posterior de una parte del cuerpo, en este ejemplo la mandíbula, sin un cambio en el movimiento angular**

☐ 12. **Protracción (PT): desplazamiento anterior de una parte del cuerpo sin un cambio en el movimiento angular**

Nota clínica:

A menudo, los médicos exploran los movimientos de sus pacientes para evaluar el rango de movimiento, así como la fuerza del movimiento (ofreciendo resistencia al movimiento). Esto puede ser importante para acceder al **«rango de movimiento»** y la fuerza adecuada de un movimiento en particular, teniendo en cuenta la constitución y la edad del paciente. Los movimientos reflejos también se exploran en distintas articulaciones; por ejemplo, el «reflejo rotuliano». Esto no solo valora el reflejo muscular, sino que también evalúa la integridad de los componentes neuromusculares (conducción nerviosa y fuerza muscular).

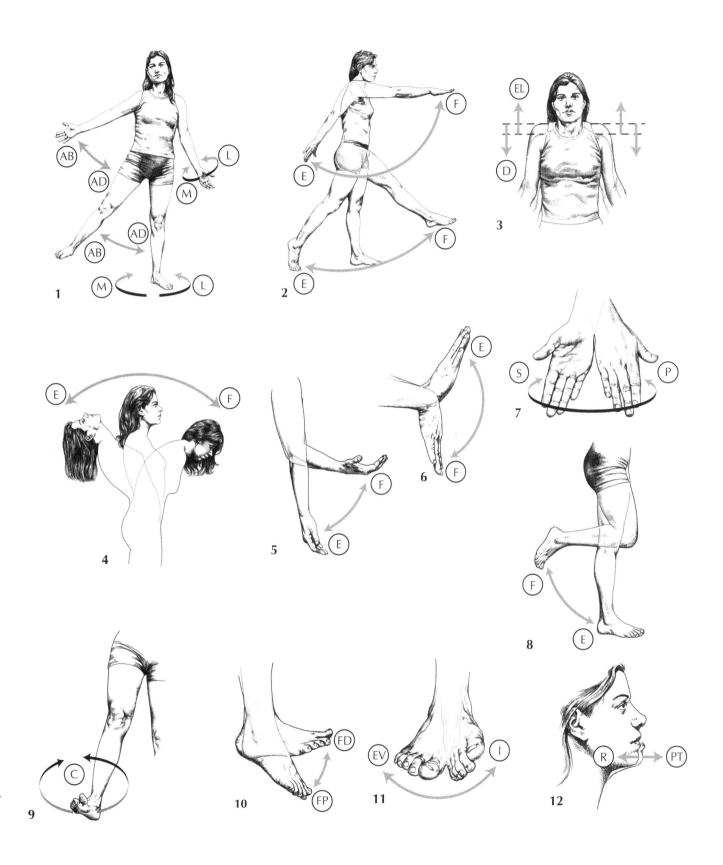

1 La célula

La célula es la unidad básica, estructural y funcionalmente, de todos los tejidos del cuerpo. Al igual que las personas, las células presentan muchas variedades diferentes, pero, también como las personas, casi todas las células comparten muchas estructuras internas básicas que denominamos **orgánulos.** Los orgánulos funcionan cooperativamente en una variedad de formas que permiten a las células y los tejidos llevar a cabo sus funciones únicas. Las células también pueden contener **inclusiones;** a diferencia de los orgánulos, las inclusiones no están rodeadas por una membrana. Dependiendo del tipo de célula, algunas contienen más de un tipo u otro de orgánulo o inclusión.

COLOREA cada uno de estos 13 componentes celulares, usando diferentes colores, observando su morfología y función.

☐ 1. **Peroxisomas: vesículas pequeñas situadas en el citoplasma que detoxifican sustancias tóxicas; por ejemplo, pueden contener enzimas que degradan el peróxido de hidrógeno y los ácidos grasos**

☐ 2. **Aparato de Golgi: una o más pilas aplanadas de membranas que modifican y empaquetan proteínas y lípidos para uso intracelular o extracelular**

☐ 3. **Membrana plasmática: la membrana de la célula, compuesta por una bicapa lipídica que actúa en la protección, la secreción, la absorción, la sensibilidad (mantiene un potencial de reposo esencial para las células excitables), la adhesión y el soporte de la célula. La membrana puede fusionarse con una vesícula secretora para liberar su contenido en un proceso denominado exocitosis, o tomar sustancias extracelulares en un proceso denominado pinocitosis. La membrana también puede poseer receptores especializados a lo largo de su superficie (p. ej., neurotransmisores y hormonas)**

☐ 4. **Citoplasma: la matriz acuosa denominada citosol de la célula por fuera del núcleo, que contiene iones inorgánicos, moléculas orgánicas, metabolitos intermedios, hidratos de carbono, proteínas, lípidos y ARN; también contiene diferentes orgánulos e inclusiones (v. pág. siguiente)**

☐ 5. **Mitocondrias: orgánulos de doble membrana que producen adenosina trifosfato (ATP, *adenosine triphosphate*) a través de la fosforilación oxidativa para producir energía. Las mitocondrias poseen una membrana externa y una membrana interna plegada**

☐ 6. **Lisosomas: vesículas que contienen enzimas digestivas**

☐ 7. **Retículo endoplasmático (RE): red membranosa en el citoplasma, tachonada de ribosomas para la síntesis de proteínas (RE rugoso, 7A) o que carece de ribosomas y participa en la síntesis de lípidos y esteroides (RE liso, 7B)**

☐ 8. **Centriolos: inclusiones pares semejantes a haces esenciales para el movimiento de los cromosomas en la división celular**

☐ 9. **Nucleolo: una pequeña estructura, sin membrana, situada en el núcleo (normalmente uno o dos por núcleo), que contiene condensaciones de ARN ribosómico y proteínas; es más grande en células en crecimiento activo**

☐ 10. **Núcleo celular: estructura de control de la célula rodeada de las membranas interna y externa que contiene cromosomas, enzimas y el nucleolo. La membrana o envoltura nuclear está perforada por pequeños poros nucleares; los tres tipos de ARN (ribosómico, de transferencia y mensajero) se forman en el núcleo y migran hacia el citoplasma**

☐ 11. **Ribosomas: pequeñas partículas presentes en el citoplasma que contienen ARN y proteínas, tanto libres como unidos al RE rugoso. Los ribosomas participan en la síntesis de proteínas mediante la traducción de la proteína de codificación de aminoácidos bajo la dirección del ARN mensajero (ARNm)**

☐ 12. **Microfilamentos: finos filamentos de actina, la proteína contráctil, que proporcionan resistencia, soporte y/o movimiento intracelular y participan en la contracción muscular**

☐ 13. **Microtúbulos: inclusiones proteicas de tubulina contenidas en el citoesqueleto que ayudan en el transporte intracelular**

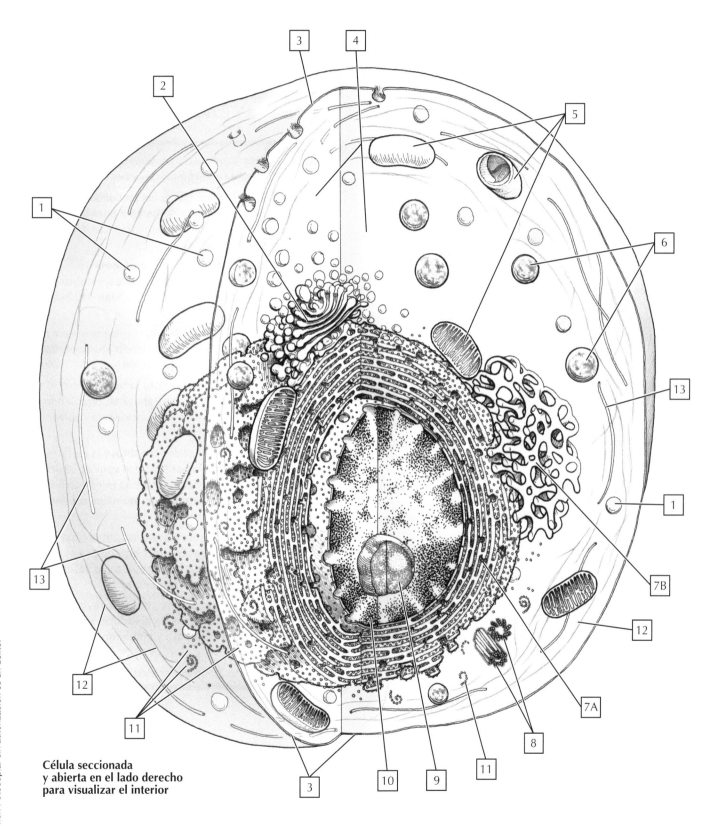

Célula seccionada
y abierta en el lado derecho
para visualizar el interior

Las células epiteliales forman los epitelios, uno de los cuatro tipos de tejidos básicos que se encuentran en el cuerpo humano (los otros tres son el tejido conectivo, el tejido muscular y el tejido nervioso). Los epitelios cubren la superficie del cuerpo; tapizan las cavidades corporales, los conductos de los órganos y de las glándulas, los vasos y los órganos, y forman las porciones secretoras de las glándulas. Se pueden formar uniones estrechas entre las células adyacentes para constituir una barrera; las células pueden participar en la absorción o la secreción y/o pueden poseer la capacidad de dilatarse y extenderse a lo largo de una superficie expandida (p. ej., en el epitelio de revestimiento de la vejiga urinaria distendida). Los epitelios descansan sobre una membrana basal.

Los epitelios se clasifican de varias formas. En principio, se clasifican según el número de capas celulares que contienen, y se distinguen el **epitelio simple** (que tiene una capa celular) y el **epitelio estratificado** (que tiene dos o más capas celulares). También se describen según la forma de sus células como **epitelio escamoso, cuboideo** o **cilíndrico (columnar).**

COLOREA los tres tipos de epitelio basándose en la forma celular:

☐ 1. **Escamoso: células planas, delgadas; la anchura de cada célula es mayor que su altura**

☐ 2. **Cúbico: «cubos» de células; la anchura, la profundidad y la altura de cada célula son aproximadamente iguales**

☐ 3. **Cilíndrico: células cilíndricas altas; la altura de cada célula es mayor que su anchura**

Las clasificaciones de las capas y las formas celulares se pueden combinar para describir seis tipos diferentes de epitelios, y dos tipos especializados denominados **epitelios pseudoestratificado** y **de transición** también se incluyen en la clasificación, lo que da un total de ocho tipos de epitelios.

Nota clínica:
En los adultos, los tipos más comunes de tumores (neoplasias) se originan en células epiteliales. Las **neoplasias benignas** se producen localmente (no migran a otras localizaciones dentro del cuerpo) y, a menudo, están encapsuladas y crecen lentamente. Los **cánceres** son **neoplasias malignas** que no están encapsuladas y sus células tienden a dividirse, crecer y diseminarse a sitios adyacentes y distantes donde forman cánceres secundarios. Este proceso se denomina **metástasis.**

Los **cánceres** pueden diseminarse por contacto directo con tejidos adyacentes o, más frecuentemente, a través de la sangre y/o los vasos linfáticos. Muchos cánceres crecen rápidamente y consumen una gran parte de los nutrientes corporales, lo que conduce a pérdida de energía, pérdida de peso y debilidad.

Los cánceres epiteliales se denominan **carcinomas.** Como se discutió anteriormente, estos tumores pueden ser benignos o malignos. Antes de volverse cancerosos, los tumores suelen experimentar un cambio denominado **displasia** (desarrollo anormal) o **metaplasia** (transformación anormal). La mayoría de los cánceres se originan en el epitelio de la piel, la mama (principalmente mujeres, aunque los hombres también pueden desarrollar cáncer de mama [alrededor del 4-5% de los cánceres de mama]), el colon, el pulmón y la próstata (hombres).

COLOREA los ejemplos de los ocho tipos de epitelios típicamente observados en tejidos y órganos:

☐ 4. **Escamoso simple: tapiza las cavidades corporales y los vasos, haciendo de barrera para el transporte o actuando como un sistema de intercambio, a menudo por simple difusión**

☐ 5. **Cúbico simple: reviste los conductos de las glándulas y los túbulos renales, ofreciendo una vía de paso con o sin capacidad de absorción y secreción**

☐ 6. **Cilíndrico (columnar) simple: tapiza la mayor parte del sistema digestivo, ofreciendo una superficie para la absorción y la secreción**

☐ 7. **Pseudoestratificado: reviste la tráquea, los bronquios y el conducto deferente, ofreciendo una vía de paso con o sin funciones de barrera o secretoras**

☐ 8. **Escamoso estratificado: constituye la piel y reviste la cavidad bucal, el esófago y la vagina, ofreciendo una superficie protectora; la piel puede tener una capa protectora de queratina que recubre el epitelio**

☐ 9. **Cúbico estratificado: reviste los conductos de las glándulas sudoríparas y otras glándulas exocrinas grandes, ofreciendo un conducto y/o actuando como barrera para el transporte**

☐ 10. **Cilíndrico (columnar) estratificado: reviste los grandes conductos de glándulas exocrinas, ofreciendo un conducto y actuando como barrera**

☐ 11. **De transición: tapiza el sistema urinario, ofreciendo un conducto; tiene capacidad de distensión**

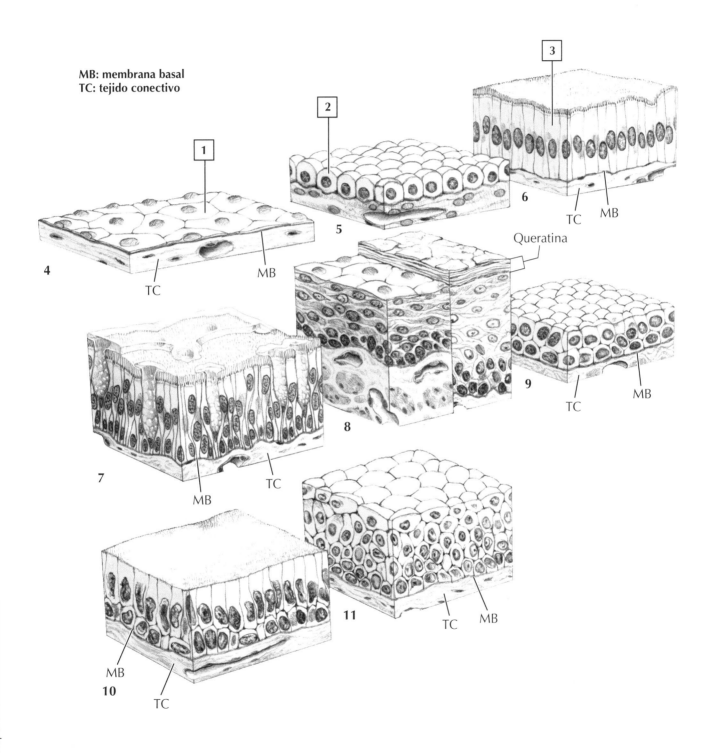

MB: membrana basal
TC: tejido conectivo

3

2

1

6

TC   MB

5

Queratina

4

MB

TC

9

TC   MB

8

7

MB   TC

11

TC   MB

10

MB   TC

Los tejidos conectivos son un grupo diverso de células y tejidos especializados. Los tejidos conectivos funcionan para:
- Soporte
- Transporte
- Almacenamiento
- Defensa inmunitaria
- Termorregulación

Se reconocen dos grupos principales de tejidos conectivos:
- **Tejido conectivo propiamente dicho:** incluye los tejidos conectivos laxo y denso (organizados en una conformación regular o irregular)
- **Tejido conectivo especializado:** incluye el cartílago, el hueso, el tejido adiposo (grasa), el tejido hematopoyético, la sangre y la linfa

El tejido conectivo propiamente dicho incluye una variedad de tipos de células y de fibras entrelazadas en una sustancia fundamental que conforman una **matriz extracelular.** El **tejido conectivo laxo (areolar)** se encuentra, en gran parte, bajo epitelios que constituyen la superficie del cuerpo (piel) y en los epitelios que recubren los sistemas orgánicos internos. Junto con la piel, el tejido conectivo laxo a menudo es la primera línea de defensa contra la infección. El **tejido conectivo denso** tiene muchas fibras, pero pocas células, e incluye tendones, ligamentos, la submucosa y las capas reticulares que ofrecen soporte.

Entre los elementos fibrosos en el tejido conectivo, se incluyen:
- **Fibras de colágeno:** numerosas en los tejidos conectivos; ofrecen flexibilidad y resistencia
- **Fibras elásticas:** fibras entretejidas que ofrecen flexibilidad y retienen su forma si se extienden
- **Fibras reticulares:** fibras delgadas de colágeno que proporcionan resistencia; son las menos frecuentes de los elementos fibrosos

Nota clínica:

Los tumores malignos de los tejidos conectivos y el músculo se denominan **sarcomas,** que son tumores que se originan de los tejidos mesenquimales. El sarcoma de tejidos blandos en adultos más frecuente es un histiocitoma fibroso maligno, que se cree deriva de células mesenquimales perivasculares.

Aunque hay más de 25 tipos diferentes de colágeno, los tipos I a IV son los más comunes. El colágeno tipo I representa el 90% del colágeno del cuerpo y es frecuente en la piel, los tendones de los músculos, los ligamentos y los huesos. El colágeno tipo II se encuentra en el cartílago. El colágeno tipo III se halla en el tejido conectivo laxo y forma una malla reticular laxa o andamio de soporte para los tejidos y los órganos. El colágeno tipo IV se localiza en la membrana basal que soporta el epitelio.

Los **queloides** aparecen cuando el tejido cicatricial de la piel crece mucho más allá del límite de la herida inicial y normalmente no regresa.

Fibrosis es un término que se utiliza para describir el depósito y el crecimiento excesivo de tejido conectivo fibroso que forma tejido cicatricial. Esto generalmente ocurre debido a una herida cortante, una infección, una alergia o una inflamación a largo plazo.

De las muchas enfermedades del tejido conectivo que afectan principalmente al colágeno, la **esclerodermia** (esclerosis sistémica) es una enfermedad degenerativa crónica como resultado de una producción excesiva de colágeno debido a una disfunción autoinmune. Si bien actualmente no existe una cura conocida, estudios recientes apuntan a una regulación positiva de la expresión del gen del colágeno en los fibroblastos.

El **síndrome de Marfan** es un trastorno hereditario del tejido conectivo causado por defectos moleculares en un gen que codifica una proteína extracelular que es un componente de las microfibrillas. Estas microfibrillas sirven como andamios para el depósito de fibras elásticas.

La **inflamación crónica** provoca fibrosis y necrosis tisular. La inflamación resultante está relacionada con muchos trastornos autoinmunes (p. ej., artritis reumatoide y algunos tipos de cáncer).

Los **lipomas** son los tumores mesenquimales de partes blandas más comunes en adultos; crecen lentamente y, por lo general, se encuentran en las porciones proximales de los miembros, el dorso, los hombros y el cuello. Se pueden eliminar mediante liposucción o escisión quirúrgica.

COLOREA cada uno de los elementos celulares más frecuentes en el tejido conectivo, utilizando un color diferente para cada tipo, tal y como aparecen en las diferentes variedades de tejido conectivo:

- ☐ 1. **Células plasmáticas:** secretan inmunoglobulinas y derivan de los linfocitos B
- ☐ 2. **Macrófagos:** células fagocitarias (fagocitan patógenos y restos celulares) derivadas de monocitos en la sangre
- ☐ 3. **Linfocitos:** las células principales del sistema inmunitario
- ☐ 4. **Mastocitos:** responden rápidamente a desafíos inmunitarios y secretan potentes sustancias vasoactivas y quimiotácticas
- ☐ 5. **Adipocitos:** almacenan y liberan triglicéridos según sea necesario para el cuerpo (células adiposas), y producen hormonas y factores de crecimiento
- ☐ 6. **Fibroblastos:** células abundantes que sintetizan todos los elementos fibrosos y elaboran la matriz
- ☐ 7. **Eosinófilos:** fagocitos que responden a los alérgenos y las infecciones parasitarias y son fagocitarios
- ☐ 8. **Miofibroblastos:** pueden contraerse y funcionan de forma similar a los fibroblastos y las células del músculo liso
- ☐ 9. **Neutrófilos:** responden a las lesiones y los desafíos inmunitarios y tienen capacidad fagocitaria

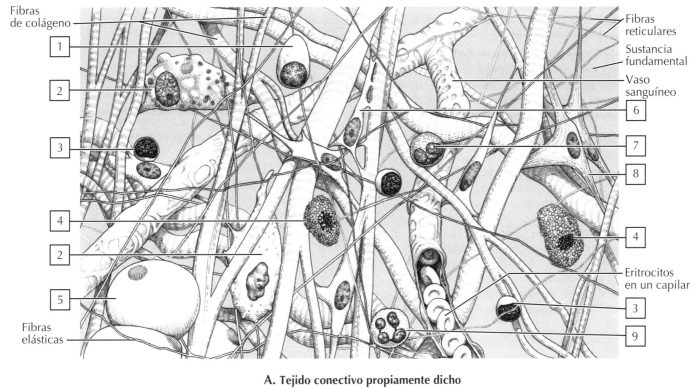

Fibras
de colágeno

Fibras
reticulares

Sustancia
fundamental

Vaso
sanguíneo

1

2

3

4

2

5

Fibras
elásticas

6

7

8

4

Eritrocitos
en un capilar

3

9

A. Tejido conectivo propiamente dicho

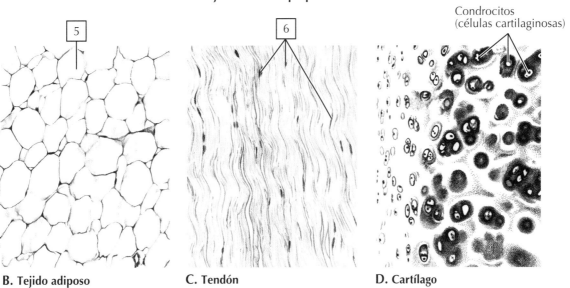

5

6

Condrocitos
(células cartilaginosas)

B. Tejido adiposo

C. Tendón

D. Cartílago

El esqueleto humano se divide en dos regiones descriptivas: axial y apendicular.

cada región del esqueleto de un color diferente para diferenciar una de otra:

- [ ] 1. **Esqueleto axial: los huesos del cráneo, la columna vertebral, las costillas y el esternón (forman el «eje» o línea central del cuerpo)**
- [ ] 2. **Esqueleto apendicular: los huesos de los miembros, incluyendo las cinturas escapular (o pectoral) y pélvica (es decir, los huesos de los miembros superiores e inferiores que se unen al esqueleto axial)**

El **esqueleto axial** comprende 80 huesos:
- Los huesos del cráneo y asociados (los huesecillos del oído y el hueso hioides) computan 29 huesos
- La caja torácica (esternón y costillas) computa 25 huesos
- La columna vertebral computa 26 huesos

El **esqueleto apendicular** comprende 134 huesos:
- La cintura escapular (dos clavículas y dos escápulas) computa 4 huesos
- Los miembros superiores computan 64 huesos
- La cintura pélvica (coxal) computa 2 huesos
- Los miembros inferiores computan 64 huesos

En total, el esqueleto tiene 214 huesos (incluyendo 8 huesos sesamoideos de las manos y los pies). Se debe añadir que este número puede variar algo entre las personas, a menudo debido a un número variable de pequeños huesos sesamoideos.

Los huesos y los cartílagos del sistema esquelético humano están formados por un tejido conectivo vivo, rígido y dinámico. El cartílago se une a algunos huesos, especialmente a aquellos en los que es importante la flexibilidad, y también cubre la mayoría de las superficies articulares de los huesos. Alrededor del 99% del calcio del cuerpo se almacena en los huesos. Muchos huesos poseen una cavidad central que contiene la médula ósea, un cúmulo de células hematopoyéticas (que forman sangre). Los huesos del esqueleto representan alrededor del 20% de la masa corporal de una persona.

El **cráneo** es el más complejo de los huesos. No solo incluye 29 huesos asociados, sino que también tiene alrededor de 85 orificios con nombre (forámenes [agujeros; algunos regulares y otros irregulares], conductos y fisuras) que proporcionan vías de paso para la médula espinal, los nervios y los vasos sanguíneos. La **mandíbula** es el hueso facial más grande y fuerte del cráneo, y se articula con el hueso temporal a través de su articulación temporomandibular. El **hueso hioides** es algo único en el sentido de que está incluido dentro de los huesos del cráneo, ¡pero en realidad no se articula con ningún otro hueso! Se encuentra aproximadamente al nivel de la tercera vértebra cervical y es el punto de unión de varios músculos del cuello que se utilizan para ascender y descender la laringe durante el habla o la deglución.

La mayoría de los huesos individuales se pueden clasificar en una de las siguientes cinco formas: planos, irregulares, cortos, largos o sesamoideos.

utilizando un color diferente para cada forma, los cinco tipos diferentes de huesos:

- [ ] 3. **Hueso plano**
- [ ] 4. **Hueso irregular**
- [ ] 5. **Hueso corto**
- [ ] 6. **Hueso largo**
- [ ] 7. **Hueso sesamoideo**

Las funciones del sistema esquelético y los huesos son:
- Soporte
- Protección de tejidos u órganos vitales
- Proporcionar un mecanismo, junto con los músculos, para el movimiento
- Almacenamiento de calcio y otras sales, factores de crecimiento y citoquinas
- Proporcionar un suministro de células sanguíneas

Hay dos tipos de hueso:
- **Hueso compacto:** una masa relativamente sólida de hueso comúnmente observable como una capa superficial de hueso que proporciona fuerza
- **Hueso esponjoso (trabecular o esponjoso):** una red trabeculada menos densa de espículas óseas que constituyen la sustancia de la mayoría de los huesos y que rodean una cavidad medular interna

La mayoría de las superficies articulares del hueso están cubiertas por **cartílago hialino,** el tipo más común de cartílago. Un segundo tipo de cartílago es el **fibrocartílago,** que se encuentra donde se necesita más soporte (p. ej., los meniscos de la articulación de la rodilla y los discos intervertebrales entre los cuerpos de las vértebras). El tercer tipo de cartílago es el **cartílago elástico,** que se encuentra donde se requiere flexibilidad (p. ej., la oreja y la epiglotis).

Nota clínica:
La **osteoporosis** (hueso poroso) es la enfermedad más común del hueso. Se produce por un desequilibrio entre la resorción y la formación de hueso, lo que coloca a los huesos en gran riesgo de fractura. Aproximadamente, 10 millones de estadounidenses (80% de ellos son mujeres) sufren osteoporosis.

Pueden aparecer **huesos supernumerarios (accesorios)** y son más frecuentes en el pie y la bóveda craneal.

La **necrosis avascular** se produce por una pérdida de aporte sanguíneo. Esto ocurre a menudo en el sitio de una fractura y generalmente involucra solo una pequeña porción del hueso.

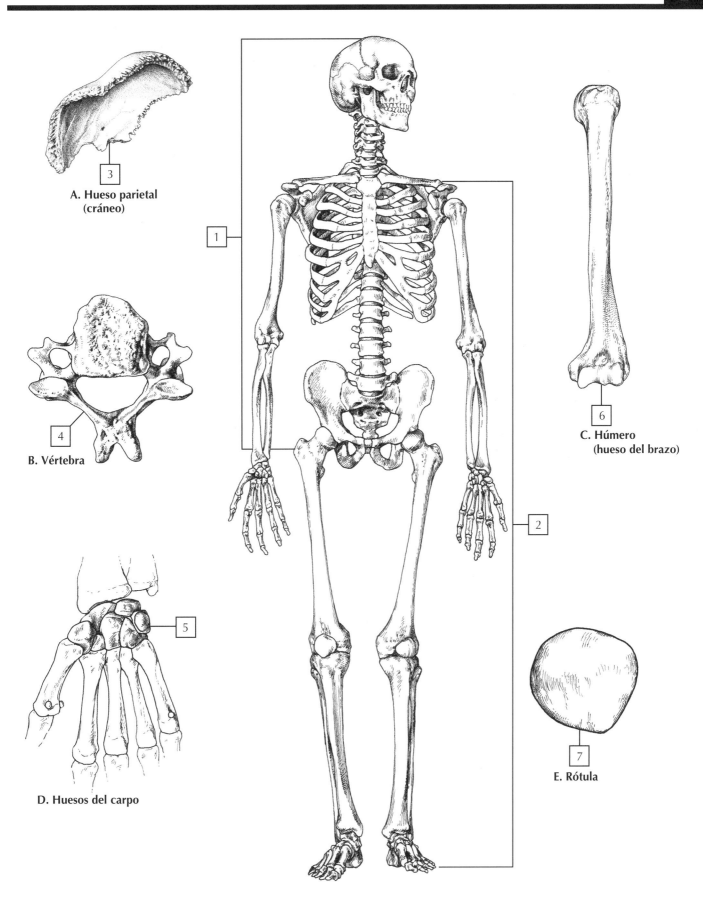

A. **Hueso parietal**
(cráneo)

B. **Vértebra**

D. **Huesos del carpo**

C. **Húmero**
(hueso del brazo)

E. **Rótula**

Las articulaciones son uniones entre los huesos. En los seres humanos se identifican tres tipos de articulaciones:

- **Fibrosas (sinartrosis):** articulaciones formadas por tejido conectivo fibroso (p. ej., las suturas de algunos huesos del cráneo, las conexiones fibrosas entre algunos huesos largos **[sindesmosis]** y las gonfosis [dientes en la mandíbula o maxilar])
- **Cartilaginosas (anfiartrosis):** articulaciones formadas por cartílago o por cartílago y tejido fibroso; incluyen las articulaciones cartilaginosas primarias, como las placas epifisarias de los huesos en crecimiento **(sincondrosis)**, y las articulaciones cartilaginosas secundarias **(sínfisis)**, como los discos intervertebrales entre vértebras adyacentes de la columna vertebral
- **Sinoviales (diartrosis):** cavidad articular llena de líquido sinovial y rodeada por una cápsula articular, con el cartílago articular cubriendo las superficies opuestas, como la articulación de la rodilla. Este es el tipo de articulación más común y, a menudo, permite un movimiento considerable

COLOREA las siguientes características de cada uno de los tres tipos principales de articulaciones:

☐ 1. **Sutura: un tipo de articulación fibrosa que permite poco movimiento**

☐ 2. **Membrana interósea: un tipo de articulación fibrosa que permite algo de movimiento**

☐ 3. **Placa epifisaria: una articulación cartilaginosa que es inmóvil**

☐ 4. **Disco intervertebral: una articulación cartilaginosa que permite algo de movimiento**

☐ 5. **Articulación sinovial: el tipo más común de articulación; permite una gama de movimientos (colorear la membrana fibrosa de la cápsula, la membrana sinovial, el cartílago articular y la cavidad articular sinovial, cada una con un color diferente)**

Generalmente, cuanto más movimiento se produce en una articulación, más vulnerable es a la lesión o la luxación. Las articulaciones que permiten poco o ningún movimiento ofrecen mayor soporte y resistencia.

Nota clínica:

La **artrosis** se caracteriza por la pérdida progresiva de cartílago articular y el fracaso de la reparación. Puede afectar a cualquier articulación sinovial, pero con más frecuencia a las del pie, la cadera, la columna vertebral y la mano. Una vez que el cartílago articular se degrada y se pierde, las superficies óseas expuestas, el denominado hueso subcondral (debajo del cartílago), rozan una contra otra, sufriendo cierta remodelación; a menudo esto causa un dolor significativo.

La **necrosis avascular** es la pérdida de aporte sanguíneo a la epífisis u otra porción de un hueso que causará la muerte del hueso.

La **artrosis** es una afección común en los ancianos y afecta con mayor frecuencia a las articulaciones que soportan peso (la cadera y las rodillas).

La **artritis reumatoide** es una respuesta inmune o un proceso infeccioso que puede dañar los cartílagos articulares.

La **gota** causa un dolor intenso porque se depositan cristales afilados en la articulación. Esta irritación también puede causar la formación de depósitos calcáreos que deforman la articulación, lo que limita el rango de movimiento en esta.

La **osteoporosis** (hueso poroso) es la enfermedad ósea más frecuente. La pérdida de hueso normal deforma la microarquitectura normal del hueso.

Una deficiencia de calcio durante el crecimiento de un hueso puede causar **raquitismo.** Tanto los factores nutricionales como los hormonales afectan la mineralización ósea.

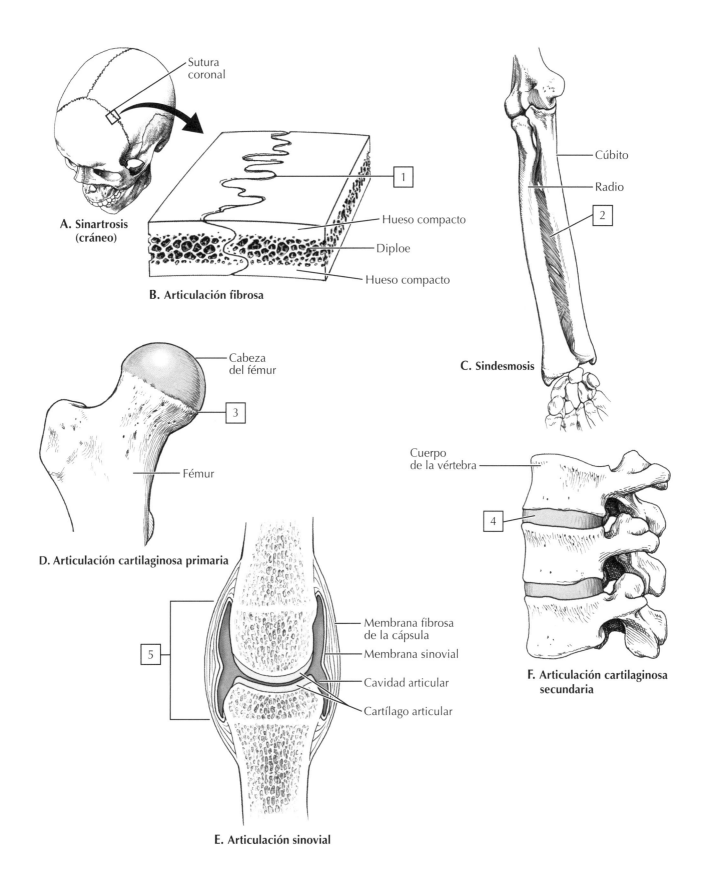

A. Sinartrosis (cráneo)

Sutura coronal

1

Hueso compacto

Diploe

Hueso compacto

B. Articulación fibrosa

Cúbito

Radio

2

C. Sindesmosis

Cabeza del fémur

3

Fémur

D. Articulación cartilaginosa primaria

Cuerpo de la vértebra

4

F. Articulación cartilaginosa secundaria

5

Membrana fibrosa de la cápsula

Membrana sinovial

Cavidad articular

Cartílago articular

E. Articulación sinovial

Generalmente, las articulaciones sinoviales ofrecen un movimiento considerable. Se clasifican de acuerdo con su forma y el tipo de movimiento que permiten (uniaxiales, biaxiales o multiaxiales; movimientos en uno, dos o múltiples planos, respectivamente). Los seis tipos de articulaciones sinoviales son:

- **Gínglimo (tróclea):** articulaciones uniaxiales que permiten la flexión y extensión, como la articulación del codo
- **Trocoide:** articulaciones uniaxiales que permiten la rotación, como la articulación entre el atlas y el axis (las dos primeras vértebras cervicales) que gira de un lado a otro como cuando se mueve la cabeza para indicar «no»
- **En silla de montar:** articulación biaxial para la flexión, la extensión, la abducción, la aducción y la circunducción, como la articulación en la base del pulgar (articulación carpometacarpiana del pulgar)
- **Condílea (elipsoide):** articulación biaxial para la flexión, la extensión, la abducción, la aducción y la circunducción, como las articulaciones metacarpofalángicas
- **Plana (deslizamiento):** articulación que permite un movimiento simple de deslizamiento, como en la región del hombro entre la clavícula y la escápula (articulación acromioclavicular)
- **Esferoidea:** articulación multiaxial para la flexión, la extensión, la abducción, la aducción, la rotación medial y lateral, y circunducción, como la articulación de la cadera

COLOREA el hueso distal de cada articulación (el hueso que normalmente se somete a la mayor cantidad de movimiento cuando la articulación sinovial se mueve):

- ☐ 1. **Cúbito de la articulación tipo *gínglimo* del codo**
- ☐ 2. **Axis de la articulación *trocoide* atlantoaxoidea**
- ☐ 3. **Metacarpiano de la articulación en *silla de montar* carpometacarpiana del pulgar**
- ☐ 4. **Tibia de la articulación *condílea* de la rodilla**
- ☐ 5. **Fémur de la articulación *esferoidea* de la cadera (el acetábulo de la pelvis forma la «copa» de esta articulación)**
- ☐ 6. **Escápula de la articulación *plana* acromioclavicular en la región del hombro (articulación plana entre el acromion de la escápula y la clavícula)**

Dentro de la cavidad articular hay una pequeña cantidad de **líquido sinovial,** un filtrado de la sangre que fluye en los capilares de la membrana sinovial, que lubrica la articulación. Este líquido tiene la consistencia de la albúmina (clara de huevo).

Como los músculos pasan por encima de una articulación, sus tendones pueden ser amortiguados por un saco fibroso denominado **bolsa sinovial,** que está tapizado por una membrana sinovial y contiene una pequeña cantidad de líquido sinovial. Estas «bolsas» llenas de líquido amortiguan el tendón cuando se desliza sobre el hueso y actúan como un cojinete de bolas para reducir algo la fricción. Los seres humanos tienen más de 150 bolsas en diferentes localizaciones en el tejido subcutáneo en relación con los tendones, los huesos y las articulaciones en los sitios donde la amortiguación ayuda a proteger el tendón.

Nota clínica:
El movimiento en la articulación puede provocar inflamación de los tendones que rodean la articulación e inflamación secundaria de las bolsas sinoviales **(bursitis)** que amortiguan la articulación y el tendón. Esta inflamación es dolorosa y puede conducir a un aumento significativo en la cantidad de líquido sinovial de la bolsa sinovial.

La articulación de la rodilla (una articulación sinovial) es la más compleja en los humanos y es especialmente vulnerable en los atletas. El tipo más común de lesión es la **rotura del ligamento cruzado anterior,** a menudo relacionado con giros bruscos cuando la rodilla gira mientras el pie está firmemente apoyado en el suelo o por golpes en la cara lateral de una rodilla extendida. El daño adicional puede implicar la rotura del ligamento colateral tibial y un desgarro del menisco medial, además de la rotura del ligamento cruzado anterior (esta lesión tripartita se denomina «tríada desgraciada»).

Si bien las articulaciones sinoviales pueden soportar el desgaste normal, tienden a mostrar algunos cambios degenerativos a medida que uno envejece. El cartílago articular comienza a sufrir un cambio degenerativo irreversible y la articulación se vuelve menos capaz de absorber el estrés normal de la carga y el movimiento. Una inflamación considerable provocará la **artrosis,** que produce molestias, rigidez y dolor.

Las articulaciones reciben sangre de pequeñas arterias articulares que surgen de las arterias más grandes que pasan alrededor de la articulación. Afortunadamente, estas arterias articulares forman **redes periarteriales** que suministran sangre a la articulación en reposo y durante el uso activo.
Las venas articulares acompañan a estas arterias y, al igual que las arterias articulares, se encuentran comúnmente en la cápsula articular y principalmente en la membrana sinovial.

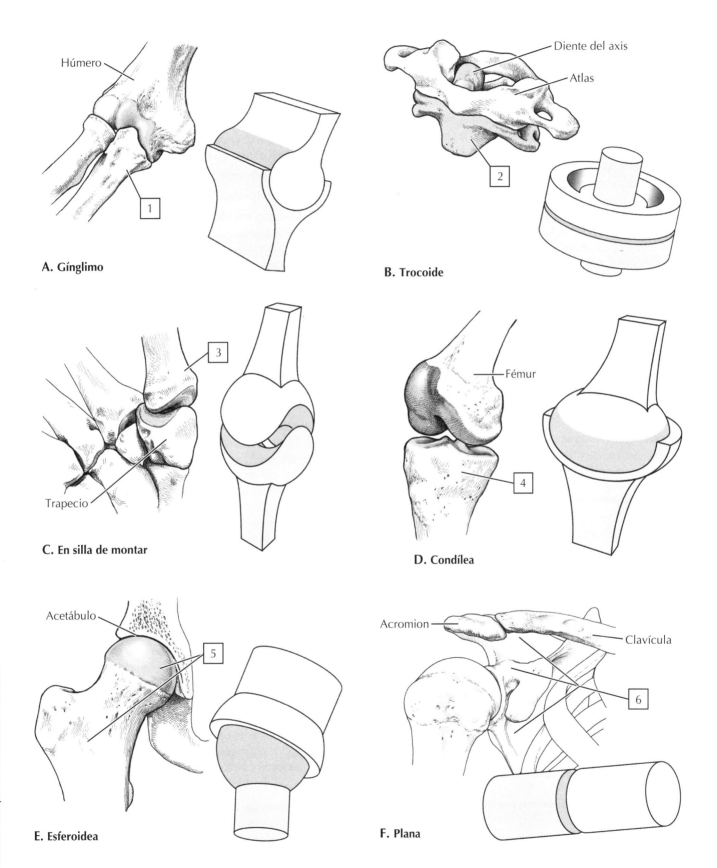

Húmero

1

A. Gínglimo

Diente del axis

Atlas

2

B. Trocoide

3

Trapecio

C. En silla de montar

Fémur

4

D. Condílea

Acetábulo

5

E. Esferoidea

Acromion

Clavícula

6

F. Plana

Las células (fibras) musculares producen contracciones (acortamientos de longitud) que provocan movimientos, mantienen la postura, producen cambios en la forma o mueven líquidos a través de los tejidos o los órganos huecos. Hay tres tipos diferentes de músculos:

- **Esquelético:** fibras estriadas que normalmente se unen a los huesos y son responsables de los movimientos del esqueleto en sus articulaciones. Sin embargo, algunos músculos esqueléticos están unidos al globo ocular, la piel (músculos faciales) y las membranas mucosas (músculos intrínsecos de la lengua). El músculo esquelético está inervado por el sistema nervioso somático
- **Cardiaco:** fibras estriadas que conforman las paredes del corazón (el miocardio). Inervado por el sistema nervioso autónomo
- **Liso:** fibras no estriadas que recubren diferentes órganos, se adhieren a los folículos pilosos, están presentes dentro del globo ocular (controlan el tamaño de la pupila y el grosor de la lente) y recubren los vasos sanguíneos. Inervado por el sistema nervioso autónomo

Las contracciones musculares se producen en respuesta a la estimulación nerviosa en las uniones neuromusculares, la estimulación paracrina (por la liberación localizada de diversos agentes estimulantes) en el entorno local del músculo y la estimulación endocrina hormonal (v. lámina 11-1).

El **músculo esquelético** se divide en haces o fascículos. Estos fascículos se componen de fibras. Las fibras se componen de miofibrillas, y las miofibrillas contienen miofilamentos.

COLOREA los elementos del músculo esquelético, utilizando un color diferente para cada elemento:

- ☐ 1. **Fascículos musculares: que están rodeados por una vaina de tejido conectivo conocida como perimisio; el epimisio es la vaina de tejido conectivo que rodea varios fascículos para formar un «vientre» muscular completo**
- ☐ 2. **Fibras musculares: que se componen de una célula muscular que es un sincitio porque es multinucleada (las fibras musculares están rodeadas por el endomisio)**
- ☐ 3. **Miofibrillas musculares: que están orientadas longitudinalmente y se extienden a todo lo largo de la fibra muscular**
- ☐ 4. **Miofilamentos musculares: que son filamentos individuales de miosina (gruesos) y actina (finos) que se deslizan unos sobre otros durante la contracción muscular**

El músculo esquelético mueve los huesos a nivel de las articulaciones. Cada músculo esquelético posee un **origen** (la parte fija o la inserción proximal del músculo) y una **inserción** (la parte móvil o la inserción distal del músculo). A nivel macroscópico, la forma del músculo permite a los anatomistas clasificarlo (v. **D** en la ilustración).

COLOREA cada una de las cinco conformaciones diferentes que caracterizan el aspecto macroscópico del músculo esquelético.

- ☐ 5. **Fusiforme: grueso en el centro y estrecho en los extremos (forma de huso)**
- ☐ 6. **Cuadrado: músculo de cuatro lados**
- ☐ 7. **Ancho: formado por fibras paralelas**
- ☐ 8. **Circular: esfínteres que cierran los tubos**
- ☐ 9. **Penniforme: con apariencia de pluma (formas unipenniforme, bipenniforme o multipenniforme)**

El **músculo cardiaco** tiene miofilamentos dispuestos de manera similar a los del músculo esquelético, pero posee otras características estructurales que lo distinguen del músculo esquelético. Por otra parte, el músculo cardiaco tiene propiedades contráctiles únicas, como una **contracción rítmica** intrínseca y unas características especializadas de conducción que coordinan su contracción.

El **músculo liso** suele presentarse en haces o láminas de células alargadas con un aspecto fusiforme o acintado. El músculo liso está especializado para una contracción lenta y prolongada, y también se puede contraer de una forma ondulada conocida como **peristaltismo.**

En general, el músculo esquelético no sufre mitosis y responde a un aumento de la demanda mediante hipertrofia (es decir, aumento de tamaño, pero no del número de células). Además, el músculo cardiaco normalmente no sufre mitosis y también responde a un aumento de la demanda mediante hipertrofia. El músculo liso puede experimentar mitosis y responde a un aumento de la demanda mediante hipertrofia e hiperplasia (es decir, aumento tanto del tamaño como del número de células). También tiene capacidad de regeneración.

Nota clínica:
La acción muscular se puede explorar haciendo que un paciente realice un movimiento contra resistencia para valorar la fuerza de contracción del músculo. Los músculos también se pueden evaluar mediante estimulación eléctrica **(electromiografía).**

La **atrofia muscular** es el «desgaste» del tejido muscular como resultado de la inmovilización o un trastorno del propio músculo; por ejemplo, desgarros musculares, rotura de su tendón, disminución del aporte sanguíneo (infarto de miocardio en el músculo cardiaco) y pérdida de inervación.

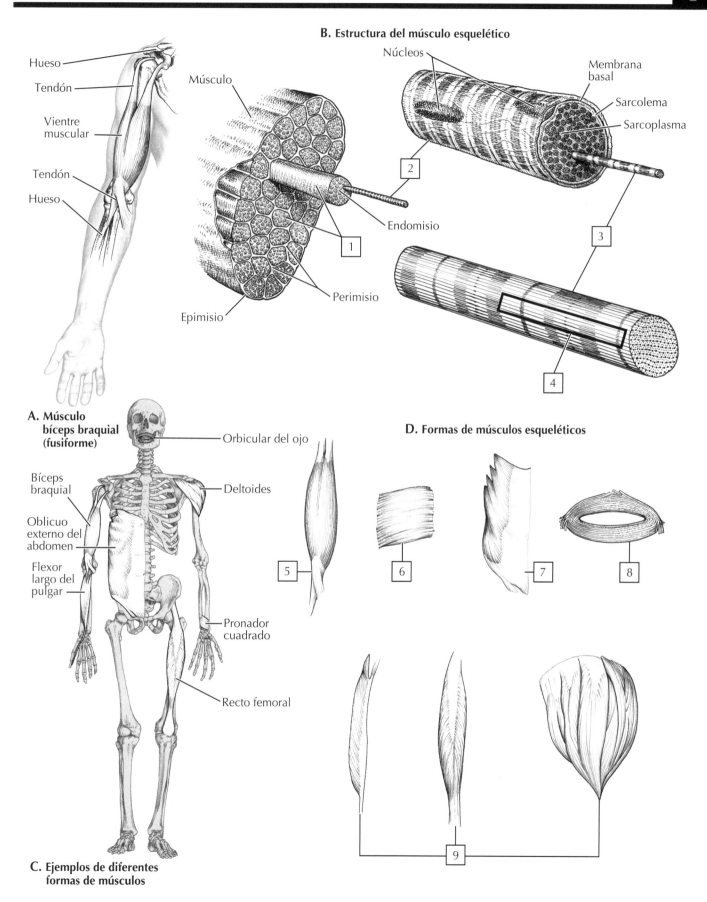

B. Estructura del músculo esquelético

Hueso

Tendón

Vientre muscular

Tendón

Hueso

Músculo

Núcleos

Membrana basal

Sarcolema

Sarcoplasma

Endomisio

2

1

3

Perimisio

Epimisio

4

A. Músculo bíceps braquial (fusiforme)

D. Formas de músculos esqueléticos

Orbicular del ojo

Bíceps braquial

Deltoides

Oblicuo externo del abdomen

Flexor largo del pulgar

Pronador cuadrado

Recto femoral

5

6

7

8

9

C. Ejemplos de diferentes formas de músculos

El sistema nervioso integra y regula muchas actividades del cuerpo, a veces en lugares concretos (objetivos específicos) y a veces más globalmente. El sistema nervioso suele actuar muy rápidamente y también puede modular los efectos de los sistemas endocrino e inmunitario.

El sistema nervioso tiene dos divisiones estructurales:
- **Sistema nervioso central** (incluye el encéfalo y la médula espinal)
- **Sistema nervioso periférico** (incluye los cuerpos neuronales y las fibras nerviosas situados fuera del sistema nervioso central de nervios somáticos, autónomos y entéricos en la periferia)

El encéfalo incluye:
- **Corteza cerebral:** centro superior para el procesamiento sensitivo y motor, compuesto por los dos hemisferios cerebrales separados por una fisura longitudinal, con cada hemisferio compuesto por los lóbulos frontal, parietal, temporal y occipital
- **Diencéfalo:** incluye el tálamo (función de relevo y procesamiento, sirve como «puerta de entrada» a la corteza cerebral, actúa como una «secretaria ejecutiva» y regula las entradas y salidas de la corteza) y el hipotálamo (regula las funciones viscerales, las emociones, interviene en el control autónomo y participa en la producción de hormonas a través de los lóbulos anterior y posterior de la hipófisis)
- **Cerebelo:** coordina las actividades motoras elementales y el equilibrio, procesa la posición muscular y puede desempeñar un papel en el comportamiento y la cognición
- **Tronco del encéfalo (mesencéfalo, puente y médula oblongada):** conduce información motora y sensitiva corporal, e interviene en importantes funciones autónomas

COLOREA las subdivisiones de la corteza cerebral, utilizando un color diferente para cada lóbulo:
- ☐ 1. **Corteza, lóbulo frontal: procesos motores, visuales, del habla y modalidades de la personalidad**
- ☐ 2. **Corteza, lóbulo parietal: procesos de información sensitiva, sirve para el análisis del movimiento y las relaciones posicionales de los objetos vistos (discriminación espacial), el gusto y el lenguaje receptivo**
- ☐ 3. **Corteza, lóbulo temporal: procesos del lenguaje, la audición y modalidades de la memoria**
- ☐ 4. **Corteza, lóbulo occipital: procesos de entrada visual**

Los **nervios periféricos** se originan en la médula espinal y forman redes; cada red se denomina **plexo**. Los 31 pares de nervios espinales (8 pares cervicales, 12 pares torácicos, 5 pares lumbares, 5 pares sacros y 1 par de nervios coccígeos) contribuyen a cuatro pares de plexos nerviosos principales.

COLOREA los cuatro plexos nerviosos principales formados por los pares de nervios espinales anteriores (ventrales), utilizando un color diferente para cada plexo:
- ☐ 5. **Plexo cervical: inerva principalmente los músculos del cuello (ramos anteriores de los cuatro primeros nervios cervicales, C1-C4)**
- ☐ 6. **Plexo braquial: inerva, en gran parte, los músculos del hombro y el miembro superior (ramos anteriores de cinco nervios, cuatro cervicales y uno torácico, C5-T1)**
- ☐ 7. **Plexo lumbar: inerva, en general, los músculos de la parte anterior y medial del muslo (ramos anteriores de los cuatro primeros nervios lumbares, L1-L4)**
- ☐ 8. **Plexo lumbosacro: inerva principalmente los músculos de la nalga, la pelvis, el periné y el miembro inferior (ramos anteriores de seis nervios, dos lumbares y cuatro sacros, L4-S4)**

Nota clínica:

Las lesiones vasculares como **infartos** y **hemorragias** pueden dañar diferentes regiones corticales específicas. Puede producirse un daño más global en la **isquemia** (falta de flujo sanguíneo suficiente) o **anoxia** (falta de oxígeno), lo que causa una disfunción más expansiva, déficits cognitivos e incluso coma. Por ejemplo, un accidente cerebrovascular que provoque daño cortical en un hemisferio dominante (generalmente el hemisferio izquierdo en personas diestras y en la mayoría de las personas zurdas) puede provocar **afasia expresiva** (función motora del habla alterada), **afasia receptiva** (comprensión alterada del lenguaje hablado) o **afasia global** (toda el habla y la comunicación están alteradas).

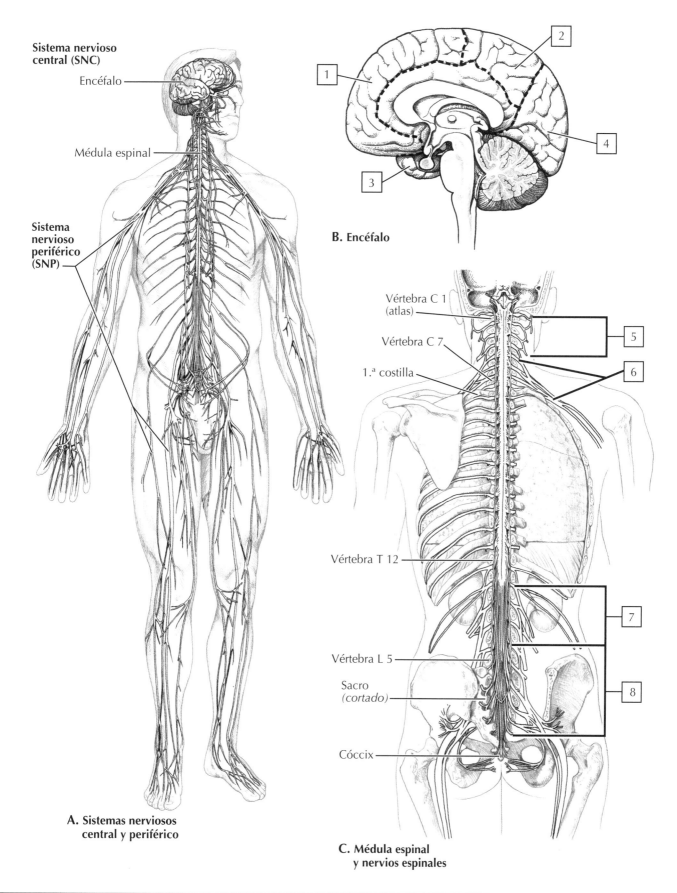

Sistema nervioso central (SNC)

Encéfalo

Médula espinal

Sistema nervioso periférico (SNP)

A. Sistemas nerviosos central y periférico

1

2

3

4

B. Encéfalo

Vértebra C 1 (atlas)

Vértebra C 7

1.ª costilla

5

6

Vértebra T 12

7

Vértebra L 5

Sacro *(cortado)*

8

Cóccix

C. Médula espinal y nervios espinales

La piel es el órgano más grande del cuerpo; representa alrededor del 15% de la masa corporal total. La piel consta de dos capas: la epidermis y la dermis.

COLOREA las claves que delimitan las dos capas de la piel, utilizando dos colores diferentes:

☐ 1. **Epidermis: una capa protectora externa que consiste en un epitelio escamoso estratificado queratinizado derivado del ectodermo embrionario**

☐ 2. **Dermis: una capa de tejido conectivo denso que da a la piel la mayor parte de su espesor y soporte, y se deriva del mesodermo embrionario**

La epidermis en sí misma consta de cuatro capas.

COLOREA las cuatro capas de la epidermis, enumeradas a continuación de más externa a más interna, utilizando colores diferentes a los empleados anteriormente:

☐ 3. **Capa córnea: una capa de células anucleadas que es gruesa, compuesta por 20-30 células de espesor, y contiene células aplanadas llenas casi en su totalidad con filamentos de queratina; esta capa proporciona una cubierta protectora duradera que resiste la pérdida de agua**

☐ 4. **Capa granulosa: una capa de una a tres células de espesor; sus células contienen gránulos de queratohialina que contienen una proteína que agregará los filamentos de queratina de la capa siguiente; estas células comienzan a aplanarse y sus núcleos y orgánulos celulares comienzan a desintegrarse**

☐ 5. **Capa espinosa: formada por varias capas de células; sus células presentan prolongaciones citoplasmáticas, pero estas se pierden a medida que las células ascienden hacia la superficie de la piel**

☐ 6. **Capa basal: una sola capa de células basales germinales que es mitóticamente activa y proporciona células a las capas superficiales a ella; se une a la dermis subyacente**

La epidermis se renueva mediante células de la capa basal que ascienden a través de la piel hacia la superficie. Esta capa externa de la piel se renueva cada 25-45 días, ¡ya que perdemos millones de células de la piel todos los días!

La dermis se divide en una capa papilar y una reticular, y contiene apéndices cutáneos de la epidermis. Las papilas dérmicas se extienden hasta el lado inferior de la epidermis y aumentan el área de unión de la epidermis a la capa dérmica subyacente. Esta capa contiene abundantes fibras de colágeno y elastina, y está muy vascularizada. La dermis reticular es más profunda y más gruesa (representa alrededor del 60-70% del espesor dérmico), y es menos celular que la capa papilar. En la profundidad de la dermis y el tejido subcutáneo se encuentran derivaciones arteriovenosas que participan en la termorregulación, junto con un número variable de glándulas sudoríparas. Las **glándulas sudoríparas apocrinas** son odoríferas y se encuentran en la axila, el escroto, el prepucio, los labios menores, los pezones y la región perianal. Las **glándulas apocrinas modificadas** incluyen glándulas ceruminosas en el oído externo (secretan cerumen) y glándulas de Moll en los párpados. Las **glándulas sudoríparas ecrinas** cumplen una función termorreguladora y pueden producir 500-750 ml o más de sudor/día.

COLOREA los apéndices cutáneos epidérmicos que se encuentran en la capa dérmica:

☐ 7. **Glándulas sebáceas; asociadas con los folículos pilosos y secretan sebo (bajo control hormonal)**

☐ 8. **Folículos pilosos**

☐ 9. **Glándulas sudoríparas (varios tipos; v. descripción anteriormente)**

Además, la dermis contiene capilares, receptores especializados y nervios, células pigmentarias (melanocitos), células inmunitarias y músculo liso (músculos erectores del pelo unidos a los folículos pilosos).

Si lo deseas, colorea también las pequeñas arterias de color rojo, las venas de azul y las fibras nerviosas de amarillo. **Ten en cuenta que a partir de este punto las arterias siempre se colorearán de rojo, las venas de azul y los nervios de amarillo.**

Debajo de la dermis se encuentra una capa de tejido conectivo laxo, la **hipodermis** o tejido subcutáneo, que tiene un espesor variable y a menudo contiene una cantidad significativa de células adiposas (grasa).

Las funciones de la piel son:
- Protección, mediante respuestas tanto a la abrasión mecánica como inmunitaria
- Regulación de la temperatura, a través de la vasodilatación o la vasoconstricción, y mediante la actividad de las glándulas sudoríparas (evaporación del agua como un mecanismo de enfriamiento)
- Sensibilidad, a través del tacto (mecanorreceptores como los corpúsculos de Pacini y de Meissner), dolor (nociceptores) y receptores de temperatura (termorreceptores)
- Endocrina, a través de la secreción de hormonas, citoquinas y factores de crecimiento
- Exocrina, a través de la secreción de sudor de las glándulas sudoríparas y de sebo aceitoso de las glándulas sebáceas

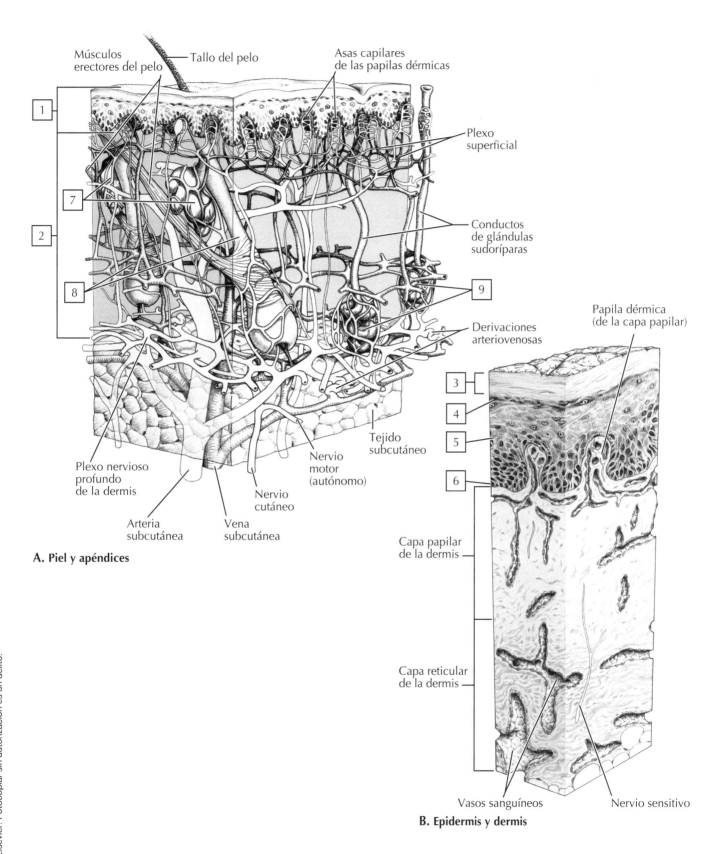

Músculos erectores del pelo

Tallo del pelo

Asas capilares de las papilas dérmicas

Plexo superficial

Conductos de glándulas sudoríparas

Derivaciones arteriovenosas

Papila dérmica (de la capa papilar)

Plexo nervioso profundo de la dermis

Arteria subcutánea

Vena subcutánea

Nervio cutáneo

Nervio motor (autónomo)

Tejido subcutáneo

Capa papilar de la dermis

Capa reticular de la dermis

Vasos sanguíneos

Nervio sensitivo

A. Piel y apéndices

B. Epidermis y dermis

Los sistemas de órganos y otras estructuras viscerales a menudo están separados en el interior de las cavidades corporales. Estas cavidades pueden proteger las vísceras y también pueden permitir cierta expansión y contracción en el tamaño. Existen dos grandes conjuntos de cavidades corporales:

- **Cavidades dorsales:** incluyen el encéfalo, rodeado por las meninges y el cráneo óseo, y la médula espinal, rodeada por las mismas meninges que el encéfalo y también rodeada por la columna vertebral
- **Cavidades ventrales:** incluyen las cavidades **torácica** y **abdominopélvica,** separadas entre sí por el diafragma (músculo esquelético importante en la respiración)

El sistema nervioso central (encéfalo y médula espinal) está rodeado por tres membranas (v. lámina 4-18):

- **Piamadre:** una capa interna delicada transparente que cubre íntimamente el encéfalo y la médula espinal
- **Aracnoides:** una membrana fina en forma de red por debajo de la duramadre externa
- **Duramadre:** una capa dura gruesa más externa que está vascularizada y ricamente inervada por fibras nerviosas sensitivas

COLOREA el encéfalo y la médula espinal, utilizando un color diferente para cada uno y sus cubiertas:

- ☐ 1. **Encéfalo y su revestimiento dural (1A)**
- ☐ 2. **Médula espinal y su revestimiento dural (2A)**

La cavidad torácica contiene **dos cavidades pleurales** (derecha e izquierda; v. lámina 7-5) y un único espacio en la línea media denominado **mediastino** (espacio intermedio). El corazón y las estructuras situadas posteriormente a este, incluyendo la aorta torácica descendente y el esófago, se encuentran dentro de la cavidad torácica. El propio corazón reside en su saco, denominado **pericardio** (saco pericárdico) (v. lámina 5-3), que tiene una lámina parietal y una visceral.

COLOREA las dos cavidades pleurales y la membrana serosa que reviste estas cavidades:

- ☐ 3. **Pleura parietal: tapiza las paredes torácicas y limita el mediastino medialmente**
- ☐ 4. **Pleura visceral: recubre los propios pulmones y se refleja hacia fuera de las superficies pulmonares para continuarse con la pleura parietal**
- ☐ 5. **Corazón y el pericardio que lo rodea (5A)**

La cavidad abdominopélvica también está revestida por una membrana serosa, denominada **peritoneo,** que también tiene una capa parietal y una visceral.

COLOREA la cavidad abdominopélvica y sus membranas peritoneales (v. lámina 8-5):

- ☐ 6. **Peritoneo parietal: reviste las paredes corporales**
- ☐ 7. **Peritoneo visceral: se refleja separándose de las paredes del cuerpo y cubre las estructuras viscerales (órganos) abdominales**

Nota clínica:
En una persona sana, los espacios pleural, pericárdico y peritoneal se consideran espacios «potenciales», ya que entre las capas parietal y visceral generalmente se encuentra solo una pequeña cantidad de líquido seroso lubricante que mantiene las superficies, de los órganos situados en los espacios, húmedas y resbaladizas. Esta lubricación reduce la fricción de los movimientos, como ocurre durante la respiración, el latido cardiaco o el peristaltismo intestinal. Sin embargo, si se produce inflamación o una lesión traumática, en estos espacios pueden acumularse líquidos (pus o sangre) y restringir los movimientos de las vísceras. En estas situaciones, estos espacios potenciales se expanden para convertirse en espacios reales. Puede ser necesaria la extracción del líquido ocupante, para evitar el compromiso de la función del órgano o la exacerbación de una infección en curso.

El exceso de líquido en el espacio pleural puede eliminarse con una aguja hipodérmica en un procedimiento denominado **toracocentesis.** El drenaje de líquido seroso de la cavidad pericárdica se denomina **pericardiocentesis.** La aspiración o drenaje de líquido de la cavidad peritoneal se denomina **paracentesis.**

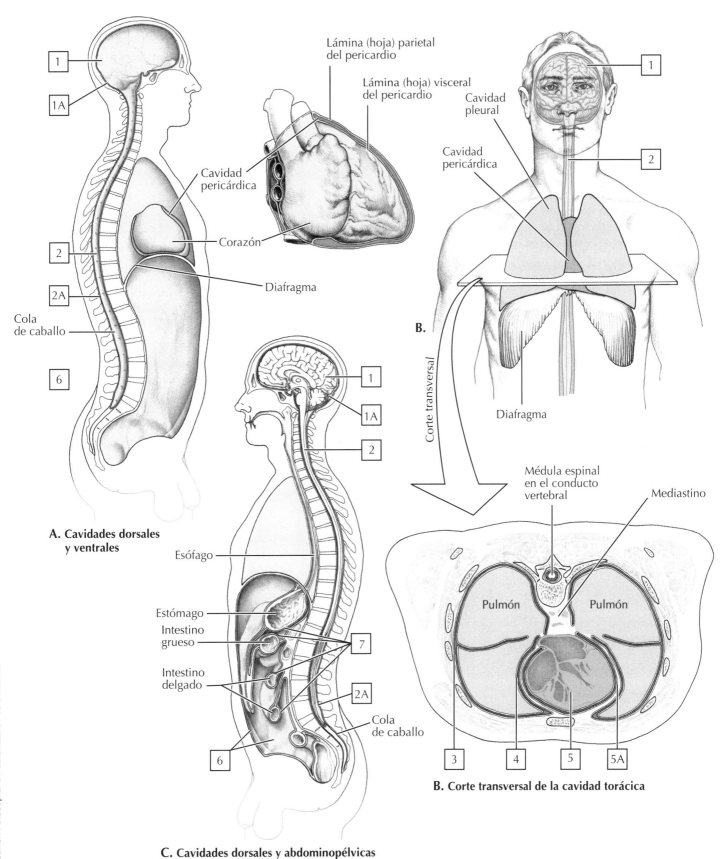

Lámina (hoja) parietal
del pericardio

Lámina (hoja) visceral
del pericardio

Cavidad
pleural

Cavidad
pericárdica

Cavidad
pericárdica

Corazón

Diafragma

B.

Corte transversal

Diafragma

Cola
de caballo

Médula espinal
en el conducto
vertebral

Mediastino

Pulmón

Pulmón

**A. Cavidades dorsales
y ventrales**

Esófago

Estómago

Intestino
grueso

Intestino
delgado

Cola
de caballo

B. Corte transversal de la cavidad torácica

C. Cavidades dorsales y abdominopélvicas

1. Escribe el término de relación correcto para cada una de las siguientes frases:
   A. Más cerca de la cabeza: _____
   B. Más cerca de la superficie: _____
   C. Divide el cuerpo en dos mitades iguales, derecha e izquierda: _____

2. ¿Qué término describe mejor la posición de la mano cuando la palma está mirando hacia el suelo?
   A. Abducción
   B. Extensión
   C. Flexión plantar
   D. Pronación

3.
   A. ¿Qué orgánulo intracelular produce adenosina trifosfato (ATP)? _____
   B. ¿Qué orgánulo intracelular tiene poros en su membrana? _____
   C. ¿Qué orgánulo intracelular es una condensación de ARN? _____

4. Enumera los tres tipos de epitelio según la forma celular. _____

5. Enumera los tres tipos de articulaciones que se encuentran en el ser humano. _____

6. Enumera los tres tipos de músculos que se encuentran en el ser humano. _____

7. ¿Qué dos estructuras constituyen el sistema nervioso central en el ser humano? _____

8. La médula espinal está cubierta por: (A) piamadre, (B) aracnoides y (C) duramadre. Utilizando un lápiz rojo, haz un círculo en torno a la cubierta (A, B o C) que se encuentra más cercana a la médula espinal. Con un lápiz azul, haz un círculo alrededor de la capa que está ricamente inervada y vascularizada. Con un lápiz verde, rodea con un círculo la capa que se encuentra entre las otras dos capas.

RESPUESTAS

1A. Superior (craneal)

1B. Superficial

1C. Plano medio

2D. Pronación

3A. Mitocondria

3B. Núcleo

3C. Nucleolo

4. Escamoso, cúbico, cilíndrico (columnar)

5. Fibrosas, cartilaginosas, sinoviales

6. Esquelético, cardiaco, liso

7. Encéfalo y médula espinal

8. Rojo: piamadre
   Azul: duramadre
   Verde: aracnoides

Capítulo 2 Sistema esquelético

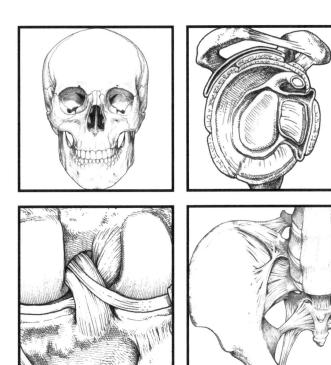

El hueso es una forma especializada de tejido conectivo que consta de células y una matriz extracelular. La matriz está mineralizada con fosfato de calcio (cristales de hidroxiapatita), que le da una textura dura y que le permite servir como reservorio significativo de calcio. El hueso se clasifica como:

- **Compacto:** hueso denso que forma la capa exterior de un hueso
- **Esponjoso:** hueso reticulado que contiene una malla de trabéculas delgadas o espículas de tejido óseo; se localiza en las epífisis y las metáfisis de los huesos largos

Un hueso largo típico tiene los siguientes elementos estructurales:

- **Diáfisis:** el cuerpo del hueso
- **Epífisis:** un área expandida de hueso presente en ambos extremos de un hueso que está cubierta por cartílago articular
- **Metáfisis:** se encuentra entre la diáfisis y la epífisis; es una zona cónica adyacente al área donde se producirá el crecimiento activo del hueso
- **Cavidad medular:** la porción central del cuerpo de muchos huesos; contiene células madre que producen células sanguíneas

COLOREA cada uno de los siguientes elementos de un hueso largo, utilizando un color diferente para cada elemento:

- ☐ 1. **Epífisis (resaltar la clave)**
- ☐ 2. **Metáfisis (resaltar la clave)**
- ☐ 3. **Diáfisis (resaltar la clave)**
- ☐ 4. **Cartílago articular (cartílago hialino)**
- ☐ 5. **Hueso esponjoso**
- ☐ 6. **Periostio: una vaina o cápsula delgada de tejido conectivo fibroso que rodea el cuerpo de un hueso, aunque no se encuentra sobre las superficies articulares, que están cubiertas por cartílago articular**
- ☐ 7. **Cavidad medular**
- ☐ 8. **Hueso compacto**

La formación del hueso se produce, en gran medida, por el depósito de matriz (osteoide) que posteriormente se calcifica y por la resorción de hueso. Es, por tanto, un proceso dinámico al igual que la formación de cualquier otro tejido vivo del cuerpo. Tres tipos principales de células participan en este proceso:

- **Osteoblastos:** células que forman hueso nuevo depositando osteoide
- **Osteocitos:** células óseas maduras (antes eran osteoblastos) que han sido rodeadas por la matriz ósea y son responsables del mantenimiento de la matriz ósea
- **Osteoclastos:** células grandes que disuelven enzimáticamente la matriz ósea; se encuentran normalmente en las zonas de remodelación ósea activa

COLOREA los siguientes elementos del hueso compacto:

- ☐ 9. **Osteona**
- ☐ 10. **Vena (color azul)**
- ☐ 11. **Arteria (color rojo)**
- ☐ 12. **Laminillas de matriz ósea: con osteocitos incluidos dentro de las laminillas**
- ☐ 13. **Osteocitos**

Una **osteona** (sistema haversiano) es la unidad cilíndrica de hueso y consta de un conducto central (conducto de Havers), que contiene el paquete vasculonervioso que abastece a la osteona. Este conducto está rodeado por laminillas concéntricas de matriz ósea y pequeños conductillos orientados radialmente que contienen las prolongaciones de los **osteocitos,** que son las células óseas. El hueso compacto está organizado en estos sistemas de Havers, pero el hueso esponjoso es trabecular y su disposición no es tan concéntrica o uniformemente organizada (v. imagen *B,* lado izquierdo).

Nota clínica:

El **raquitismo** es un proceso patológico en el que la deficiencia de calcio durante el crecimiento activo conduce a la formación de matriz que normalmente no está mineralizada con calcio. Puede ocurrir por una carencia de calcio en la dieta y/o una deficiencia de vitamina D, ya que la vitamina D es necesaria para la absorción normal del calcio por el intestino delgado.

Como entidades vivientes, los huesos lesionados (p. ej., una **fractura**) sangran y se remodelan a sí mismos en función de las tensiones que se ejercen sobre ese hueso lesionado. Tienen vasos sanguíneos, linfáticos y nervios. Si pierden su suministro de sangre, los huesos se necrosan (mueren).

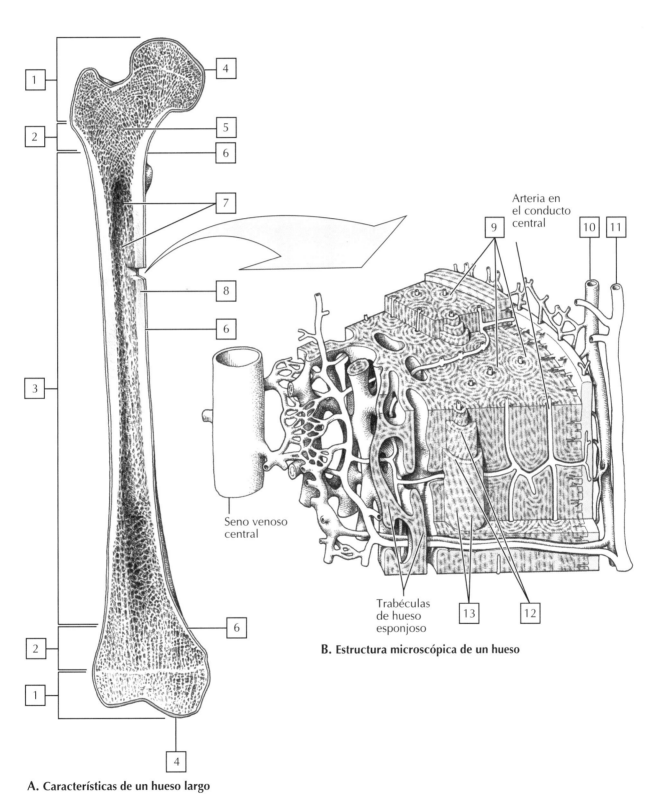

Arteria en
el conducto
central

Seno venoso
central

Trabéculas
de hueso
esponjoso

B. Estructura microscópica de un hueso

A. Características de un hueso largo

El cráneo se divide en **neurocráneo** (contiene el encéfalo y sus cubiertas meníngeas) y **viscerocráneo** (esqueleto facial). El cráneo se compone de 22 huesos (con exclusión de los huesecillos del oído, 3 pequeños huesos en cada oído); 8 forman el neurocráneo y 14 forman la cara. Las órbitas (cuencas de los ojos) se encuentran entre la calvaria (bóveda craneal) y el esqueleto facial, y se forman por las contribuciones de 7 huesos diferentes.

COLOREA los huesos del neurocráneo de diferentes colores; para los huesos más grandes basta con trazar líneas diagonales o un punteado:

- [ ] 1. **Frontal**
- [ ] 2. **Parietal (hueso par)**
- [ ] 3. **Esfenoides**
- [ ] 4. **Temporal (hueso par)**
- [ ] 5. **Occipital**
- [ ] 6. **Etmoides**

Los huesos del neurocráneo están unidos entre sí por medio de suturas, un tipo de articulación fibrosa que es inmóvil. Las suturas están etiquetadas en las ilustraciones e incluyen:

- Sutura coronal
- Sutura lambdoidea
- Sutura sagital
- Sutura escamosa
- Sutura esfenoparietal
- Sutura esfenoescamosa
- Sutura parietomastoidea
- Sutura occipitomastoidea

COLOREA los huesos del viscerocráneo (esqueleto facial) (todos los huesos son pares excepto el vómer y la mandíbula), utilizando colores o patrones diferentes a los empleados para resaltar los huesos del neurocráneo:

- [ ] 7. **Nasal**
- [ ] 8. **Lagrimal**
- [ ] 9. **Cigomático**
- [ ] 10. **Maxilar**
- [ ] 11. **Cornete (concha) nasal inferior**
- [ ] 12. **Vómer**
- [ ] 13. **Mandíbula**
- [ ] 14. **Palatino**

Nota clínica:
La cara lateral del cráneo, la zona donde los huesos frontal, parietal, esfenoides y temporal convergen, se denomina **pterión.** Aquí el cráneo es delgado y un traumatismo craneal en esta región lateral de la cabeza puede provocar un sangrado intracraneal (**hematoma epidural**) por el desgarro de la arteria meníngea media, que se encuentra entre la cara interna de estos huesos y la duramadre que recubre el encéfalo. Estas fracturas pueden ser potencialmente mortales.

Las fracturas del cráneo, especialmente en algunos de los huesos más delgados de la calvaria, pueden traducirse en una **fractura deprimida** donde el hueso es empujado hacia el interior y puede comprimir el cerebro subyacente. Si el hueso se fractura en varios pedazos, se denomina **fractura conminuta.** Las fracturas de la base del cráneo son **fracturas basilares.**

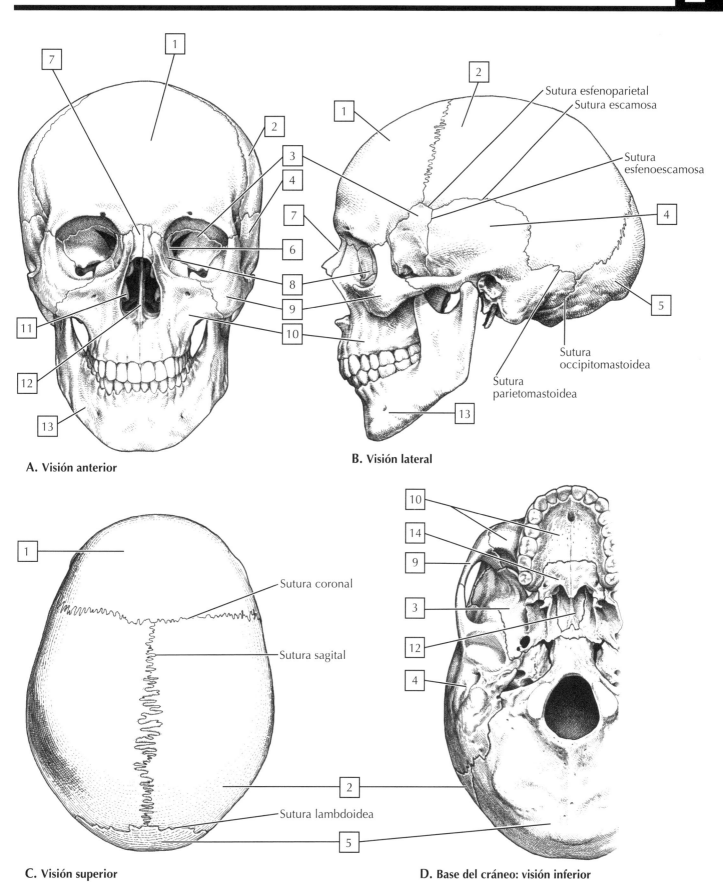

Sutura esfenoparietal
Sutura escamosa

Sutura esfenoescamosa

Sutura occipitomastoidea

Sutura parietomastoidea

A. Visión anterior

B. Visión lateral

Sutura coronal

Sutura sagital

Sutura lambdoidea

C. Visión superior

D. Base del cráneo: visión inferior

El **tabique nasal** está formado por:
- Lámina perpendicular del etmoides
- Vómer
- Huesos palatinos
- Cartílago del tabique nasal

La pared lateral de la cavidad nasal está formada por siete huesos (v. posteriormente).

COLOREA los huesos que forman la pared lateral de la cavidad nasal, utilizando un color diferente para cada uno de los huesos:

☐ 1. **Hueso nasal**

☐ 2. **Hueso etmoides (cornetes [conchas] nasales superior y medio)**

☐ 3. **Hueso lagrimal**

☐ 4. **Cornete (concha) nasal inferior (un hueso separado)**

☐ 5. **Maxilar**

☐ 6. **Hueso palatino**

☐ 7. **Hueso esfenoides**

La cara inferior del cráneo (base del cráneo o suelo) está dividida en **tres fosas craneales:**
- Anterior: contiene los techos de las órbitas y los lóbulos frontales del cerebro
- Media: contiene los lóbulos temporales del cerebro
- Posterior: contiene el cerebelo, el puente y la médula oblongada del encéfalo

En la base del cráneo aparecen numerosos **forámenes.** Estructuras importantes, especialmente nervios craneales que se originan en el encéfalo, pasan a través de los forámenes para acceder al exterior. A menudo, vasos sanguíneos pueden acompañar a estos nervios. Estas estructuras importantes están etiquetadas en la ilustración de la base del cráneo.

COLOREA la línea guía y el orificio de cada foramen identificado y las estructuras que pasan por este. Observa en la **imagen C: «Forámenes de la base del cráneo: visión superior»,** que la base se divide en tres fosas craneales. La **fosa craneal anterior** está formada por el hueso frontal anteriormente, el hueso etmoides centralmente y las porciones del hueso esfenoides posteriormente. La **fosa craneal media** es comparativamente pequeña y está formada por el cuerpo del hueso esfenoides y parte de los huesos temporales. La **fosa craneal posterior,** la mayor de las fosas craneales, está formada por los huesos occipital y temporales, con alguna contribución de los huesos esfenoides y parietales.

A. Cráneo: sección sagital

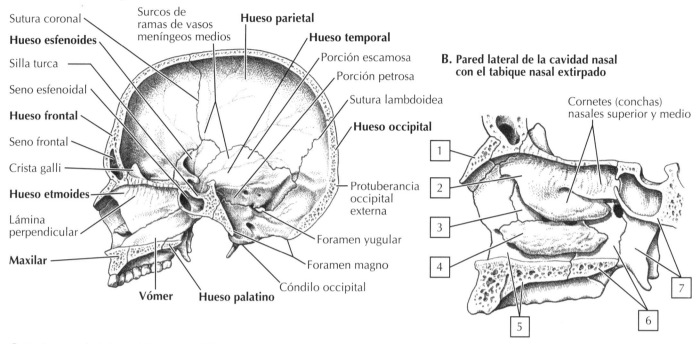

Sutura coronal
Hueso esfenoides
Silla turca
Seno esfenoidal
Hueso frontal
Seno frontal
Crista galli
Hueso etmoides
Lámina perpendicular
Maxilar
Vómer
Hueso palatino

Surcos de ramas de vasos meníngeos medios
Hueso parietal
Hueso temporal
Porción escamosa
Porción petrosa
Sutura lambdoidea
Hueso occipital
Protuberancia occipital externa
Foramen yugular
Foramen magno
Cóndilo occipital

B. Pared lateral de la cavidad nasal con el tabique nasal extirpado

Cornetes (conchas) nasales superior y medio

1 2 3 4 5 6 7

C. Forámenes de la base del cráneo: visión superior

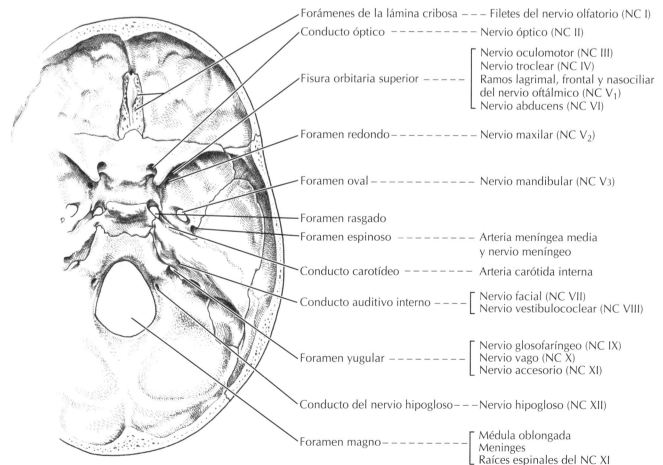

Forámenes de la lámina cribosa – – – Filetes del nervio olfatorio (NC I)
Conducto óptico – – – – – – – – Nervio óptico (NC II)
Fisura orbitaria superior – – – – –
 Nervio oculomotor (NC III)
 Nervio troclear (NC IV)
 Ramos lagrimal, frontal y nasociliar del nervio oftálmico (NC V₁)
 Nervio abducens (NC VI)
Foramen redondo – – – – – – – – Nervio maxilar (NC V₂)
Foramen oval – – – – – – – – – Nervio mandibular (NC V3)
Foramen rasgado
Foramen espinoso – – – – – – – Arteria meníngea media y nervio meníngeo
Conducto carotídeo – – – – – – Arteria carótida interna
Conducto auditivo interno – – – –
 Nervio facial (NC VII)
 Nervio vestibulococlear (NC VIII)
Foramen yugular – – – – – – – –
 Nervio glosofaríngeo (NC IX)
 Nervio vago (NC X)
 Nervio accesorio (NC XI)
Conducto del nervio hipogloso – – –Nervio hipogloso (NC XII)
Foramen magno – – – – – – – –
 Médula oblongada
 Meninges
 Raíces espinales del NC XI

Las características de la mandíbula se resumen en la tabla siguiente. La mandíbula se articula con el hueso temporal y, al masticar o hablar, solo se mueve la mandíbula; los maxilares (mandíbula superior) permanecen quietos. Los dientes mandibulares se encuentran en su porción alveolar.

ESTRUCTURA	CARACTERÍSTICAS
Cabeza (cóndilo) de la mandíbula	Se articula con la fosa mandibular del hueso temporal
Foramen mandibular	El nervio, la arteria y la vena alveolares inferiores entran en la mandíbula por este orificio
Dientes	16 dientes: 4 incisivos, 2 caninos, 4 premolares (bicúspides), 6 molares (los terceros molares se denominan muelas del juicio)

COLOREA los dientes mandibulares (inferiores), utilizando un color diferente para cada tipo (observa que en los adultos hay 16 dientes en la mandíbula y 16 dientes entre los dos maxilares):

☐ 1. **Molares (los terceros molares se denominan muelas del juicio) (6 dientes)**

☐ 2. **Premolares (bicúspides) (4 dientes)**

☐ 3. **Caninos (2 dientes)**

☐ 4. **Incisivos (4 dientes)**

La **articulación temporomandibular (ATM)** está constituida, en realidad, por dos articulaciones sinoviales en una, separadas por un disco articular. Las superficies articulares de la mayoría de las articulaciones sinoviales están cubiertas por cartílago hialino, pero las superficies de la ATM están cubiertas por fibrocartílago. La ATM es una articulación sinovial tipo gínglimo modificado y sus características se resumen en la siguiente tabla.

ESTRUCTURA	INSERCIONES	COMENTARIO
Cápsula articular	De fosa mandibular y tubérculo articular del temporal a la cabeza de la mandíbula	Permite movimientos de lateralidad, protrusión y retrusión
Ligamento lateral	De temporal a mandíbula	Banda fibrosa engrosada de la cápsula articular
Disco articular	Entre el hueso temporal y la mandíbula	Divide la articulación en dos compartimentos sinoviales

COLOREA las siguientes características de la ATM:

☐ 5. **Cápsula articular**

☐ 6. **Ligamento lateral (temporomandibular)**

☐ 7. **Disco articular**

Nota clínica:

Debido a su ubicación vulnerable, la mandíbula es el segundo hueso facial más frecuentemente **fracturado** (el hueso nasal es el primero). La **luxación** de la ATM puede ocurrir cuando la cabeza (cóndilo) mandibular se mueve por delante de la eminencia articular (justo por delante de la «posición abierta» que se ve en la imagen **E**). A veces, solo un amplio bostezo es suficiente para causar la luxación, que puede ser bastante dolorosa.

La **caries dental** se produce como resultado de la descomposición de los tejidos duros del diente. Si la caries invade la cavidad pulpar del diente, generalmente se produce una infección dolorosa.

Asimismo, la mala higiene dental puede provocar **gingivitis,** una inflamación de las encías. Si no se trata, la infección puede invadir el hueso alveolar, una dolencia que se denomina **periodontitis.**

Un **bloqueo del nervio alveolar inferior** es un procedimiento común utilizado por los odontólogos para anestesiar el nervio alveolar inferior (un ramo del NC V_3), que inerva los dientes mandibulares homolaterales. El agente anestésico se infiltra alrededor del foramen mandibular, donde emerge el nervio alveolar inferior (junto con la arteria y la vena alveolares inferiores). Esto bloquea la inervación de todos los dientes mandibulares del lado de la inyección. También se anestesian la piel y la mucosa del labio inferior, la encía y la piel del mentón.

Si la caries invade la cavidad pulpar del diente, se producirá una infección dolorosa (denominada **pulpitis**); comúnmente llamada «dolor de muelas».

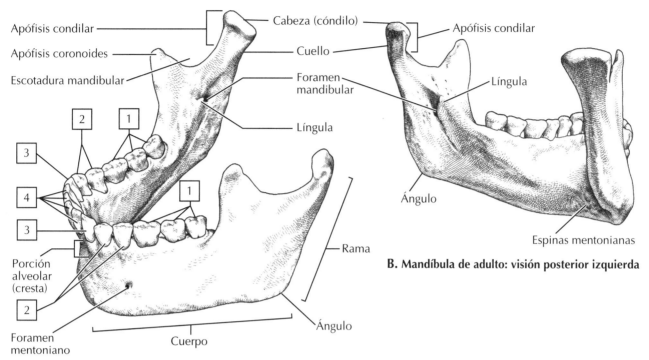

Apófisis condilar

Apófisis coronoides

Escotadura mandibular

Cabeza (cóndilo)

Cuello

Foramen mandibular

Língula

2

1

3

1

4

3

2

Porción alveolar (cresta)

Foramen mentoniano

Cuerpo

Rama

Ángulo

Apófisis condilar

Língula

Ángulo

Espinas mentonianas

B. Mandíbula de adulto: visión posterior izquierda

A. Mandíbula de adulto: visión anterolateral superior

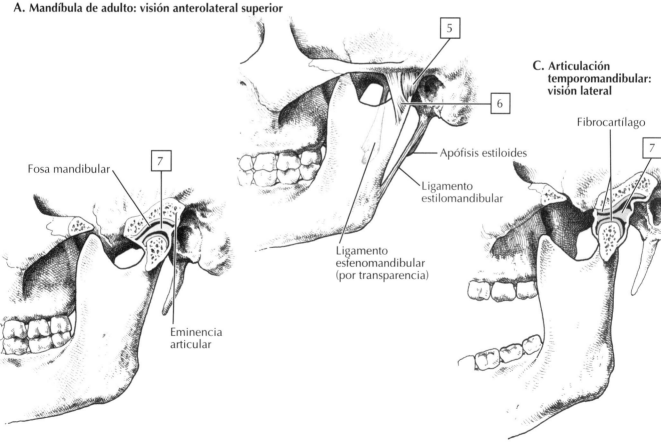

5

6

C. Articulación temporomandibular: visión lateral

Fibrocartílago

7

Apófisis estiloides

Ligamento estilomandibular

Ligamento esfenomandibular (por transparencia)

Fosa mandibular

7

Eminencia articular

D. Articulación temporomandibular: mandíbula cerrada

E. Articulación temporomandibular: mandíbula ampliamente abierta (acciones de bisagra y deslizamiento combinadas)

La columna vertebral (raquis) forma el eje central del cuerpo humano, lo que destaca la naturaleza segmentaria de todos los vertebrados, y se compone de 33 vértebras distribuidas como sigue:

- **Vértebras cervicales:** 7 en total; las dos primeras se denominan atlas (C 1) y axis (C 2)
- **Vértebras torácicas:** 12 en total; cada una se articula con un par de costillas
- **Vértebras lumbares:** 5 en total; vértebras grandes para soportar el peso del cuerpo
- **Sacro:** 5 vértebras fusionadas
- **Cóccix:** 4 vértebras en total; Co 1 a menudo no está fusionada, pero Co 2-Co 4 se fusionan, un resto de nuestra cola embrionaria

Vista desde la cara lateral, se pueden identificar:

- **Lordosis cervical:** adquirida secundariamente cuando el bebé puede soportar el peso de su propia cabeza
- **Cifosis torácica:** una curvatura primaria presente en el feto
- **Lordosis lumbar:** adquirida secundariamente cuando el bebé adopta una postura erguida
- **Cifosis sacra:** una curvatura primaria presente en el feto

Una vértebra «típica» tiene varias características constantes:

- **Cuerpo:** porción que soporta el peso que tiende a aumentar de tamaño a medida que se desciende por la columna vertebral
- **Arco:** proyección formada por un par de pedículos y láminas
- **Apófisis transversas:** extensiones laterales desde la unión del pedículo y la lámina
- **Apófisis articulares (facetarias):** dos carillas superiores e inferiores para la articulación
- **Apófisis espinosa:** proyección que se extiende posteriormente a partir de la unión de las dos láminas
- **Escotaduras vertebrales:** escotaduras superiores e inferiores que en las vértebras articuladas forman los forámenes intervertebrales
- **Forámenes intervertebrales:** atravesados por las raíces de los nervios espinales y los vasos asociados
- **Foramen (conducto) vertebral:** formado por el arco y el cuerpo vertebrales, el foramen contiene la médula espinal y sus cubiertas meníngeas
- **Forámenes transversos:** aberturas que existen en las apófisis transversas de las vértebras cervicales y dejan paso a los vasos vertebrales

COLOREA los siguientes elementos de una vértebra típica, utilizando un color diferente para cada elemento:

- ☐ 1. **Cuerpo vertebral**
- ☐ 2. **Apófisis transversa**
- ☐ 3. **Carillas articulares**
- ☐ 4. **Apófisis espinosa**
- ☐ 5. **Arco**

Además, las vértebras adyacentes articuladas están sujetas por ligamentos, y sus cuerpos vertebrales individuales están separados por **discos intervertebrales (DIV) fibrocartilaginosos.** Cada DIV actúa como un amortiguador y se comprime y expande ligeramente en respuesta a la carga de peso. La porción central del disco es un **núcleo pulposo** gelatinoso que está rodeado por capas concéntricas de fibrocartílago denominadas **anillo fibroso.** Si el anillo se expone a una presión excesiva o la deshidratación asociada con el envejecimiento, puede comenzar a debilitarse y el núcleo pulposo puede **herniarse (hernia discal)** a través de las laminillas cartilaginosas e incidir sobre una raíz nerviosa cuando sale de la médula espinal (v. lámina 2-7).

COLOREA los DIV y los ligamentos clave observados en una visión lateral «seccionada» de varias vértebras adyacentes:

- ☐ 6. **DIV: discos fibrocartilaginosos entre cuerpos vertebrales adyacentes**
- ☐ 7. **Ligamento longitudinal anterior: conecta cuerpos vertebrales y DIV adyacentes a lo largo de las caras anteriores de los cuerpos**
- ☐ 8. **Ligamento longitudinal posterior: conecta cuerpos vertebrales y DIV adyacentes a lo largo de las caras posteriores de los cuerpos**
- ☐ 9. **Ligamento supraespinoso: se extiende entre apófisis espinosas adyacentes**
- ☐ 10. **Ligamento interespinoso: se extiende entre apófisis espinosas adyacentes**
- ☐ 11. **Ligamentos amarillos: conectan láminas adyacentes; contienen fibras elásticas amarillo pálido y es capaz de resistir la flexión repentina, que de lo contrario podría causar la separación de las láminas vertebrales. Este ligamento también ayuda a mantener la postura y enderezar la columna vertebral después de la flexión.**

Nota clínica:
Las curvaturas acentuadas de la columna vertebral pueden ser congénitas o adquiridas. La **escoliosis** es una curvatura lateral y rotacional acentuada de la columna torácica o lumbar; es más frecuente en niñas adolescentes. La joroba es una **cifosis** acentuada de la columna torácica; por lo general, se debe a mala postura u osteoporosis. La cintura hundida es una **lordosis acentuada** de la columna lumbar, por lo general causada por debilidad de los músculos del tronco u obesidad; también se ve con frecuencia en mujeres en los últimos meses del embarazo.

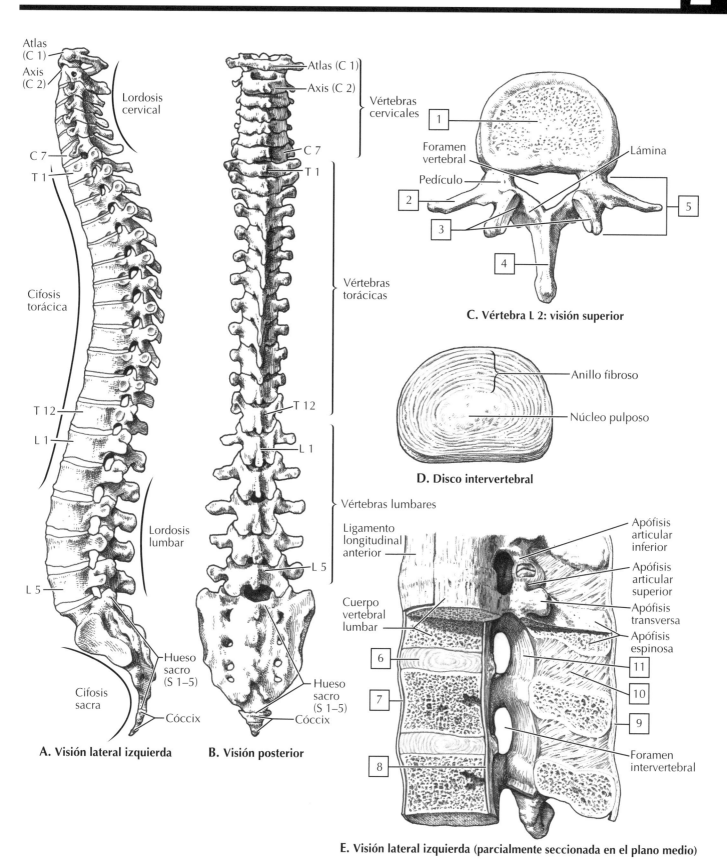

Atlas (C 1)
Axis (C 2)
Lordosis cervical
C 7
T 1
Cifosis torácica
T 12
L 1
L 5
Cifosis sacra
Cóccix

A. Visión lateral izquierda

Atlas (C 1)
Axis (C 2)
Vértebras cervicales
C 7
T 1
Vértebras torácicas
T 12
L 1
Vértebras lumbares
L 5
Hueso sacro (S 1–5)
Hueso sacro (S 1–5)
Cóccix

B. Visión posterior

Foramen vertebral
Pedículo

1
2
3
4

Lámina

5

C. Vértebra L 2: visión superior

Anillo fibroso
Núcleo pulposo

D. Disco intervertebral

Ligamento longitudinal anterior
Cuerpo vertebral lumbar

6
7
8

Apófisis articular inferior
Apófisis articular superior
Apófisis transversa
Apófisis espinosa

11
10
9

Foramen intervertebral

E. Visión lateral izquierda (parcialmente seccionada en el plano medio)

La **columna cervical** está compuesta por siete vértebras cervicales. Las dos primeras vértebras cervicales son únicas y se denominan **atlas** (C 1) y **axis** (C 2). El atlas (C 1) sostiene la cabeza sobre el cuello y recibe su nombre del titán Atlas de la mitología griega, que sostiene el mundo sobre sus hombros. El axis (C 2) es el punto de articulación donde la cabeza gira sobre el cuello, proporcionando un «eje de rotación». La región cervical es una parte bastante móvil de la columna vertebral, lo que permite la flexión y la extensión, así como la rotación y la flexión lateral. Las características de las siete vértebras cervicales se resumen en la siguiente tabla.

ATLAS (C 1)	VÉRTEBRAS CERVICALES (C 3 A C 7)
Hueso en forma de anillo; la carilla articular superior se articula con el hueso occipital	Foramen vertebral triangular grande
Dos masas laterales con carillas articulares	Foramen transverso, por donde pasa la arteria vertebral
Sin cuerpo ni apófisis espinosa	C 3 a C 5: apófisis espinosa corta bífida
C 1 rota sobre las carillas articulares de C 2	C 6 a C 7: apófisis espinosa larga
La arteria vertebral discurre en un surco en el arco posterior	C 7 se denomina vértebra prominente, por lo general, la apófisis espinosa más superior que se puede observar en la parte inferior del cuello
	Forámenes intervertebrales estrechos
	Raíces nerviosas en riesgo de compresión

AXIS (C 2)
El diente se proyecta superiormente
Es la vértebra cervical más fuerte

COLOREA los siguientes elementos de las vértebras cervicales (imágenes *A* a *C*), utilizando un color diferente para cada elemento:

- [ ] 1. **Arco posterior del atlas**
- [ ] 2. **Conducto vertebral (la médula espinal pasa a través de este)**
- [ ] 3. **Diente del axis**
- [ ] 4. **Foramen transverso**
- [ ] 5. **DIV (observa que no existe disco entre atlas y axis)**
- [ ] 6. **Cuerpo vertebral (observa que el atlas no posee un cuerpo)**
- [ ] 7. **Apófisis transversa**
- [ ] 8. **Apófisis espinosa bífida**
- [ ] 9. **Lámina**

La **columna torácica** está compuesta por 12 vértebras torácicas. Los 12 pares de costillas se articulan con las vértebras torácicas; esta región de la columna vertebral es más rígida y menos flexible que la columna cervical. Las principales características de las vértebras torácicas son:

- Cuerpo en forma de corazón, con fositas costales para la articulación de la costilla
- Foramen (conducto) vertebral pequeño y circular (la médula espinal pasa a través de este)
- Apófisis transversas largas, que tienen fositas costales para la articulación de la costilla (solamente T 1 a T 10)
- Apófisis espinosas largas, que se inclinan posteriormente y se superponen a la siguiente vértebra inferior

COLOREA los siguientes elementos de las vértebras torácicas (imágenes *D* y *E*):

- [ ] 10. **Cuerpo**
- [ ] 11. **Fosita costal superior**
- [ ] 12. **Foramen (conducto) vertebral**
- [ ] 13. **Apófisis espinosa**
- [ ] 14. **Fosita costal de la apófisis transversa**
- [ ] 15. **Fosita costal inferior**

Nota clínica:

Un golpe fuerte en la parte superior de la cabeza (p. ej., zambullirse en una piscina y golpear el fondo de la piscina con la cabeza) puede comprimir las masas laterales del atlas y **fracturar** uno o ambos arcos anterior o posterior.

La **luxación,** en lugar de una fractura total de los cuerpos vertebrales cervicales, si es significativa, puede dañar la médula espinal.

Además, la **hiperextensión cervical** repentina puede provocar una lesión de «latigazo cervical» que solía estar asociada con un choque vehicular trasero. Los reposacabezas en los asientos de los automóviles han reducido, en gran medida, este tipo de lesión por hiperextensión-hiperflexión.

Las vértebras torácicas pueden contarse y examinarse haciendo que el paciente flexione el cuello y el dorso (espalda), exponiendo así la apófisis espinosa de C 7. Luego se pueden contar las apófisis espinosas torácicas, pero tenga en cuenta que estas no se superponen a los cuerpos vertebrales torácicos, sino a la vértebra torácica situada por debajo (la apófisis espinosa T 3 se superpone al cuerpo vertebral T 4). Las apófisis transversas de las vértebras torácicas generalmente también se pueden palpar y, en individuos especialmente delgados, se puede palpar el tubérculo y el ángulo de las costillas en la parte inferior de la columna torácica.

Vértebras cervicales

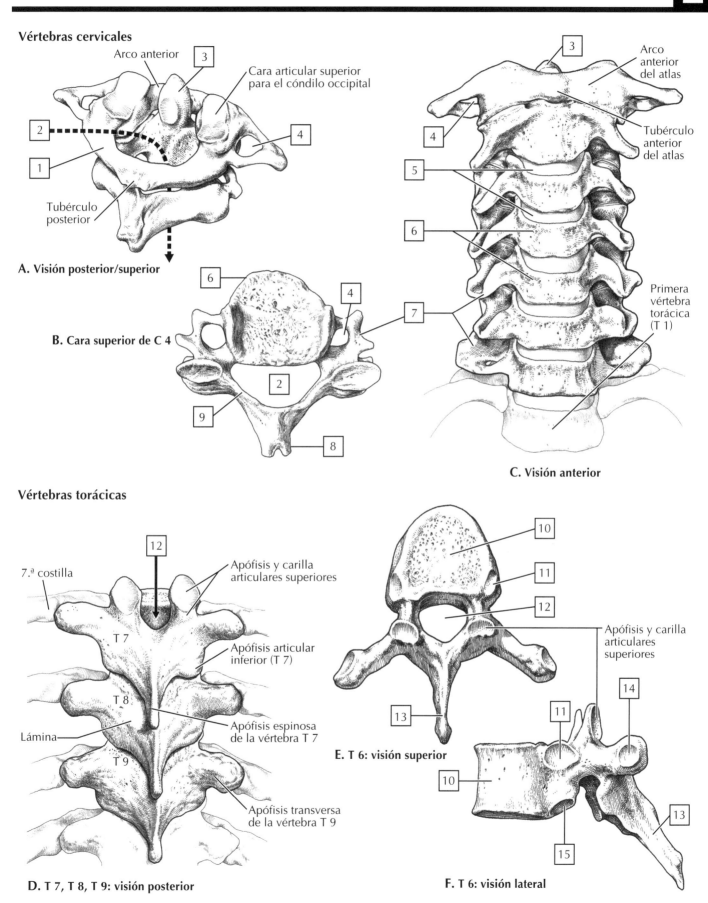

Arco anterior

3

Cara articular superior
para el cóndilo occipital

4

2

1

Tubérculo
posterior

A. Visión posterior/superior

B. Cara superior de C 4

6

4

7

2

9

8

3

Arco
anterior
del atlas

Tubérculo
anterior
del atlas

4

5

6

7

Primera
vértebra
torácica
(T 1)

C. Visión anterior

Vértebras torácicas

12

7.ª costilla

T 7

T 8

Lámina

T 9

Apófisis y carilla
articulares superiores

Apófisis articular
inferior (T 7)

Apófisis espinosa
de la vértebra T 7

Apófisis transversa
de la vértebra T 9

D. T 7, T 8, T 9: visión posterior

10

11

12

Apófisis y carilla
articulares
superiores

13

E. T 6: visión superior

14

11

10

15

13

F. T 6: visión lateral

La **columna lumbar** se compone de cinco vértebras lumbares. Son comparativamente grandes, de modo que puedan soportar el peso del tronco, y también bastante móviles, pero no tanto como en la columna cervical. El **sacro** se compone de cinco vértebras fusionadas que forman un solo hueso en forma de cuña. El sacro proporciona soporte a la pelvis. El **cóccix** es un resto de nuestra cola embrionaria y, por lo general, consta de cuatro vértebras, con las tres últimas fusionadas en un solo hueso. El cóccix carece de arcos vertebrales y no tiene conducto vertebral. Las características generales de todas estas vértebras se resumen en la siguiente tabla.

VÉRTEBRAS TORÁCICAS	VÉRTEBRAS LUMBARES
Cuerpo en forma de corazón, con fositas para articulación de la costilla	Cuerpo en forma de riñón, masivo para soporte
Foramen vertebral circular pequeño	Foramen vertebral triangular de tamaño medio
Apófisis transversas largas, que tienen fositas para articulación de la costilla en T 1-T 10	Carillas articulares dispuestas en dirección medial o lateral, lo que permite una buena flexión y extensión
Apófisis espinosas largas, que se inclinan posteriormente y se superponen a la siguiente vértebra	Apófisis espinosa corta y fuerte
	L 5 es la vértebra más grande

SACRO	VÉRTEBRAS COCCÍGEAS
Hueso grande, en forma de cuña, que transmite el peso corporal a la pelvis	Co 1 a menudo no fusionada
Cinco vértebras fusionadas, con fusión completa en la pubertad	Co 2 a Co 4 fusionadas
Cuatro pares de forámenes sacros en las caras posterior y anterior (pélvica)	No hay pedículos, ni láminas ni apófisis espinosas
Hiato del sacro, la abertura del foramen vertebral sacro	Resto de nuestra cola embrionaria

COLOREA los siguientes elementos de las vértebras lumbares (imagen **A**), sacro (imágenes **B, C, D** y **E**) y vértebras coccígeas (imágenes **B, C** y **E**), utilizando un color diferente para cada elemento:

- [ ] 1. **Foramen intervertebral: atravesado por un nervio espinal cuando abandona la médula espinal y pasa hacia la periferia**
- [ ] 2. **DIV**
- [ ] 3. **Cuerpo vertebral**
- [ ] 4. **Apófisis articular superior**
- [ ] 5. **Apófisis espinosa**
- [ ] 6. **Superficie articular lumbosacra (base del sacro): se articula con el cuerpo de la vértebra L 5**
- [ ] 7. **Forámenes sacros anteriores (pélvicos): para el paso de los nervios espinales**
- [ ] 8. **Cóccix**
- [ ] 9. **Cresta sacra media: equivalente de las apófisis espinosas a lo largo de la columna vertebral**

COLOREA los siguientes elementos de la lámina (imagen **D**) de la parte inferior de la columna vertebral articulada (vértebras lumbares, sacro y vértebras coccígeas):

- [ ] 10. **Ligamento longitudinal anterior**
- [ ] 11. **DIV**
- [ ] 12. **Nervios espinales (color amarillo)**
- [ ] 13. **Ligamento interespinoso**
- [ ] 14. **Ligamento supraespinoso**

Nota clínica:

Cambios relacionados con el estrés o con la edad pueden conducir a la deshidratación de los DIV. En este proceso, el núcleo pulposo central **se hernia** a través del anillo fibroso, y si la hernia es posterolateral, que es lo más frecuente, puede comprimir el nervio espinal o sus raíces cuando salen del foramen intervertebral.

Esto puede provocar dolor crónico por la compresión del nervio espinal. La mayoría de las hernias discales ocurren en los niveles vertebrales L 4-L 5 o L 5-S 1, pero también puede producirse la hernia de un disco cervical.

La **ciática** es el dolor en la parte inferior del dorso (espalda) que se irradia hacia la parte posterior del muslo y la pierna, a menudo debido a una hernia discal, aunque se deben considerar y eliminar otras causas.

La dorsalgia (dolor de espalda) generalizada es común y puede deberse a varias fuentes, entre ellas:

- Elementos nerviosos que salen de los forámenes intervertebrales
- Meninges que cubren la médula espinal
- Dolor articular de las articulaciones sinoviales de la columna vertebral (artrosis)
- Elementos fibroesqueléticos de la columna vertebral
- Dolor muscular en los músculos intrínsecos del dorso (espalda) por calambres (espasmos) musculares

COLOREA

- [ ] 15. **El núcleo pulposo herniado cuando comprime un nervio espinal**

Nota clínica:

La **artrosis,** a menudo, implica la erosión del cartílago articular de las articulaciones que soportan peso, como las de la columna vertebral. La erosión progresiva del cartílago en las articulaciones de la columna vertebral, los dedos, la rodilla y la cadera son las más frecuentemente involucradas. Por lo general, es significativa después de los 65 años de edad. Los factores de riesgo incluyen la edad, el sexo (las mujeres se ven más afectadas que los hombres), el traumatismo articular, el estrés repetitivo, la obesidad, el riesgo genético y la artritis previa. Si la columna vertebral está involucrada, puede provocar un pinzamiento del nervio espinal.

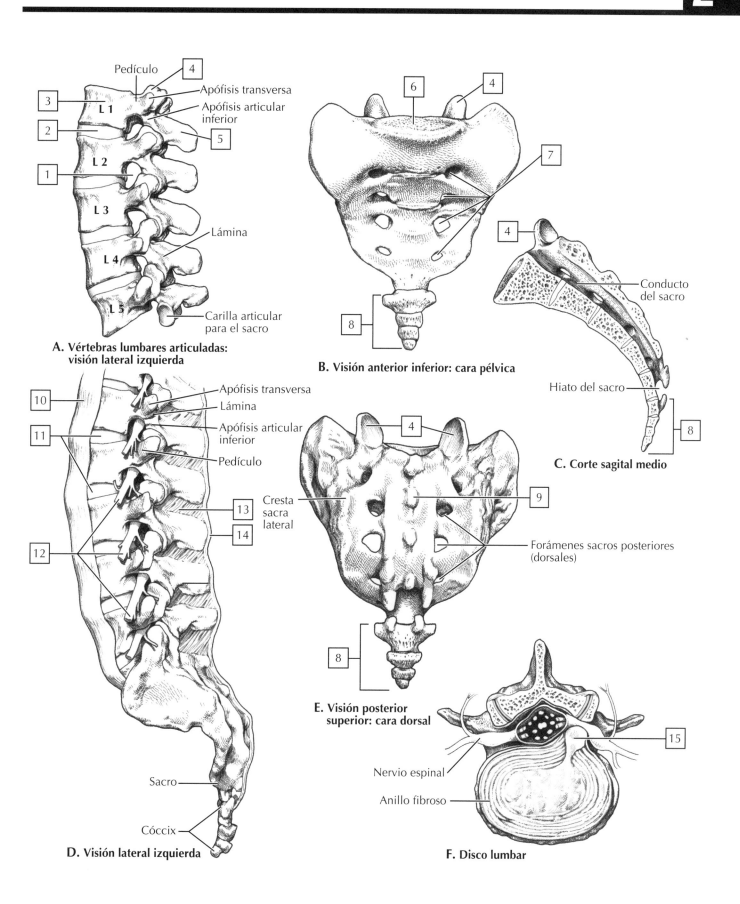

Pedículo

4

3 **L 1**

Apófisis transversa

Apófisis articular inferior

2

5

1 **L 2**

L 3

Lámina

L 4

L 5

Carilla articular para el sacro

A. Vértebras lumbares articuladas: visión lateral izquierda

6 4

7

B. Visión anterior inferior: cara pélvica

8

4

Conducto del sacro

Hiato del sacro

8

C. Corte sagital medio

10 Apófisis transversa

Lámina

11 Apófisis articular inferior

Pedículo

13 14

12 Cresta sacra lateral

4

9

Forámenes sacros posteriores (dorsales)

8

E. Visión posterior superior: cara dorsal

Sacro

Cóccix

D. Visión lateral izquierda

Nervio espinal

Anillo fibroso

15

F. Disco lumbar

La caja torácica forma parte del esqueleto axial e incluye el esternón, en la línea media, y 12 pares de costillas, cada una con:

- **Cabeza:** se articula con la fosita costal inferior del cuerpo vertebral situado por encima y con la fosita costal superior del cuerpo de su propia vértebra (p. ej., la costilla 3 con la vértebra T 3)
- **Cuello**
- **Tubérculo:** se articula con la apófisis transversa de su propia vértebra

- **Ángulo**
- **Cuerpo**

Las costillas 1 a 7 se articulan anteriormente con el esternón y se las denomina «costillas verdaderas».

Las costillas 8 a 10 se articulan con los cartílagos costales de las costillas situadas por encima de ellas y se las denomina «costillas falsas».

Las costillas 11 y 12 se articulan solo con una vértebra y se las denomina «costillas flotantes».

ESTRUCTURA	INSERCIONES	COMENTARIO
Articulación esternoclavicular (sinovial en silla de montar) con un disco articular		
Cápsula articular	Clavícula y manubrio	Permite elevación, descenso, anteversión, retroversión, circunducción
Ligamento esternoclavicular	Clavícula y manubrio	Presenta ligamentos anterior y posterior
Ligamento interclavicular	Entre ambas clavículas	Conecta las dos articulaciones esternoclaviculares
Ligamento costoclavicular	Clavícula a 1.ª costilla	Ancla la clavícula a la 1.ª costilla
Articulaciones esternocostales (articulaciones cartilaginosas primarias o sincondrosis)		
Primer ligamento esternocostal	Primera costilla a manubrio	Impide el movimiento en esta articulación
Ligamento esternocostal radiado	Costillas 2-7 con esternón	En estas articulaciones sinoviales planas se permiten ciertos movimientos de deslizamiento
Articulaciones costocondrales (cartilaginosas primarias)		
Cartílago articular	Cartílago costal a costilla	Normalmente, estas articulaciones no permiten movimientos
Articulaciones intercondrales (sinoviales planas)		
Ligamento intercondral	Entre cartílagos costales	Permiten cierto movimiento de deslizamiento

Funcionalmente, la caja torácica participa en la respiración, a través de sus inserciones musculares, la protección de los órganos vitales torácicos, incluyendo el corazón y los pulmones, y como conducto para el paso de estructuras importantes desde y hacia la cabeza y también el abdomen. La abertura en la parte superior de la caja torácica es la **abertura superior del tórax (orificio torácico superior),** y la que hay en la parte inferior se denomina **abertura inferior del tórax (orificio torácico inferior).** La abertura inferior está cubierta, en gran medida, por el diafragma, un músculo esquelético importante usado en la respiración.

El miembro superior se une a la caja torácica a nivel de la cintura escapular, que incluye:
- **Clavícula:** actúa como un puntal para mantener el miembro al lado de la pared del cuerpo
- **Escápula:** un hueso triangular plano en el que se insertan 16 músculos diferentes que actúan, en general, sobre la articulación del hombro

COLOREA los siguientes elementos de la caja torácica, utilizando un color diferente para cada elemento:

- ☐ 1. **Cartílagos costales**
- ☐ 2. **Clavícula**

- ☐ 3. **Esternón y sus tres partes:**
     3A. *Manubrio*
     3B. *Cuerpo*
     3C. *Apófisis xifoides*
- ☐ 4. **Carilla articular superior de la cabeza de la costilla: articulación de la cabeza de la costilla del mismo número que el número de la vértebra**
- ☐ 5. **Carilla articular inferior de la cabeza de la costilla: articulación de la cabeza de la costilla un número mayor que el número de la vértebra**
- ☐ 6. **Partes de una costilla típica (6A, cabeza; 6B, cuello; 6C, tubérculo; 6D, ángulo y resto de la costilla, el denominado cuerpo)**

Nota clínica:

Un traumatismo torácico suele incluir **fracturas de costillas** (las costillas 1.ª, 11.ª y 12.ª están generalmente a salvo), lesiones por aplastamiento (comúnmente con fracturas de costillas) y heridas torácicas penetrantes (heridas por arma blanca o arma de fuego). El dolor asociado con las fracturas costales a menudo es intenso debido a la expansión y la contracción de la caja torácica durante la respiración.

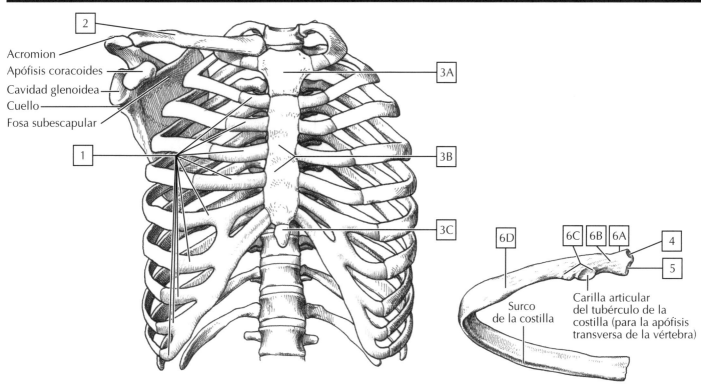

Acromion
Apófisis coracoides
Cavidad glenoidea
Cuello
Fosa subescapular

2

1

3A

3B

3C

6D

6C 6B 6A

4

5

Surco
de la costilla

Carilla articular
del tubérculo de la
costilla (para la apófisis
transversa de la vértebra)

**A. Caja torácica (solo se muestra la cintura escapular derecha
[clavícula y escápula])**

B. Costilla media: visión posterior

2

1

Manubrio

2

Articulación
manubrioesternal

3

4

5

6

7 8

Ligamento interclavicular

Disco articular

Ligamento
costoclavicular

Cavidad articular

Ligamento
esternocostal
intraarticular

Cavidades
articulares

1

Articulaciones
costocondrales

Articulaciones
intercondrales

Ligamentos
esternocostales
radiados

C. Articulaciones esternocostales: visión anterior

Ligamento
longitudinal
anterior

Fosita costal
de la apófisis transversa
(para el tubérculo
de la costilla del mismo
número que la vértebra)

Fosita costal
inferior
(para la cabeza
de la costilla
de un número
mayor)

Fosita costal
superior
(para la cabeza
de la costilla del
mismo número)

Ligamento
radiado de
la cabeza
de la costilla

D. Visión lateral izquierda

Las **articulaciones craneovertebrales** son articulaciones sinoviales que ofrecen una gama relativamente amplia de movimiento en comparación con la mayoría de las articulaciones de la columna vertebral e incluyen:

- **Articulación atlantooccipital,** entre el **atlas** (C 1) y el hueso occipital del cráneo; permite la flexión y la extensión, como cuando movemos la cabeza para indicar «sí»
- **Articulación atlantoaxoidea,** entre el atlas y el **axis** (C 2); permite movimientos de rotación, como cuando movemos la cabeza para indicar «no»

ESTRUCTURA	INSERCIONES	COMENTARIO
Articulación atlantooccipital (sinovial biaxial condílea)		
Cápsula articular	Circunda las carillas articulares y los cóndilos occipitales	Permite la flexión y la extensión
Membranas atlantooccipitales anterior y posterior	Desde los arcos anterior y posterior de C 1 al foramen magno	Limitan el movimiento articular
Articulación atlantoaxoidea media (sinovial uniaxial trocoide)		
Membrana tectoria	Desde el cuerpo del axis al borde del foramen magno	Es continuación del ligamento longitudinal posterior
Ligamento del vértice del diente	Diente a hueso occipital	Es muy pequeño
Ligamentos alares	Diente a cóndilos occipitales	Limitan la rotación
Ligamento cruciforme	Diente a masas laterales	Semeja una cruz; permite la rotación

COLOREA los siguientes ligamentos de las articulaciones craneovertebrales (imágenes **A** a **D**), utilizando un color diferente para cada ligamento:

- ☐ 1. **Cápsula de la articulación atlantooccipital**
- ☐ 2. **Cápsula de la articulación atlantoaxoidea**
- ☐ 3. **Ligamento longitudinal posterior**
- ☐ 4. **Ligamentos alares**
- ☐ 5. **Ligamento cruciforme: fascículos longitudinales superior e inferior y ligamento transverso del atlas**

Las articulaciones de los **arcos vertebrales** (cigapofisarias) son articulaciones sinoviales planas entre las carillas articulares superiores e inferiores que permiten cierto movimiento de deslizamiento.

Las articulaciones de los **cuerpos vertebrales** son articulaciones cartilaginosas secundarias entre cuerpos vertebrales adyacentes. Estas uniones estables que soportan el peso también sirven como amortiguadores.

Los **DIV** consisten en un **anillo fibroso,** fibrocartilaginoso y externo, y un **núcleo pulposo,** gelatinoso e interno. Los discos lumbares son los más gruesos y los de la parte superior de la columna torácica, los más delgados. Los ligamentos longitudinales anterior y posterior ayudan a estabilizar estas articulaciones.

ESTRUCTURA	INSERCIONES	COMENTARIO
Articulaciones cigapofisarias (sinoviales planas)		
Cápsula articular	Circunda las carillas articulares	Permite movimientos de deslizamiento C 5-C 6 es muy móvil L 4-L 5 permite una gran flexión
Articulaciones intervertebrales (cartilaginosas secundarias [sínfisis])		
Ligamento longitudinal anterior	Anterior a los cuerpos vertebrales y los discos intervertebrales	Es fuerte y previene la hiperextensión
Ligamento longitudinal posterior	Posterior a los cuerpos vertebrales y los discos intervertebrales	Es más débil que el longitudinal anterior y previene la hiperflexión
Amarillos	Conectan láminas de vértebras adyacentes	Limitan la flexión y son más elásticos
Ligamentos interespinosos	Conectan apófisis espinosas	Son débiles
Ligamento supraespinoso	Conecta los vértices de las apófisis espinosas	Es fuerte y limita la flexión
Nucal	De C 7 al hueso occipital	Es la extensión cervical del ligamento supraespinoso y es fuerte
Ligamentos intertransversos	Conectan apófisis transversas	Son ligamentos débiles
Discos intervertebrales	Entre cuerpos adyacentes	Están reforzados por los ligamentos longitudinal anterior y longitudinal posterior

COLOREA los siguientes ligamentos de los arcos y los cuerpos vertebrales (imágenes **E** y **F**), utilizando un color diferente para cada ligamento:

- ☐ 6. **DIV**
- ☐ 7. **Ligamento longitudinal anterior**
- ☐ 8. **Ligamento longitudinal posterior**
- ☐ 9. **Ligamento amarillo (aparece de color amarillo, ya que contiene fibras elásticas)**
- ☐ 10. **Ligamento interespinoso**
- ☐ 11. **Ligamento supraespinoso**
- ☐ 12. **Ligamento radiado de la cabeza de la costilla**

Nota clínica:

El **latigazo cervical** es un término no médico para una lesión por hiperextensión cervical (daños musculares, ligamentosos y/u óseos), que normalmente se produce por un accidente de tráfico en el que un vehículo es alcanzado por detrás. El cuello relajado es desplazado hacia atrás, o hiperextendido, al tiempo que el vehículo acelera rápidamente hacia delante. A continuación, el cuello sufre una rápida flexión extrema. Un reposacabezas correctamente ajustado puede reducir de manera significativa la aparición de lesiones por hiperextensión.

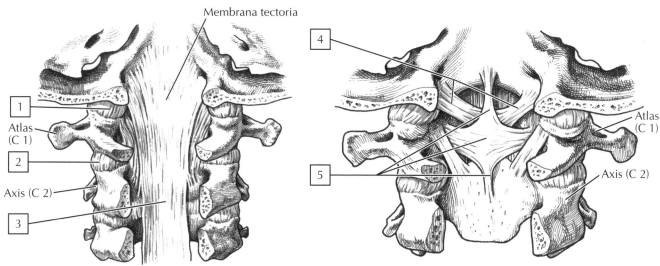

Membrana tectoria

4

1

Atlas
(C 1)

Atlas
(C 1)

2

5

Axis (C 2)

Axis (C 2)

3

A. Parte superior del conducto vertebral con apófisis espinosas y parte de los arcos vertebrales extirpados para exponer los ligamentos posteriores de los cuerpos vertebrales: visión posterior

B. Porción principal de la membrana tectoria extirpada para exponer los ligamentos profundos: visión posterior

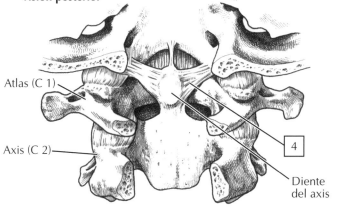

Atlas (C 1)

Axis (C 2)

4

Diente
del axis

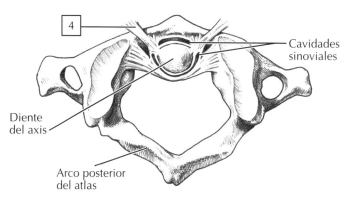

4

Cavidades
sinoviales

Diente
del axis

Arco posterior
del atlas

C. Ligamento cruciforme extirpado para mostrar los ligamentos más profundos: visión posterior

D. Articulación atlantoaxial media: visión superior

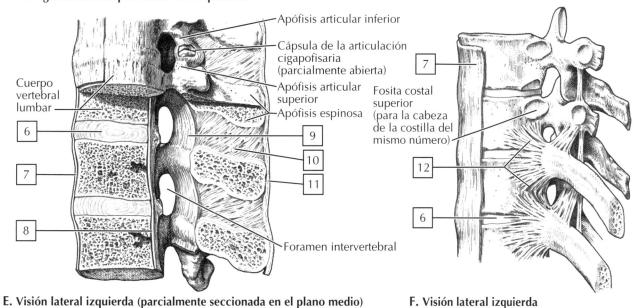

Apófisis articular inferior

Cápsula de la articulación
cigapofisaria
(parcialmente abierta)

Apófisis articular
superior

Apófisis espinosa

Cuerpo
vertebral
lumbar

6

7

8

9

10

11

Foramen intervertebral

7

Fosita costal
superior
(para la cabeza
de la costilla del
mismo número)

12

6

E. Visión lateral izquierda (parcialmente seccionada en el plano medio)

F. Visión lateral izquierda

La **cintura escapular** (pectoral) es el punto de unión del miembro superior a la pared torácica. La única articulación directa se encuentra entre la clavícula y el esternón, con el otro extremo de la clavícula articulándose con la **escápula** a nivel del acromion. El hueso del brazo, denominado **húmero,** se articula con la escápula en la cavidad glenoidea, formando la articulación del hombro o glenohumeral. El extremo distal del húmero contribuye a la articulación del codo. Numerosos músculos actúan sobre la articulación del hombro, dándole una gran movilidad. La escápula, de forma triangular, por ejemplo, es el lugar de inserción de 16 músculos diferentes. Las características de la clavícula, la escápula y el húmero se resumen en la siguiente tabla.

COLOREA cada uno de los siguientes huesos de la cintura escapular (imagen **A**), utilizando un color diferente para cada hueso:

☐ **1. Clavícula**

☐ **2. Escápula**

☐ **3. Húmero**

CLAVÍCULA	ESCÁPULA	HÚMERO
Hueso cilíndrico con forma de S ligeramente incurvada	Hueso plano triangular	Hueso largo
Tercio medio: porción más estrecha	Cavidad glenoidea poco profunda	Cabeza proximal: se articula con la cavidad glenoidea de la escápula
Primer hueso en osificarse, pero último en fusionarse	Localización para inserciones de 16 músculos	Cóndilos distales, medial y lateral; se articula en el codo con el cúbito y el radio
Se forma por osificación intramembranosa	Fracturas relativamente infrecuentes	El cuello quirúrgico es una zona de fractura frecuente que compromete al nervio axilar
Hueso más frecuentemente fracturado		
Actúa como un puntal para mantener el miembro alejado del tronco		

COLOREA cada uno de los siguientes elementos de los huesos de la cintura escapular (imágenes **B** y **C**), utilizando un color diferente para cada elemento:

☐ **4. Apófisis coracoides de la escápula**

☐ **5. Espina de la escápula**

☐ **6. Tróclea del húmero: para la articulación con el cúbito en el codo**

☐ **7. Cara articular acromial de la clavícula: se articula con la escápula en el acromion**

☐ **8. Cara articular esternal de la clavícula: se articula con el manubrio del esternón**

Nota clínica:

La **clavícula** es el hueso más frecuentemente fracturado del cuerpo, especialmente en niños. Las fracturas suelen ocurrir por una caída sobre la mano extendida o un traumatismo directo en el hombro. Las fracturas de la clavícula ocurren, por lo general, en el tercio medio del hueso.

Si bien la clavícula es el primer hueso largo en osificarse (por osificación intramembranosa) durante el segundo mes de desarrollo embrionario, es el último hueso largo en osificarse y fusionarse por completo, lo que generalmente ocurre entre los 25-30 años de edad.

La articulación acromioclavicular (v. lámina 2-11) es débil, aunque su ligamento coracoclavicular es fuerte, y puede **luxarse (separación del hombro)** por un golpe directo, como sucede en los deportes de contacto (fútbol americano, *hockey*). También puede lesionarse al caer sobre una mano extendida.

La **fractura de la escápula** generalmente ocurre por un traumatismo directo grave, como puede ocurrir en un accidente automovilístico o por impacto directo con un objeto contundente a alta velocidad. Afortunadamente, debido a que la escápula está cubierta por músculos de cierto espesor, la fractura generalmente se puede tratar fácilmente a menos que sea una fractura desplazada o compuesta (abierta) (que atraviesa la piel).

A. Hombro, visión anterior

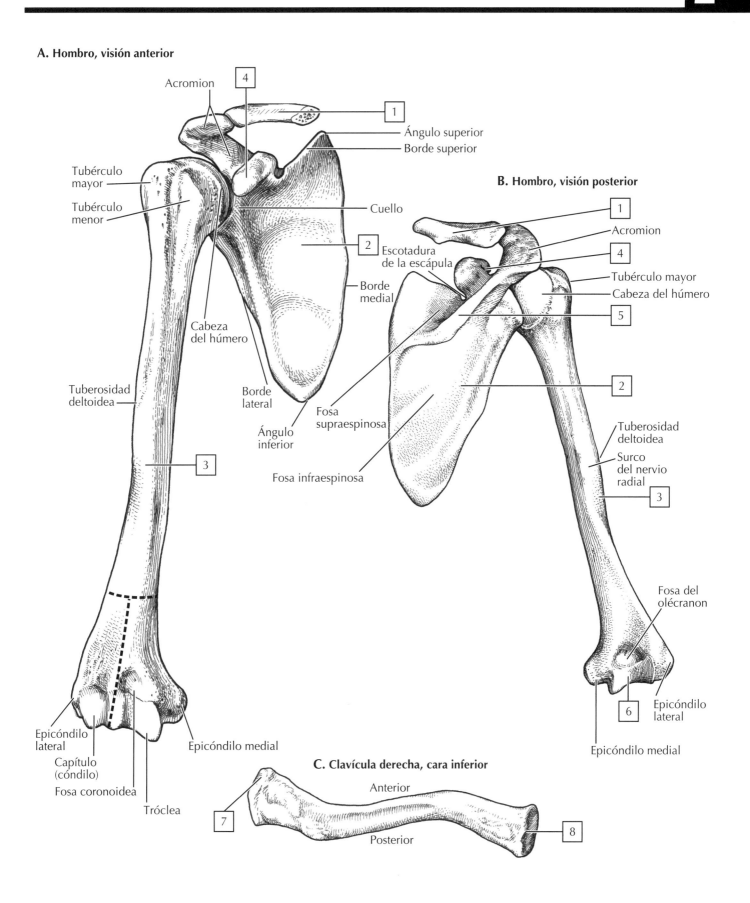

Acromion

4

1

Ángulo superior

Borde superior

B. Hombro, visión posterior

Tubérculo mayor

Tubérculo menor

Cuello

1

Acromion

4

Tubérculo mayor

Cabeza del húmero

5

2

Escotadura de la escápula

Borde medial

2

Cabeza del húmero

Tuberosidad deltoidea

Borde lateral

Ángulo inferior

Fosa supraespinosa

Tuberosidad deltoidea

Surco del nervio radial

3

3

Fosa infraespinosa

Fosa del olécranon

Epicóndilo lateral

Capítulo (cóndilo)

Fosa coronoidea

Epicóndilo medial

Tróclea

6

Epicóndilo lateral

Epicóndilo medial

C. Clavícula derecha, cara inferior

Anterior

7

Posterior

8

La **articulación del hombro,** o **glenohumeral,** es una articulación sinovial multiaxial esferoidea que permite la gran movilidad del miembro superior. Debido a la naturaleza superficial de esta articulación esferoidea y su cápsula relativamente laxa, la articulación del hombro es una de las articulaciones más frecuentemente luxadas del cuerpo. La **articulación acromioclavicular** es una articulación sinovial plana que permite un cierto movimiento de deslizamiento cuando se levanta el brazo y rota la escápula. La articulación del hombro está reforzada por cuatro **músculos del manguito de los rotadores,** cuyos tendones ayudan a estabilizar la articulación (v. también lámina 3-17 sobre los músculos del manguito de los rotadores):

- Supraespinoso
- Infraespinoso
- Redondo menor
- Subescapular

Las bolsas sinoviales ayudan a reducir la fricción al separar los tendones de los músculos de la cápsula fibrosa de la articulación del hombro. Además, aunque la **cavidad glenoidea de la escápula** es poco profunda, un reborde de fibrocartílago, denominado rodete (labrum) glenoideo, reviste el borde periférico de la cavidad, como un collar, y profundiza la cavidad. Observa también que el tendón de la cabeza larga del músculo bíceps braquial pasa profundo a la cápsula articular para insertarse en el tubérculo supraglenoideo de la escápula. Las características de los ligamentos de la articulación del hombro y las bolsas se resumen en la siguiente tabla.

LIGAMENTO O BOLSA	INSERCIONES	COMENTARIO
	Articulación acromioclavicular (sinovial plana)	
Cápsula y disco articulares	Rodea la articulación	Permite movimientos de deslizamiento cuando se eleva el brazo y rota la escápula
Acromioclavicular	Desde acromion a clavícula	Sostiene la articulación superiormente
Coracoclavicular (ligamentos conoideo y trapezoideo)	Desde apófisis coracoides a clavícula	Refuerza la articulación estabilizando la clavícula
	Articulación del hombro (glenohumeral) (sinovial multiaxial esferoidea)	
Membrana fibrosa de la cápsula articular	Rodea la articulación	Permite la flexión, la extensión, la abducción, la aducción, la rotación y la circunducción; articulación más frecuentemente luxada
Coracohumeral	Desde apófisis coracoides a tubérculo mayor del húmero	Refuerza la cápsula articular superiormente
Glenohumerales	Desde tubérculo supraglenoideo a tubérculo menor del húmero	Formadas por refuerzos superior, medio e inferior
Transverso del húmero (humeral transverso)	Se extiende entre los tubérculos mayor y menor del húmero	Retiene el tendón de la cabeza larga del bíceps braquial en el surco intertubercular
Rodete (labrum) glenoideo	Borde de la cavidad glenoidea de la escápula	Es un ligamento fibrocartilaginoso que profundiza la cavidad glenoidea
	Bolsas	
Subacromial		Entre el arco coracoacromial y el músculo supraespinoso
Subdeltoidea		Entre el músculo deltoides y la cápsula articular
Subescapular		Entre el tendón del subescapular y el cuello de la escápula

COLOREA los siguientes ligamentos, tendones y bolsas sinoviales etiquetadas en **C** y **D** (colorearlos de azul) asociados con la articulación del hombro, utilizando un color diferente para cada uno:

- ☐ 1. **Tendón del supraespinoso**
- ☐ 2. **Tendón del subescapular**
- ☐ 3. **Tendón del bíceps braquial (cabeza larga)**
- ☐ 4. **Ligamentos capsulares del hombro**
- ☐ 5. **Tendón del infraespinoso**
- ☐ 6. **Tendón del redondo menor**

Nota clínica:

El movimiento en la articulación del hombro, o en cualquier articulación, puede conducir a la **inflamación de los tendones** que rodean esa articulación y a la inflamación secundaria de las bolsas sinoviales que amortiguan la acción de los músculos o los tendones suprayacentes sobre la articulación. En el hombro, el tendón del músculo supraespinoso es especialmente vulnerable, ya que puede ser pellizcado por el tubérculo mayor del húmero, el acromion y el ligamento coracoacromial.

Alrededor del 95% de las **luxaciones del hombro** se producen en una dirección anteroinferior. A menudo, esto puede suceder con un movimiento de lanzamiento, que ejerce estrés sobre la cápsula y los elementos anteriores del manguito de los rotadores (especialmente el tendón del subescapular).

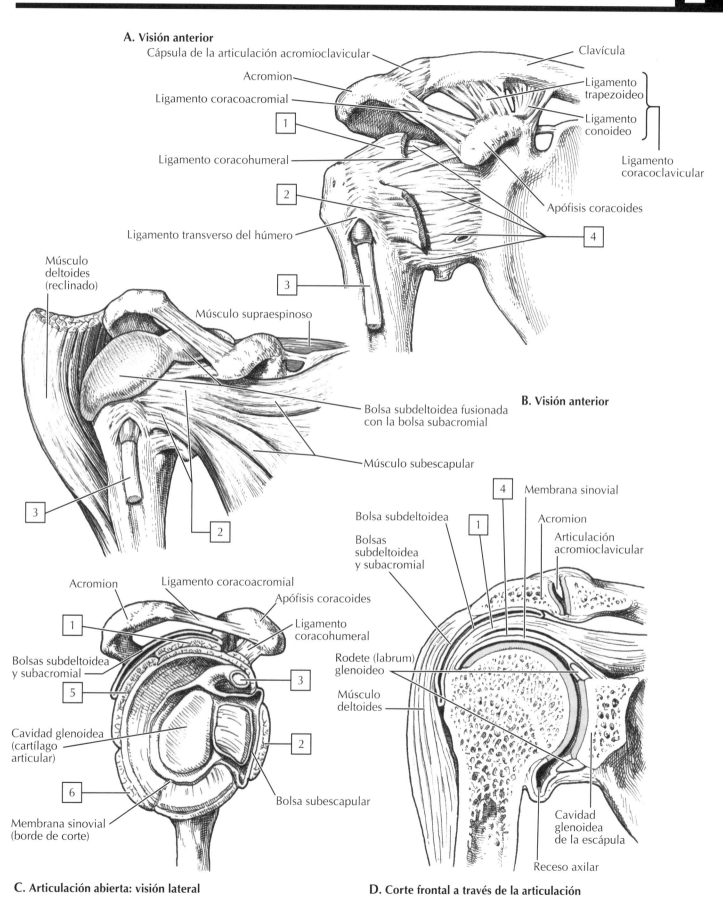

A. Visión anterior

Cápsula de la articulación acromioclavicular

Clavícula

Acromion

Ligamento trapezoideo

Ligamento coracoacromial

Ligamento conoideo

1

Ligamento coracohumeral

Ligamento coracoclavicular

2

Apófisis coracoides

Ligamento transverso del húmero

4

3

Músculo deltoides (reclinado)

Músculo supraespinoso

Bolsa subdeltoidea fusionada con la bolsa subacromial

B. Visión anterior

Músculo subescapular

3

2

4

Membrana sinovial

Bolsa subdeltoidea

Acromion

Bolsas subdeltoidea y subacromial

Articulación acromioclavicular

1

Acromion

Ligamento coracoacromial

Apófisis coracoides

1

Ligamento coracohumeral

Bolsas subdeltoidea y subacromial

Rodete (labrum) glenoideo

3

5

Músculo deltoides

Cavidad glenoidea (cartílago articular)

2

6

Bolsa subescapular

Cavidad glenoidea de la escápula

Membrana sinovial (borde de corte)

Receso axilar

C. Articulación abierta: visión lateral

D. Corte frontal a través de la articulación

El antebrazo se extiende desde el codo proximalmente al carpo (muñeca) distalmente y está compuesto por dos huesos, el **radio** lateralmente y el **cúbito** medialmente. El radio es el más corto de los dos huesos. La región inmediatamente anterior al codo se conoce como **fosa del codo** (codo es un término antiguo de medición lineal y era la longitud desde el codo hasta la punta del dedo medio; quienquiera que fuera rey decidía cuánto medía el codo, por lo que variaba de gobernante a gobernante) y es un sitio habitual para la venopunción (acceso a una vena para extraer sangre o administrar fluidos).

Una membrana interósea conecta el radio y el cúbito y forma un tipo de articulación fibrosa. Los movimientos de **supinación** (palma dirigida hacia delante en la posición anatómica) y **pronación** (palma dirigida hacia atrás en la posición anatómica) son movimientos únicos del carpo y la mano, pero ocurren exclusivamente en el antebrazo con el cruce del radio sobre el cúbito (pronación) o con el movimiento contrario alrededor del cúbito (supinación) (v. imágenes *A* y *B*).

COLOREA estos huesos y observa sus elementos constituyentes:

☐ 1. **Radio**
☐ 2. **Cúbito**

La articulación del codo consta, en realidad, de varias articulaciones; sus ligamentos y características se resumen en la siguiente tabla:
- **Humerocubital:** para la flexión y la extensión; la escotadura troclear del cúbito se articula con la tróclea del húmero
- **Humerorradial:** para la flexión y la extensión; la cabeza del radio se articula con el capítulo (cóndilo) del húmero
- **Radiocubital proximal:** para la supinación y la pronación; la cabeza del radio se articula con la escotadura radial del cúbito

LIGAMENTO	INSERCIONES	COMENTARIO
Articulación humerocubital (articulación sinovial uniaxial tipo gínglimo [troclear])		
Cápsula articular	Rodea la articulación	Permite la flexión y la extensión
Ligamento colateral cubital (medial)	Del epicóndilo medial del húmero a la apófisis coronoides y el olécranon del cúbito	Es un ligamento triangular con bandas anterior, posterior y oblicua
Articulación humerorradial (articulación sinovial biaxial condílea)		
Cápsula articular	Rodea la articulación	Articula el capítulo (cóndilo) del húmero en la cabeza del radio
Ligamento colateral radial (lateral)	Del epicóndilo lateral del húmero a la escotadura radial del cúbito y el ligamento anular	Es más débil que el ligamento colateral cubital, pero proporciona estabilidad posterolateral
Articulación radiocubital proximal (sinovial uniaxial trocoide) (v. lámina 2-14 para la articulación radiocubital distal)		
Ligamento anular	Rodea la cabeza del radio y la escotadura radial del cúbito	Mantiene la cabeza del radio en la escotadura radial del cúbito; permite la pronación y la supinación

COLOREA los siguientes ligamentos clave de la articulación del codo (imágenes *D* a *F*), utilizando un color diferente para cada ligamento:

☐ 3. **Ligamento colateral radial: en el lado lateral del codo**
☐ 4. **Ligamento anular: rodea la cabeza del radio en la articulación radiocubital proximal**
☐ 5. **Ligamento colateral cubital: en el lado medial del codo**

Nota clínica:
Las **luxaciones del codo** ocupan el tercer lugar en frecuencia después de las del hombro y los dedos. La luxación se produce a menudo por una caída sobre la mano extendida; la luxación en dirección posterior es la más corriente. Las luxaciones anteriores son raras y pueden desgarrar la arteria braquial. Las luxaciones laterales son infrecuentes, y las mediales, raras. En las luxaciones de codo, se debe determinar si se han lesionado el nervio cubital (el más frecuente) y/o el nervio mediano.

Las **fracturas distales** del cuerpo del cúbito a menudo se producen por un golpe directo o una pronación forzada del antebrazo. Las fracturas de la parte distal del radio representan aproximadamente el 80% de las fracturas de antebrazo en todos los grupos de edad y, a menudo, se producen por una caída sobre la mano extendida (fractura de Colles).

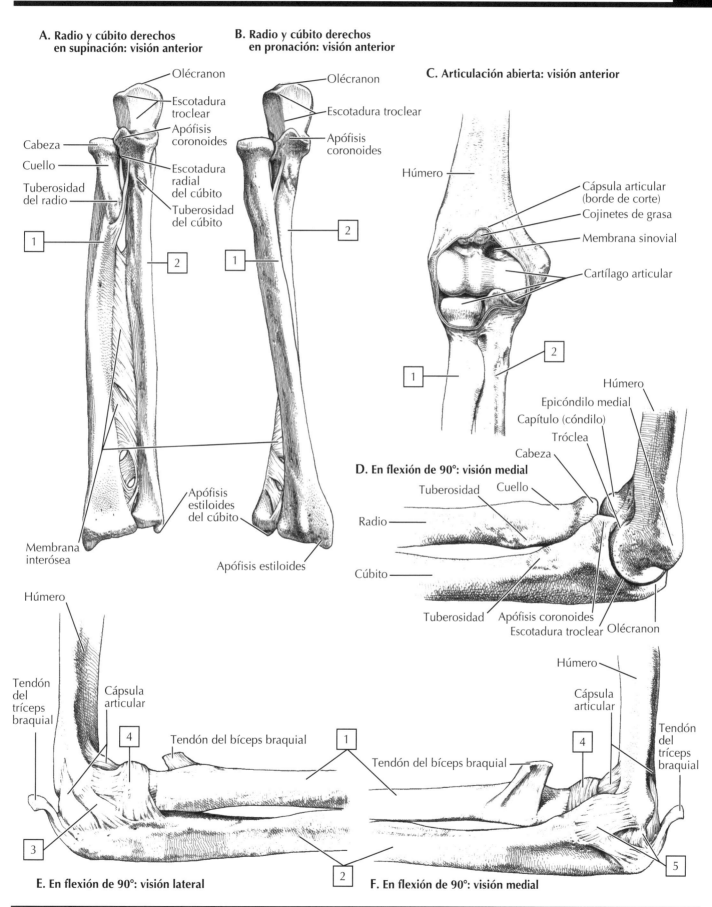

A. Radio y cúbito derechos en supinación: visión anterior

Olécranon
Escotadura troclear
Apófisis coronoides
Cabeza
Cuello
Escotadura radial del cúbito
Tuberosidad del radio
Tuberosidad del cúbito
1
2
Apófisis estiloides del cúbito
Membrana interósea

B. Radio y cúbito derechos en pronación: visión anterior

Olécranon
Escotadura troclear
Apófisis coronoides
2
1
Apófisis estiloides

C. Articulación abierta: visión anterior

Húmero
Cápsula articular (borde de corte)
Cojinetes de grasa
Membrana sinovial
Cartílago articular
1
2

D. En flexión de 90°: visión medial

Húmero
Epicóndilo medial
Capítulo (cóndilo)
Tróclea
Cabeza
Tuberosidad
Cuello
Radio
Cúbito
Tuberosidad
Apófisis coronoides
Escotadura troclear
Olécranon

E. En flexión de 90°: visión lateral

Húmero
Tendón del tríceps braquial
Cápsula articular
4
Tendón del bíceps braquial
1
3
2

F. En flexión de 90°: visión medial

Tendón del bíceps braquial
Húmero
Cápsula articular
4
Tendón del tríceps braquial
5

El carpo (muñeca) y la mano se componen de los siguientes 29 huesos:

- 8 huesos del carpo, dispuestos en filas proximal y distal de 4 huesos cada una
- 5 metacarpianos, que abarcan la palma de la mano
- 14 falanges, 2 para el pulgar (1.er dedo) y 3 para cada uno de los 4 dedos restantes
- 2 huesos sesamoideos, situados en el extremo distal del metacarpiano del pulgar

Estos huesos y sus características se resumen en la siguiente tabla.

HUESO	CARACTERÍSTICAS
Fila proximal de los huesos del carpo	
Hueso escafoides (en forma de barca)	Se sitúa en la profundidad de la tabaquera anatómica; es el hueso del carpo más frecuentemente fracturado
Hueso semilunar (en forma de luna creciente)	Más ancho anterior que posteriormente
Hueso piramidal (triangular)	Los tres huesos (escafoides, semilunar y piramidal) se articulan con el extremo distal del radio
Hueso pisiforme (en forma de guisante)	Se sitúa en la cara palmar del hueso piramidal
Fila distal de los huesos del carpo	
Hueso trapecio (cuatro lados)	La fila distal se articula con la fila proximal del carpo y con los huesos metacarpianos 1-5; se sitúa en la parte lateral del carpo
Hueso trapezoide	Un hueso en forma de cuña que se encuentra entre los huesos trapecio y grande
Hueso grande (hueso redondeado)	El más grande de los huesos del carpo
Hueso ganchoso (hueso con un gancho)	Tiene una apófisis ganchosa que se extiende anteriormente
Huesos metacarpianos	
Se numeran del 1 al 5 (del pulgar al dedo meñique)	Poseen una base, un cuerpo y una cabeza
	En un corte transversal son triangulares
	El quinto metacarpiano es el más frecuentemente fracturado
Dos huesos sesamoideos	Están relacionados con la cabeza del primer metacarpiano
Falanges	
Tres para cada dedo, excepto el pulgar	Poseen una base, un cuerpo y una cabeza
	Se denominan proximal, media y distal
	La falange distal del dedo medio es la más frecuentemente fracturada

Los huesos del carpo no están alineados en un único plano, sino que forman un arco, el **canal carpiano,** con su cara cóncava mirando anteriormente. Los tendones de los músculos del antebrazo, los vasos y los nervios pasan a través de o cruzan este canal para tener acceso a la mano. Una banda estrecha de tejido conectivo, el retináculo flexor, se extiende de un lado a otro del surco formando un «túnel carpiano» para las estructuras que pasan a través del canal.

COLOREA los siguientes huesos del carpo y la mano, utilizando diferentes colores para cada hueso carpiano, un mismo color para los metacarpianos, otro para todas las falanges de los dedos y otro para los huesos sesamoideos:

- ☐ 1. **Hueso escafoides: algunos clínicos se refieren a este hueso como el hueso navicular («pequeña nave»)**
- ☐ 2. **Hueso trapecio**
- ☐ 3. **Hueso trapezoide**
- ☐ 4. **Hueso semilunar**
- ☐ 5. **Hueso piramidal**
- ☐ 6. **Hueso pisiforme**
- ☐ 7. **Hueso ganchoso**
- ☐ 8. **Hueso grande**
- ☐ 9. **Metacarpianos**
- ☐ 10. **Falanges de cada dedo**
- ☐ 11. **Huesos sesamoideos (dos en el extremo distal del metacarpiano del pulgar)**

Nota clínica:

Las **fracturas** del hueso escafoides son las más frecuentes de los huesos del carpo. Esto puede ocurrir al caer sobre la muñeca extendida. La fractura del tercio medio del hueso es la más común. La pérdida del aporte sanguíneo puede producir una **osteonecrosis avascular** o la no unión.

Las **lesiones en los dedos** son frecuentes. Es importante determinar si los tendones o los ligamentos flexores y extensores del músculo están dañados (v. lámina 3-23). Las fracturas del cuello del metacarpiano generalmente son el resultado de un puñetazo.

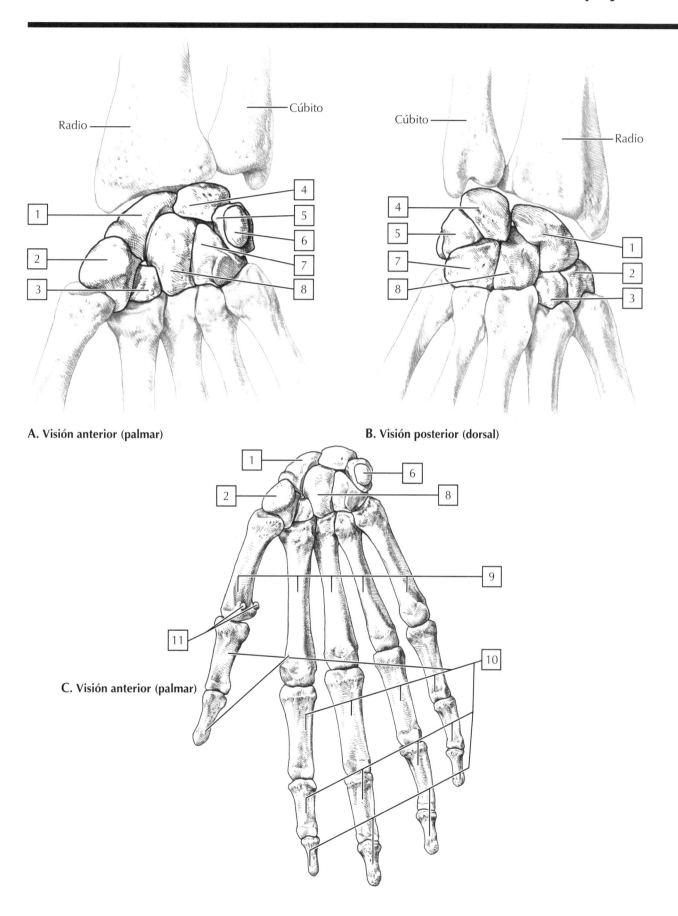

Radio

Cúbito

1

2

3

4

5

6

7

8

A. Visión anterior (palmar)

Cúbito

Radio

4

5

7

8

1

2

3

B. Visión posterior (dorsal)

1

6

2

8

9

11

10

C. Visión anterior (palmar)

La clasificación y los ligamentos de las articulaciones del carpo y de los dedos se resumen en la siguiente tabla. La articulación radiocarpiana (sinovial biaxial condílea) es una articulación entre la porción distal del radio y los huesos escafoides, semilunar y piramidal del carpo, y el disco articular a nivel de la porción distal del cúbito. En la página opuesta, observa los movimientos de los dedos asociados con estas articulaciones.

COLOREA los siguientes ligamentos principales, utilizando un color diferente para cada ligamento:

- [ ] 1. **Ligamento radiocarpiano palmar**
- [ ] 2. **Ligamento radiocarpiano dorsal**
- [ ] 3. **Disco articular de la articulación radiocarpiana**
- [ ] 4. **Cápsula de una articulación metacarpofalángica**
- [ ] 5. **Cápsula de una articulación interfalángica proximal**
- [ ] 6. **Cápsula de una articulación interfalángica distal**
- [ ] 7. **Ligamento colateral de una articulación metacarpofalángica**
- [ ] 8. **Ligamento (placa) palmar**

ESTRUCTURA	INSERCIONES	COMENTARIO
Articulación radiocarpiana (sinovial biaxial elipsoide [condílea])		
Cápsula y disco articulares	Rodea la articulación; desde radio a escafoides, semilunar y piramidal	Proporciona un soporte mínimo; permite la flexión, la extensión, la abducción, la aducción y la circunducción
Ligamento radiocarpiano palmar	Desde radio a escafoides, semilunar y piramidal	Es fuerte y estabiliza
Radiocarpiano dorsal	Desde radio a escafoides, semilunar y piramidal	Es un ligamento muy débil
Ligamento colateral radial	Desde radio a escafoides y piramidal	Estabiliza la fila proximal del carpo
Articulación radiocubital distal (sinovial uniaxial trocoide)		
Cápsula articular	Rodea la articulación; articula la cabeza del cúbito en la escotadura cubital del radio	Superiormente es delgada; permite la pronación y la supinación
Ligamentos radiocubitales palmar y dorsal	Se extienden transversalmente entre los dos huesos	El disco articular mantiene unidos a los huesos
Articulaciones intercarpianas (sinoviales planas)		
Ligamentos intercarpianos de la fila proximal del carpo	Huesos adyacentes del carpo	Permiten movimientos de deslizamiento y resbalamiento
Ligamentos intercarpianos de la fila distal del carpo	Huesos adyacentes del carpo	Están unidos por ligamentos anteriores, posteriores e interóseos
Articulaciones mediocarpianas (sinoviales planas)		
Ligamentos intercarpianos palmares	Filas proximal y distal del carpo	En ellas se efectúa 1/3 de la extensión y 2/3 de la flexión del carpo; permiten movimientos de deslizamiento y resbalamiento
Ligamentos colaterales del carpo	Desde escafoides, semilunar y piramidal a grande y ganchoso	Estabilizan la fila distal (articulación sinovial condílea)
Articulaciones carpometacarpianas (CMC) (sinoviales planas) (excepto pulgar)		
Cápsula articular	Desde huesos del carpo a huesos metacarpianos de los dedos 2-5	Rodea las articulaciones; permite cierto movimiento de deslizamiento
Ligamentos CMC palmares y dorsales	Desde huesos del carpo a huesos metacarpianos de los dedos 2-5	Ligamento dorsal más fuerte
Ligamentos CMC interóseos	Desde huesos del carpo a huesos metacarpianos de los dedos 2-5	
Articulación CMC del pulgar (sinovial biaxial en silla de montar)		
Mismos ligamentos que las articulaciones CMC	Trapecio a primer hueso metacarpiano	Permite la flexión, la extensión, la abducción, la aducción y la circunducción
		Es una localización frecuente de artrosis
Articulación metacarpofalángica (sinovial biaxial condílea)		
Cápsula articular	Desde hueso metacarpiano a falange proximal	Rodea la articulación; permite la flexión, la extensión, la abducción, la aducción y la circunducción
Ligamentos colaterales radial y cubital	Desde hueso metacarpiano a falange proximal	Están tensos en la flexión y laxos en la extensión
Ligamento (placa) palmar	Desde hueso metacarpiano a falange proximal	Si el dedo se rompe, debe enyesarse en flexión para que el ligamento no se acorte
Articulaciones interfalángicas (sinoviales uniaxiales tipo gínglimo [trocleares])		
Cápsula articular	Falanges adyacentes	Rodea la articulación; permite la flexión y la extensión
Dos ligamentos colaterales	Falanges adyacentes	Están orientados oblicuamente
Ligamento (placa) palmar	Falanges adyacentes	Previene la hiperextensión

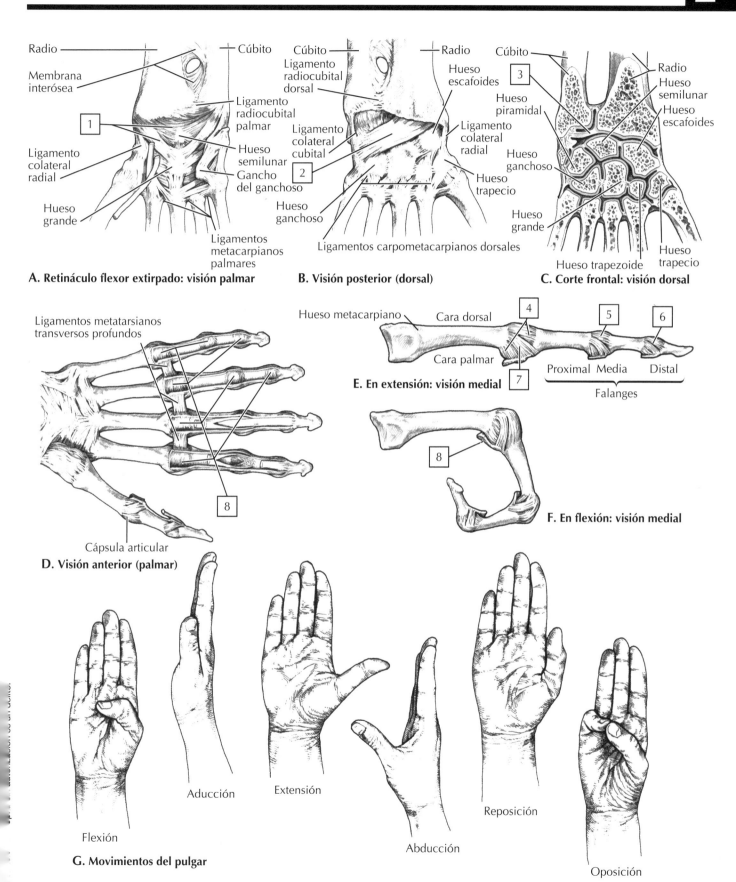

A. Retináculo flexor extirpado: visión palmar

Radio
Membrana interósea
1
Ligamento colateral radial
Hueso grande
Cúbito
Ligamento radiocubital palmar
Hueso semilunar
Gancho del ganchoso
Ligamentos metacarpianos palmares

B. Visión posterior (dorsal)

Cúbito
Ligamento radiocubital dorsal
Ligamento colateral cubital
2
Hueso ganchoso
Ligamentos carpometacarpianos dorsales
Radio
Hueso escafoides
Ligamento colateral radial
Hueso trapecio

C. Corte frontal: visión dorsal

Cúbito
3
Hueso piramidal
Hueso ganchoso
Hueso grande
Hueso trapezoide
Hueso trapecio
Radio
Hueso semilunar
Hueso escafoides

D. Visión anterior (palmar)

Ligamentos metatarsianos transversos profundos
8
Cápsula articular

E. En extensión: visión medial

Hueso metacarpiano
Cara dorsal
Cara palmar
4
5
6
7
Proximal Media Distal
Falanges

F. En flexión: visión medial

8

G. Movimientos del pulgar

Flexión
Aducción
Extensión
Abducción
Reposición
Oposición

La **cintura pélvica** es el punto de unión del miembro inferior al tronco. La pelvis ósea incluye:

- **Hueso coxal:** una fusión de tres huesos separados denominados **ilion, isquion** y **pubis;** los tres huesos se unen entre sí en el acetábulo (una estructura en forma de copa para la articulación con la cabeza del fémur, el hueso del muslo); los dos huesos coxales (derecho e izquierdo) se articulan con el sacro posteriormente y a nivel de la sínfisis del pubis anteriormente
- **Sacro:** una fusión de las cinco vértebras sacras de la columna vertebral
- **Cóccix:** el extremo terminal de la columna vertebral y un resto de nuestra cola embrionaria

COLOREA la cintura pélvica, utilizando un color diferente para cada uno de los siguientes huesos (imágenes **A** y **B**):

- ☐ 1. **Isquion**
- ☐ 2. **Ilion**
- ☐ 3. **Pubis**

HUESO	CARACTERÍSTICAS
Hueso coxal	
	Fusión de tres huesos en cada lado para formar la pelvis, que se articula con el sacro para formar la cintura pélvica
Ilion	El cuerpo se fusiona con el isquion y el pubis, uniéndose todos en el acetábulo (cavidad para la articulación con la cabeza del fémur)
	Ala: zona débil del ilion
Isquion	El cuerpo se fusiona con los otros dos huesos; la rama se fusiona con el pubis
Pubis	El cuerpo se fusiona con los otros dos huesos; la rama se fusiona con el isquion
Fémur (porción proximal)	
Hueso largo	Hueso más largo del cuerpo y muy fuerte
Cabeza	Estructura para la articulación con el acetábulo del coxal
Cuello	Lugar frecuente de fractura
Trocánter mayor	Punta de la cadera; lugar de inserción para varios músculos glúteos
Trocánter menor	Lugar de inserción del tendón del iliopsoas (potente flexor de la cadera)

Nota clínica:

Las **fracturas pélvicas** pueden ser de alta o baja energía; las fracturas de alta energía (por caídas o accidentes automovilísticos) a menudo conllevan un sangrado significativo y pueden ser potencialmente mortales.

Los tres huesos de la pelvis se fusionan en un solo hueso al final de la adolescencia. Existen diferencias de género en la estructura de la pelvis; en las mujeres, hay adaptaciones para el parto. La pelvis femenina tiene las crestas iliacas más anchas, la cavidad pélvica es más ancha y menos profunda, y tiene un arco del pubis más amplio que el de la pelvis masculina. La pelvis se articula con el sacro a nivel de la articulación sacroiliaca (sinovial plana), que está reforzada por fuertes ligamentos que proporcionan estabilidad y soporte. Las articulaciones y los ligamentos de la cintura pélvica se resumen en la siguiente tabla.

COLOREA los siguientes ligamentos y cartílagos clave de las articulaciones de la pelvis (imágenes **C** y **D**), utilizando un color diferente para cada estructura:

- ☐ 4. **Ligamento sacroiliaco posterior**
- ☐ 5. **Ligamento sacroespinoso: separa las escotaduras ciáticas en los forámenes ciáticos mayor y menor**
- ☐ 6. **Ligamento sacrotuberoso**
- ☐ 7. **Ligamento sacroiliaco anterior**
- ☐ 8. **Sínfisis del pubis: fibrocartílago que permite cierta expansión durante el parto**

LIGAMENTO	INSERCIONES	COMENTARIO
Articulación lumbosacra*		
Disco intervertebral	Entre L 5 y sacro	Permite pequeños movimientos
Iliolumbar	De apófisis transversa de L 5 a cresta iliaca	Puede estar afectado en fracturas por avulsión
Articulación sacroiliaca (sinovial plana)		
Sacroiliacos	De sacro a ilion	Permiten pequeños movimientos; constan de ligamentos posterior (fuerte), anterior (proporciona estabilidad rotacional) e interóseo (el más fuerte)
Articulación sacrococcígea (sínfisis)		
Sacrococcígeo	Entre cóccix y sacro	Permite algún movimiento; consta de ligamentos anterior, posterior y laterales; contiene un disco intervertebral entre S 5 y Co 1
Sínfisis del pubis		
Púbicos	Entre los dos huesos del pubis	Permiten cierto movimiento, disco fibrocartilaginoso
Ligamentos accesorios		
Sacrotuberoso	De espinas iliacas posteriores y sacro a tuberosidad isquiática	Proporciona estabilidad vertical
Sacroespinoso	De espina ciática a sacro y cóccix	Separa las escotaduras ciáticas en los forámenes ciáticos mayor y menor

*Otros ligamentos son aquellos que unen dos vértebras cualesquiera y las carillas articulares.

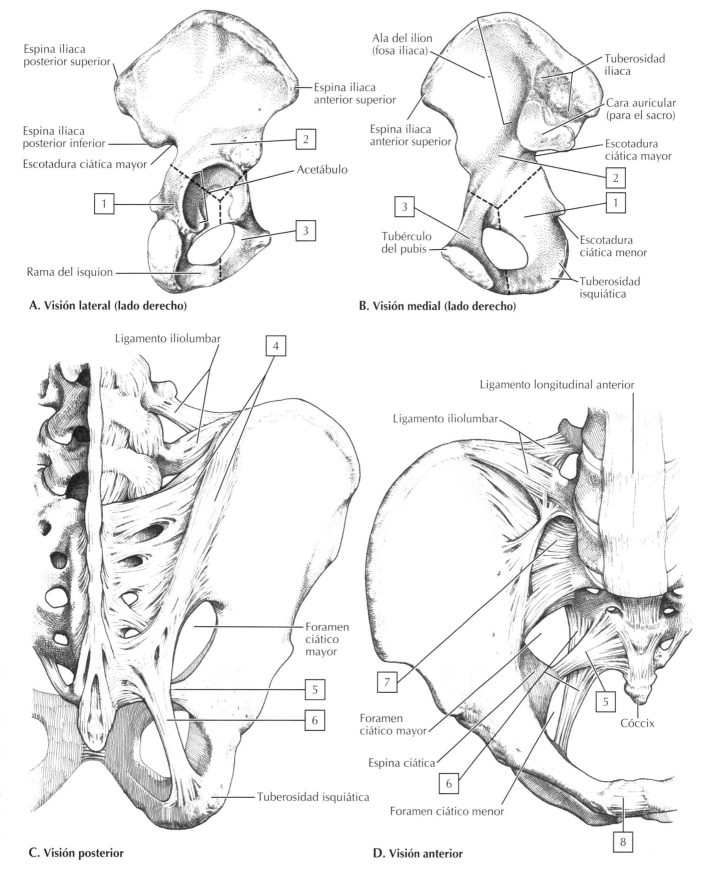

Espina iliaca
posterior superior

Espina iliaca
anterior superior

Espina iliaca
posterior inferior

Escotadura ciática mayor

Acetábulo

Rama del isquion

A. Visión lateral (lado derecho)

Ala del ilion
(fosa iliaca)

Tuberosidad
iliaca

Cara auricular
(para el sacro)

Espina iliaca
anterior superior

Escotadura
ciática mayor

Tubérculo
del pubis

Escotadura
ciática menor

Tuberosidad
isquiática

B. Visión medial (lado derecho)

Ligamento iliolumbar

Foramen
ciático
mayor

Tuberosidad isquiática

C. Visión posterior

Ligamento longitudinal anterior

Ligamento iliolumbar

Cóccix

Foramen
ciático mayor

Espina ciática

Foramen ciático menor

D. Visión anterior

La articulación de la cadera es una articulación sinovial multiaxial esferoidea entre la cabeza del fémur y el acetábulo del hueso coxal. A diferencia de la articulación esferoidea del hombro, la articulación de la cadera está diseñada para la estabilidad y el soporte a expensas de una cierta movilidad. Al igual que en la articulación del hombro, el acetábulo está bordeado por un «labio» fibrocartilaginoso denominado **rodete (labrum) acetabular** que profundiza la cavidad. Las características de la articulación de la cadera se resumen en la siguiente tabla. Los ligamentos de la articulación de la cadera incluyen tres ligamentos principales que rodean la articulación de la cadera y un ligamento de la cabeza del fémur, interno.

COLOREA los siguientes ligamentos y estructuras de la articulación de la cadera, utilizando un color diferente para cada ligamento o estructura:

1. **Ligamento iliofemoral (ligamento en Y de Bigelow): situado anteriormente**
2. **Ligamento pubofemoral: situado anterior e inferiormente**
3. **Ligamento isquiofemoral: situado posteriormente**
4. **Rodete (labrum) acetabular: fibrocartílago alrededor del borde del acetábulo**
5. **Cartílago articular sobre la cabeza del fémur**
6. **Ligamento de la cabeza del fémur: se une a la escotadura acetabular y el ligamento transverso del acetábulo**

ESTRUCTURA	INSERCIONES	COMENTARIO
Cápsula articular	De borde del acetábulo a cuello del fémur	Envuelve a la cabeza del fémur y parte del cuello; actúa en la flexión, la extensión, la abducción, la aducción, la rotación medial y lateral y la circunducción
Ligamento iliofemoral	De espina iliaca anterior inferior y acetábulo a línea intertrocantérica	Es un ligamento muy fuerte; forma de Y invertida (de Bigelow); limita la hiperextensión y la rotación lateral
Ligamento isquiofemoral	De acetábulo a parte posterior del cuello del fémur	Limita la extensión y la rotación medial; es un ligamento muy débil
Ligamento pubofemoral	De rama del pubis a parte inferior del cuello del fémur	Limita la extensión y la abducción
Rodete (labrum) acetabular	Acetábulo	Fibrocartílago, profundiza la cavidad articular
Ligamento transverso del acetábulo	Escotadura acetabular interiormente	Cierra el acetábulo para formar una cavidad para la cabeza del fémur
Ligamento de la cabeza del fémur	De escotadura acetabular y ligamento transverso a cabeza del fémur	La arteria para la cabeza del fémur discurre por el ligamento

Nota clínica:

Las **fracturas de cadera** son lesiones comunes. En los jóvenes, la fractura con frecuencia es el resultado de un traumatismo, mientras que en los ancianos la causa suele estar relacionada con la osteoporosis y se asocia con una caída. El cuello del fémur es una localización común para tales fracturas.

En EE. UU., alrededor de 10 de cada 1000 bebés nacen con **displasia evolutiva o del desarrollo de la cadera.** Con un diagnóstico y un tratamiento tempranos, alrededor del 96 % de los niños afectados tienen una función normal de la cadera. Las niñas se ven afectadas con más frecuencia que los niños.

Una **contusión de cadera** (sangrado capilar que se infiltra en los tendones, los músculos y los tejidos blandos circundantes) es una lesión frecuente en los deportes de contacto como el fútbol americano y el *hockey*. El término a veces también se usa incorrectamente para describir una avulsión de un músculo como el sartorio de la espina iliaca anterior superior; sin embargo, esto es realmente una **fractura por avulsión** de la cadera y no una contusión de cadera.

Un **calambre muscular** agudo en el muslo puede deberse a calambres en las piernas, isquemia o rotura de vasos sanguíneos.

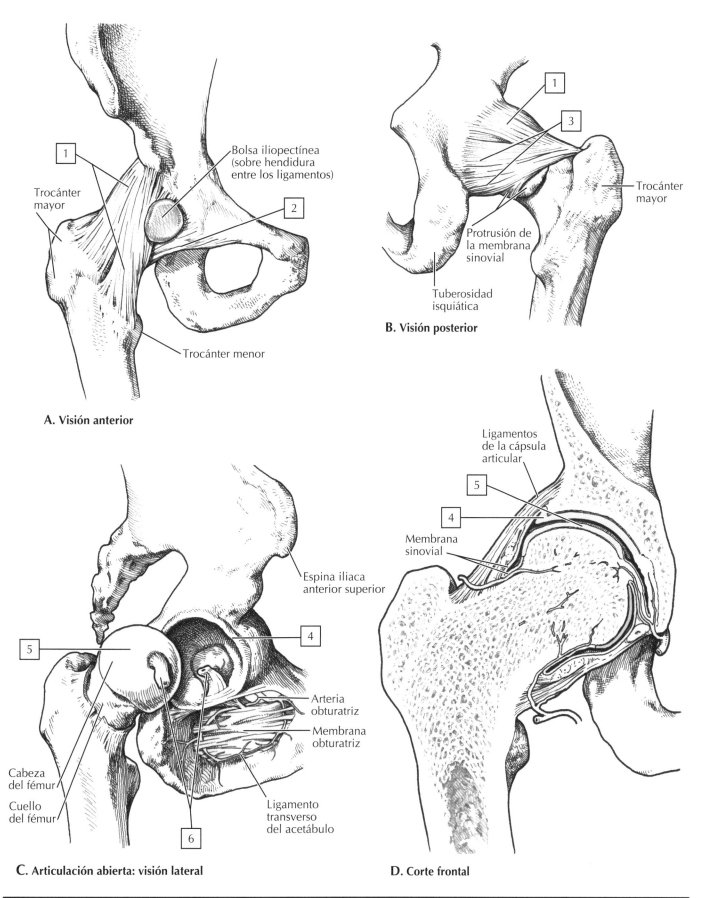

Trocánter mayor

Bolsa iliopectínea (sobre hendidura entre los ligamentos)

1

2

Trocánter menor

A. Visión anterior

1

3

Trocánter mayor

Protrusión de la membrana sinovial

Tuberosidad isquiática

B. Visión posterior

Ligamentos de la cápsula articular

5

4

Membrana sinovial

Espina iliaca anterior superior

5

4

Arteria obturatriz

Membrana obturatriz

Cabeza del fémur

Cuello del fémur

6

Ligamento transverso del acetábulo

C. Articulación abierta: visión lateral

D. Corte frontal

El **fémur** es el hueso del muslo (anatómicamente, el muslo es la región entre la cadera y la rodilla, y la pierna es la región entre la rodilla y el tarso). El fémur es el hueso más largo del cuerpo y transmite el peso del cuerpo desde la rodilla a la pelvis. Las características principales del fémur se resumen en la siguiente tabla.

Los huesos de la pierna son la **tibia** y el **peroné.** La tibia es el mayor de los dos huesos de la pierna y se sitúa medialmente en la pierna; su cuerpo se puede palpar justo por debajo de la piel desde la base de la rodilla hasta la articulación talocrural (del tobillo). La articulación de la porción distal del fémur y proximal de la tibia forma la articulación de la rodilla; un gran hueso sesamoideo denominado **rótula** se sitúa anterior a esta articulación y está incrustado en el tendón del músculo cuádriceps femoral. El peroné no es un hueso de soporte de peso, se sitúa lateralmente en la pierna y es, sobre todo, un hueso para inserciones musculares. Las características de la tibia y el peroné se resumen en la siguiente tabla.

ESTRUCTURA	CARACTERÍSTICAS
Fémur	
Hueso largo	Hueso más largo del cuerpo; muy fuerte
Cabeza	Estructura que se articula con el acetábulo del coxal
Cuello	Lugar frecuente de fractura
Trocánter mayor	Punta de la cadera; lugar de inserción para varios músculos glúteos
Trocánter menor	Lugar de inserción del tendón del iliopsoas (potente flexor de la cadera)
Cóndilos	Superficies articulares medial y lateral (más pequeña) que se articulan con los cóndilos de la tibia
Rótula	
	Hueso sesamoideo (el más grande del cuerpo) incluido en el tendón del cuádriceps femoral
Tibia	
Hueso largo	Hueso grande, soporta el peso
Caras articulares proximales	Superficie amplia (meseta) para articulación con los cóndilos femorales
Tuberosidad de la tibia	Lugar de inserción del ligamento rotuliano
Cara articular inferior	Superficie para acoplar el astrágalo en la articulación talocrural (del tobillo)
Maleolo medial	Relieve en la cara medial del tobillo
Peroné	
Hueso largo	Hueso delgado, principalmente para inserción muscular
Cuello	Posible lesión del nervio peroneo común si se fractura

COLOREA los siguientes huesos del muslo y la pierna, utilizando un color diferente para cada hueso:

- [ ] 1. **Fémur**
- [ ] 2. **Rótula**
- [ ] 3. **Tibia**
- [ ] 4. **Peroné**

Nota clínica:

La mayoría de las **fracturas del fémur** se producen a través del cuello del fémur dentro de la cápsula articular.

Las **fracturas tibiales** se presentan con mayor frecuencia allí donde el cuerpo de la tibia es más estrecho, que es el tercio distal del cuerpo del hueso. Debido a que la tibia es, en gran parte, subcutánea a lo largo de su borde medial, muchas de estas fracturas son lesiones abiertas. Las fracturas tibiales pueden ser fracturas transversales, fracturas en espiral, fracturas conminutas (múltiples fracturas pequeñas en el sitio de la lesión) o fracturas segmentarias (p. ej., en dos sitios, un tercio y dos tercios de la longitud de la tibia).

Las **fracturas del peroné** son más frecuentes justo proximalmente al maleolo lateral, justo por encima de la articulación talocrural (del tobillo) en el lado lateral.

El **mieloma múltiple** es un tumor de células plasmáticas y es el tipo más maligno de tumor óseo primario. Este doloroso tumor es sensible a la radioterapia. Además, los agentes quimioterapéuticos más nuevos y el trasplante de médula ósea ofrecen la esperanza de mejorar la supervivencia. Este tumor puede afectar a muchos de los huesos del cuerpo; en el miembro inferior, es más frecuente en los extremos proximal y distal del fémur y la tibia.

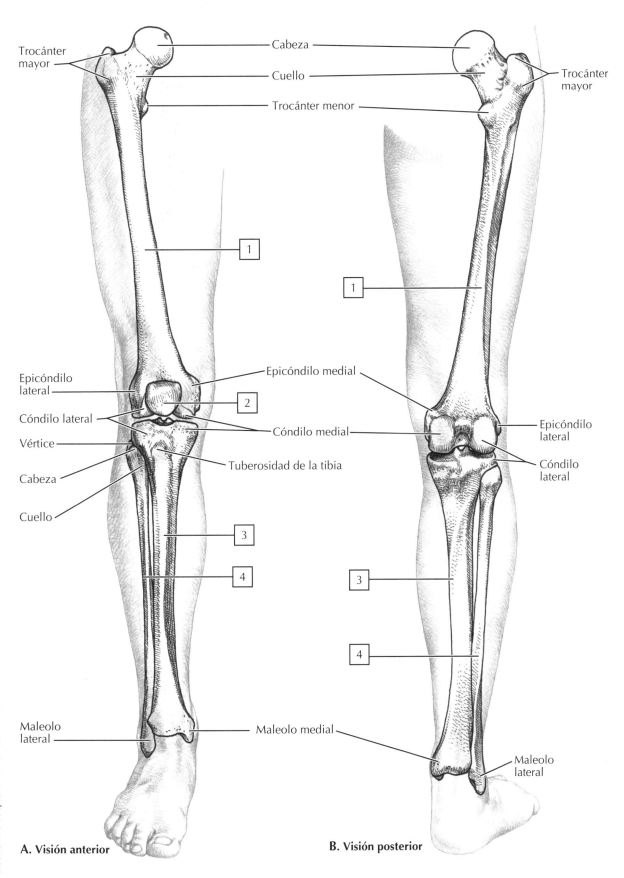

Trocánter mayor

Cabeza

Cuello

Trocánter menor

Trocánter mayor

1

1

Epicóndilo lateral

Epicóndilo medial

2

Cóndilo lateral

Vértice

Cóndilo medial

Epicóndilo lateral

Cabeza

Tuberosidad de la tibia

Cóndilo lateral

Cuello

3

4

3

4

Maleolo lateral

Maleolo medial

Maleolo lateral

A. Visión anterior

B. Visión posterior

La rodilla es una articulación sinovial biaxial condílea y es la más sofisticada del cuerpo. Realiza flexión, extensión y un poco de deslizamiento y rotación medial cuando está flexionada. Cuando la pierna está en extensión completa, el fémur rota medialmente sobre la tibia, y los ligamentos se tensan para «cerrar» la rodilla. La articulación sinovial biaxial femororrotuliana, de tipo gínglimo, es responsable en parte de los mecanismos de extensión de la rodilla mediante el músculo cuádriceps femoral. Las características de la articulación de la rodilla se resumen en la siguiente tabla. En las imágenes solo se muestran los ligamentos principales.

COLOREA los siguientes ligamentos extracapsulares e intracapsulares de la articulación de la rodilla, utilizando un color diferente para cada ligamento:

☐ 1. **Menisco medial: disco fibrocartilaginoso sobre la tibia que profundiza la superficie articular y actúa como un amortiguador o cojín**

☐ 2. **Ligamento colateral tibial (medial)**

☐ 3. **Ligamento cruzado posterior**

☐ 4. **Ligamento cruzado anterior**

☐ 5. **Menisco lateral: disco fibrocartilaginoso sobre el cóndilo lateral de la tibia**

☐ 6. **Ligamento colateral peroneo (lateral)**

ESTRUCTURA	INSERCIONES	COMENTARIO
Articulación de la rodilla (sinovial biaxial condílea)		
Cápsula articular	Rodea a los cóndilos femorales y tibiales y a la rótula	Es fibrosa, delgada (ofrece poco refuerzo); permite la flexión, la extensión, algo de deslizamiento y rotación medial y lateral
Ligamentos extracapsulares		
Ligamento colateral tibial	De epicóndilo medial del fémur a cóndilo medial de la tibia	Limita la extensión y la abducción de la pierna; se une al menisco medial
Ligamento colateral peroneo	De epicóndilo lateral del fémur a cabeza del peroné	Limita la extensión y la aducción de la pierna; pasa sobre el tendón del poplíteo
Ligamento rotuliano	De rótula a tuberosidad de la tibia	Actúa en la extensión del tendón del cuádriceps femoral
Ligamento poplíteo arqueado	De cabeza del peroné a cápsula articular	Pasa sobre el músculo poplíteo
Ligamento poplíteo oblicuo	De tendón del semimembranoso a cara posterior de la rodilla	Limita la hiperextensión y la rotación lateral
Ligamentos intracapsulares		
Menisco medial	Área intercondílea de la tibia, se sitúa sobre la cara articular medial, se une al ligamento colateral tibial	Es semicircular (en forma de C); actúa como un amortiguador; se rompe a menudo
Menisco lateral	Área intercondílea de la tibia, se sitúa sobre la cara articular lateral	Es más circular y pequeño que el menisco medial; actúa como un amortiguador
Ligamento cruzado anterior	De área intercondílea anterior de la tibia a cóndilo lateral del fémur	Previene el deslizamiento posterior del fémur sobre la tibia; rotura en hiperextensión
Ligamento cruzado posterior	De área intercondílea posterior de la tibia a cóndilo medial del fémur	Previene el deslizamiento anterior del fémur sobre la tibia; más corto y más fuerte que el cruzado anterior
Ligamento transverso de la rodilla	Cara anterior de los meniscos	Sujeta y estabiliza los meniscos
Ligamento meniscofemoral posterior (de Wrisberg)	De cara posterior del menisco lateral a cóndilo medial del fémur	Es fuerte
Articulación femororrotuliana (sinovial biaxial tipo gínglimo)		
Tendón del cuádriceps femoral	De músculo cuádriceps femoral a parte superior de la rótula	Es parte del mecanismo de extensión
Ligamento rotuliano	De rótula a tuberosidad de la tibia	Actúa en la extensión del tendón del cuádriceps femoral; rótula estabilizada por los retináculos medial y lateral que la unen a la tibia y el fémur

Nota clínica:
La rotura del ligamento cruzado anterior (LCA), más débil, es una lesión deportiva frecuente, por lo general relacionada con el giro de la rodilla cuando el pie está apoyado firmemente sobre el suelo. Como el LCA evita la hiperextensión de la rodilla, el movimiento hacia delante de la tibia sobre el fémur mientras se mantiene la estabilidad del pie (signo del cajón anterior) se utiliza para evaluar la integridad del LCA. A menudo, las **lesiones del LCA** también pueden estar acompañadas de un desgarro del ligamento colateral tibial o del menisco medial. El menisco medial se une al ligamento colateral tibial. La combinación de

estos tres ligamentos lesionados (LCA, ligamento colateral tibial y menisco medial) se conoce como **«tríada desgraciada».**

La **artrosis** de rodilla, al igual que la de la cadera, es una afección caracterizada por dolor asociado con la actividad, aunque otras causas también pueden precipitar episodios dolorosos, incluidos los cambios de clima.

La **subluxación patelar** (luxación parcial de la rótula), que generalmente ocurre en dirección lateral, es bastante frecuente, especialmente en niñas adolescentes y mujeres jóvenes.

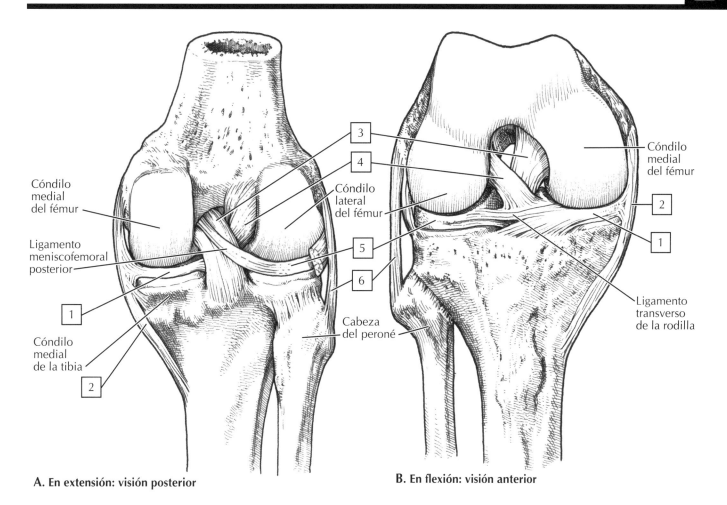

Cóndilo
medial
del fémur

Ligamento
meniscofemoral
posterior

1

Cóndilo
medial
de la tibia

2

3

4

5

6

Cóndilo
lateral
del fémur

Cabeza
del peroné

Cóndilo
medial
del fémur

2

1

Ligamento
transverso
de la rodilla

A. En extensión: visión posterior

B. En flexión: visión anterior

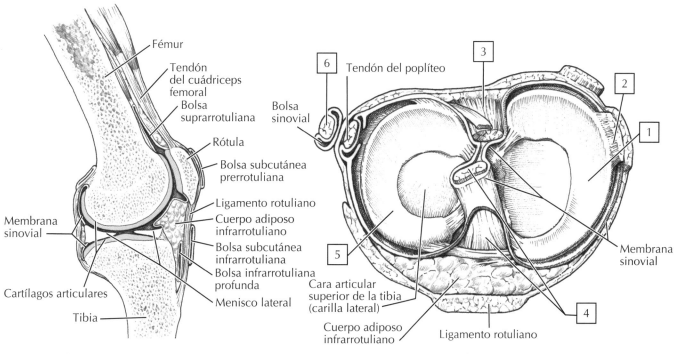

Fémur

Tendón
del cuádriceps
femoral

Bolsa
suprarrotuliana

Rótula

Bolsa subcutánea
prerrotuliana

Ligamento rotuliano

Cuerpo adiposo
infrarrotuliano

Bolsa subcutánea
infrarrotuliana

Bolsa infrarrotuliana
profunda

Menisco lateral

Membrana
sinovial

Cartílagos articulares

Tibia

6

Bolsa
sinovial

Tendón del poplíteo

3

2

1

5

Membrana
sinovial

Cara articular
superior de la tibia
(carilla lateral)

Cuerpo adiposo
infrarrotuliano

Ligamento rotuliano

4

C. Corte parasagital: lateral a la línea media de la rodilla

D. Visión superior de la tibia desde el interior de la rodilla

2 Huesos del tarso y el pie

El tarso y el pie se componen de los siguientes 28 huesos:

- 7 huesos del tarso, dispuestos en un grupo proximal de 2 huesos tarsales (astrágalo y calcáneo), una hilera distal de 4 huesos (1 cuboides y 3 cuneiformes) y un solo hueso tarsal intermedio (navicular) entre estos grupos
- 5 metatarsianos, que abarcan la porción media de la planta del pie
- 14 falanges, 2 para el dedo gordo del pie *(hallux)* y 3 para cada uno de los otros 4 dedos del pie
- 2 huesos sesamoideos, situados en la cara plantar de la parte distal del primer metatarsiano

Los huesos del pie no están alineados en un único plano con cada hueso en contacto con el suelo. Al contrario, el pie tiene dos arcos, cada uno sostenido por ligamentos y músculos:

- Arco longitudinal, formado por la porción posterior del calcáneo (talón) y las cabezas de los cinco metatarsianos; este arco es más alto en el lado medial del pie (v. imagen *E*)
- Arco transversal, formado por los huesos cuboides y cuneiformes y las bases de los metatarsianos; este arco se extiende de un lado a otro (v. imagen *F*)

HUESO	CARACTERÍSTICAS
Astrágalo *(talus)*	Transfiere el peso desde la tibia al pie; no tiene inserciones musculares
Tróclea	Se articula con la tibia y el peroné
Cabeza	Se articula con el hueso navicular
Calcáneo (hueso del talón)	Se articula con el astrágalo superiormente y el cuboides anteriormente
Sustentáculo del astrágalo *(sustentaculum tali)*	Cresta medial que sostiene la cabeza del astrágalo
Hueso navicular	«En forma de barca», entre la cabeza del astrágalo y los tres huesos cuneiformes
Tuberosidad	Si es larga, puede provocar dolor medial con un zapato muy ajustado
Hueso cuboides	El hueso más lateral del tarso
Surco	Para el tendón del peroneo largo
Huesos cuneiformes (cuñas)	Tres huesos en forma de cuñas
Metatarsianos	
Numerados del 1 al 5, desde el dedo gordo al dedo pequeño	Tienen base, cuerpo y cabeza El tendón del peroneo corto se inserta en el 5.° metatarsiano
Dos huesos sesamoideos	Asociados con los tendones del flexor corto del dedo gordo
Falanges	
Tres para cada dedo, excepto el dedo gordo (dos)	Poseen base, cuerpo y cabeza Se las denomina proximal, media y distal La luxación del 5.° dedo es una lesión frecuente

COLOREA los siguientes huesos del tarso y el pie, utilizando un color diferente para cada hueso del tarso, un mismo color para los metatarsianos, otro para las falanges y otro para los huesos sesamoideos.

- ☐ 1. **Calcáneo**
- ☐ 2. **Astrágalo**
- ☐ 3. **Hueso navicular**
- ☐ 4. **Huesos cuneiformes (colorea los tres del mismo color)**
- ☐ 5. **Hueso cuboides**
- ☐ 6. **Metatarsianos**
- ☐ 7. **Falanges**
- ☐ 8. **Huesos sesamoideos**

Nota clínica:

Las **fracturas de calcáneo** son las fracturas de los huesos del tarso más frecuentes y pueden ser extraarticulares o intraarticulares. La mayoría de las fracturas de calcáneo son intraarticulares, a menudo causadas por un aterrizaje forzoso sobre el talón. El astrágalo se «hunde» en el calcáneo, que no puede soportar la fuerza porque es un hueso esponjoso.

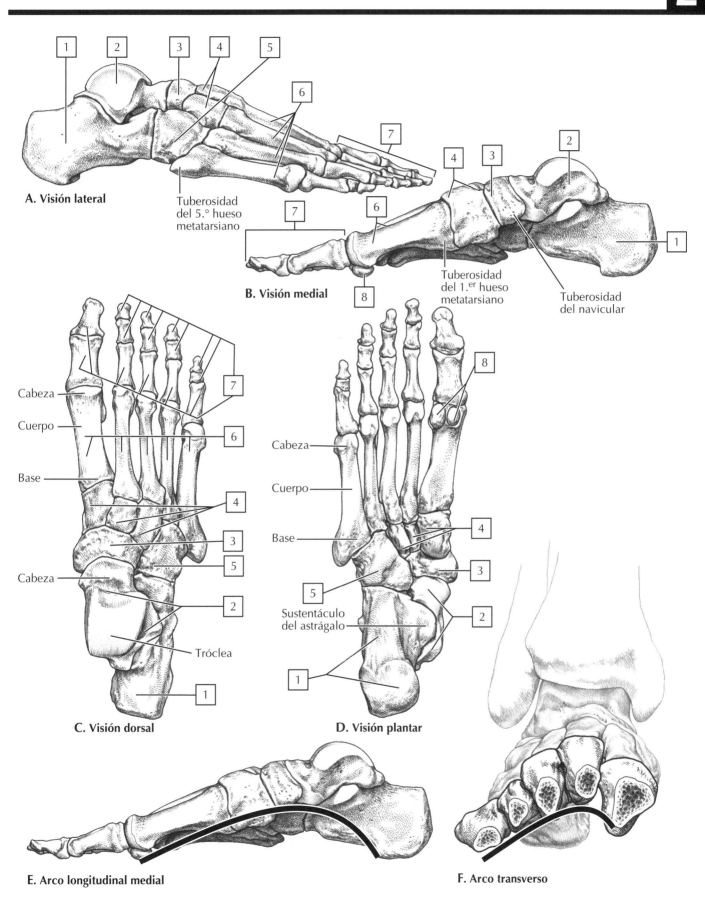

A. Visión lateral

Tuberosidad del 5.° hueso metatarsiano

B. Visión medial

Tuberosidad del 1.er hueso metatarsiano

Tuberosidad del navicular

Cabeza

Cuerpo

Base

Cabeza

Tróclea

C. Visión dorsal

Cabeza

Cuerpo

Base

Sustentáculo del astrágalo

D. Visión plantar

E. Arco longitudinal medial

F. Arco transverso

2 Articulaciones talocrural (del tobillo) y del pie

La clasificación y los ligamentos de las articulaciones talocrural (del tobillo) y del pie se resumen en la siguiente tabla. La articulación talocrural (del tobillo) es principalmente una articulación tibiotalar, medial, que soporta peso (en la que el astrágalo se articula con la porción distal de la tibia) y lateralmente una articulación (talofibular) (en la que el astrágalo se articula con la porción distal del peroné).

COLOREA los siguientes ligamentos y cápsulas principales, utilizando un color diferente para cada ligamento o cápsula:

☐ 1. **Ligamento peroneoastragalino (talofibular) anterior**

☐ 2. **Ligamento peroneoastragalino (talofibular) posterior**

☐ 3. **Ligamento calcaneoperoneo (calcaneofibular): estos tres primeros ligamentos en conjunto forman el ligamento «colateral lateral» de la articulación talocrural (del tobillo)**

☐ 4. **Ligamento plantar largo**

☐ 5. **Ligamento colateral medial (deltoideo): compuesto por cuatro ligamentos separados que se extienden desde la tibia al astrágalo o calcáneo**

☐ 6. **Ligamento calcaneonavicular plantar: denominado ligamento «en resorte»; ayuda a sostener el arco medial del pie**

☐ 7. **Cápsula de una articulación interfalángica proximal**

☐ 8. **Cápsula de una articulación metatarsofalángica**

Nota clínica:
La mayoría de los **esguinces de tobillo** son lesiones por inversión, en las que uno se apoya sobre la cara lateral del pie, la planta es rotada medialmente y los componentes del ligamento colateral lateral se estiran o desgarran.

LIGAMENTO	INSERCIONES	COMENTARIO
Articulación tibioperonea distal (articulación fibrosa, o sindesmosis)		
Tibioperoneo anterior	Porciones distales de tibia y peroné, anteriormente	Discurre oblicuamente
Tibioperoneo posterior	Porciones distales de tibia y peroné, posteriormente	Es más débil que el ligamento anterior
Transverso inferior	De maleolo medial a peroné	Es la prolongación profunda del ligamento posterior
Articulación talocrural o del tobillo (articulación sinovial uniaxial tipo gínglimo [tróclea])		
Cápsula articular	De tibia y peroné a astrágalo	Actúa en la flexión plantar y la flexión dorsal (dorsiflexión)
Colateral medial (deltoideo)	De maleolo medial a astrágalo, calcáneo y hueso navicular	Limita la eversión del pie; mantiene el arco longitudinal medial del pie; tiene cuatro porciones
Colateral lateral	De maleolo lateral a astrágalo y calcáneo	Es débil y a menudo sufre esguinces; resiste la inversión del pie; tiene tres porciones
ARTICULACIONES INTERTARSIANAS (siguientes tres articulaciones)		
Articulación subtalar (subastragalina, talocalcánea o astragalocalcánea) (sinovial plana)		
Cápsula articular	Bordes de la articulación	Actúa en la inversión y la eversión
Astragalocalcáneo (talocalcáneo)	De astrágalo a calcáneo	Tiene porciones medial, lateral y posterior
Astragalocalcáneo (talocalcáneo) interóseo	De astrágalo a calcáneo	Es fuerte; mantiene a los huesos unidos
Articulación talocalcaneonavicular (astragalocalcaneonavicular) (sinovial parcialmente esferoidea)		
Cápsula articular	Circunda parte de la articulación	Actúa en los movimientos de deslizamiento y de rotación
Calcaneonavicular plantar	Del sustentáculo del astrágalo al hueso navicular	Es un fuerte refuerzo plantar para la cabeza del astrágalo (también se denomina ligamento en resorte)
Astragalonavicular dorsal	De astrágalo a navicular	Es un soporte dorsal para el astrágalo
Articulación calcaneocuboidea (sinovial plana)		
Cápsula articular	Envuelve la articulación	Actúa en la inversión y la eversión
Calcaneocuboideos	De calcáneo a cuboides	Son los ligamentos dorsal, plantar corto (fuerte) y plantar largo
Articulaciones tarsometatarsianas (sinoviales planas)		
Cápsulas articulares	Envuelven las articulaciones	Actúan en movimientos de deslizamiento
Tarsometatarsianos	De los huesos del tarso a metatarsianos	Hay ligamentos dorsales, plantares e interóseos
Articulaciones intermetatarsianas (sinoviales planas)		
Cápsulas articulares	Bases de los metatarsianos	Permiten pequeños movimientos; sostienen el arco transversal del pie
Intermetatarsianos	Metatarsianos adyacentes	Hay ligamentos dorsales, plantares e interóseos
Metatarsianos transversos profundos	Metatarsianos adyacentes	Conectan cabezas adyacentes
Articulaciones metatarsofalángicas (sinoviales multiaxiales condíleas)		
Cápsulas articulares	Envuelven cada articulación	Actúa en la flexión, la extensión, algo de la abducción y la aducción, y la circunducción
Colaterales	De la cabeza de cada metatarsiano a la base de cada falange proximal	Son ligamentos fuertes
Plantares (placas)	Cara plantar de la cápsula	Forman parte de la cara que soporta peso
Articulaciones interfalángicas (sinoviales uniaxiales tipo gínglimo [tróclea])		
Cápsulas articulares	Envuelven cada articulación	Actúan en la flexión y la extensión
Colaterales	De la cabeza de una falange a la base de otra	Refuerzan la cápsula
Plantares (placas)	Cara plantar de la cápsula	Refuerzan la cápsula

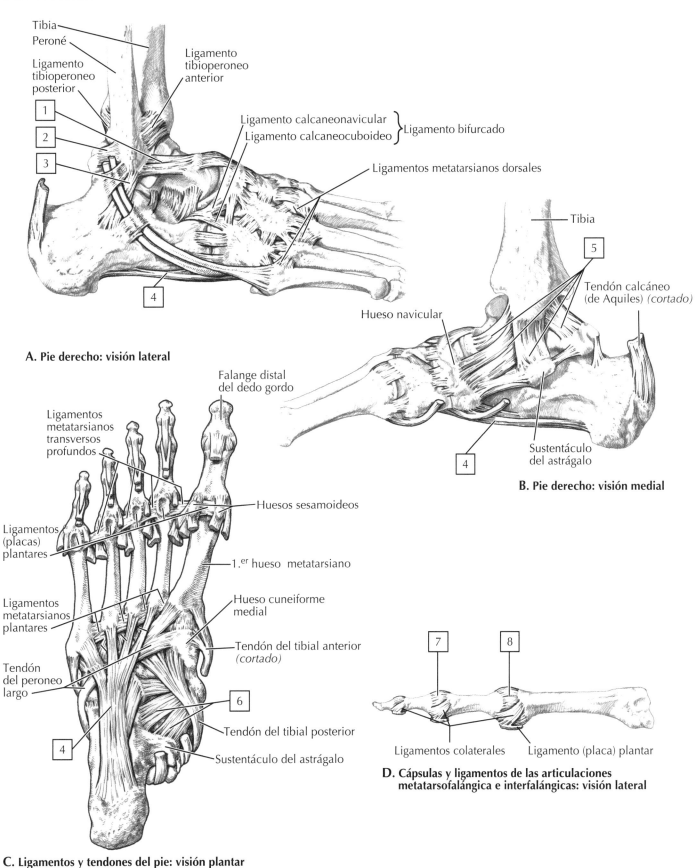

A. Pie derecho: visión lateral

Tibia
Peroné
Ligamento tibioperoneo posterior
Ligamento tibioperoneo anterior
1
2
3
Ligamento calcaneonavicular
Ligamento calcaneocuboideo
} Ligamento bifurcado
Ligamentos metatarsianos dorsales
4

Tibia
5
Tendón calcáneo (de Aquiles) *(cortado)*
Hueso navicular
Sustentáculo del astrágalo
4

B. Pie derecho: visión medial

Falange distal del dedo gordo
Ligamentos metatarsianos transversos profundos
Huesos sesamoideos
Ligamentos (placas) plantares
1.er hueso metatarsiano
Hueso cuneiforme medial
Ligamentos metatarsianos plantares
Tendón del tibial anterior *(cortado)*
Tendón del peroneo largo
6
Tendón del tibial posterior
4
Sustentáculo del astrágalo

C. Ligamentos y tendones del pie: visión plantar

7
8
Ligamentos colaterales
Ligamento (placa) plantar

D. Cápsulas y ligamentos de las articulaciones metatarsofalángica e interfalángicas: visión lateral

1. Colorea los huesos del cráneo humano indicados por las letras de la imagen:
   Hueso frontal (color verde)
   Hueso esfenoides (color amarillo)
   Hueso cigomático (color marrón)
   Mandíbula (color azul)
   Hueso occipital (color rojo)
   Hueso temporal (color naranja)

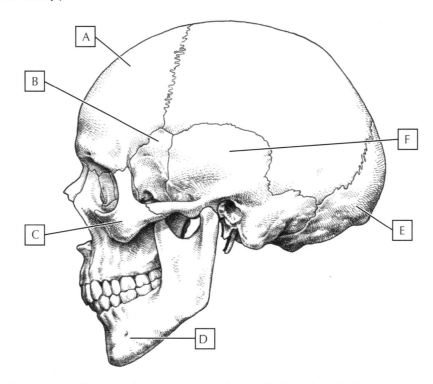

2. ¿Cuál es el nombre de los cuatro dientes en la parte frontal de la mandíbula o el maxilar? _____
3. ¿Por cuáles dos pares de elementos está formado el arco de un vértebra torácica? _____
4. ¿Qué arteria pasa a través del foramen transverso de la vértebra cervical? _____
5. ¿Qué tres huesos forman la cintura escapular (pectoral) y el esqueleto del brazo, en el miembro superior? _____
6. ¿Qué hueso del carpo se articula con el metacarpiano del pulgar? _____
7. ¿Cuáles son los tres huesos que se fusionan para formar la pelvis ósea? _____
8. La mayoría de las fracturas del fémur, ¿a qué porción del hueso afectan? _____
9. ¿Qué ligamento de la rodilla, si se rompe, dará lugar a la extensión excesiva de la articulación? _____
10. ¿Qué par(es) de costillas se consideran «costillas flotantes»? _____

1.

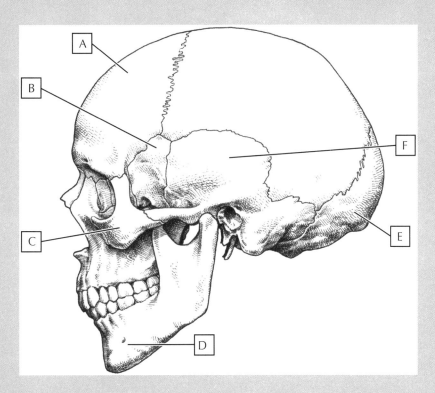

(A) Hueso frontal
(B) Hueso esfenoides
(C) Hueso cigomático
(D) Mandíbula
(E) Hueso occipital
(F) Hueso temporal

2. Incisivos

3. Pedículos y láminas

4. Arteria vertebral

5. Clavícula, escápula y húmero

6. Trapecio

7. Ilion, isquion y pubis

8. Cuello del fémur

9. Ligamento cruzado anterior (LCA)

10. Las costillas 11.ª y 12.ª son costillas flotantes

Capítulo 3 Sistema muscular

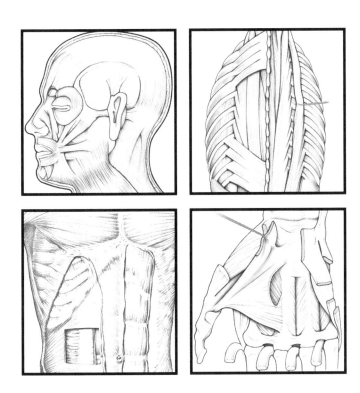

3

Los músculos faciales o de la expresión facial (mímicos) son, de varias maneras, únicos entre los músculos esqueléticos del cuerpo. Todos ellos se originan embriológicamente del segundo arco faríngeo y están inervados por ramos terminales del **nervio facial (NC VII).** Además, la mayoría se originan en los huesos o la fascia de la cara y se insertan en la dermis de la piel que cubre el cuero cabelludo, la cara y la parte anterolateral del cuello. Algunos de los músculos faciales más importantes

se resumen en la siguiente tabla; pueden colorearse en las imágenes de la página contigua.

Todos estos músculos están inervados por el nervio facial (NC VII); si bien estos músculos son músculos esqueléticos, son únicos porque están inervados por los cinco ramos terminales del nervio facial en lugar de por nervios espinales).

MÚSCULO	ORIGEN	INSERCIÓN	ACCIONES PRINCIPALES
Vientre frontal del occipitofrontal	Galea aponeurótica (aponeurosis epicraneal)	Piel de la frente	Eleva las cejas y la frente; arruga la frente
Orbicular del ojo	Borde medial de la órbita, ligamento palpebral medial y hueso lagrimal	Piel alrededor del borde de la órbita; tarsos, párpados	Cierra los párpados; la porción orbitaria con fuerza y la porción palpebral para el parpadeo
Nasal	Porción superior de la cresta canina del maxilar	Cartílagos nasales	Tira del ala de la nariz hacia el tabique nasal para constreñir el orificio nasal
Orbicular de la boca	Plano medio del maxilar superiormente y mandíbula inferiormente; otras fibras de la cara profunda de la piel	Mucosa de los labios	Comprime y protruye los labios (p. ej., los arruga durante el silbido)
Elevador del labio superior	Apófisis frontal del maxilar y región infraorbitaria	Piel del labio superior y cartílago alar de la nariz	Eleva el labio, dilata la narina y eleva el ángulo de la boca
Platisma	Piel, tejido subcutáneo de la porción superior de las regiones deltoidea y pectoral	Mandíbula, piel de la mejilla, ángulo de la boca y orbicular de la boca	Tensa la piel del cuello y parte inferior de la cara, desciende la mandíbula (contra resistencia)
Mentoniano	Fosa incisiva de la mandíbula	Piel del mentón	Eleva y protruye el labio inferior y arruga el mentón
Buccinador	Mandíbula, rafe pterigomandibular y apófisis alveolares de maxilar y mandíbula	Ángulo de la boca	Presiona la mejilla contra los dientes molares, ayudando de esta manera a la masticación, expulsa el aire entre los labios

COLOREA algunos de los músculos faciales más importantes enumerados a continuación, utilizando un color diferente para cada músculo:

☐ 1. **Epicraneano (vientres frontal y occipital): estos dos músculos están conectados el uno con el otro por la galea aponeurótica (aponeurosis epicraneal) (un amplio tendón plano)**

☐ 2. **Orbicular del ojo: un músculo esfínter que cierra los párpados (tiene una porción palpebral en los párpados y una porción orbitaria unida al reborde orbitario óseo)**

☐ 3. **Elevador del labio superior: eleva el labio y dilata la narina**

☐ 4. **Nasal: tiene una porción transversa y una alar**

☐ 5. **Orbicular de la boca: un músculo esfínter que frunce los labios (el músculo «del beso»)**

☐ 6. **Depresor del ángulo de la boca: deprime los labios (denominado músculo «triste», ya que tira de las esquinas de los labios hacia abajo)**

☐ 7. **Platisma: un músculo ancho, delgado, que cubre la parte anterolateral del cuello y tensa la piel del cuello y parte inferior de la cara**

☐ 8. **Buccinador: nos permite contraer las mejillas, lo que mantiene los alimentos entre los molares durante la**

masticación (a veces nos «mordemos» este músculo o «mordemos la mejilla» cuando se contrae con demasiada fuerza)

☐ 9. **Risorio: nuestro músculo «sonriente» (ayudado por los músculos cigomáticos)**

Nota clínica:
La parálisis unilateral del nervio facial (NC VII) (muchas veces por inflamación), denominada **parálisis de Bell,** puede conducir a una asimetría de los rasgos faciales, ya que los músculos faciales están flácidos en el lado afectado de la cara. Las personas con parálisis de Bell pueden no ser capaces de fruncir el ceño o arrugar la frente, cerrar los párpados con fuerza, sonreír, fruncir los labios o tensar la piel del cuello. La forma aguda, idiopática, de la parálisis de Bell es la más frecuente, aunque la parálisis del nervio facial también puede ser causada por una infección por el virus del herpes simple. Los pacientes pueden experimentar **hiperacusia** (sensibilidad dolorosa al sonido) y pérdida del gusto en el lado afectado. El paciente a menudo no puede arrugar la frente, el párpado cae ligeramente, no puede mostrar los dientes del lado afectado cuando intenta sonreír y el labio inferior cae ligeramente.

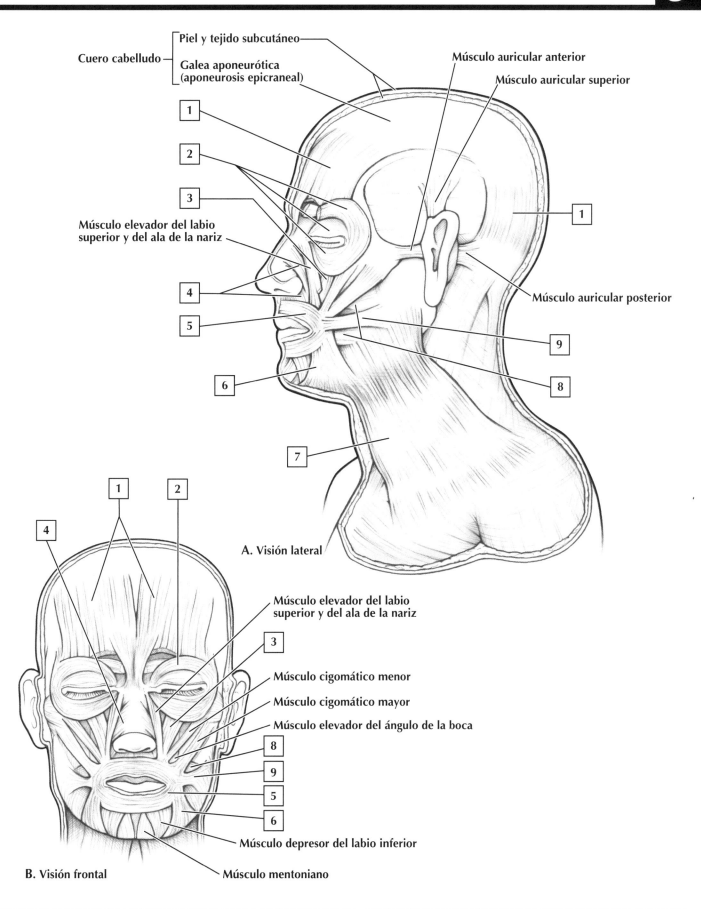

Cuero cabelludo
Piel y tejido subcutáneo
Galea aponeurótica (aponeurosis epicraneal)

Músculo auricular anterior
Músculo auricular superior

1

2

3

Músculo elevador del labio superior y del ala de la nariz

4

5

6

7

Músculo auricular posterior

9

8

1

A. Visión lateral

1

2

4

Músculo elevador del labio superior y del ala de la nariz

3

Músculo cigomático menor
Músculo cigomático mayor
Músculo elevador del ángulo de la boca

8

9

5

6

Músculo depresor del labio inferior

B. Visión frontal

Músculo mentoniano

Los músculos masticadores o de la masticación son cuatro pares de músculos (lados izquierdo y derecho) que se insertan en la mandíbula. Derivan embriológicamente del primer arco faríngeo y están todos inervados por el **nervio mandibular del trigémino (NC V₃).** Estos músculos son importantes para morder y masticar los alimentos.

COLOREA cada uno de los siguientes músculos masticadores, utilizando un color diferente para cada uno:

☐ 1. **Temporal: un músculo ancho que se origina en la fosa temporal y la fascia suprayacente que eleva (cierra) la mandíbula; puedes ver cómo se contrae el músculo en el lado de la cabeza cuando se está masticando**

☐ 2. **Masetero: un potente músculo que eleva la mandíbula y es evidente en personas que mastican chicle, porque se puede ver cómo se contrae el músculo; las personas que mastican chicle continuamente tienden a tener las mejillas regordetas, ya que sus músculos maseteros aumentan de tamaño por el uso continuado.**

Se inserta en la rama de la mandíbula y la apófisis coronoides

☐ 3. **Pterigoideo lateral: situado medial a la rama de la mandíbula, es importante en los movimientos de lateralidad requeridos durante la masticación (molturación) de la comida; se inserta en la cápsula de la articulación temporomandibular y en su disco articular**

☐ 4. **Pterigoideo medial: situado medial a la rama de la mandíbula, también participa en la masticación de la comida, y como sus fibras musculares discurren en la misma dirección que las del músculo masetero, también ayuda a este músculo en el cierre de la mandíbula; actuando alternativamente, los dos músculos pterigoideos mediales realizan una función de molturación**

Estos músculos se resumen en la siguiente tabla: todos están inervados por el nervio mandibular (NC V₃), la tercera división del nervio trigémino.

MÚSCULO	ORIGEN	INSERCIÓN	ACCIONES PRINCIPALES
Temporal	Suelo de la fosa temporal y cara profunda de la fascia temporal	Apófisis coronoides y rama de la mandíbula	Eleva la mandíbula; las fibras posteriores retraen la mandíbula
Masetero	Arco cigomático	Rama de la mandíbula y apófisis coronoides	Eleva y protruye la mandíbula; las fibras profundas retraen la mandíbula
Pterigoideo lateral	*Cabeza superior:* cara infratemporal del ala mayor del esfenoides *Cabeza inferior:* lámina lateral de la apófisis pterigoides	Fosita pterigoidea, disco articular y cápsula de la articulación temporomandibular	Actuando juntos, protruyen la mandíbula y descienden el mentón; actuando uno solo y alternativamente, produce movimientos de molturación laterales
Pterigoideo medial	*Cabeza profunda:* cara medial de la lámina lateral de la apófisis pterigoides y hueso palatino *Cabeza superficial:* tuberosidad del maxilar	Cara medial de la rama y ángulo de la mandíbula, inferior al foramen mandibular	Eleva la mandíbula; actuando juntos, protruyen la mandíbula; actuando uno solo protruye de lado la mandíbula; actuando alternativamente, producen un movimiento de molturación

Nota clínica:
El **tétanos** es una enfermedad causada por una toxina neurotropa de *Clostridium tetani* que puede afectar al sistema nervioso central y provocar una contracción tónica dolorosa de los músculos, especialmente los músculos maseteros, que conduce a una condición conocida como «trismo». Este patógeno se encuentra a menudo en la tierra, el polvo y las heces, y puede ingresar al cuerpo a través de heridas, ampollas, quemaduras, úlceras en la piel, picaduras de insectos y procedimientos quirúrgicos. Los síntomas incluyen inquietud, febrícula y rigidez o dolor. Eventualmente, pueden aparecer rigidez de nuca (parte posterior del cuello), trismo, disfagia (dificultad para tragar), laringoespasmo y espasmos musculares masivos y agudos. Existe una vacuna para prevenir esta enfermedad, por lo que es importante mantener siempre nuestras vacunaciones al día.

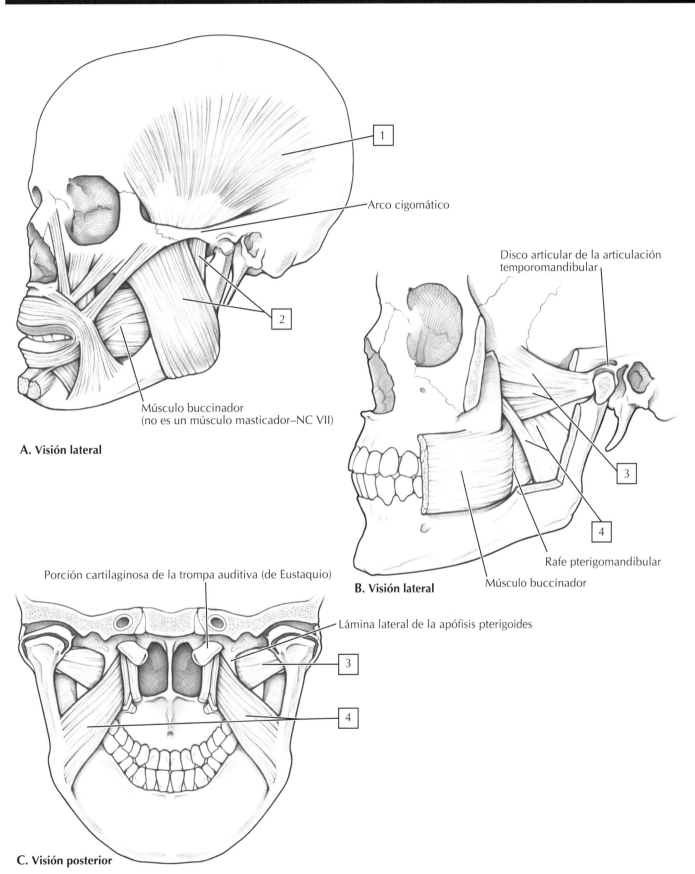

Arco cigomático

Disco articular de la articulación temporomandibular

Músculo buccinador
(no es un músculo masticador–NC VII)

A. Visión lateral

Rafe pterigomandibular

Músculo buccinador

B. Visión lateral

Porción cartilaginosa de la trompa auditiva (de Eustaquio)

Lámina lateral de la apófisis pterigoides

C. Visión posterior

El globo ocular tiene dos grupos de músculos asociados con sus movimientos:

- **Extrínsecos:** músculos extraoculares, seis músculos esqueléticos que mueven el globo ocular dentro de la órbita
- **Intrínsecos:** músculos lisos que afectan al tamaño de la pupila (dilatan o constriñen la pupila) o que afectan a la forma de la lente para la acomodación (visión de cerca) o la visión de lejos (estos músculos lisos se comentarán en el cap. 4, lámina 4-23)

COLOREA los siguientes músculos extraoculares, utilizando un color diferente para cada músculo:

- ☐ 1. **Oblicuo superior**
- ☐ 2. **Recto superior**
- ☐ 3. **Recto lateral**
- ☐ 4. **Recto inferior**
- ☐ 5. **Oblicuo inferior**
- ☐ 6. **Recto medial**

Además de los seis músculos extraoculares, hay otro músculo esquelético que trabaja en conjunto con estos músculos para elevar el párpado superior, el denominado músculo elevador del párpado superior (su antagonista sería el músculo orbicular del ojo, un músculo facial que cierra los párpados).

COLOREA el siguiente músculo:

- ☐ 7. **Elevador del párpado superior**

Juntos, los músculos extraoculares y elevador del párpado superior están inervados por tres nervios craneales diferentes, los nervios oculomotor (NC III), troclear (NC IV) y abducens (NC VI). Estos músculos y su inervación se resumen en la siguiente tabla. Las acciones de los músculos extraoculares son complejas e implican múltiples movimientos sutiles (incluidos los movimientos de rotación), por lo que los movimientos descritos en la tabla son los descritos anatómicamente. Los movimientos explorados clínicamente por un médico, donde se observa el movimiento primario aislado de cada músculo (elevación, descenso, abducción o aducción), se muestran en la imagen **D** (v. también «Nota clínica»).

MÚSCULO	ORIGEN	INSERCIÓN	INERVACIÓN	ACCIONES PRINCIPALES
Elevador del párpado superior	Ala menor del esfenoides, anterosuperior al conducto óptico	Tarso y piel del párpado superior	Nervio oculomotor (NC III)	Eleva el párpado superior
Recto superior	Anillo tendinoso común	Cara superior de la esclera justo posterior a la córnea	Nervio oculomotor (NC III)	Eleva, aduce y rota medialmente el globo ocular
Recto inferior	Anillo tendinoso común	Cara inferior del globo ocular, posterior a la córnea	Nervio oculomotor (NC III)	Desciende, aduce y rota lateralmente el globo ocular
Recto medial	Anillo tendinoso común	Cara medial del globo ocular, posterior a la córnea	Nervio oculomotor (NC III)	Aduce el globo ocular
Recto lateral	Anillo tendinoso común	Cara lateral del globo ocular, justo posterior a la córnea	Nervio abducens (NC VI)	Abduce el globo ocular
Oblicuo superior	Cuerpo del esfenoides por encima del conducto óptico	Pasa a través de una tróclea y se inserta en la esclera	Nervio troclear (NC IV)	Rota medialmente, desciende y abduce el globo ocular
Oblicuo inferior	Parte anterior del suelo de la órbita	Parte lateral de la esclera, profundo al músculo recto lateral	Nervio oculomotor (NC III)	Rota lateralmente, eleva y abduce el globo ocular

Nota clínica:

Debido a que los músculos extraoculares actúan como sinergistas y antagonistas, y pueden ser responsables de múltiples movimientos, el médico evalúa la acción aislada de cada músculo mediante el seguimiento del movimiento del ojo mientras mueve el dedo en un patrón en H. La imagen en la parte inferior de la página contigua ilustra qué músculo se está examinando. Por ejemplo, cuando el dedo se mantiene arriba y hacia la derecha de los ojos del paciente, el paciente debe utilizar principalmente el músculo recto superior (RS) de su ojo

derecho y el músculo oblicuo inferior (OI) de su ojo izquierdo para centrarse sobre el dedo. La abducción «pura» es realizada por el músculo recto lateral (RL) y la aducción «pura» por el músculo recto medial (RM). En todos los demás casos, tres músculos juntos pueden abducir (RS, RL y RI) o aducir (OI, RM y OS) el globo ocular, y dos músculos juntos pueden elevar (RS y OI) o descender (RI y OS) el globo ocular. Si se observa debilidad de un músculo, entonces el médico debe determinar si se trata de un problema muscular y/o un problema del nervio (lesión del nervio que inerva el músculo).

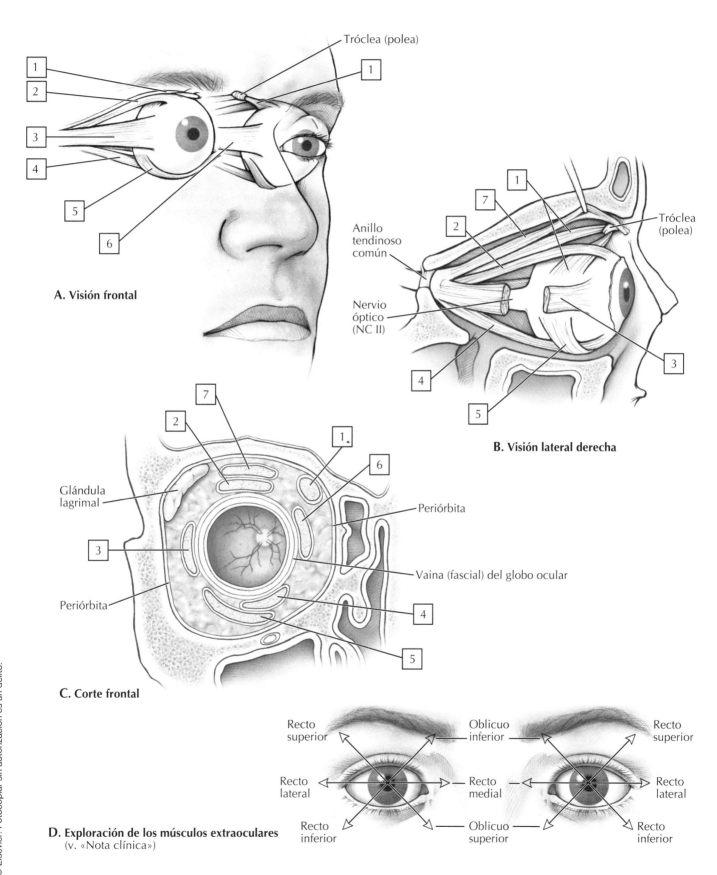

Tróclea (polea)

1

1

2

3

4

5

6

A. Visión frontal

1

7

2

Anillo
tendinoso
común

Tróclea
(polea)

Nervio
óptico
(NC II)

3

4

5

B. Visión lateral derecha

7

2

1,

6

Glándula
lagrimal

Periórbita

3

Vaina (fascial) del globo ocular

Periórbita

4

5

C. Corte frontal

Recto
superior

Oblicuo
inferior

Recto
superior

Recto
lateral

Recto
medial

Recto
lateral

Recto
inferior

Oblicuo
superior

Recto
inferior

D. Exploración de los músculos extraoculares
(v. «Nota clínica»)

3 Músculos de la lengua y el paladar

Los músculos de la lengua son todos músculos esqueléticos e incluyen:

- **Músculos intrínsecos:** compuestos por haces musculares longitudinales, transversales y verticales de músculo esquelético que permiten torcer, alargar y aplanar la lengua
- **Músculos extrínsecos:** cuatro músculos que mueven la lengua (protruir, elevar, deprimir o retraer); todos tienen el sufijo «-gloso» en su nombre, en referencia a la lengua

Todos los músculos de la lengua están inervados por el **nervio hipogloso** (NC XII), excepto el músculo palatogloso, que está inervado por el nervio vago (NC X). El principal músculo de la lengua es el **músculo geniogloso,** que se mezcla con las fibras de los músculos longitudinales intrínsecos para anclar la lengua al suelo de la boca. En comparación, el músculo geniogloso (y su componente muscular intrínseco) es ¡el músculo más fuerte del cuerpo!

COLOREA los siguientes músculos de la lengua, utilizando un color diferente para cada músculo:

- [ ] 1. **Geniogloso**
- [ ] 2. **Hiogloso**
- [ ] 3. **Palatogloso**
- [ ] 4. **Estilogloso**

Los músculos del paladar incluyen cuatro músculos; todos actúan sobre el paladar blando (los dos tercios anteriores del paladar son «duros» [hueso cubierto de mucosa], mientras que el paladar posterior es «blando» [fibromuscular]).

COLOREA los siguientes músculos del paladar, utilizando un color diferente para cada músculo:

- [ ] 5. **Tensor del velo del paladar**
- [ ] 6. **Elevador del velo del paladar**
- [ ] 7. **Palatofaríngeo**
- [ ] 8. **Músculo de la úvula**

El músculo palatogloso, aunque agrupado con los músculos extrínsecos de la lengua, también actúa sobre el paladar blando, por lo que puede también ser considerado un músculo del paladar. Los músculos de la lengua y el paladar se resumen en la siguiente tabla.

MÚSCULO	ORIGEN	INSERCIÓN	INERVACIÓN	ACCIONES PRINCIPALES
Geniogloso	Espina mentoniana de la mandíbula	Dorso de la lengua y hueso hioides	Nervio hipogloso (NC XII)	Deprime y protruye la lengua
Hiogloso	Cuerpo y asta mayor del hueso hioides	Parte lateral y cara inferior de la lengua	Nervio hipogloso (NC XII)	Deprime y retrae la lengua
Estilogloso	Apófisis estiloides y ligamento estilohioideo	Parte lateral y cara inferior de la lengua	Nervio hipogloso (NC XII)	Retrae la lengua y tira de ella hacia arriba para la deglución
Palatogloso	Aponeurosis palatina del paladar blando	Parte lateral de la lengua	Nervio vago (NC X) y plexo faríngeo	Eleva la porción posterior de la lengua, desciende el paladar
Elevador del velo del paladar	Hueso temporal (porción petrosa) y trompa auditiva	Aponeurosis palatina	Nervio vago (NC X) vía plexo faríngeo	Eleva el paladar blando durante la deglución
Tensor del velo del paladar	Fosa escafoidea de la lámina medial de la apófisis pterigoides, espina del esfenoides y trompa auditiva	Aponeurosis palatina	Nervio mandibular (NC V₃)	Tensa el paladar blando y abre el orificio de la trompa auditiva durante la deglución y el bostezo
Palatofaríngeo	Paladar duro y aponeurosis palatina	Pared lateral de la faringe	Nervio vago (NC X) vía plexo faríngeo	Tensa el paladar blando; tira de las paredes de la faringe superior, anterior y medialmente durante la deglución
Músculo de la úvula	Espina nasal posterior y aponeurosis palatina	Mucosa de la úvula	Nervio vago (NC X) vía plexo faríngeo	Acorta, eleva y retrae la úvula

La superficie bucal de la lengua está cubierta por un epitelio escamoso estratificado que contiene muchas papilas, entre ellas:

- **Papilas filiformes:** las proyecciones de la mucosa más numerosas que aumentan el área de la superficie de la lengua, pero no contienen papilas gustativas
- **Papilas fungiformes:** papilas más grandes que las filiformes, son redondeadas y tienen forma de cono, y contienen papilas gustativas

- **Papilas foliadas:** rudimentarias en el ser humano, se encuentran, en gran medida, a lo largo de los lados de la lengua cerca del surco terminal, pero no contienen papilas gustativas
- **Papilas circunvaladas:** papilas grandes con una especie de sombrerete que se encuentran en una sola fila inmediatamente anterior al surco terminal; contienen papilas gustativas

Lámina 3-4   Sistema muscular

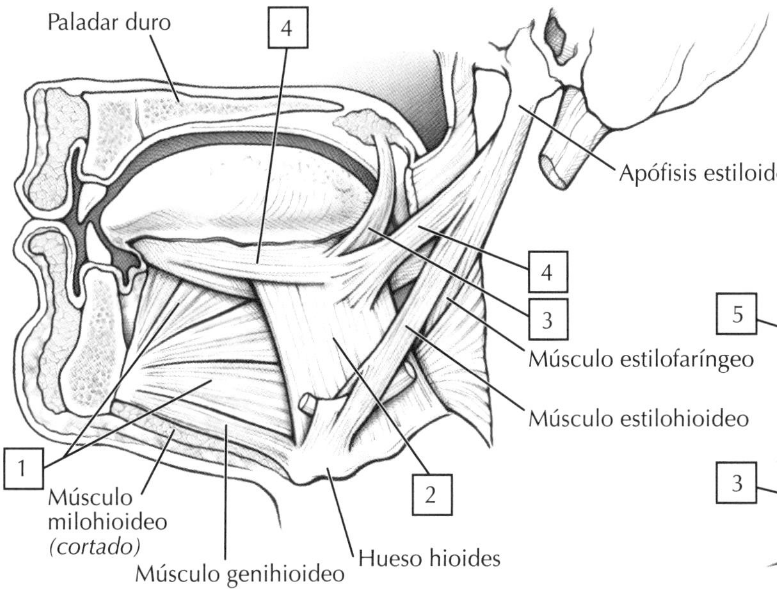

A. Visión sagital

Paladar duro

4

Apófisis estiloidess

4

3

Músculo estilofaríngeo

Músculo estilohioideo

1

Músculo milohioideo *(cortado)*

2

Músculo genihioideo

Hueso hioides

A. Visión sagital

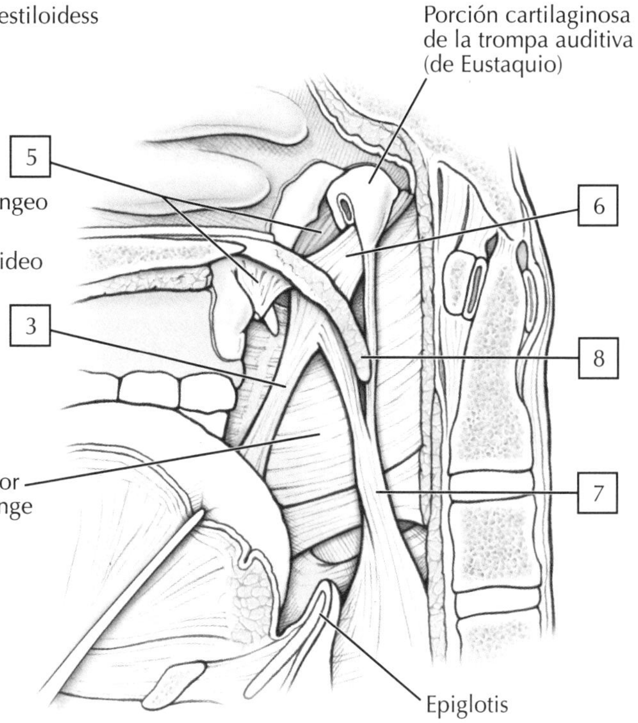

B. Mucosa faríngea extirpada

Porción cartilaginosa de la trompa auditiva (de Eustaquio)

5

6

3

8

Músculo constrictor superior de la faringe

7

Epiglotis

B. Mucosa faríngea extirpada

C. Visión posterior

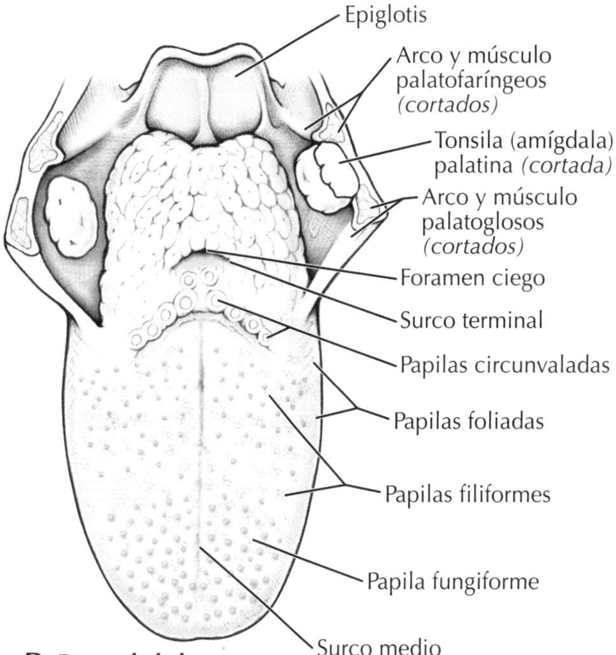

Porción basilar del occipital

Músculo elevador del velo del paladar *(cortado)*

5

Gancho de la apófisis pterigoides

Músculo elevador del velo del paladar *(cortado)*

8

6

Coanas

Músculo constrictor superior de la faringe *(cortado)*

7

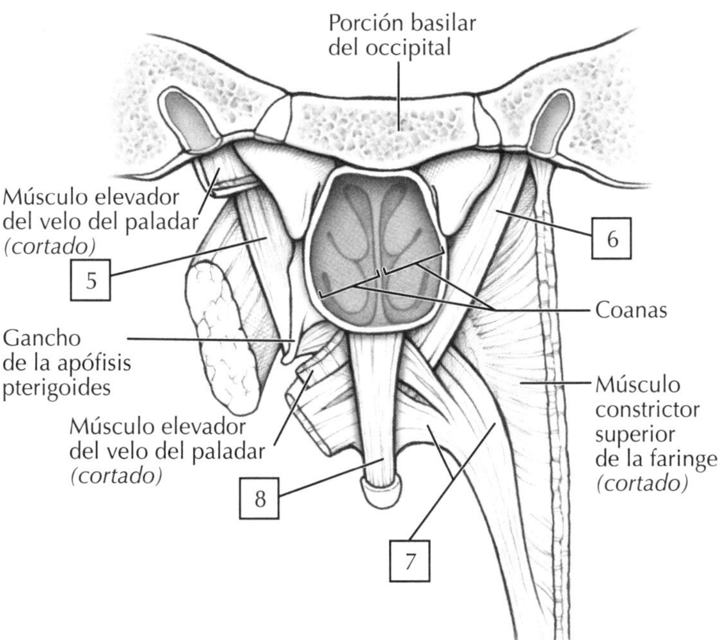

C. Visión posterior

D. Dorso de la lengua

Epiglotis

Arco y músculo palatofaríngeos *(cortados)*

Tonsila (amígdala) palatina *(cortada)*

Arco y músculo palatoglosos *(cortados)*

Foramen ciego

Surco terminal

Papilas circunvaladas

Papilas foliadas

Papilas filiformes

Papila fungiforme

Surco medio

D. Dorso de la lengua

La faringe (garganta) es un tubo muscular situado justo posterior a las cavidades nasales y bucal que se extiende inferiormente para continuarse con el esófago a aproximadamente el nivel del disco intervertebral entre los cuerpos vertebrales C 6 y C 7. Los músculos de la faringe son:

- **Constrictor superior de la faringe:** situado por detrás de las cavidades nasales y bucal
- **Constrictor medio de la faringe:** situado por detrás de la mandíbula y el hueso hioides
- **Constrictor inferior de la faringe:** situado por detrás de los cartílagos tiroides y cricoides
- **Estilofaríngeo:** se extiende desde la apófisis estiloides a la pared lateral de la faringe
- **Salpingofaríngeo:** un pequeño músculo interior de la faringe

COLOREA los siguientes músculos faríngeos, utilizando un color diferente para cada músculo:

- ☐ 1. **Estilofaríngeo**
- ☐ 2. **Constrictor superior de la faringe**
- ☐ 3. **Constrictor inferior de la faringe**
- ☐ 4. **Constrictor medio de la faringe**

MÚSCULO	ORIGEN	INSERCIÓN	INERVACIÓN	ACCIONES PRINCIPALES
Constrictor superior de la faringe	Gancho de la apófisis pterigoides, rafe pterigomandibular, línea milohioidea de la mandíbula	Rafe medio de la faringe	Nervio vago (NC X) vía plexo faríngeo	Constriñe la pared de la faringe durante la deglución
Constrictor medio de la faringe	Ligamento estilohioideo y astas del hueso hioides	Rafe medio de la faringe	Nervio vago (NC X) vía plexo faríngeo	Constriñe la pared de la faringe durante la deglución
Constrictor inferior de la faringe	Línea oblicua del cartílago tiroides y cartílago cricoides	Rafe medio de la faringe	Nervio vago (NC X) vía plexo faríngeo	Constriñe la pared de la faringe durante la deglución
Salpingofaríngeo	Trompa auditiva	Lado de la pared de la faringe	Nervio vago (NC X) vía plexo faríngeo	Eleva la faringe y la laringe durante la deglución y el habla
Estilofaríngeo	Cara medial de la apófisis estiloides	Pared faríngea y borde posterior del cartílago tiroides	Nervio glosofaríngeo (NC IX)	Eleva la faringe y la laringe durante la deglución y el habla

Visualizar la pared interna de la faringe, tapizada de mucosa, revela las tres regiones de la faringe (v. imagen **C**):

- **Nasofaringe:** la región posterior a las coanas de las cavidades nasales y el paladar blando
- **Orofaringe:** la región entre el paladar blando y el tercio posterior de la lengua
- **Laringofaringe** (hipofaringe): la región que va desde la epiglotis hasta el principio del esófago

Los músculos faríngeos se contraen secuencialmente, empezando superiormente y moviéndose inferiormente para «comprimir» un bolo de comida masticada hacia la parte inferior de la faringe y superior del esófago. Este proceso, denominado **deglución,** implica la interacción y la coordinación de los movimientos de la lengua, el paladar blando, la faringe y la laringe para que funcione correctamente. La deglución incluye los siguientes pasos:

- El bolo alimenticio es empujado hacia arriba contra el paladar duro por la lengua
- El paladar blando se eleva para cerrar la nasofaringe
- El bolo es empujado hacia atrás, a la orofaringe, por la acción de la lengua

- Cuando el bolo alcanza la epiglotis, la laringe se eleva y la punta de la epiglotis se inclina hacia abajo sobre la abertura laríngea (entrada a la laringe, aditus laríngeo)
- Las contracciones de los constrictores de la faringe exprimen el bolo en dos corrientes que pasan a cada lado de la epiglotis y hacia la parte superior del esófago, y el paladar blando es traccionado hacia abajo para ayudar a mover el bolo
- El paladar blando es traccionado hacia abajo, la hendidura (rima) glótica (espacio entre los pliegues [cuerdas] vocales) se cierra y, una vez que el bolo está situado en el esófago, todas las estructuras regresan a sus posiciones de partida

Nota clínica:

El «**reflejo nauseoso**» se puede provocar tocando la parte posterior de la lengua. La sensación es transmitida por las ramas sensitivas del nervio glosofaríngeo (NC IX) y el paladar blando se eleva por la acción motora del nervio vago (NC X). Durante la deglución, este reflejo puede provocarse para proteger los pliegues (cuerdas) vocales y evitar la aspiración de alimentos o un objeto extraño hacia la tráquea.

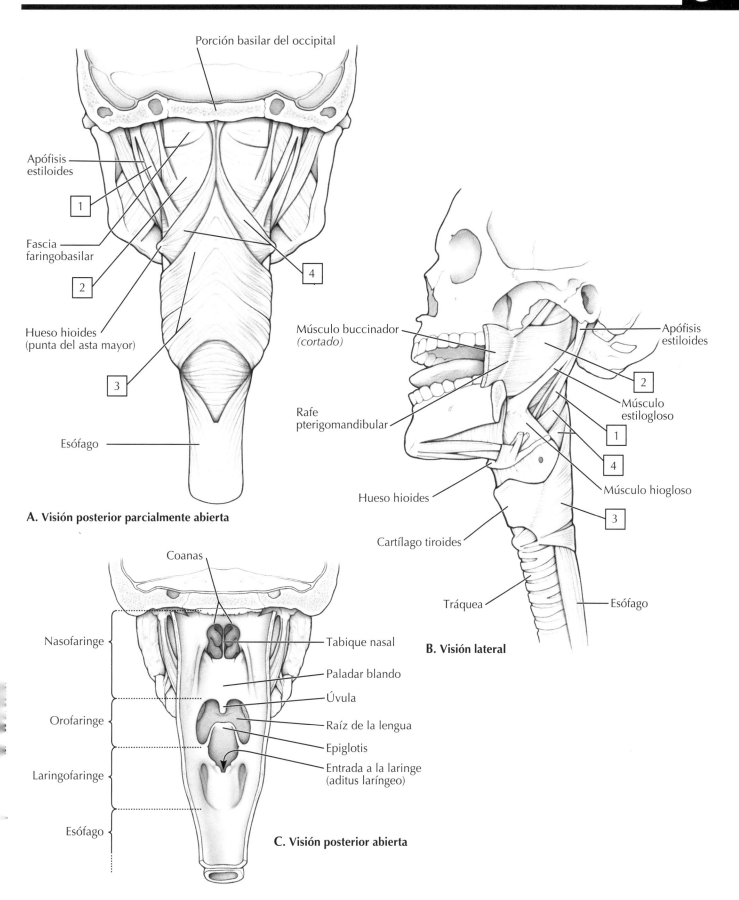

Porción basilar del occipital

Apófisis
estiloides

1

Fascia
faringobasilar

2

Hueso hioides
(punta del asta mayor)

3

Esófago

A. Visión posterior parcialmente abierta

4

Músculo buccinador
(cortado)

Rafe
pterigomandibular

Hueso hioides

Cartílago tiroides

Tráquea

Apófisis
estiloides

2

Músculo
estilogloso

1

4

Músculo hiogloso

3

Esófago

B. Visión lateral

Coanas

Nasofaringe

Orofaringe

Laringofaringe

Esófago

Tabique nasal

Paladar blando

Úvula

Raíz de la lengua

Epiglotis

Entrada a la laringe
(aditus laríngeo)

C. Visión posterior abierta

Los músculos intrínsecos de la laringe se insertan en los cartílagos de la laringe, por lo que estos se revisarán en primer lugar. La laringe es una estructura musculoligamentosa y cartilaginosa que se sitúa en los niveles vertebrales C 3 a C 6, justo superior a la tráquea, y consta de nueve cartílagos unidos por ligamentos y membranas. Los nueve cartílagos se resumen en la siguiente tabla.

CARTÍLAGO	DESCRIPCIÓN
Tiroides	Dos láminas de cartílago hialino y la prominencia laríngea (nuez de Adán)
Cricoides	Cartílago hialino en forma de anillo de sello justo inferior al cartílago tiroides
Epiglótico	Placa de cartílago elástico en forma de cuchara unida al cartílago tiroides
Aritenoides	Cartílagos piramidales pares que rotan sobre el cartílago cricoides
Corniculados	Cartílagos pares que se sitúan en el vértice de los cartílagos aritenoides
Cuneiformes	Cartílagos pares en los pliegues ariepiglóticos que no tienen articulaciones

COLOREA los siguientes cartílagos de la laringe, utilizando un color diferente para cada cartílago:

☐ 1. **Epiglótico**
☐ 2. **Tiroides**
☐ 3. **Cricoides**
☐ 4. **Aritenoides**

Los músculos intrínsecos de la laringe actúan, en gran medida, para ajustar la tensión de los pliegues (cuerdas) vocales, abriendo o cerrando la **hendidura (rima) glótica** (espacio entre los pliegues vocales) y abriendo o cerrando la **hendidura (rima) vestibular,** la abertura por encima de los **pliegues vestibulares** (cuerdas vocales falsas). Esta acción no solo es importante durante la deglución para prevenir la aspiración en la tráquea, sino que también ajusta el tamaño del vestíbulo laríngeo durante la fonación para añadir calidad al sonido. Todos estos músculos intrínsecos están inervados por el nervio vago (NC X), a través de su ramo laríngeo recurrente.

Los **pliegues vocales** (cuerdas vocales verdaderas) (ligamentos vocales cubiertos por mucosa) controlan la fonación al igual que una lengüeta controla el sonido en un instrumento de viento (p. ej., saxofón, clarinete). Las vibraciones de los pliegues producen sonidos cuando el aire pasa a través de la hendidura (rima) glótica. Los músculos cricoaritenoideos posteriores son importantes porque son los únicos músculos laríngeos que abducen los pliegues (cuerdas) vocales y mantienen la abertura entre los pliegues (cuerdas) vocales. Los pliegues vestibulares protegen la función.

COLOREA los siguientes músculos intrínsecos de la laringe, utilizando un color diferente para cada músculo:

☐ 5. **Músculos cricoaritenoideos posteriores: el único par de músculos que abducen los pliegues vocales**
☐ 6. **Músculo aritenoideo: compuesto por fibras transversas y oblicuas, este músculo aduce los pliegues vocales y estrecha la hendidura (rima) vestibular**
☐ 7. **Músculo cricotiroideo: tira del cartílago tiroides anteroinferiormente sobre el cartílago cricoides y tensa los pliegues (cuerdas) vocales estirándolos**

Nota clínica:
La **ronquera** puede deberse a cualquier problema que provoque la vibración inadecuada o la coaptación de los pliegues (cuerdas) vocales. La **laringitis aguda** produce inflamación y edema que pueden estar inducidos por tabaquismo, enfermedad por reflujo gastroesofágico, rinosinusitis crónica, tos, quistes, cicatrices, cáncer, uso excesivo de la voz e infecciones. La laringe se puede examinar visualmente mediante un procedimiento denominado **laringoscopia indirecta,** usando un espejo, o mediante visualización directa usando un laringoscopio. La **maniobra de Heimlich** se puede usar en una emergencia cuando alguien aspira un objeto extraño que se aloja por encima de los pliegues vestibulares (el espasmo laríngeo tensa los pliegues (cuerdas) vocales, cerrando la hendidura [rima] glótica) de manera que no entra aire en la tráquea.

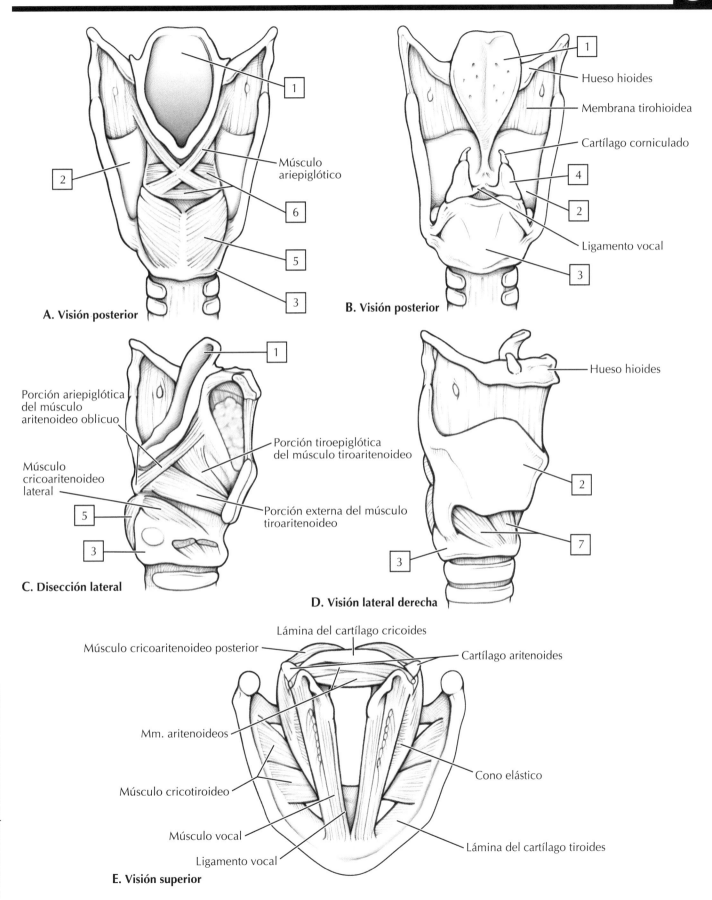

A. Visión posterior

1

2

Músculo
ariepiglótico

6

5

3

B. Visión posterior

1

Hueso hioides

Membrana tirohioidea

Cartílago corniculado

4

2

Ligamento vocal

3

C. Disección lateral

1

Porción ariepiglótica
del músculo
aritenoideo oblicuo

Músculo
cricoaritenoideo
lateral

5

3

Porción tiroepiglótica
del músculo tiroaritenoideo

Porción externa del músculo
tiroaritenoideo

D. Visión lateral derecha

Hueso hioides

2

3

7

E. Visión superior

Lámina del cartílago cricoides

Músculo cricoaritenoideo posterior

Cartílago aritenoides

Mm. aritenoideos

Cono elástico

Músculo cricotiroideo

Músculo vocal

Ligamento vocal

Lámina del cartílago tiroides

Los músculos del cuello dividen el cuello en varios «triángulos» descriptivos que son utilizados por los cirujanos para identificar las estructuras clave dentro de estas regiones.

COLOREA cada uno de estos triángulos, utilizando un color diferente para delinear los límites de cada triángulo (colorea el contorno delimitado):

- [ ] 1. **Posterior: entre los músculos trapecio y esternocleidomastoideo, este triángulo no se subdivide**

  Anterior: se subdivide en los triángulos que figuran a continuación:
- [ ] 2. **Submandibular: contiene la glándula salivar submandibular**
- [ ] 3. **Submentoniano: se encuentra por debajo del mentón**
- [ ] 4. **Muscular: se sitúa anteriormente en el cuello por debajo del hueso hioides**
- [ ] 5. **Carotídeo: contiene la arteria carótida**

En general, los músculos del cuello posicionan la laringe durante la deglución, estabilizan el hueso hioides, mueven la cabeza y los miembros superiores o son músculos posturales unidos a la cabeza y/o las vértebras. Los músculos principales se resumen en la siguiente tabla. Los músculos por debajo del hueso hioides se denominan músculos «infrahioideos» o músculos «acintados», mientras que aquellos por encima del hueso hioides se denominan músculos «suprahioideos».

COLOREA cada uno de los siguientes músculos, utilizando un color diferente para cada músculo:

- [ ] 6. **Estilohioideo**
- [ ] 7. **Vientre posterior del digástrico**
- [ ] 8. **Esternocleidomastoideo**
- [ ] 9. **Vientre anterior del digástrico**
- [ ] 10. **Tirohioideo**
- [ ] 11. **Esternohioideo**
- [ ] 12. **Esternotiroideo**
- [ ] 13. **Omohioideo**

Nota clínica:
El cuello proporciona un conducto que conecta la cabeza al tórax. Los músculos, los vasos y las estructuras viscerales (tráquea y esófago) están fuertemente envueltos dentro de **tres láminas de fascia** que crean compartimentos dentro del cuello. Las infecciones o las masas (tumores) en uno u otro de estos espacios reducidos pueden comprimir estructuras blandas y causar dolor significativo. Las láminas fasciales también pueden limitar la propagación de la infección entre los compartimentos. En el esquema etiquetado del corte transversal del cuello (v. imagen *E*), **COLOREA las tres láminas fasciales** para resaltar su extensión. Las tres láminas fasciales incluyen:

- **Lámina superficial (de revestimiento) de la fascia cervical:** rodea el cuello y recubre los músculos trapecio y esternocleidomastoideo
- **Lámina pretraqueal:** limitada a la parte anterior del cuello, recubre los músculos infrahioideos, la glándula tiroides, la tráquea y el esófago
- **Lámina prevertebral:** una vaina tubular; recubre los músculos prevertebrales y la columna vertebral

La **vaina carotídea** se mezcla con estas láminas fasciales, pero es distinta y contiene la arteria carótida común, la vena yugular interna y el nervio vago (NC X).

MÚSCULO	ORIGEN	INSERCIÓN	INERVACIÓN	ACCIONES PRINCIPALES
Esternocleido-mastoideo	*Cabeza esternal:* manubrio del esternón. *Cabeza clavicular:* tercio medial de la clavícula	Apófisis mastoides y mitad lateral de la línea nucal superior del hueso occipital	Raíz espinal del nervio accesorio (NC XI) (motora) y C2-C3 (sensitiva)	Inclina la cabeza hacia un lado, es decir, flexiona y rota lateralmente la cabeza de manera que la cara gira superiormente hacia el lado opuesto; actuando juntos los dos músculos flexionan el cuello
Digástrico	*Vientre anterior:* fosa digástrica de la mandíbula. *Vientre posterior:* escotadura mastoidea	Desde el tendón intermedio al hueso hioides	*Vientre anterior:* nervio milohioideo (NC V₃), ramo del nervio alveolar inferior. *Vientre posterior:* nervio facial (NC VII)	Desciende la mandíbula; eleva el hueso hioides y lo fija durante la deglución y el habla
Esternohioideo	Manubrio del esternón y extremidad medial de la clavícula	Cuerpo del hueso hioides	C1-C3 desde el asa cervical	Desciende el hueso hioides y la laringe después de la deglución
Esternotiroideo	Cara posterior del manubrio del esternón, 1.er cartílago costal	Línea oblicua del cartílago tiroides	C2 y C3 desde el asa cervical	Desciende la laringe y el cartílago tiroides después de la deglución
Tirohioideo	Línea oblicua del cartílago tiroides	Cuerpo y asta mayor del hueso hioides	C1 vía nervio hipogloso	Desciende el hueso hioides y eleva la laringe cuando el hioides está fijado
Omohioideo	Borde superior de la escápula cerca de la escotadura de la escápula	Borde inferior del hueso hioides	C1-C3 desde el asa cervical	Desciende y fija el hueso hioides
Milohioideo	Línea milohioidea de la mandíbula	Rafe milohioideo y cuerpo del hueso hioides	Nervio milohioideo, ramo del nervio alveolar inferior del nervio mandibular (NC V₃)	Eleva el hueso hioides, el suelo de la boca y la lengua durante la deglución y desciende la mandíbula
Estilohioideo	Apófisis estiloides	Cuerpo del hueso hioides	Nervio facial (NC VII)	Eleva y retrae el hueso hioides

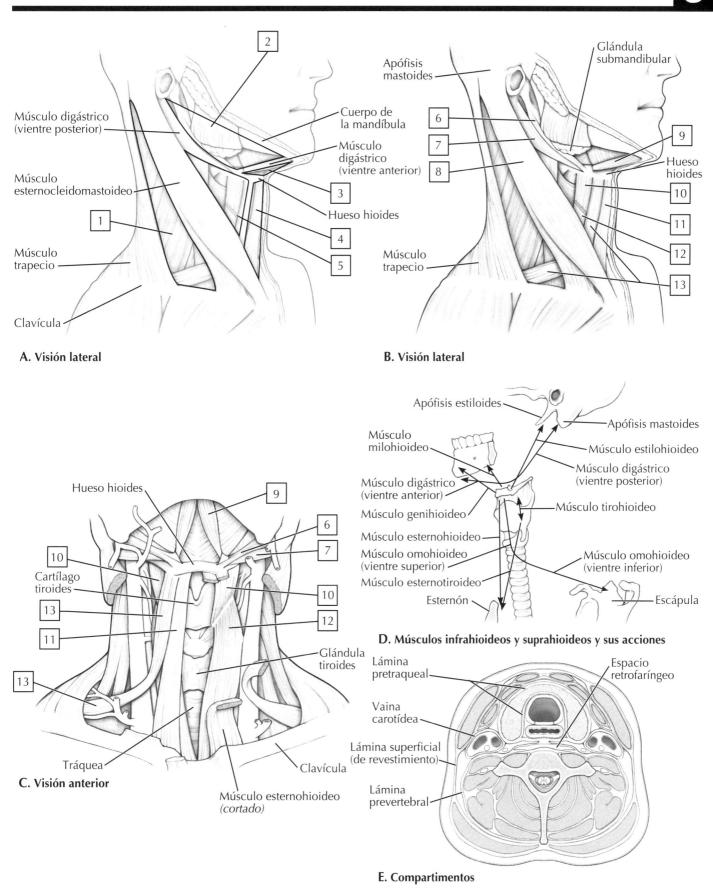

A. Visión lateral

2

Músculo digástrico
(vientre posterior)

Músculo
esternocleidomastoideo

1

Músculo
trapecio

Clavícula

Cuerpo de
la mandíbula

Músculo
digástrico
(vientre anterior)

3

Hueso hioides

4

5

B. Visión lateral

Apófisis
mastoides

6

7

8

Músculo
trapecio

Glándula
submandibular

9

Hueso
hioides

10

11

12

13

C. Visión anterior

Hueso hioides

9

6

7

10

Cartílago
tiroides

13

11

10

12

13

Glándula
tiroides

Tráquea

Clavícula

Músculo esternohioideo
(cortado)

D. Músculos infrahioideos y suprahioideos y sus acciones

Apófisis estiloides

Músculo
milohioideo

Músculo digástrico
(vientre anterior)

Músculo genihioideo

Músculo esternohioideo

Músculo omohioideo
(vientre superior)

Músculo esternotiroideo

Esternón

Apófisis mastoides

Músculo estilohioideo

Músculo digástrico
(vientre posterior)

Músculo tirohioideo

Músculo omohioideo
(vientre inferior)

Escápula

E. Compartimentos

Lámina
pretraqueal

Vaina
carotídea

Lámina superficial
(de revestimiento)

Lámina
prevertebral

Espacio
retrofaríngeo

La lámina prevertebral de la fascia cervical envuelve la mayoría de los músculos prevertebrales, que se sitúan anteriores a la columna vertebral y son músculos que mueven la cabeza y/o actúan como músculos posturales de soporte de la cabeza y el cuello. Este grupo de músculos incluye los músculos escalenos (anterior, medio y posterior) que se unen a las costillas superiores; también son músculos accesorios de la respiración. Ayudan a elevar la caja torácica durante la inspiración profunda. Los músculos prevertebrales se resumen en la siguiente tabla.

COLOREA los siguientes músculos prevertebrales, utilizando un color diferente para cada músculo:

☐ 1. **Largo de la cabeza**

☐ 2. **Largo del cuello**

☐ 3. **Escaleno anterior (observa que la vena subclavia pasa anterior a este músculo)**

☐ 4. **Escaleno medio (observa que la arteria subclavia pasa entre este músculo y el músculo escaleno anterior)**

☐ 5. **Escaleno posterior**

MÚSCULO	ORIGEN	INSERCIÓN	INERVACIÓN	ACCIONES PRINCIPALES
Largo del cuello	Cuerpos de T 1-T 3 con inserciones en los cuerpos de C 4-C 7 y apófisis transversas de C 3-C 6	Tubérculo anterior de C 1 (atlas), apófisis transversas de C 4-C 6 y cuerpos de C 2-C 6	Nervios espinales C2-C6	Flexiona el cuello; permite una pequeña rotación
Largo de la cabeza	Tubérculos anteriores de las apófisis transversas de C 3-C 6	Porción basilar del hueso occipital	Nervios espinales C2-C3	Flexiona la cabeza
Recto anterior de la cabeza	Masa lateral de C 1 (atlas)	Base del hueso occipital, anterior al cóndilo occipital	Nervios espinales C1-C2	Flexiona la cabeza
Recto lateral de la cabeza	Apófisis transversa de C 1 (atlas)	Apófisis yugular del hueso occipital	Nervios espinales C1-C2	Flexiona lateralmente y ayuda a estabilizar la cabeza
Escaleno posterior	Tubérculos posteriores de las apófisis transversas de C 4-C 6	Segunda costilla	Nervios espinales C5-C8	Flexiona lateralmente el cuello; eleva la segunda costilla
Escaleno medio	Tubérculos posteriores de las apófisis transversas de C 2-C 7	Primera costilla	Nervios espinales C3-C7	Flexiona lateralmente el cuello; eleva la primera costilla
Escaleno anterior	Tubérculos anteriores de las apófisis transversas de C 3-C 6	Primera costilla	Nervios espinales C5-C8	Flexiona lateralmente el cuello; eleva la primera costilla

Nota clínica:
Examina el corte transversal del cuello y las láminas fasciales en la ilustración de la página anterior (lámina 3-7); observa que hay un espacio entre la lámina pretraqueal y la lámina prevertebral denominado **espacio retrofaríngeo.** Infecciones y abscesos pueden tener acceso a este espacio y propagarse a cualquier lugar desde la base del cráneo hasta la parte superior de la cavidad torácica (mediastino superior). Por esta razón, los médicos a veces se refieren a este espacio como espacio «de peligro». Se puede usar un bloqueo nervioso regional para procedimientos quirúrgicos en el cuello. Se puede realizar un **bloqueo del plexo cervical** inyectando un agente anestésico a lo largo de varios puntos en el borde posterior del tercio medio del músculo esternocleidomastoideo (v. láminas 3-7 y 4-28).

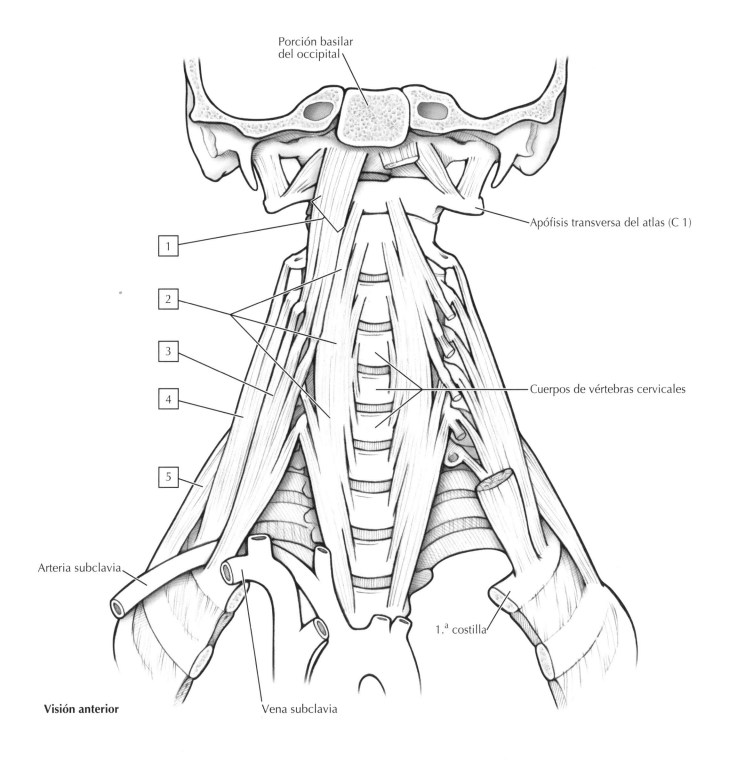

Porción basilar
del occipital

Apófisis transversa del atlas (C 1)

1

2

3

4

5

Cuerpos de vértebras cervicales

Arteria subclavia

1.ª costilla

Visión anterior

Vena subclavia

3 Músculos superficiales e intermedios del dorso

Los músculos del dorso (espalda) se dividen funcionalmente en tres grupos: superficiales, intermedios y profundos.

Los **músculos superficiales,** que se sitúan superficialmente, controlan movimientos de los miembros superiores, y actúan generalmente sobre las escápulas.

COLOREA los siguientes músculos superficiales, utilizando un color diferente para cada uno:

☐ 1. **Trapecio: este músculo y el esternocleidomastoideo son los dos únicos músculos inervados por el nervio accesorio (NC XI)**

☐ 2. **Dorsal ancho**

Los **músculos intermedios,** justo profundos al grupo superficial, son músculos accesorios de la respiración y tienen inserciones en las costillas. En la parte derecha de la lámina se han extirpado el trapecio y el dorsal ancho de manera que pueda verse este grupo de músculos.

COLOREA los siguientes músculos intermedios, utilizando un color diferente para cada uno:

☐ 3. **Elevador de la escápula**

☐ 4. **Serrato posterior superior: tiene función respiratoria**

☐ 5. **Romboides mayor (se ha seccionado el músculo para revelar músculos más profundos)**

☐ 6. **Serrato posterior inferior: tiene función respiratoria**

Estos grupos de músculos del dorso se resumen en la siguiente tabla.

MÚSCULO	ORIGEN	INSERCIÓN	INERVACIÓN	ACCIONES PRINCIPALES
Trapecio	Línea nucal superior, protuberancia occipital externa, ligamento nucal y apófisis espinosas de C 7-T 12	Tercio lateral de la clavícula, acromion y espina de la escápula	Nervio accesorio (NC XI) y C3-C4 (propiocepción)	Eleva, retrae y rota la escápula; las fibras inferiores descienden la escápula
Dorsal ancho	Apófisis espinosas de T 7-T 12, fascia toracolumbar, cresta iliaca y tres últimas costillas	Húmero (surco intertubercular)	Nervio toracodorsal (C6-C8)	Extiende, aduce y rota medialmente el húmero
Elevador de la escápula	Tubérculos posteriores de las apófisis transversas de C 1-C 4	Borde superior de la escápula desde el ángulo superior a la espina	C3-C4 y nervio dorsal de la escápula (C5)	Eleva la escápula medialmente e inclina la cavidad glenoidea inferiormente
Romboides menor y mayor	*Menor:* ligamento nucal y apófisis espinosas de C 7-T 1 *Mayor:* apófisis espinosas de T 2-T 5	*Menor:* borde medial de la escápula a nivel de la espina *Mayor:* borde medial de la escápula por debajo de la base de la espina	Nervio dorsal de la escápula (C4-C5)	Retrae la escápula, la rota para descender la cavidad glenoidea y fija la escápula a la pared torácica
Serrato posterior superior	Ligamento nucal y apófisis espinosas de C 7-T 3	Borde superior de las costillas 2-5	Nervios espinales T1-T4	Eleva las costillas
Serrato posterior inferior	Apófisis espinosas de T 11-L 2	Borde inferior de las costillas 9-12	Nervios espinales T9-T12	Desciende las costillas

Los músculos del dorso de los grupos superficial e intermedio están inervados segmentariamente por ramos anteriores de los nervios espinales (excepto el músculo trapecio, que está inervado por el NC XI). El grupo superficial migra sobre el dorso durante el desarrollo del embrión, aunque actúan como músculos del miembro superior.

Nota clínica:
Si el músculo serrato anterior se paraliza (v. lámina 3-18), debido a la lesión del nervio torácico largo, el borde medial de la escápula sobresaldrá posterolateralmente, dando la apariencia de un ala («escápula alada»).

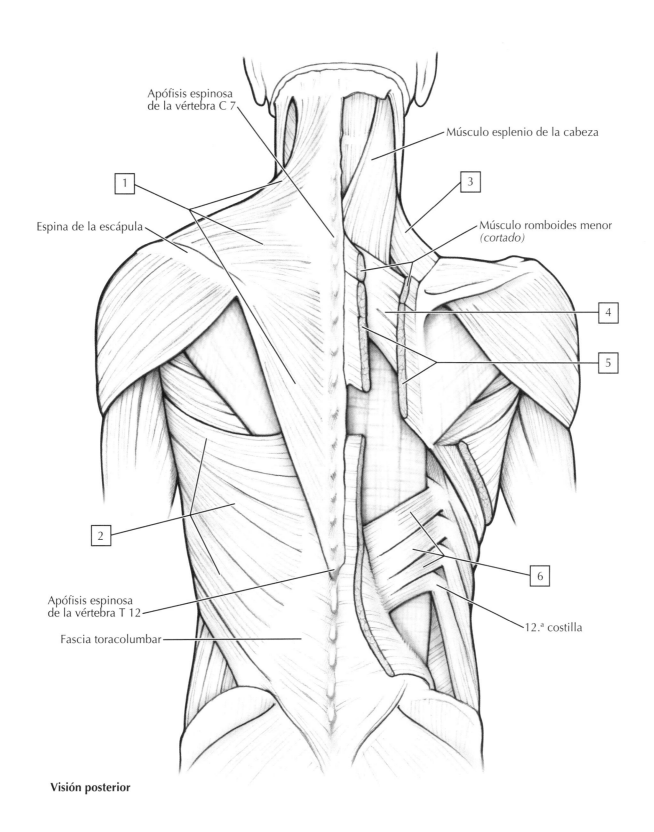

Apófisis espinosa
de la vértebra C 7

Músculo esplenio de la cabeza

1

3

Espina de la escápula

Músculo romboides menor
(cortado)

4

5

2

6

Apófisis espinosa
de la vértebra T 12

12.ª costilla

Fascia toracolumbar

Visión posterior

Los músculos profundos (propios o intrínsecos) del dorso (espalda) se sitúan profundos a los del plano intermedio. Participan en los movimientos de la cabeza y el cuello o en el control postural de la columna vertebral. Están compuestos por una **capa superficial** (músculos esplenios), una **capa intermedia** (músculos erectores de la columna) y una **capa profunda** (músculos transversoespinosos). Sostienen la columna vertebral, permiten los movimientos de la columna vertebral y están inervados por ramos posteriores de nervios espinales. Además, los músculos propios del dorso a nivel cervical son músculos transversoespinosos que se encuentran en la región suboccipital. Los músculos se resumen en la siguiente tabla.

COLOREA cada uno de los siguientes músculos propios del dorso, utilizando un color diferente para cada músculo:

- [ ] 1. **Esplenio de la cabeza**
- [ ] 2. **Iliocostal (grupo erector de la columna, justo lateral al músculo longísimo)**
- [ ] 3. **Longísimo (grupo erector de la columna, justo lateral al músculo espinoso)**
- [ ] 4. **Espinoso (grupo erector de la columna, se sitúa más medialmente en el dorso)**
- [ ] 5. **Recto posterior mayor de la cabeza (región suboccipital)**
- [ ] 6. **Oblicuo inferior de la cabeza (región suboccipital; los músculos 5-7 de esta lista forman el «triángulo suboccipital») (v. imagen C)**
- [ ] 7. **Oblicuo superior de la cabeza (región suboccipital)**

MÚSCULO	ORIGEN	INSERCIÓN	INERVACIÓN*	ACCIONES PRINCIPALES
Capa superficial				
Esplenio de la cabeza	Ligamento nucal, apófisis espinosas de C 7-T 4	Apófisis mastoides del temporal y tercio lateral de la línea nucal superior	Nervios cervicales medios	*Bilateralmente:* extiende la cabeza *Unilateralmente:* inclina (flexiona) lateralmente y rota la cara hacia el mismo lado
Esplenio cervical	Apófisis espinosas de T 3-T 6	Apófisis transversas de C 1-C 3	Nervios cervicales inferiores	*Bilateralmente:* extiende el cuello *Unilateralmente:* inclina (flexiona) lateralmente y rota el cuello hacia el mismo lado
Capa intermedia				
Erector de la columna	Cara posterior del sacro, cresta iliaca, ligamento sacroespinoso, ligamento supraespinoso y apófisis espinosas de las vértebras lumbares inferiores y sacras	*Iliocostal:* ángulos de las costillas inferiores y apófisis transversas cervicales *Longísimo:* entre tubérculos y ángulos de las costillas, apófisis transversas de vértebras torácicas y cervicales, apófisis mastoides *Espinoso:* apófisis espinosas de las vértebras torácicas superiores y cervicales medias	Nervios espinales respectivos de cada región	Extiende e inclina lateralmente la columna vertebral y la cabeza
Semiespinosos	Apófisis transversas de C 4-T 12	Apófisis espinosas de las regiones torácica y cervical	Nervios espinales respectivos de cada región	Extienden la cabeza, cuello y tórax y los rotan hacia el lado opuesto
Multífidos	Sacro, ilion y apófisis transversas de T 1-T 12 y apófisis articulares de C 4-C 7	Apófisis espinosas de vértebras situadas por encima, saltando de dos a cuatro segmentos	Nervios espinales respectivos de cada región	Estabilizan la columna vertebral
Rotadores	Apófisis transversas de las vértebras cervicales, torácicas y lumbares	Láminas y apófisis transversas o espinosas situadas por encima, saltando de uno a dos segmentos	Nervios espinales respectivos de cada región	Estabilizan, extienden y rotan la columna vertebral
Capa profunda				
Recto posterior mayor de la cabeza	Apófisis espinosa del axis	Línea nucal inferior, lateralmente	Nervio suboccipital (C1)	Extiende la cabeza y la rota hacia el mismo lado
Recto posterior menor de la cabeza	Tubérculo posterior del atlas	Línea nucal inferior, medialmente	Nervio suboccipital (C1)	Extiende la cabeza
Oblicuo superior de la cabeza	Apófisis transversa del atlas	Hueso occipital	Nervio suboccipital (C1)	Extiende la cabeza y la inclina lateralmente
Oblicuo inferior de la cabeza	Apófisis espinosa del axis	Apófisis transversa del atlas	Nervio suboccipital (C1)	Rota el atlas girando la cabeza hacia el mismo lado

*Ramos posteriores de nervios espinales.

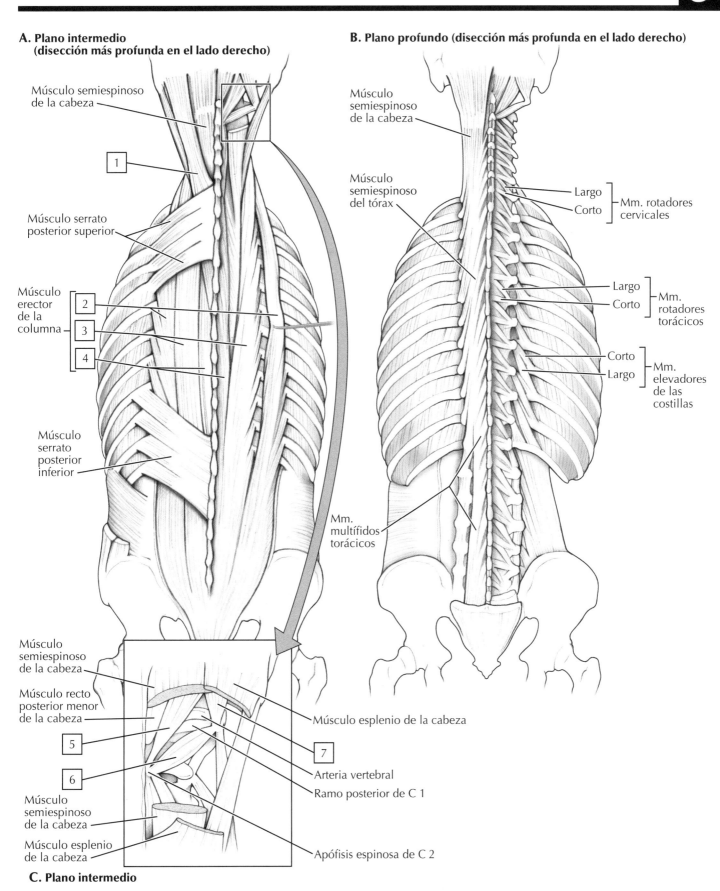

A. Plano intermedio
(disección más profunda en el lado derecho)

Músculo semiespinoso de la cabeza

1

Músculo serrato posterior superior

Músculo erector de la columna
2
3
4

Músculo serrato posterior inferior

Músculo semiespinoso de la cabeza

Músculo recto posterior menor de la cabeza

5

6

Músculo semiespinoso de la cabeza

Músculo esplenio de la cabeza

C. Plano intermedio

Músculo esplenio de la cabeza

7

Arteria vertebral

Ramo posterior de C 1

Apófisis espinosa de C 2

B. Plano profundo (disección más profunda en el lado derecho)

Músculo semiespinoso de la cabeza

Músculo semiespinoso del tórax

Largo
Corto
Mm. rotadores cervicales

Largo
Corto
Mm. rotadores torácicos

Corto
Largo
Mm. elevadores de las costillas

Mm. multífidos torácicos

Los músculos de la pared torácica llenan los espacios entre costillas adyacentes o tienen inserciones en el esternón o las vértebras y luego se unen a costillas o cartílagos costales. Funcionalmente, los músculos de la pared torácica mantienen los espacios intercostales rígidos, lo que evita que se abomben durante la espiración o sean succionados durante la inspiración. El papel exacto de los músculos intercostales individuales sobre los movimientos de las costillas es difícil de interpretar a pesar de los muchos estudios electromiográficos.

En la pared anterior del tórax, los músculos pectorales mayor y menor se superponen a los músculos intercostales, aunque estos dos músculos actúan realmente sobre el miembro superior y se tratarán más adelante (v. lámina 3-18). Nervios y vasos segmentarios intercostales discurren entre los músculos intercostales internos e íntimos, como se ve en el corte transversal de la pared torácica.

COLOREA cada uno de los siguientes músculos, utilizando un color diferente para cada músculo:

☐ 1. **Intercostales externos:** capa más exterior de los tres músculos intercostales; las fibras discurren de superolateral a inferomedial

☐ 2. **Intercostales internos:** capa media de los intercostales; las fibras tienden a discurrir de superomedial a inferolateral

☐ 3. **Intercostales íntimos:** fibras casi paralelas a las de los intercostales internos; a veces se pueden fusionar con estos músculos

☐ 4. **Transverso del tórax**

MÚSCULO	ORIGEN	INSERCIÓN	INERVACIÓN	ACCIONES PRINCIPALES
Intercostales externos	Borde inferior de la costilla situada por encima	Borde superior de la costilla situada por debajo	Nervios intercostales	Elevan las costillas, mantienen el respectivo espacio intercostal
Intercostales internos	Borde inferior de la costilla situada por encima	Borde superior de la costilla situada por debajo	Nervios intercostales	Previenen el abombamiento hacia fuera de los espacios intercostales en la inspiración, descienden las costillas en la espiración forzada
Intercostales íntimos	Borde inferior de la costilla situada por encima	Borde superior de la costilla situada por debajo	Nervios intercostales	Elevan las costillas
Transverso del tórax	Cara interna de los cartílagos costales 2-6	Cara posterior de la porción inferior del esternón	Nervios intercostales	Desciende las costillas y los cartílagos costales
Subcostal	Cara interna de las costillas inferiores, cerca de sus ángulos	Borde superior de la segunda o tercera costillas situadas inferiormente	Nervios intercostales 2.° a 5.°	Desciende las costillas
Elevadores de las costillas	Apófisis transversas de C 7 y T 1-T 11	Costillas subyacentes entre el tubérculo y el ángulo	Ramos posteriores de nervios torácicos inferiores	Elevan las costillas

Nota clínica:
A veces es necesario introducir una aguja o un catéter a través de la pared torácica en la cavidad pleural subyacente, por lo general para drenar líquidos (sangre o líquido extracelular y pus) o aire que se acumula en este espacio y que potencialmente podrían colapsar el pulmón. Es necesario colocar con cuidado la aguja o el catéter para evitar puncionar el nervio y los vasos intercostales, que pasan por debajo de cada costilla en el surco costal.

El **asma** y el **enfisema** son problemas respiratorios bastante comunes que dificultan la respiración. Los pacientes tienden a usar músculos respiratorios accesorios para ayudar a expandir sus cavidades torácicas. Pueden usar los músculos del cuello; por ejemplo, los músculos esternocleidomastoideo y escalenos para ayudar en la inspiración.

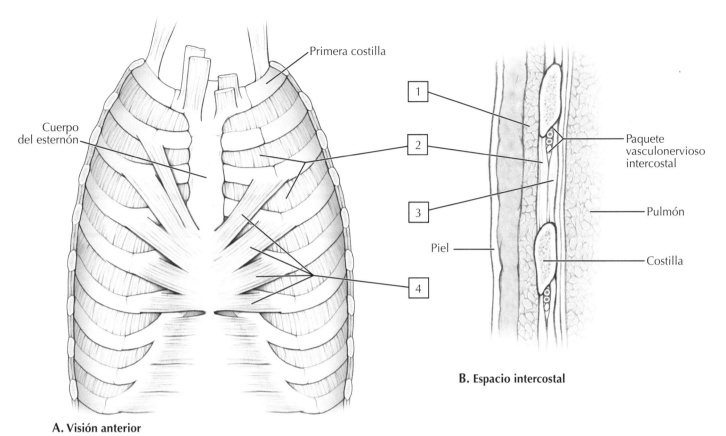

Primera costilla

1

2

3

Paquete
vasculonervioso
intercostal

Piel

Pulmón

4

Costilla

Cuerpo
del esternón

B. Espacio intercostal

A. Visión anterior

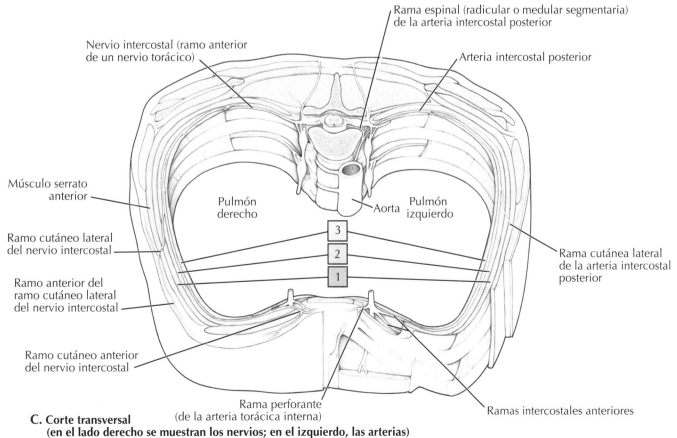

Rama espinal (radicular o medular segmentaria)
de la arteria intercostal posterior

Nervio intercostal (ramo anterior
de un nervio torácico)

Arteria intercostal posterior

Músculo serrato
anterior

Pulmón
derecho

Aorta

Pulmón
izquierdo

3

2

1

Rama cutánea lateral
de la arteria intercostal
posterior

Ramo cutáneo lateral
del nervio intercostal

Ramo anterior del
ramo cutáneo lateral
del nervio intercostal

Ramo cutáneo anterior
del nervio intercostal

Rama perforante
(de la arteria torácica interna)

Ramas intercostales anteriores

C. Corte transversal
(en el lado derecho se muestran los nervios; en el izquierdo, las arterias)

3 Músculos de la pared anterior del abdomen

Tres músculos (oblicuo externo del abdomen, oblicuo interno del abdomen y transverso del abdomen) se envuelven alrededor de la pared abdominal y son la continuación directa de las tres capas musculares que se encuentran en la pared torácica, donde se sitúan entre las costillas y constituyen los músculos intercostales.

Las funciones de estos músculos anteriores del abdomen son:
- Compresión de la pared abdominal y aumento de la presión intraabdominal, especialmente al levantar objetos y durante la micción, la defecación y el parto
- Ayudar al diafragma durante la espiración forzada (esto ocurre cuando se propina un golpe de forma inesperada en la pared anterior del abdomen y muestra cuán contundente puede ser esta acción)

- Ayudar a la flexión y la rotación del tronco
- Tensar la pared abdominal

COLOREA estos tres músculos, utilizando un color diferente para cada uno. Trabaja desde la capa superficial a la capa más profunda y anota la dirección de las fibras musculares cuando los colorees:

☐ 1. **Oblicuo externo del abdomen**
☐ 2. **Oblicuo interno del abdomen**
☐ 3. **Transverso del abdomen**

MÚSCULO	ORIGEN	INSERCIÓN	INERVACIÓN	ACCIONES PRINCIPALES
Oblicuo externo del abdomen	Caras externas de las costillas 5.ª a 12.ª	Línea alba, tubérculo del pubis y mitad anterior de la cresta iliaca	Seis nervios torácicos inferiores y nervio subcostal	Comprime y sujeta las vísceras abdominales; flexiona y rota el tronco
Oblicuo interno del abdomen	Fascia toracolumbar, 2/3 anteriores de la cresta iliaca y 2/3 laterales del ligamento inguinal	Bordes inferiores de las costillas 10.ª a 12.ª, línea alba y pubis vía tendón conjunto	Ramos anteriores de los seis nervios torácicos inferiores y 1.° lumbar	Comprime y sujeta las vísceras abdominales; flexiona y rota el tronco
Transverso del abdomen	Caras internas de los cartílagos costales 7-12, fascia toracolumbar, cresta iliaca y tercio lateral del ligamento inguinal	Línea alba con la aponeurosis del oblicuo interno, cresta del pubis y pecten del pubis vía tendón conjunto	Ramos anteriores de los seis nervios torácicos inferiores y 1.° lumbar	Comprime y sujeta las vísceras abdominales
Recto del abdomen	Sínfisis y cresta del pubis	Apófisis xifoides y cartílagos costales 5-7	Ramos anteriores de los seis nervios torácicos inferiores	Flexiona el tronco y comprime las vísceras abdominales

Dos músculos de la línea media (recto del abdomen y piramidal) se sitúan dentro de la vaina del músculo recto del abdomen, una vaina tendinosa compuesta por las capas aponeuróticas de los tres músculos abdominales coloreados (1 a 3). Las capas (láminas) que componen la vaina son deficientes por debajo de la línea arqueada (en el cuarto inferior) de la vaina del músculo recto del abdomen, donde solo la fascia transversalis se encuentra en contacto con el músculo recto del abdomen (v. imagen *B*, por debajo de la línea arqueada).

COLOREA los músculos de la línea media de la pared anterior del abdomen, utilizando un color diferente a los usados previamente:

☐ 4. **Recto del abdomen (observa las tres intersecciones tendinosas, las famosas «tabletas de chocolate»)**
☐ 5. **Piramidal**

COLOREA las aponeurosis que se extienden desde los músculos para formar las láminas de la vaina del músculo recto del abdomen. Utiliza un color diferente a los colores de los músculos, pero observa la relación con los músculos.

☐ 1A. **Aponeurosis del músculo oblicuo externo del abdomen**
☐ 2A. **Aponeurosis del músculo oblicuo interno del abdomen**

☐ 3A. **Aponeurosis del músculo transverso del abdomen**

LÁMINA	COMENTARIO
Lámina anterior por encima de la línea arqueada	Formada por fusión de las aponeurosis de los músculos oblicuos externo e interno del abdomen
Lámina posterior por encima de la línea arqueada	Formada por fusión de las aponeurosis de los músculos oblicuo interno y transverso del abdomen
Por debajo de la línea arqueada	Las aponeurosis de los tres músculos se fusionan para formar la lámina anterior, con el recto del abdomen solo en contacto, posteriormente, con la fascia transversalis

Nota clínica:
En la pared anterior del abdomen se pueden producir **hernias**, evaginaciones anormales de las estructuras subyacentes debido a la debilidad de la pared. Los tipos más frecuentes son:
- Hernias umbilicales: por lo general, se observan hasta la edad de 3 años o después de los 40 años de edad
- Hernias de la línea alba: a menudo se producen en la región epigástrica a lo largo de la línea alba, en la línea media
- Hernias incisionales: ocurren en los lugares con cicatrices quirúrgicas abdominales previas
- Hernias inguinales: relacionadas con el conducto inguinal, en la región inguinal (donde el abdomen y el muslo se encuentran)

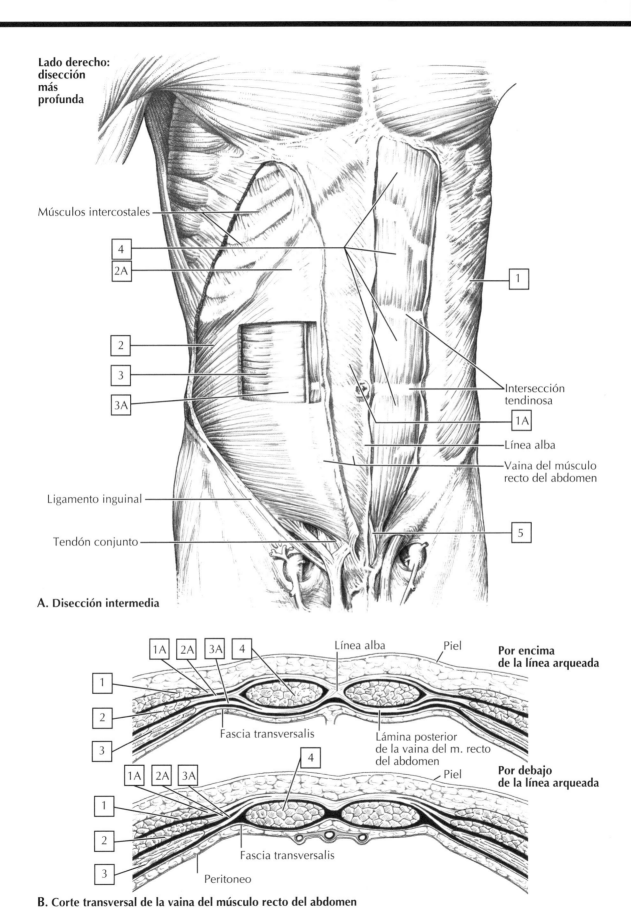

Lado derecho: disección más profunda

Músculos intercostales

4

2A

2

3

3A

1

Intersección tendinosa

1A

Línea alba

Vaina del músculo recto del abdomen

Ligamento inguinal

Tendón conjunto

5

A. Disección intermedia

1A 2A 3A 4

Línea alba

Piel

Por encima de la línea arqueada

1

2

3

Fascia transversalis

Lámina posterior de la vaina del m. recto del abdomen

Piel

Por debajo de la línea arqueada

1A 2A 3A

4

1

2

3

Fascia transversalis

Peritoneo

B. Corte transversal de la vaina del músculo recto del abdomen

Los músculos de la región inguinal en el hombre y la mujer son similares. Sin embargo, la presencia del cordón espermático en el conducto inguinal y el descenso testicular durante el desarrollo fetal hacen que esta región sea única clínicamente en el hombre y predisponen a la aparición de hernias inguinales.

Durante el desarrollo, el testículo desciende desde su lugar de origen embrionario en la región posterior del abdomen a través del conducto inguinal (un conducto oblicuo, de lateral a medial, a través de la pared anteroinferior del abdomen) hacia el interior del escroto. Cada testículo está unido a su **cordón espermático,** que entre otras estructuras contiene el conducto deferente, que proporcionará una vía de paso a los espermatozoides para volver a entrar en la cavidad corporal y unirse con el conducto de la correspondiente vesícula seminal y formar el conducto eyaculador que discurre a través de la próstata y desemboca en la porción prostática de la uretra (uretra prostática) durante la excitación sexual (v. lámina 10-6).

A medida que el cordón espermático discurre por el conducto inguinal, recoge las capas fasciales espermáticas derivadas de las estructuras de la pared abdominal cuando el testículo desciende. Estos derivados incluyen:
- **Fascia espermática externa:** derivada de la aponeurosis del músculo oblicuo externo del abdomen
- **Fascia cremastérica (media):** derivada del músculo oblicuo interno del abdomen, esta fascia incluye, en realidad, pequeñas fibras musculares esqueléticas del músculo cremáster
- **Fascia espermática interna:** derivada de la fascia transversalis

El cordón espermático contiene las siguientes estructuras:
- Conducto deferente
- Arterias testicular y cremastérica, y la arteria del conducto deferente
- Plexo venoso pampiniforme
- Fibras nerviosas autónomas simpáticas
- Ramo genital del nervio genitofemoral (inerva el músculo cremáster)
- Vasos linfáticos

El **conducto inguinal** es una pequeña vía de paso a través de la musculatura abdominal que está delimitada en ambos extremos por los anillos inguinales; el anillo inguinal profundo se abre en el abdomen y el anillo inguinal superficial se abre externamente justo lateral al tubérculo del pubis.

COLOREA los siguientes elementos de la región inguinal y el cordón espermático, utilizando un color diferente para cada elemento:
- [ ] 1. **Conducto deferente**
- [ ] 2. **Músculo oblicuo externo del abdomen y aponeurosis**
- [ ] 3. **Músculo oblicuo interno del abdomen**
- [ ] 4. **Músculo transverso del abdomen**
- [ ] 5. **Fascia transversalis**
- [ ] 6. **Fascia espermática externa (que cubre el cordón espermático)**
- [ ] 7. **Fascia cremastérica (músculo cremáster)**
- [ ] 8. **Fascia espermática interna**

Nota clínica:
Las **hernias inguinales** son de dos tipos:
- **Indirecta:** el 75% de las hernias inguinales; se producen laterales a los vasos epigástricos inferiores y pasan a través del anillo inguinal profundo y el conducto inguinal en una protrusión del peritoneo dentro del cordón espermático (cubierto por las tres capas del cordón espermático)
- **Directa:** el 25% de las hernias; se producen mediales a los vasos epigástricos inferiores y pasan a través de la pared posterior del conducto inguinal; están separadas del cordón espermático

Las hernias inguinales son mucho más frecuentes en el hombre que en la mujer, probablemente en relación con el descenso testicular en este.

Los testículos comienzan su descenso desde la pared posterior del abdomen y llegan a la parte superior de la región lumbar alrededor de las semanas 9-12 del desarrollo fetal. Este «reposicionamiento» de los testículos se debe, en gran parte, al crecimiento expansivo de la columna vertebral y la pelvis. El descenso al interior del escroto generalmente ocurre poco antes del nacimiento o normalmente poco después de este.

Del mismo modo, los ovarios fetales descienden desde la pared posterior del abdomen y, alrededor de la semana 12 del desarrollo, se recolocan en la pelvis, donde permanecen.

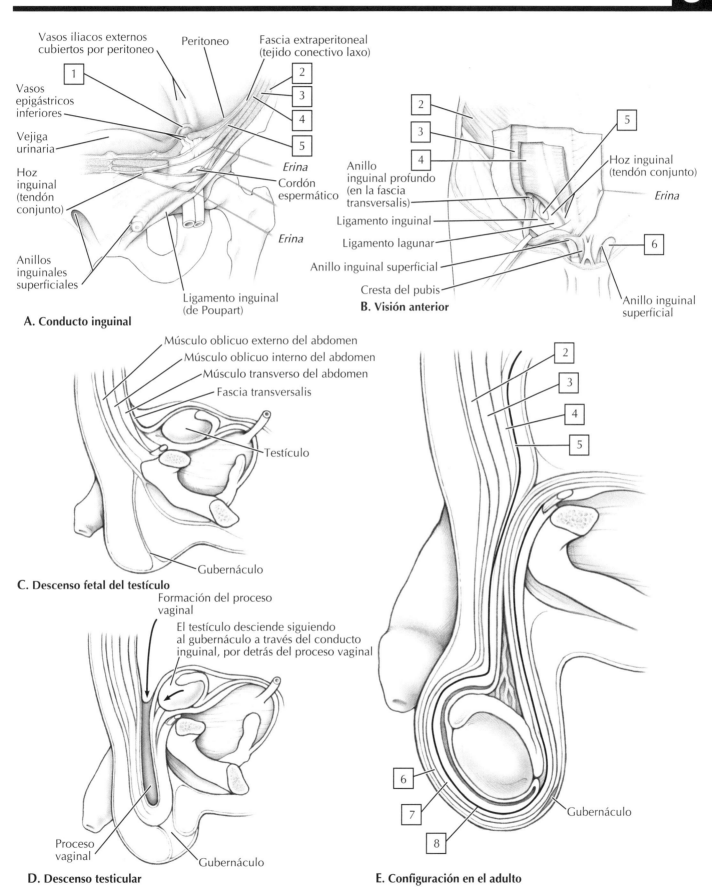

Vasos iliacos externos cubiertos por peritoneo

Peritoneo

Fascia extraperitoneal (tejido conectivo laxo)

Vasos epigástricos inferiores

Vejiga urinaria

Hoz inguinal (tendón conjunto)

Anillos inguinales superficiales

Ligamento inguinal (de Poupart)

Erina

Cordón espermático

Erina

A. Conducto inguinal

Anillo inguinal profundo (en la fascia transversalis)

Ligamento inguinal

Ligamento lagunar

Anillo inguinal superficial

Cresta del pubis

Hoz inguinal (tendón conjunto)

Erina

Anillo inguinal superficial

B. Visión anterior

Músculo oblicuo externo del abdomen

Músculo oblicuo interno del abdomen

Músculo transverso del abdomen

Fascia transversalis

Testículo

Gubernáculo

C. Descenso fetal del testículo

Formación del proceso vaginal

El testículo desciende siguiendo al gubernáculo a través del conducto inguinal, por detrás del proceso vaginal

Proceso vaginal

Gubernáculo

D. Descenso testicular

Gubernáculo

E. Configuración en el adulto

Los músculos de la pared posterior del abdomen se encuentran por detrás de la cavidad peritoneal, y su superficie anterior está separada de esta cavidad por:

- Fascia transversalis
- Una capa de grasa extraperitoneal de espesor variable
- Peritoneo parietal que tapiza la cavidad peritoneal

Estos músculos llenan el espacio entre el borde inferior de la caja torácica y revisten la cavidad abdominopélvica hasta el nivel de la pelvis verdadera. A menudo, el **diafragma** se incluye con estos músculos, y su extensión superior se eleva casi hasta el nivel del cuerpo de la 8.ª vértebra torácica. La contracción del diafragma tira del centro tendinoso inferiormente, y esta acción aumenta el volumen de la cavidad torácica, lo que causa una caída en la presión ligeramente por debajo de la presión ambiente fuera del cuerpo. Como resultado, el aire pasa de forma pasiva hacia el interior de la tráquea y los pulmones. La relajación del diafragma y el retroceso elástico de los pulmones expulsa el aire durante la espiración normal. Estos músculos se resumen en la siguiente tabla.

COLOREA los siguientes músculos de la pared posterior del abdomen, utilizando un color diferente para cada músculo:

☐ 1. **Diafragma (dejar el tendón central sin colorear)**
☐ 2. **Cuadrado lumbar**
☐ 3. **Psoas mayor**
☐ 4. **Iliaco: este músculo y el psoas mayor se fusionan para funcionar como un solo músculo, el iliopsoas**

El músculo psoas menor no siempre está presente, pero actúa como un débil flexor de la columna vertebral lumbar.

El diafragma tiene una porción tendinosa central (centro tendinoso) y está unido a las vértebras lumbares por un pilar derecho y un pilar izquierdo, que están unidos centralmente por el ligamento arqueado medio que pasa sobre la aorta abdominal emergente. La **vena cava inferior** atraviesa el diafragma a nivel de la vértebra T 8 para entrar en el atrio (aurícula) derecho del corazón. El **esófago** atraviesa el diafragma en el nivel vertebral T 10, junto con los troncos vagales anterior y posterior, y la aorta atraviesa el diafragma en el nivel vertebral T 12.

MÚSCULO	ORIGEN	INSERCIÓN	INERVACIÓN	ACCIONES
Psoas mayor	Apófisis transversas de las vértebras lumbares; lados de los cuerpos de las vértebras T 12-L 5 y sus correspondientes discos intervertebrales	Trocánter menor del fémur	Plexo lumbar vía ramos anteriores de los nervios L1-L4	Actuando superiormente con el iliaco, flexionan la cadera; actuando inferiormente, flexiona la columna vertebral lateralmente; se utiliza para equilibrar el tronco en posición sentada; actuando inferiormente con el iliaco, flexionan el tronco
Iliaco	2/3 superiores de la fosa iliaca, ala del sacro y ligamentos sacroiliacos anteriores	Trocánter menor del fémur y cuerpo del fémur inferior a este y al tendón del psoas mayor	Nervio femoral (L2-L4)	Flexiona el muslo a nivel de la cadera y estabiliza la articulación de la cadera; actúa con el psoas mayor
Cuadrado lumbar	Mitad medial del borde inferior de la 12.ª costilla y vértices de las apófisis transversas lumbares	Ligamento iliolumbar y labio interno de la cresta iliaca	Ramos anteriores de los nervios T12 y L1-L4	Extiende y flexiona lateralmente la columna vertebral; fija la 12.ª costilla durante la inspiración
Diafragma	Apófisis xifoides, seis cartílagos costales inferiores, vértebras L 1-L 3	Converge en el centro tendinoso	Nervio frénico (C3-C5)	Tira del centro tendinoso hacia abajo y hacia delante durante la inspiración

Nota clínica:
Una infección de un disco intervertebral a nivel del músculo psoas mayor puede provocar un **absceso del psoas,** que aparece primero en el origen superior del músculo. Esta infección puede extenderse por debajo de la vaina fascial del psoas que cubre este músculo y extenderse incluso inferior al ligamento inguinal.

El **músculo iliopsoas,** debido a su posición en la pared posterior del abdomen, tiene relación con una variedad de órganos abdominales (uréter, riñón, páncreas, colon, apéndice vermiforme, linfáticos y nervios), por lo que cuando se presenta inflamación en esta región, el médico puede realizar la prueba del iliopsoas. A un paciente en decúbito sobre su lado no afectado se le pide que extienda el muslo, contra resistencia, sobre el lado afectado (doloroso). El dolor resultante se conoce como «signo de psoas positivo». Por ejemplo, si el dolor proviene de un apéndice vermiforme inflamado, en el paciente acostado sobre su lado izquierdo la extensión de su miembro inferior derecho contra resistencia producirá dolor y esto es un **signo de psoas positivo.**

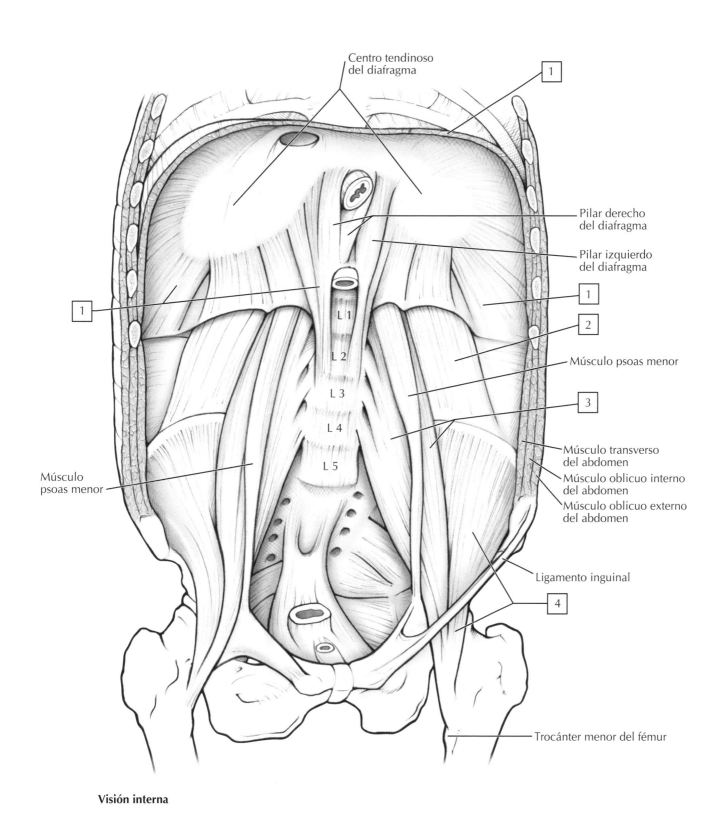

Centro tendinoso del diafragma

1

Pilar derecho del diafragma

Pilar izquierdo del diafragma

1

2

Músculo psoas menor

3

Músculo transverso del abdomen

Músculo oblicuo interno del abdomen

Músculo oblicuo externo del abdomen

Ligamento inguinal

4

Trocánter menor del fémur

1

L 1

L 2

L 3

L 4

L 5

Músculo psoas menor

Visión interna

Los músculos de la pelvis revisten las paredes laterales de la pelvis (obturador interno y piriforme) y se insertan en el fémur o cubren el suelo de la pelvis (elevador del ano e isquiococcígeo [coccígeo]) formando un **«diafragma pélvico».** Nosotros hemos dirigido los dos músculos que forman nuestro diafragma pélvico a un uso diferente al que estaban destinados originalmente en la mayoría de los vertebrados terrestres. La mayoría de los mamíferos terrestres, por ejemplo, son cuadrúpedos, mientras que nosotros somos bípedos y adoptamos una postura erguida. El bipedismo pone mayor presión sobre nuestro suelo pélvico inferior, ya que soporta nuestras vísceras abdominopélvicas. Por tanto, los músculos que se usan en los animales para meter la cola entre los miembros posteriores (isquiococcígeo) o para mover la cola (elevador del ano) se han convertido, en los seres humanos, en músculos con una función de soporte porque los humanos ¡ya no tienen cola! El músculo elevador del ano es realmente una fusión de tres músculos independientes: los músculos pubococcígeo, puborrectal e iliococcígeo. Los músculos de la pelvis se resumen en la siguiente tabla.

COLOREA los siguientes músculos de la pelvis, utilizando un color diferente para cada músculo:

☐ 1. **Elevador del ano: en realidad, compuesto por tres músculos fusionados, era el músculo de nuestros primeros ancestros «para mover la cola»**

☐ 2. **Obturador interno**

☐ 3. **Isquiococcígeo (coccígeo): a menudo parcialmente fibroso, era el músculo de nuestros primeros ancestros «para esconder la cola»**

☐ 4. **Piriforme: un músculo en forma de pera; más ancho en un extremo que en el otro, como una pera**

MÚSCULO	ORIGEN	INSERCIÓN	INERVACIÓN	ACCIONES PRINCIPALES
Obturador interno	Cara pélvica de la membrana obturatriz y huesos pélvicos	Cara medial del trocánter mayor del fémur	Nervio del obturador interno (L5-S1)	Rota el muslo extendido lateralmente; abduce el muslo flexionado a nivel de la cadera
Piriforme	Cara anterior de los segmentos sacros 2.° a 4.° y ligamento sacrotuberoso	Borde superior del trocánter mayor del fémur	Ramos anteriores de L5, S1-S2	Rota el muslo extendido lateralmente; abduce el muslo flexionado; estabiliza la articulación de la cadera
Elevador del ano	Cuerpo del pubis, arco tendinoso de la fascia obturatriz y espina ciática	Cuerpo perineal, cóccix, cuerpo (ligamento) anococcígeo, paredes de la próstata o la vagina, recto y conducto anal	Ramos anteriores de S3-S4, nervio perineal del nervio pudendo	Sostiene las vísceras pélvicas; eleva el suelo de la pelvis
Isquiococcígeo (coccígeo)	Espina ciática y ligamento sacroespinoso	Porción inferior del sacro y cóccix	Ramos anteriores de S4-S5	Sostiene las vísceras pélvicas; tira hacia delante del cóccix

Nota clínica:
Durante la **defecación,** las fibras musculares del elevador del ano, especialmente las fibras alrededor del recto, se relajan para permitir a la región anorrectal (recto y conducto anal) enderezarse y facilitar la evacuación. El ángulo normal entre el recto por encima y el conducto anal por debajo es de unos 90° (esto ayuda a cerrar la unión anorrectal), pero durante la defecación este ángulo aumenta aproximadamente unos 40-50° (oscilaciones del conducto anal hacia delante). Esta relajación, junto con la relajación de los esfínteres anales (no mostrados), abre el conducto anal.

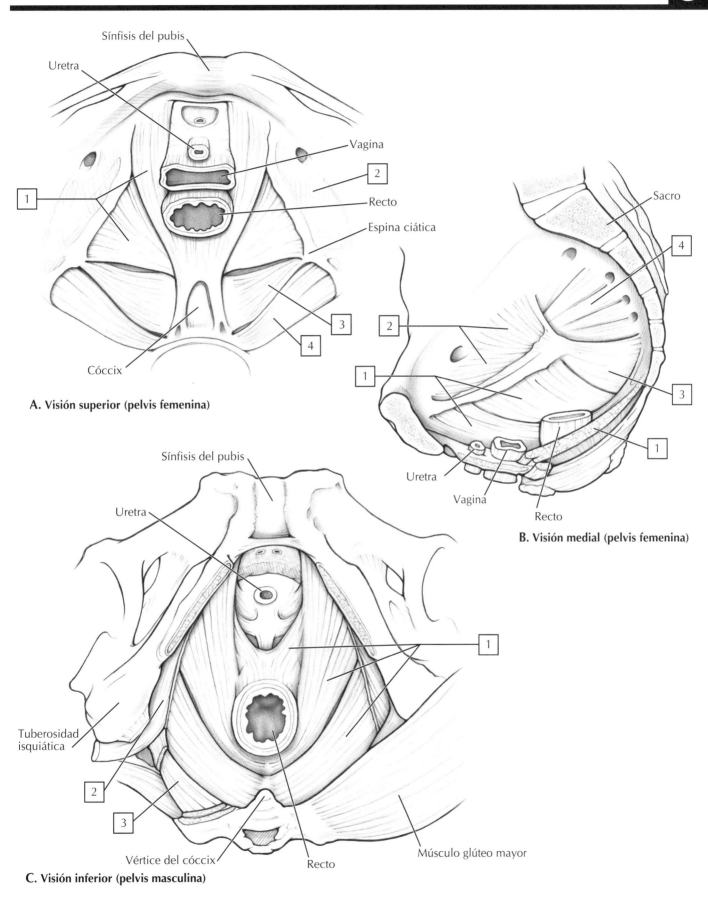

Síntisis del pubis

Uretra

Vagina

2

1

Recto

Espina ciática

3

4

Cóccix

A. Visión superior (pelvis femenina)

Sacro

4

2

3

1

1

Uretra

Vagina

Recto

B. Visión medial (pelvis femenina)

Síntisis del pubis

Uretra

1

Tuberosidad
isquiática

2

3

Vértice del cóccix

Recto

Músculo glúteo mayor

C. Visión inferior (pelvis masculina)

Músculos del periné

El periné es una región con forma de rombo entre los muslos. Puede dividirse en un **triángulo urogenital** anterior y un **triángulo anal** posterior mediante una línea horizontal imaginaria que conecta las dos tuberosidades isquiáticas. Los límites del periné incluyen:

- Sínfisis del pubis, anteriormente
- Tuberosidades isquiáticas, lateralmente
- Cóccix, posteriormente

Los músculos del espacio perineal superficial son músculos esqueléticos e incluyen:

- **Isquiocavernoso:** músculo par que rodea los cuerpos cavernosos (tejido eréctil) en el hombre o el pilar del clítoris (también tejido eréctil) en la mujer
- **Bulboesponjoso:** un músculo de la línea media que rodea el bulbo del pene en el hombre o se divide para rodear los bulbos del vestíbulo en la mujer; estos también son estructuras de tejido eréctil
- **Transverso superficial del periné:** músculo par que estabiliza el cuerpo perineal (centro tendinoso del periné) (este músculo, a menudo, es muy pequeño y difícil de identificar)
- **Esfínter externo del ano:** cierra el conducto anal y descansa sobre el músculo elevador del ano subyacente

El **cuerpo perineal (centro tendinoso del periné)** es una estructura de anclaje importante para el periné. Los músculos bulboesponjoso, transverso superficial del periné y elevador del ano, así como el esfínter externo del ano tienen todos inserciones en el cuerpo perineal. El triángulo urogenital contiene los genitales externos en ambos sexos, mientras que el **triángulo anal** (el espacio se denomina fosa isquioanal) está lleno, en gran parte, de grasa y tejido fibroso.

Profundo a los músculos del triángulo urogenital se encuentra el esfínter externo de la uretra en el hombre (cierra la uretra membranosa, excepto al orinar o durante el orgasmo y la eyaculación del semen). En la mujer, el esfínter externo de la uretra se mezcla con los músculos compresor de la uretra y esfínter uretrovaginal en el espacio perineal profundo. Todos estos músculos, en ambos sexos, están bajo control voluntario e inervados por el nervio pudendo (significa «vergonzoso») (S2-S4) del plexo sacro (ramos anteriores).

COLOREA los músculos del periné, utilizando un color diferente para cada músculo:

- [ ] 1. **Bulboesponjoso**
- [ ] 2. **Isquiocavernoso**
- [ ] 3. **Esfínter externo de la uretra (en el hombre)**
- [ ] 4. **Esfínter externo de la uretra (en la mujer)**
- [ ] 5. **Compresor de la uretra (en la mujer)**
- [ ] 6. **Esfínter externo del ano**

Nota clínica:

Durante el parto, para prevenir una distensión o un desgarro extenso del periné, puede ser necesario agrandar la abertura vaginal. Una incisión, denominada **episiotomía,** puede realizarse en la línea media posterior (episiotomía media) o posterolateralmente al orificio vaginal para facilitar el parto. Es importante suturar la episiotomía cuidadosamente de modo que se conserve la integridad del cuerpo perineal, porque es una estructura de soporte importante para los músculos del periné. Las episiotomías actualmente se realizan con menor frecuencia que en el pasado.

La **incontinencia de esfuerzo en la mujer** es la pérdida involuntaria de orina después de un aumento de la presión intraabdominal y, a menudo, se asocia con un debilitamiento de las estructuras de soporte del suelo pélvico, que incluyen lo siguiente:

- Ligamentos pubovesicales medial y lateral (ligamentos que sostienen la vejiga urinaria)
- Músculo elevador del ano (proporciona soporte en la unión uretrovesical)
- Integridad funcional del músculo del esfínter externo de la uretra

El área que rodea la abertura del recto (las fosas isquioanales) puede ser propensa a una infección, lo que lleva a un absceso o una acumulación de pus (un **absceso isquioanal**), que puede ser doloroso y, a veces, puede romperse hacia el interior del conducto anal adyacente.

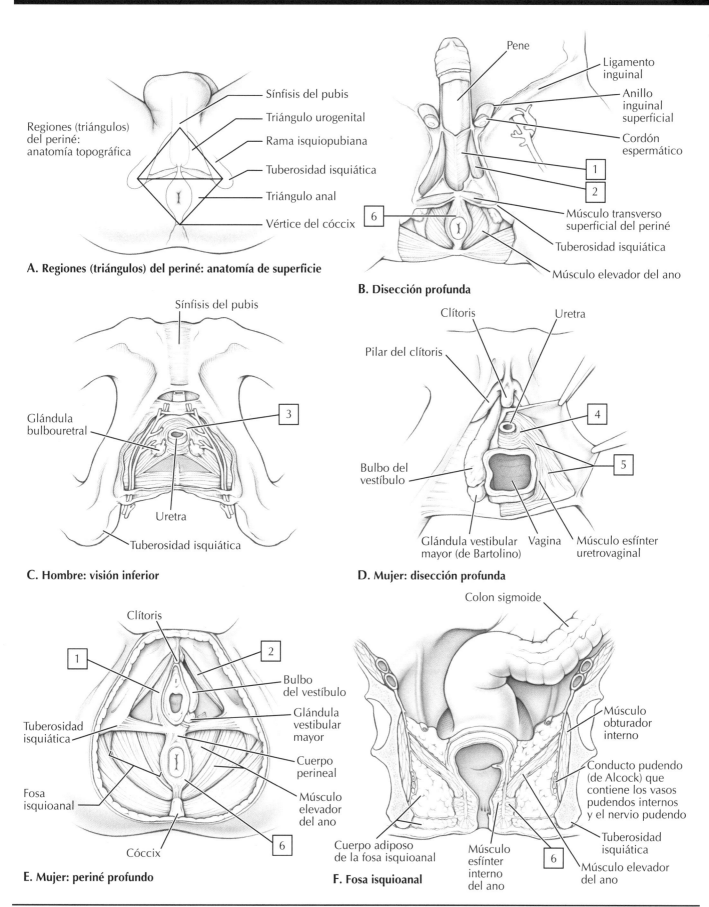

A. Regiones (triángulos) del periné: anatomía de superficie

Regiones (triángulos) del periné: anatomía topográfica

Síntisis del pubis
Triángulo urogenital
Rama isquiopubiana
Tuberosidad isquiática
Triángulo anal
Vértice del cóccix

B. Disección profunda

Pene
Ligamento inguinal
Anillo inguinal superficial
Cordón espermático

1
2
6

Músculo transverso superficial del periné
Tuberosidad isquiática
Músculo elevador del ano

C. Hombre: visión inferior

Síntisis del pubis
Glándula bulbouretral
Uretra
Tuberosidad isquiática

3

D. Mujer: disección profunda

Clítoris
Uretra
Pilar del clítoris
Bulbo del vestíbulo
Glándula vestibular mayor (de Bartolino)
Vagina
Músculo esfínter uretrovaginal

4
5

E. Mujer: periné profundo

Clítoris
Tuberosidad isquiática
Fosa isquioanal
Cóccix
Bulbo del vestíbulo
Glándula vestibular mayor
Cuerpo perineal
Músculo elevador del ano

1
2
6

F. Fosa isquioanal

Colon sigmoide
Músculo obturador interno
Conducto pudendo (de Alcock) que contiene los vasos pudendos internos y el nervio pudendo
Tuberosidad isquiática
Músculo elevador del ano
Cuerpo adiposo de la fosa isquioanal
Músculo esfínter interno del ano

6

Músculos posteriores del hombro

Los músculos posteriores del hombro tienen inserciones en la escápula (el dorsal ancho puede o no tener una pequeña inserción en el ángulo inferior) y colaboran en los movimientos de la escápula y la articulación del hombro. Observa que cuando el brazo es abducido por encima de los 20° (el ángulo entre la axila y tu cuerpo cuando el brazo es abducido), la escápula empieza a rotar con el ángulo inferior balanceándose lateralmente (esto inclina la fosa glenoidea hacia arriba). Estos músculos elevan, en general, la escápula, facilitan su rotación o la devuelven a su posición de reposo (el brazo es aducido contra el cuerpo). Estos músculos se resumen en la siguiente tabla.

Entre estos músculos, cuatro desempeñan un papel especial en la estabilización de la articulación esferoidea poco profunda del hombro (de poca profundidad para proporcionar una amplia movilidad) y se denominan **músculos del manguito de los rotadores.** Incluyen:
- Supraespinoso
- Infraespinoso
- Redondo menor
- Subescapular: se sitúa en la cara anterior de la escápula en la fosa subescapular

MÚSCULO	ORIGEN	INSERCIÓN	INERVACIÓN	ACCIONES PRINCIPALES
Trapecio	Tercio medial de la línea nucal superior; protuberancia occipital externa, ligamento nucal y apófisis espinosas de C 7-T 12	Tercio lateral de la clavícula, acromion y espina de la escápula	Nervio accesorio (NC XI)	Eleva, retrae y rota la escápula; las fibras superiores elevan, las fibras medias retraen y las fibras inferiores descienden la escápula
Dorsal ancho	Apófisis espinosas de T 7-T 12, fascia toracolumbar, cresta iliaca y tres costillas inferiores	Surco intertubercular del húmero	Nervio toracodorsal (C6-C8)	Extiende, aduce y rota medialmente el húmero a nivel del hombro
Elevador de la escápula	Apófisis transversas de las vértebras C 1-C 4	Porción superior del borde medial de la escápula	Nervios dorsal de la escápula (C4-C5) y cervicales (C3 y C4)	Eleva la escápula e inclina su cavidad glenoidea inferiormente rotando la escápula
Romboides menor y mayor	*Menor:* ligamento nucal y apófisis espinosas de C 7 y T 1 *Mayor:* apófisis espinosas de T 2-T 5	Borde medial de la escápula desde el nivel de la espina hasta el ángulo inferior	Nervio dorsal de la escápula (C4-C5)	Retrae la escápula y la rota descendiendo la cavidad glenoidea; fija la escápula a la pared torácica
Supraespinoso (músculo del manguito de los rotadores)	Fosa supraespinosa de la escápula y su fascia	Carilla superior en el tubérculo mayor del húmero	Nervio supraescapular (C5-C6)	Inicia la abducción del brazo y actúa con los músculos del manguito de los rotadores
Infraespinoso (músculo del manguito de los rotadores)	Fosa infraespinosa de la escápula y su fascia	Tubérculo mayor del húmero	Nervio supraescapular (C5-C6)	Rota lateralmente el brazo a nivel del hombro; ayuda a mantener la cabeza del húmero en la cavidad glenoidea
Redondo menor (músculo del manguito de los rotadores)	Borde lateral de la escápula	Tubérculo mayor del húmero	Nervio axilar (C5-C6)	Rota lateralmente el brazo a nivel del hombro; ayuda a mantener la cabeza del húmero en la cavidad glenoidea
Redondo mayor	Cara posterior del ángulo inferior de la escápula	Labio medial del surco intertubercular del húmero	Nervio subescapular inferior (C5-C6)	Aduce y rota medialmente el brazo a nivel del hombro
Subescapular (músculo del manguito de los rotadores)	Fosa subescapular de la escápula	Tubérculo menor del húmero	Nervios subescapulares superior e inferior (C5-C6)	Rota medialmente el brazo a nivel del hombro y lo aduce; ayuda a mantener la cabeza del húmero en la cavidad glenoidea

COLOREA los siguientes músculos, utilizando un color diferente para cada músculo:
- [ ] 1. **Trapecio**
- [ ] 2. **Elevador de la escápula**
- [ ] 3. **Supraespinoso**
- [ ] 4. **Infraespinoso**
- [ ] 5. **Redondo menor (puede mezclarse con el músculo infraespinoso)**
- [ ] 6. **Redondo mayor**
- [ ] 7. **Subescapular (en la cara anterior de la escápula)**

Nota clínica:
El **manguito de los rotadores,** musculotendinoso, refuerza la articulación del hombro en sus caras superior, posterior y anterior, de ahí que aproximadamente el 95% de las luxaciones del hombro se produzcan en dirección anteroinferior. La abducción, la extensión, la rotación lateral (externa) y la flexión repetidas del brazo a nivel del hombro, el movimiento utilizado al lanzar una pelota, provocan estrés en los elementos del manguito de los rotadores, especialmente el tendón del músculo supraespinoso, ya que roza sobre el acromion y el ligamento coracoacromial. Los desgarros o roturas de este tendón son lesiones deportivas relativamente frecuentes.

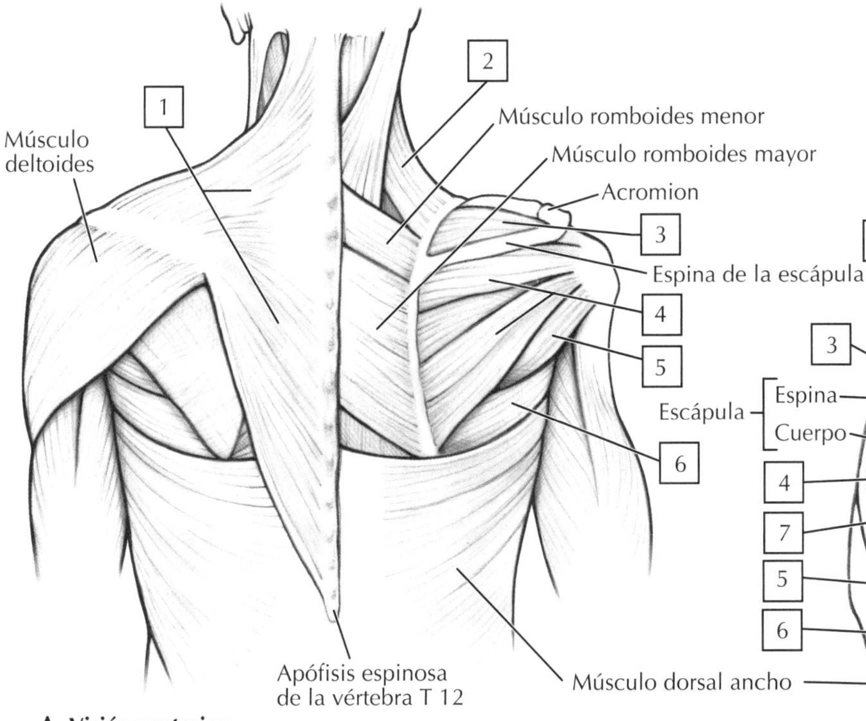

A. Visión posterior

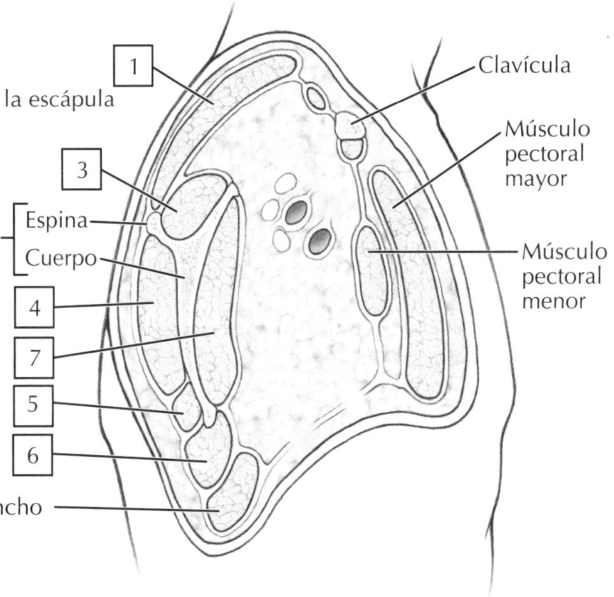

Músculo deltoides

1

2

Músculo romboides menor

Músculo romboides mayor

Acromion

3

Espina de la escápula

4

5

Escápula

6

Apófisis espinosa de la vértebra T 12

Músculo dorsal ancho

B. Corte parasagital oblicuo de la axila

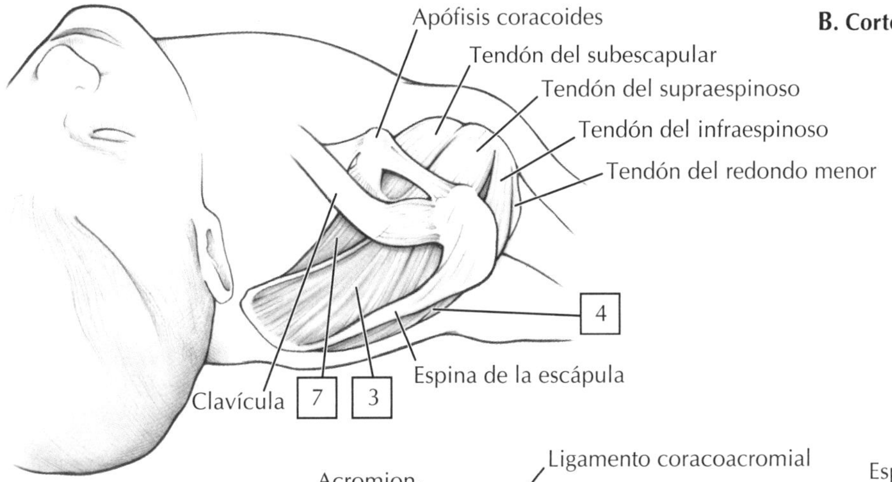

1

Clavícula

Músculo pectoral mayor

3

Espina

Escápula

Cuerpo

Músculo pectoral menor

4

7

5

6

C. Visión superior

Apófisis coracoides

Tendón del subescapular

Tendón del supraespinoso

Tendón del infraespinoso

Tendón del redondo menor

4

Espina de la escápula

Clavícula

7

3

D. Visión anterior

Acromion

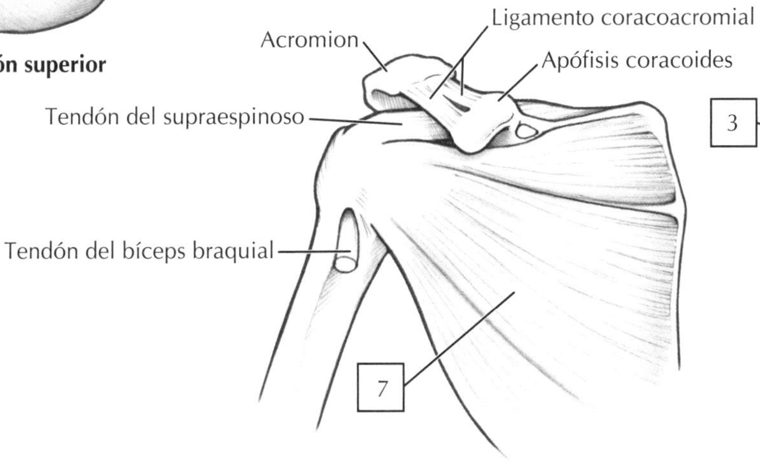

Ligamento coracoacromial

Apófisis coracoides

Tendón del supraespinoso

Tendón del bíceps braquial

7

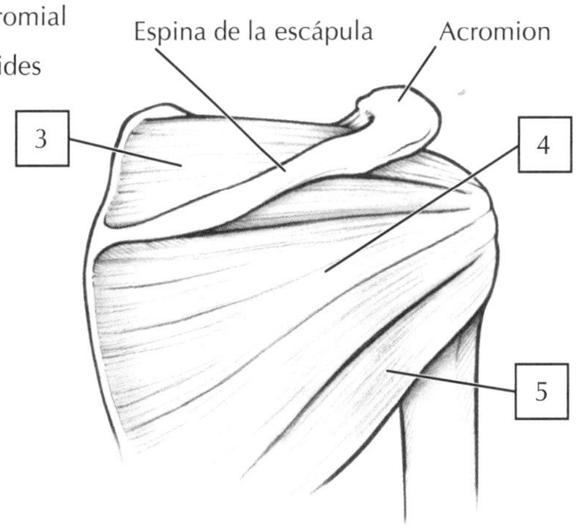

E. Visión posterior

Espina de la escápula

Acromion

3

4

5

Los músculos anteriores del hombro tienen inserciones en la cintura escapular (escápula y clavícula) o el húmero, y colaboran en los movimientos de la cintura escapular y el hombro. Estos músculos «cubren» el hombro (músculo deltoides) o se originan en la pared anterior o lateral del tórax y se resumen en la siguiente tabla.

COLOREA los siguientes músculos, utilizando un color diferente para cada músculo:

- [ ] 1. **Deltoides**
- [ ] 2. **Pectoral mayor**
- [ ] 3. **Serrato anterior**
- [ ] 4. **Subclavio**
- [ ] 5. **Pectoral menor**

Los músculos anteriores y posteriores definen la región de la «axila», un área en forma de pirámide que contiene importantes estructuras vasculonerviosas que pasan a través de la región del hombro. Los seis límites de la axila incluyen:

- **Base:** fascia axilar y piel de la axila
- **Vértice:** limitado por la 1.ª costilla, la clavícula y la parte superior de la escápula; una vía de paso para estructuras que entran o salen del hombro y el brazo
- **Pared anterior:** músculos pectorales mayor y menor
- **Pared posterior:** músculos subescapular, redondo mayor y dorsal ancho
- **Pared medial:** parte superior de la caja torácica, músculos intercostales y serrato anterior
- **Pared lateral:** porción proximal del húmero (surco intertubercular)

MÚSCULO	ORIGEN	INSERCIÓN	INERVACIÓN	ACCIONES PRINCIPALES
Pectoral mayor	Mitad medial de la clavícula; esternón; seis cartílagos costales superiores; aponeurosis del oblicuo externo del abdomen	Surco intertubercular del húmero	Nervios pectorales lateral (C5-C7) y medial (C8-T1)	Flexiona, aduce y rota medialmente el brazo a nivel del hombro
Pectoral menor	Costillas 3.ª a 5.ª	Apófisis coracoides de la escápula	Nervio pectoral medial (C8-T1)	Desciende el ángulo lateral de la escápula y produce su protracción
Serrato anterior	Cara lateral de las ocho costillas superiores	Borde medial de la escápula	Nervio torácico largo (C5-C7)	Protracción de la escápula, la rota y tracciona anteriormente contra la pared torácica
Subclavio	Unión de la 1.ª costilla y su cartílago costal	Cara inferior de la clavícula	Nervio del subclavio (C5-C6)	Desciende la clavícula y la fija
Deltoides	Tercio lateral de la clavícula, acromion y espina de la escápula	Tuberosidad deltoidea del húmero	Nervio axilar (C5-C6)	*Porción anterior:* flexiona y rota medialmente el brazo a nivel del hombro *Porción media:* abduce el brazo a nivel del hombro *Porción posterior:* extiende y rota lateralmente el brazo a nivel del hombro

Nota clínica:
El **síndrome de pinzamiento** es un término que hace referencia a una variedad de lesiones de tejidos blandos en el espacio subacromial, que es ese espacio estrecho entre la cabeza del húmero y la parte inferior del acromion de la escápula. El tendón del músculo supraespinoso y la bolsa subacromial se encuentran en este espacio estrecho, de manera que los movimientos repetitivos por encima de la cabeza del húmero, unos músculos del manguito rotador débiles y las anomalías anatómicas o la degeneración de las estructuras pueden provocar microtraumatismos. El movimiento repetitivo puede provocar bursitis, tendinitis y desgarros del manguito rotador. Los atletas (movimientos repetitivos) y los ancianos (infrautilización de la abducción) pueden ser propensos a este proceso.

Si se lesiona el **nervio axilar,** por ejemplo, por una fractura de la porción superior del húmero, concretamente de su cuello quirúrgico, el músculo deltoides **se atrofia.** Esto será evidente cuando se compare el hombro afectado con el lado no afectado, ya que el músculo deltoides se atrofiará y el hombro aparecerá aplanado o asimétrico en comparación con el contorno del hombro no afectado. También habrá una pérdida de sensibilidad sobre la piel de la cara lateral de la porción proximal del brazo y el paciente no podrá elevar el miembro afectado por encima de unos 15° de abducción contra resistencia.

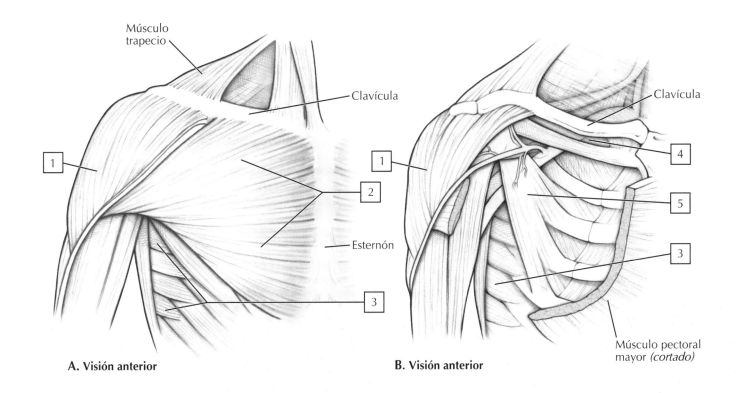

Músculo trapecio

Clavícula

Clavícula

1

2

Esternón

3

1

4

5

3

Músculo pectoral mayor *(cortado)*

A. Visión anterior

B. Visión anterior

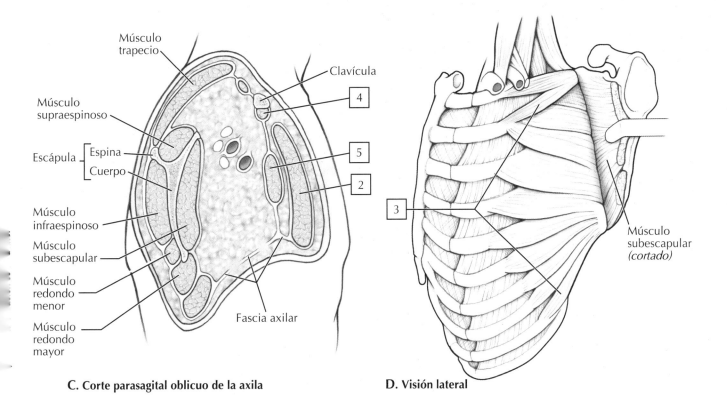

Músculo trapecio

Clavícula

Músculo supraespinoso

Escápula — [Espina
[Cuerpo

Músculo infraespinoso

Músculo subescapular

Músculo redondo menor

Músculo redondo mayor

4

5

2

Fascia axilar

3

Músculo subescapular *(cortado)*

C. Corte parasagital oblicuo de la axila

D. Visión lateral

3 Músculos del brazo

El brazo (región entre el hombro y el codo) está dividido por un tabique intermuscular de tejido conectivo en dos compartimentos:

- **Anterior:** contiene músculos que flexionan principalmente el codo y/o el hombro
- **Posterior:** contiene músculos que extienden principalmente el codo

Además, el bíceps braquial es un potente supinador del antebrazo flexionado; se utiliza cuando la mano gira atornillando un tornillo en una madera con la mano derecha o cuando la mano gira para desatornillar un tornillo, si se usa la mano izquierda. De los músculos del compartimento flexor situados en el brazo, el braquial es el más potente flexor del antebrazo a nivel del codo, no el bíceps braquial, aunque la mayoría de levantadores de pesas se centran en el bíceps braquial, porque es el más visible de los dos músculos. Los músculos de los compartimentos anterior y posterior se resumen en la siguiente tabla.

COLOREA los siguientes músculos, utilizando un color diferente para cada músculo:

- [ ] 1. **Bíceps braquial (tiene una cabeza larga y una corta)**
- [ ] 2. **Coracobraquial**
- [ ] 3. **Braquial**
- [ ] 4. **Tríceps braquial: tiene tres componentes; su cabeza medial se sitúa profunda a las cabezas larga y lateral suprayacentes**
- [ ] 5. **Ancóneo: a veces se agrupa con los músculos extensores del antebrazo**

MÚSCULO	ORIGEN	INSERCIÓN	INERVACIÓN	ACCIONES PRINCIPALES
Bíceps braquial	*Cabeza corta:* punta de la apófisis coracoides de la escápula *Cabeza larga:* tubérculo supraglenoideo de la escápula	Tuberosidad del radio y fascia del antebrazo vía aponeurosis bicipital	Nervio musculocutáneo (C5)	Supina el antebrazo flexionado; flexiona el antebrazo a nivel del codo
Braquial	Mitad distal de la cara anterior del húmero	Apófisis coronoides y tuberosidad del cúbito	Nervio musculocutáneo (C5)	Flexiona el antebrazo a nivel del codo en todas las posiciones
Coracobraquial	Punta de la apófisis coracoides de la escápula	Tercio medio de la cara medial del húmero	Nervio musculocutáneo (C5-C7)	Ayuda a la flexión y aduce el brazo a nivel del hombro
Tríceps braquial	*Cabeza larga:* tubérculo infraglenoideo de la escápula *Cabeza lateral:* cara posterior del húmero *Cabeza medial:* cara posterior del húmero, inferior al surco del nervio radial	Cara posterior del olécranon del cúbito y fascia del antebrazo	Nervio radial (C6-C8)	Extiende el antebrazo a nivel del codo; es el principal extensor del codo; estabiliza la cabeza del húmero abducido (cabeza larga)
Ancóneo	Cara posterior del epicóndilo lateral del húmero	Cara lateral del olécranon y parte superior de la cara posterior del cúbito	Nervio radial (C5-C7)	Ayuda al tríceps braquial en la extensión del codo; abduce el cúbito durante la pronación

Nota clínica:
La **rotura** del bíceps braquial puede ocurrir en la parte proximal del tendón o, en raras ocasiones, en el vientre muscular. El tendón del bíceps braquial tiene la mayor tasa de rotura espontánea de cualquier tendón en el cuerpo. Su rotura se observa con mayor frecuencia en personas mayores de 40 años, en asociación con lesiones del manguito de los rotadores o con el levantamiento repetitivo (en levantadores de pesas). La rotura del tendón de la cabeza larga del bíceps es la más frecuente y puede ocurrir en la articulación del hombro, a lo largo del surco intertubercular (bicipital) del húmero o en la unión musculotendinosa.

La **tendinitis del bíceps braquial** es el resultado de la inflamación de este músculo, generalmente por uso excesivo y movimientos repetitivos. Los atletas que efectúan un movimiento de lanzamiento corren mayor riesgo de sufrir esta inflamación (p. ej., los lanzadores de béisbol, los *quarterback* de fútbol americano).

El **reflejo bicipital** es un reflejo tendinoso profundo que valora la integridad del músculo bíceps braquial. Con la extremidad relajada y en supinación, el médico puede usar un martillo de reflejos para golpear ligeramente el tendón del bíceps braquial, o colocar el pulgar sobre el tendón y golpear sobre el lecho ungueal del pulgar; esto provocará una contracción refleja del bíceps braquial (una sacudida repentina) y evaluará no solo la integridad del músculo, sino también el nervio musculocutáneo (C5-6).

Los **reflejos miotáticos o de estiramiento** tienden a ser hipoactivos o estar ausentes si hay afectación en los nervios periféricos o una lesión de la médula espinal (el asta anterior donde surgen los axones motores eferentes de la médula espinal).

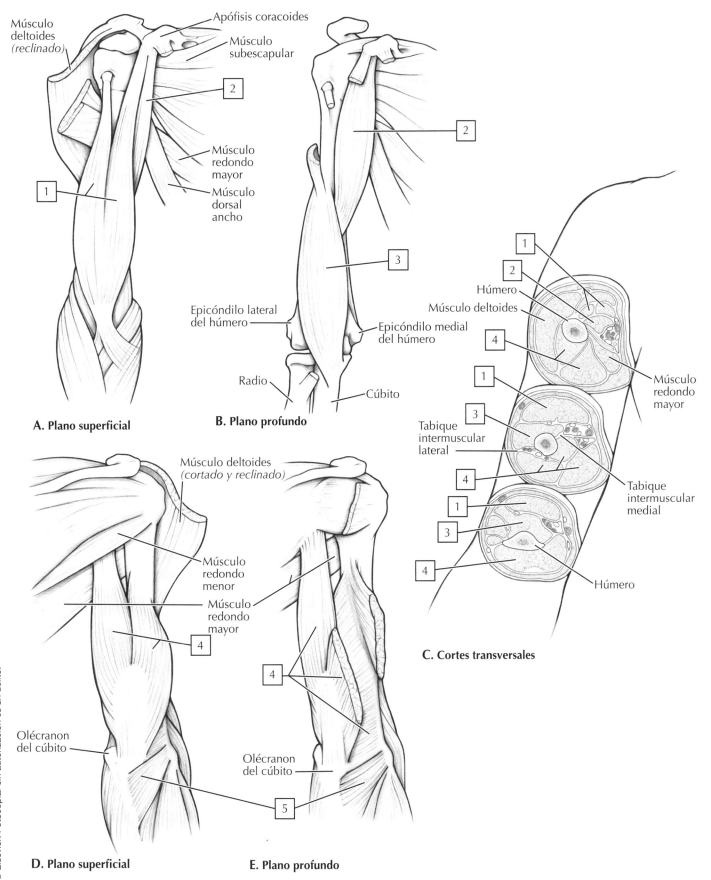

Músculo deltoides *(reclinado)*

Apófisis coracoides

Músculo subescapular

2

Músculo redondo mayor

Músculo dorsal ancho

1

2

3

Epicóndilo lateral del húmero

Epicóndilo medial del húmero

Radio

Cúbito

A. Plano superficial

B. Plano profundo

1

2

Húmero

Músculo deltoides

4

1

3

Tabique intermuscular lateral

4

1

3

4

Músculo redondo mayor

Tabique intermuscular medial

Húmero

C. Cortes transversales

Músculo deltoides *(cortado y reclinado)*

Músculo redondo menor

Músculo redondo mayor

4

4

Olécranon del cúbito

Olécranon del cúbito

5

D. Plano superficial

E. Plano profundo

Dos músculos pronan y otros dos supinan las articulaciones radiocubitales. El antebrazo en posición anatómica, con la palma dirigida hacia delante, está **supinado,** y el radio y el cúbito se sitúan uno al lado del otro en el antebrazo. La rotación de la palma medialmente de manera que queda orientada hacia atrás, o hacia el suelo si el codo está flexionado 90°, es la **pronación.**

Los músculos pronadores se sitúan en el antebrazo; uno es más superficial y se encuentra cerca del codo (pronador redondo) y el otro se localiza profundo a los otros músculos del antebrazo, distalmente, cerca del carpo (pronador cuadrado). La palabra *redondo* se refiere a «la tierra redonda» (en la pronación del antebrazo flexionado a 90°, la mano mira hacia el suelo o tierra), mientras que la palabra *cuadrado* se refiere a la forma cuadrangular del músculo. Cuando los pronadores se contraen, envuelven o tiran del radio sobre el cúbito estable, proximalmente mediante el músculo pronador redondo y distalmente mediante el pronador cuadrado. El cúbito se estabiliza mediante su articulación a nivel del codo con el extremo distal del húmero y se mueve muy poco.

Los músculos supinadores incluyen el bíceps braquial, que es un potente supinador con el codo flexionado, pero con el antebrazo recto, el supinador, un músculo del compartimento extensor del antebrazo, realiza la supinación. En las ilustraciones de la página contigua, observa que cuando el supinador se contrae, desenvuelve el radio cruzado y lo devuelve a la alineación con el cúbito situado medialmente.

COLOREA los siguientes músculos, utilizando un color diferente para cada músculo:
- [ ] 1. **Supinador**
- [ ] 2. **Pronador redondo**
- [ ] 3. **Pronador cuadrado**
- [ ] 4. **Bíceps braquial**

Nota clínica:
Cuando se **fractura el radio,** los músculos que se insertan en el hueso deforman la alineación normal del radio y el cúbito. Si la fractura del radio está por encima de la inserción del pronador redondo, el fragmento proximal estará flexionado y supinado por la acción y la tracción de los músculos bíceps braquial y supinador. El fragmento distal estará pronado por los músculos pronador redondo y pronador cuadrado (v. imagen **D**).

En las fracturas medias o distales del radio que son distales a la inserción del pronador redondo, el supinador y el pronador redondo mantendrán el fragmento óseo proximal del radio en posición neutra. El fragmento distal, sin embargo, estará pronado por el músculo pronador cuadrado, porque no tiene oposición de ningún músculo supinador (v. imagen **E**).

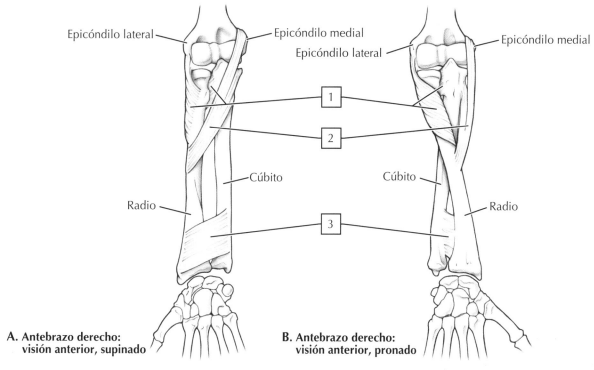

Epicóndilo lateral — Epicóndilo medial — Epicóndilo lateral — Epicóndilo medial

1

2

Cúbito — Cúbito

Radio — Radio

3

A. Antebrazo derecho:
visión anterior, supinado

B. Antebrazo derecho:
visión anterior, pronado

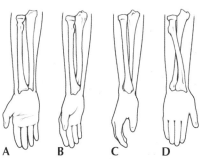

A   B   C   D

C. Biomecánica del antebrazo

La tuberosidad del radio se utiliza como indicador del grado de pronación o supinación del radio

A. En la supinación completa, la tuberosidad está dirigida hacia el cúbito
B. En una supinación de unos 40°, la tuberosidad se sitúa principalmente posterior
C. En posición neutra, la tuberosidad está dirigida posteriormente
D. En pronación completa, la tuberosidad está dirigida lateralmente

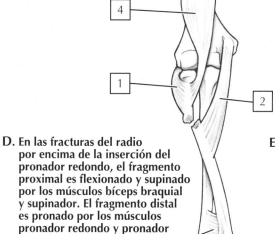

4

1

2

3

D. En las fracturas del radio por encima de la inserción del pronador redondo, el fragmento proximal es flexionado y supinado por los músculos bíceps braquial y supinador. El fragmento distal es pronado por los músculos pronador redondo y pronador cuadrado.

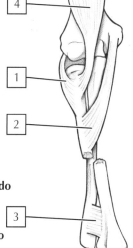

4

1

2

3

E. En las fracturas de la porción media o distal del radio que son distales a la inserción del músculo pronador redondo, los músculos pronador redondo y supinador mantienen el fragmento proximal en posición neutra. El fragmento distal es pronado por el músculo pronador cuadrado.

El antebrazo está dividido en dos compartimentos musculares por un tabique intermuscular de tejido conectivo. El compartimento anterior contiene los músculos que principalmente flexionan el carpo y los dedos. En el compartimento anterior, una capa superficial de músculos se origina en el epicóndilo medial del húmero, mientras que una capa profunda de músculos se origina en los huesos (radio y cúbito) del antebrazo o en la membrana interósea que conecta estos huesos. Si aprietas la mano fuertemente para hacer un puño y flexionas el carpo, notarás la contracción de estos músculos en la parte anterior del antebrazo. Estos músculos se resumen en la siguiente tabla.

COLOREA cada uno de los siguientes músculos, utilizando un color diferente para cada músculo:

☐ 1. **Pronador redondo**

☐ 2. **Flexor radial del carpo (también abduce el carpo)**

☐ 3. **Palmar largo: ausente en alrededor del 10% de los individuos, este músculo es de poca importancia para nosotros, pero en los gatos es el músculo que les permite retraer las uñas**

☐ 4. **Flexor cubital del carpo (también aduce el carpo)**

☐ 5. **Flexor superficial de los dedos**

☐ 6. **Flexor profundo de los dedos**

☐ 7. **Flexor largo del pulgar**

MÚSCULO	ORIGEN	INSERCIÓN	INERVACIÓN	ACCIONES PRINCIPALES
Pronador redondo	Epicóndilo medial del húmero y apófisis coronoides del cúbito	Porción media de la cara lateral del radio	Nervio mediano (C6-C7)	Prona el antebrazo y lo flexiona a nivel del codo
Flexor radial del carpo	Epicóndilo medial del húmero	Base del 2.° hueso metacarpiano	Nervio mediano (C6-C7)	Flexiona la mano a nivel del carpo y la abduce
Palmar largo	Epicóndilo medial del húmero	Mitad distal del retináculo flexor y aponeurosis palmar	Nervio mediano (C7-C8)	Flexiona la mano a nivel del carpo y tensa la aponeurosis palmar
Flexor cubital del carpo	*Cabeza humeral:* epicóndilo medial del húmero *Cabeza cubital:* olécranon y borde posterior del cúbito	Hueso pisiforme, gancho del hueso ganchoso y 5.° hueso metacarpiano	Nervio cubital (C7- T1)	Flexiona la mano a nivel del carpo y la aduce
Flexor superficial de los dedos	*Cabeza humerocubital:* epicóndilo medial del húmero, ligamento colateral cubital y apófisis coronoides del cúbito *Cabeza radial:* mitad superior de la cara anterior del radio	Cuerpos de las falanges medias de los cuatro dedos mediales en la cara palmar	Nervio mediano (C8-T1)	Flexiona las falanges medias de los cuatro dedos mediales; también flexiona débilmente las falanges proximales, el antebrazo y la mano
Flexor profundo de los dedos	3/4 proximales de las caras medial y anterior del cúbito y membrana interósea	Cara palmar de las bases de las falanges distales de los cuatro dedos mediales	*Porción medial:* nervio cubital (C8-T1) *Porción lateral:* nervio mediano (C8-T1)	Flexiona las falanges distales de los cuatro dedos mediales; ayuda en la flexión de la mano a nivel del carpo
Flexor largo del pulgar	Cara anterior del radio y membrana interósea adyacente	Base de la falange distal del pulgar en la cara palmar	Nervio mediano (interóseo anterior) (C7-C8)	Flexiona las falanges del 1.er dedo (pulgar)
Pronador cuadrado	1/4 distal de la cara anterior del cúbito	1/4 distal de la cara anterior del radio	Nervio mediano (interóseo anterior) (C8-T1)	Prona el antebrazo

Nota clínica:

El músculo flexor superficial de los dedos puede evaluarse manteniendo los dedos índice, anular y meñique del paciente en una posición extendida, lo que inactiva el músculo flexor profundo de los dedos, y luego se le pide al paciente que flexione el dedo medio a nivel de la articulación interfalángica proximal contra resistencia. Para valorar el músculo flexor profundo de los dedos, la articulación interfalángica proximal del dedo medio se mantiene en posición extendida mientras se le pide al paciente que flexione la articulación interfalángica distal, lo que flexiona la punta de su dedo medio.

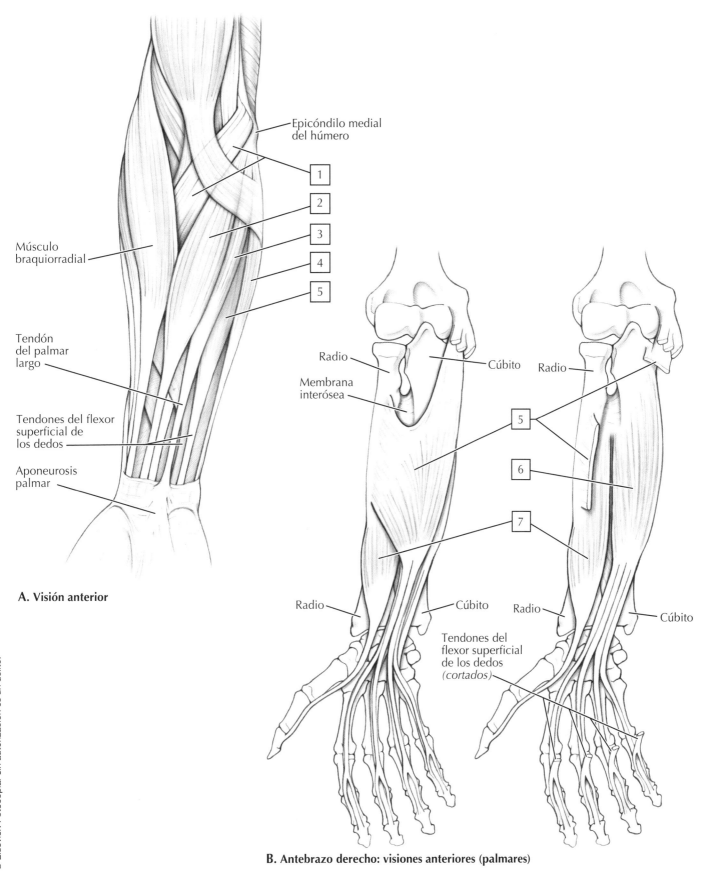

Epicóndilo medial
del húmero

1

2

3

4

5

Músculo
braquiorradial

Tendón
del palmar
largo

Tendones del flexor
superficial de
los dedos

Aponeurosis
palmar

Radio

Membrana
interósea

Cúbito

Radio

5

6

7

A. Visión anterior

Radio

Cúbito

Radio

Cúbito

Tendones del
flexor superficial
de los dedos
(cortados)

B. Antebrazo derecho: visiones anteriores (palmares)

El antebrazo está dividido en dos compartimentos musculares por un tabique intermuscular de tejido conectivo.

El compartimento posterior contiene músculos que extienden principalmente el carpo y los dedos. En el compartimento posterior, una capa superficial de músculos se origina, en gran parte, en el epicóndilo lateral del húmero, mientras que una capa profunda de músculos se origina en los huesos del antebrazo (radio y cúbito) o en la membrana interósea que conecta estos huesos. Si hiperextiendes los dedos y el carpo y pronas el antebrazo, notarás la contracción de estos músculos en la parte posterior del antebrazo. Extendiendo el carpo cuando se sujeta un objeto añadimos fuerza adicional a nuestro agarre (fuerza de agarre). Estos músculos se resumen en la siguiente tabla.

MÚSCULO	ORIGEN	INSERCIÓN	INERVACIÓN	ACCIONES PRINCIPALES
Braquiorradial	2/3 proximales de la cresta supracondílea lateral del húmero	Cara lateral del extremo distal del radio	Nervio radial (C5-C6)	Flexiona el antebrazo a nivel del codo, especialmente semipronado
Extensor radial largo del carpo	Cresta supracondílea lateral del húmero	Base del 2.° hueso metacarpiano	Nervio radial (C6-C7)	Extiende y abduce la mano a nivel del carpo
Extensor radial corto del carpo	Epicóndilo lateral del húmero	Base del 3.er hueso metacarpiano	Nervio radial (ramo profundo) (C7-C8)	Extiende y abduce la mano a nivel del carpo
Extensor de los dedos	Epicóndilo lateral del húmero	Expansiones extensoras de los cuatro dedos mediales	Nervio radial (interóseo posterior) (C7-C8)	Extiende los cuatro dedos mediales a nivel de las articulaciones metacarpofalángicas; extiende la mano a nivel del carpo
Extensor del dedo meñique	Epicóndilo lateral del húmero	Expansión extensora del 5.° dedo	Nervio radial (interóseo posterior) (C7-C8)	Extiende el 5.° dedo a nivel de las articulaciones metacarpofalángicas e interfalángicas
Extensor cubital del carpo	Epicóndilo lateral del húmero y borde posterior del cúbito	Base del 5.° hueso metacarpiano	Nervio radial (interóseo posterior) (C7-C8)	Extiende y aduce la mano a nivel del carpo
Supinador	Epicóndilo lateral del húmero, ligamentos colateral radial y anular, fosa del supinador y cresta del cúbito	Caras lateral, posterior y anterior del tercio proximal del radio	Nervio radial (ramo profundo) (C7-C8)	Supina el antebrazo
Abductor largo del pulgar	Caras posteriores del cúbito, radio y membrana interósea	Base del 1.er hueso metacarpiano en su cara lateral	Nervio radial (interóseo posterior) (C7-C8)	Abduce el pulgar y lo extiende a nivel de la articulación carpometacarpiana
Extensor corto del pulgar	Caras posteriores del radio y membrana interósea	Base de la falange proximal del pulgar en la cara dorsal	Nervio radial (interóseo posterior) (C7-C8)	Extiende la falange proximal del pulgar a nivel de la articulación carpometacarpiana
Extensor largo del pulgar	Caras posteriores del tercio medio del cúbito y membrana interósea	Base de la falange distal del pulgar en la cara dorsal	Nervio radial (interóseo posterior) (C7-C8)	Extiende la falange distal del pulgar a nivel de las articulaciones metacarpofalángica e interfalángica
Extensor del índice	Caras posteriores del cúbito y membrana interósea	Expansión extensora del 2.° dedo	Nervio radial (interóseo posterior) (C7-C8)	Extiende el 2.° dedo y ayuda a extender la mano a nivel del carpo

COLOREA cada uno de los siguientes músculos, utilizando un color diferente para cada músculo:

☐ 1. **Extensor cubital del carpo (también aduce el carpo)**

☐ 2. **Extensor del dedo meñique**

☐ 3. **Braquiorradial: agrupado con los músculos posteriores del antebrazo debido a su inervación, en realidad flexiona el antebrazo a nivel del codo**

☐ 4. **Extensor radial largo del carpo (también abduce el carpo; importante en la fuerza de agarre)**

☐ 5. **Extensor radial corto del carpo (también abduce el carpo; importante en la fuerza de agarre)**

☐ 6. **Extensor de los dedos**

☐ 7. **Abductor largo del pulgar**

☐ 8. **Extensor corto del pulgar**

☐ 9. **Extensor largo del pulgar**

☐ 10. **Extensor del índice**

Nota clínica:

El **codo de tenista** es un proceso que los médicos denominan epicondilitis lateral; el término es un tanto engañoso porque el problema realmente implica una tendinosis del extensor radial corto del carpo (probablemente el extensor del carpo más importante), que se origina justo proximal a este epicóndilo. Por otra parte, la mayoría de los enfermos ¡no son jugadores de tenis! El dolor experimentado en el codo de tenista se produce justo distal y posterior al epicóndilo lateral y se agrava durante la extensión del carpo, en especial contra resistencia. El dolor puede deberse al músculo, el nervio que lo inerva y/o algo en el interior de la propia articulación del codo.

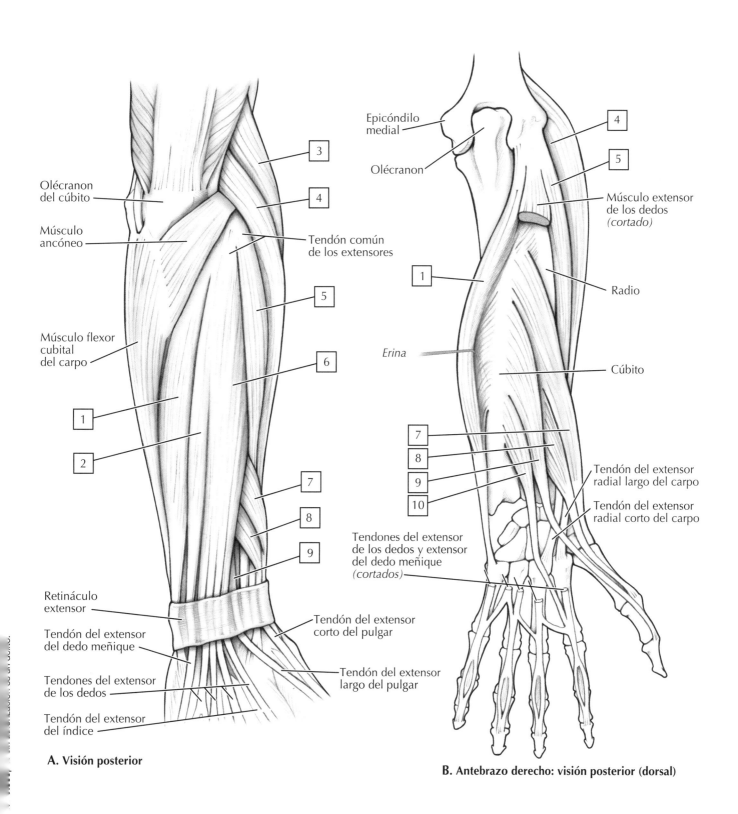

Epicóndilo
medial

Olécranon

4

5

Músculo extensor
de los dedos
(cortado)

Olécranon
del cúbito

3

4

Músculo
ancóneo

Tendón común
de los extensores

1

Radio

5

6

Erina

Músculo flexor
cubital
del carpo

Cúbito

1

2

7

8

9

10

7

Tendón del extensor
radial largo del carpo

8

Tendón del extensor
radial corto del carpo

9

Tendones del extensor
de los dedos y extensor
del dedo meñique
(cortados)

Retináculo
extensor

Tendón del extensor
corto del pulgar

Tendón del extensor
del dedo meñique

Tendones del extensor
de los dedos

Tendón del extensor
largo del pulgar

Tendón del extensor
del índice

A. Visión posterior

B. Antebrazo derecho: visión posterior (dorsal)

Los músculos intrínsecos de la mano mueven los dedos, complementando a los músculos flexores y extensores largos del antebrazo que también mueven los dedos. Dos grupos de músculos se encuentran más superficiales:

- **Eminencia tenar:** un cono de tres músculos tenares en la base del pulgar
- **Eminencia hipotenar:** un cono de tres músculos hipotenares en la base del dedo meñique

Los músculos intrínsecos más profundos incluyen:

- **Aductor del pulgar:** profundo en la palma, aduce el pulgar
- **Lumbricales:** cuatro pequeños músculos que se insertan en los tendones del flexor profundo de los dedos
- **Interóseos:** tres músculos interóseos palmares y cuatro dorsales entre los metacarpianos; los interóseos palmares aducen los dedos y los interóseos dorsales abducen los dedos

Estos músculos intrínsecos se resumen en la siguiente tabla.

COLOREA cada uno de los siguientes músculos, utilizando un color diferente para cada músculo:

- ☐ 1. **Oponente del pulgar (músculo tenar)**
- ☐ 2. **Abductor corto del pulgar (músculo tenar)**
- ☐ 3. **Flexor corto del pulgar (músculo tenar)**
- ☐ 4. **Aductor del pulgar**
- ☐ 5. **Abductor del dedo meñique (músculo hipotenar)**
- ☐ 6. **Flexor corto del dedo meñique (músculo hipotenar)**
- ☐ 7. **Oponente del dedo meñique (músculo hipotenar)**
- ☐ 8. **Interóseos dorsales**
- ☐ 9. **Interóseos palmares**

MÚSCULO	ORIGEN	INSERCIÓN	INERVACIÓN	ACCIONES PRINCIPALES
Abductor corto del pulgar	Retináculo flexor y tubérculos del escafoides y trapecio	Base de la falange proximal del pulgar	Nervio mediano (ramo recurrente) (C8-T1)	Abduce el pulgar a nivel de la articulación metacarpofalángica
Flexor corto del pulgar	Retináculo flexor y tubérculo del trapecio	Lado lateral de la base de la falange proximal del pulgar	Nervio mediano (ramo recurrente) (C8-T1)	Flexiona la falange proximal del pulgar
Oponente del pulgar	Retináculo flexor y tubérculo del trapecio	Lado lateral del 1.er hueso metacarpiano	Nervio mediano (ramo recurrente) (C8-T1)	Opone el pulgar hacia el centro de la palma y lo rota medialmente
Aductor del pulgar	*Cabeza oblicua:* bases de los huesos metacarpianos 2.° y 3.° y hueso grande. *Cabeza transversa:* cara anterior del cuerpo del 3.er hueso metacarpiano	Lado medial de la base de la falange proximal del pulgar	Nervio cubital (ramo profundo) (C8-T1)	Aduce el pulgar hacia el dedo medio
Abductor del dedo meñique	Pisiforme y tendón del flexor cubital del carpo	Lado medial de la base de la falange proximal del 5.° dedo	Nervio cubital (ramo profundo) (C8-T1)	Abduce el 5.° dedo
Flexor corto del dedo meñique	Gancho del ganchoso y retináculo flexor	Lado medial de la base de la falange proximal del 5.° dedo	Nervio cubital (ramo profundo) (C8-T1)	Flexiona la falange proximal del 5.° dedo
Oponente del dedo meñique	Gancho del ganchoso y retináculo flexor	Cara palmar del 5.° hueso metacarpiano	Nervio cubital (ramo profundo) (C8-T1)	Tracciona del 5.° hueso metacarpiano anteriormente y lo rota, llevando al 5.° dedo a oposición con el pulgar
Lumbricales 1 y 2	Dos tendones laterales del flexor profundo de los dedos	Lados laterales de las expansiones extensoras de los dedos 2.° y 3.°	Nervio mediano (C8-T1)	Flexionan los dedos a nivel de las articulaciones metacarpofalángicas y extienden las articulaciones interfalángicas
Lumbricales 3 y 4	Tres tendones mediales del flexor profundo de los dedos	Lados laterales de las expansiones extensoras de los dedos 4.° y 5.°	Nervio cubital (ramo profundo) (C8-T1)	Flexionan los dedos a nivel de las articulaciones metacarpofalángicas y extienden las articulaciones interfalángicas
Interóseos dorsales	Lados de dos huesos metacarpianos contiguos	Expansiones extensoras y bases de las falanges proximales de los dedos 2.° a 4.°	Nervio cubital (ramo profundo) (C8-T1)	Abducen los dedos; flexionan los dedos a nivel de las articulaciones metacarpofalángicas y extienden las articulaciones interfalángicas
Interóseos palmares	Caras palmares de los huesos metacarpianos 2.°, 4.° y 5.°	Expansiones extensoras de los dedos y bases de las falanges proximales de los dedos 2.°, 4.° y 5.°	Nervio cubital (ramo profundo) (C8-T1)	Aducen los dedos; flexionan los dedos a nivel de las articulaciones metacarpofalángicas y extienden las articulaciones interfalángicas

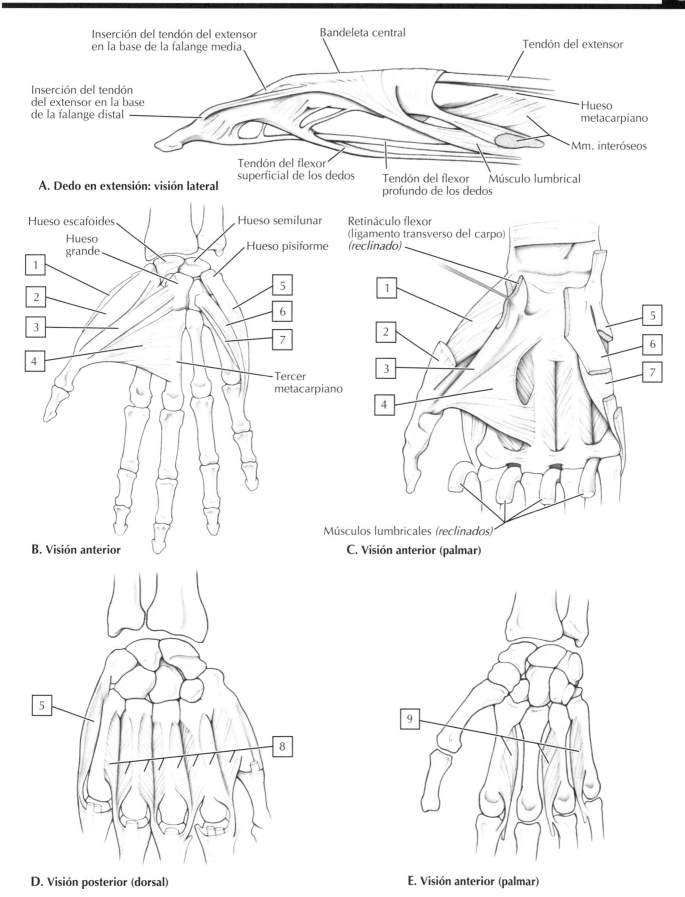

Inserción del tendón del extensor en la base de la falange media

Bandeleta central

Tendón del extensor

Inserción del tendón del extensor en la base de la falange distal

Hueso metacarpiano

Mm. interóseos

Tendón del flexor superficial de los dedos

Tendón del flexor profundo de los dedos

Músculo lumbrical

A. Dedo en extensión: visión lateral

Hueso escafoides

Hueso grande

Hueso semilunar

Hueso pisiforme

Retináculo flexor (ligamento transverso del carpo) *(reclinado)*

1

2

3

4

5

6

7

Tercer metacarpiano

1

2

3

4

5

6

7

B. Visión anterior

Músculos lumbricales *(reclinados)*

C. Visión anterior (palmar)

5

8

9

D. Visión posterior (dorsal)

E. Visión anterior (palmar)

La mejor manera para aprender las acciones de los músculos es saber en qué **compartimento** (anterior o posterior) están y luego conocer la acción principal de los músculos en ese compartimento. Pocos músculos actúan de forma aislada; más a menudo, actúan como un grupo. En general, los músculos de la parte superior del dorso y de la pared anterior del tórax actúan principalmente sobre el hombro, los músculos del brazo actúan principalmente sobre el codo (con algún movimiento del hombro) y los músculos del antebrazo actúan principalmente sobre el carpo y los dedos. La siguiente tabla resume algunos de los principales músculos que actúan sobre las articulaciones del miembro superior (esta tabla no es exhaustiva, pero pone de relieve los principales músculos*).

COLOREA los siguientes músculos, utilizando un color diferente para cada músculo:

- [ ] 1. **Bíceps braquial**
- [ ] 2. **Braquial**
- [ ] 3. **Tríceps braquial**
- [ ] 4. **Braquiorradial**
- [ ] 5. **Extensor radial largo del carpo**
- [ ] 6. **Extensor de los dedos**
- [ ] 7. **Extensor del dedo meñique**
- [ ] 8. **Flexor radial del carpo**
- [ ] 9. **Flexor cubital del carpo**
- [ ] 10. **Flexor superficial de los dedos**

ESCÁPULA	HOMBRO
Elevación: elevador de la escápula, trapecio **Descenso:** pectoral menor **Protrusión:** serrato anterior **Descenso de la cavidad glenoidea:** romboides **Elevación de la cavidad glenoidea:** serrato anterior, trapecio **Retracción:** romboides, trapecio	**Flexión:** pectoral mayor, coracobraquial **Extensión:** dorsal ancho, redondo mayor **Abducción:** deltoides, supraespinoso **Aducción:** pectoral mayor, dorsal ancho **Rotación medial:** subescapular, redondo mayor, pectoral mayor, dorsal ancho **Rotación lateral:** infraespinoso, redondo menor

CODO	RADIOCUBITAL
Flexión: braquial, bíceps braquial **Extensión:** tríceps braquial, ancóneo	**Pronación:** pronadores (redondo y cuadrado) **Supinación:** supinador, bíceps braquial

CARPO	METACARPOFALÁNGICAS
Flexión: flexor radial del carpo, flexor cubital del carpo **Extensión:** todos los músculos extensores del carpo **Abducción:** flexor radial del carpo y extensores radiales del carpo **Aducción:** flexor cubital del carpo y extensor cubital del carpo **Circunducción:** combinación de todos los movimientos	**Flexión:** interóseos y lumbricales **Extensión:** extensor de los dedos **Abducción:** interóseos dorsales **Aducción:** interóseos palmares **Circunducción:** combinación de todos los movimientos

INTERFALÁNGICAS PROXIMALES	INTERFALÁNGICAS DISTALES
Flexión: flexor superficial de los dedos **Extensión:** interóseos y lumbricales	**Flexión:** flexor profundo de los dedos **Extensión:** interóseos y lumbricales

*Las acciones secundarias o accesorias de los músculos se detallan en las tablas de músculos.

Nota clínica:

Resumen de lesiones nerviosas del miembro superior:

La **lesión del nervio supraescapular** puede provocar dolor en el hombro, que se irradia al brazo y el cuello, con debilidad en la rotación del hombro.

La **lesión del nervio musculocutáneo** puede provocar flexión del codo debilitada, con hipoestesia de la parte lateral del antebrazo y supinación debilitada con el codo flexionado.

La **lesión del nervio torácico largo** puede provocar una «escápula alada».

La **lesión del nervio axilar** (menos frecuente) puede producir debilidad del músculo deltoides y de la abducción.

La **lesión del nervio radial** puede provocar una «mano caída», dolor e hipersensibilidad sobre la parte lateral del codo y que se irradia distalmente a lo largo de la cara lateral del antebrazo. Puede producirse una extensión debilitada del codo, el carpo y los dedos, junto con una supinación débil.

La **lesión del nervio mediano** en el antebrazo puede producir la pérdida de la sensibilidad cutánea en los dos tercios laterales de la palma y la cara palmar del pulgar, y los dedos índice y medio, y en la cara lateral del dedo anular. Es especialmente vulnerable en el túnel carpiano a nivel del carpo, lo que provoca atrofia tenar y debilidad del pulgar. La flexión del carpo, la flexión de los dedos y la pronación del antebrazo pueden verse afectadas.

La **lesión del nervio cubital** puede producir la pérdida de la sensibilidad palmar de la mitad medial del dedo anular y todo el dedo meñique. La deformidad de «mano en garra» puede deberse a la pérdida motora de los dedos anular y meñique. El nervio cubital es especialmente vulnerable cuando pasa por detrás del epicóndilo medial del húmero (golpe en el «hueso de la risa») entre las dos cabezas del músculo flexor cubital del carpo y cuando pasa por el túnel cubital a nivel del carpo.

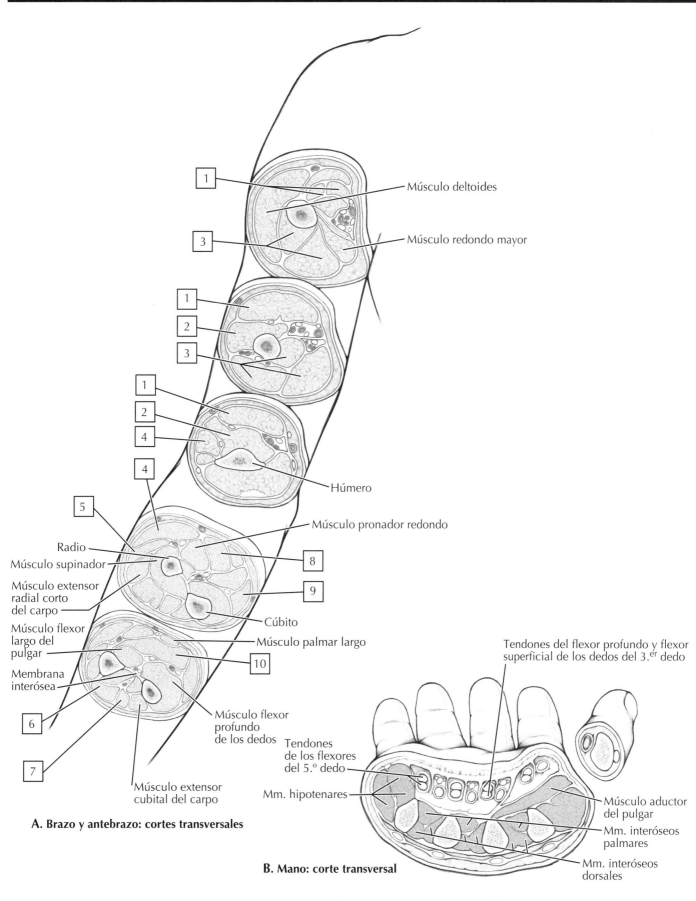

Músculo deltoides

Músculo redondo mayor

Húmero

Músculo pronador redondo

Radio

Músculo supinador

Músculo extensor radial corto del carpo

8

9

Cúbito

Músculo flexor largo del pulgar

Músculo palmar largo

10

Membrana interósea

Músculo flexor profundo de los dedos

6

7

Músculo extensor cubital del carpo

A. Brazo y antebrazo: cortes transversales

Tendones del flexor profundo y flexor superficial de los dedos del 3.ᵉʳ dedo

Tendones de los flexores del 5.º dedo

Mm. hipotenares

Músculo aductor del pulgar

Mm. interóseos palmares

Mm. interóseos dorsales

B. Mano: corte transversal

Músculos glúteos

Los músculos glúteos (músculos de la nalga) extienden, abducen y rotan lateralmente el fémur a nivel de la articulación de la cadera. El glúteo mayor es el músculo más potente, en fuerza total, del cuerpo y es especialmente importante en extensión, donde se utiliza para levantarse de una posición sentada o al subir escaleras. Otros músculos glúteos se sitúan profundos al glúteo mayor y se resumen en la siguiente tabla.

COLOREA los siguientes músculos, utilizando un color diferente para cada músculo:

- ☐ 1. **Glúteo medio**
- ☐ 2. **Glúteo mayor**
- ☐ 3. **Glúteo menor**
- ☐ 4. **Piriforme: se origina en el interior de la cavidad pélvica de la cara anterior del sacro y ligamento sacrotuberoso**
- ☐ 5. **Obturador interno: también se origina en el interior de la cavidad pélvica**
- ☐ 6. **Gemelos: superior e inferior; separados por el tendón del obturador interno**
- ☐ 7. **Cuadrado femoral**

MÚSCULO	ORIGEN	INSERCIÓN	INERVACIÓN	ACCIONES PRINCIPALES
Glúteo mayor	Ilion, parte posterior a la línea glútea posterior, caras dorsales del sacro y cóccix, y ligamento sacrotuberoso	Muchas fibras terminan en el tracto iliotibial que se inserta en el cóndilo lateral de la tibia; algunas fibras se insertan en la tuberosidad glútea del fémur	Nervio glúteo inferior (L5-S2)	Extiende el muslo a nivel de la cadera y contribuye a su rotación lateral; estabiliza el muslo y ayuda a levantar el tronco desde la posición de flexión
Glúteo medio	Cara glútea del ilion	Cara lateral del trocánter mayor del fémur	Nervio glúteo superior (L4-S1)	Abduce y rota medialmente el muslo a nivel de la cadera; estabiliza la pelvis sobre el miembro en apoyo cuando se levanta el miembro opuesto
Glúteo menor	Cara glútea del ilion	Cara anterior del trocánter mayor del fémur	Nervio glúteo superior (L4-S1)	Abduce y rota medialmente el muslo a nivel de la cadera; estabiliza la pelvis sobre el miembro en apoyo cuando se levanta el miembro opuesto
Piriforme	Cara anterior del sacro y ligamento sacrotuberoso	Borde superior del trocánter mayor del fémur	Ramos de ramos anteriores (L5-S2)	Rota lateralmente el muslo extendido a nivel de la cadera y abduce el muslo flexionado a nivel de la cadera; estabiliza la cabeza del fémur en el acetábulo
Obturador interno	Cara pélvica de la membrana obturatriz y huesos que la rodean	Cara medial del trocánter mayor del fémur	Nervio del obturador interno (L5-S2)	Rota lateralmente el muslo extendido a nivel de la cadera y abduce el muslo flexionado a nivel de la cadera; estabiliza la cabeza del fémur en el acetábulo
Gemelos superior e inferior	*Superior:* espina ciática *Inferior:* tuberosidad isquiática	Cara medial del trocánter mayor del fémur	*Gemelo superior:* mismo nervio que el obturador interno *Gemelo inferior:* mismo nervio que el cuadrado femoral	Rotan lateralmente el muslo extendido a nivel de la cadera y abducen el muslo flexionado a nivel de la cadera; estabilizan la cabeza del fémur en el acetábulo
Cuadrado femoral	Borde lateral de la tuberosidad isquiática	Tubérculo cuadrado en la cresta intertrocantérica del fémur	Nervio del cuadrado femoral (L4-S1)	Rota lateralmente el muslo a nivel de la cadera

Nota clínica:

La debilidad o la parálisis de los músculos glúteo medio y menor puede provocar una pelvis inestable, debido a que estos músculos estabilizan la pelvis al caminar, abduciendo y manteniendo la pelvis nivelada cuando el pie contrario se separa del suelo y en su fase de oscilación. Si están debilitados, la pelvis se vuelve inestable durante la marcha y se inclina hacia el lado no afectado.

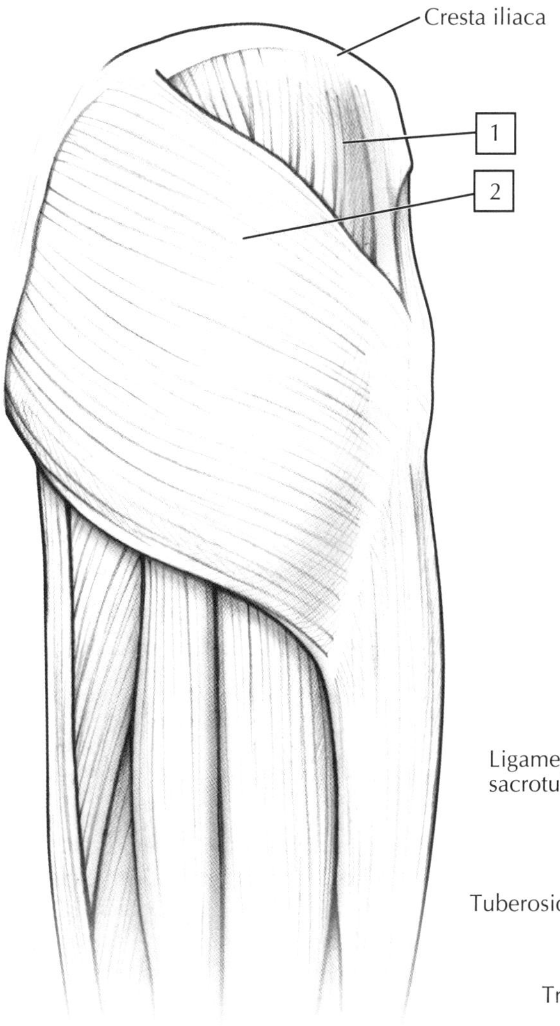

Cresta ilíaca

1

2

3

4

5

6

Ligamento
sacrotuberoso

7

Tuberosidad isquiática

Trocánter mayor

1

2

A. Visión posterior, disección superficial

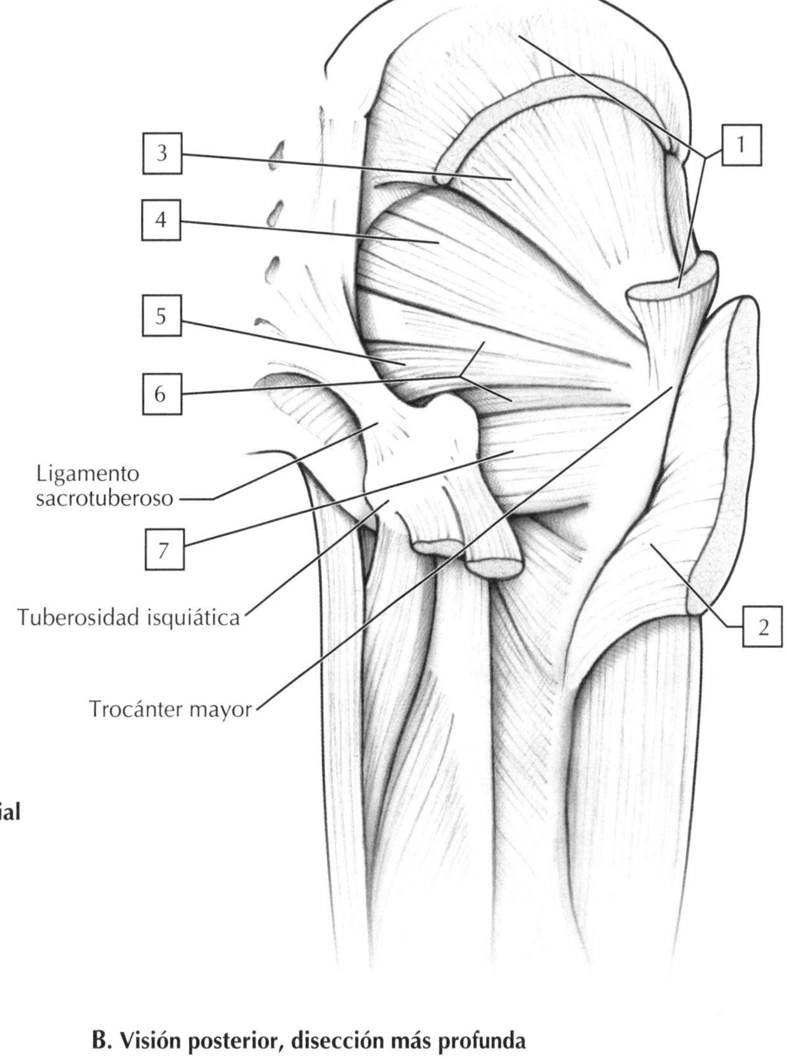

B. Visión posterior, disección más profunda

El muslo está dividido en tres compartimentos musculares mediante tabiques intermusculares de tejido conectivo. Los músculos del compartimento posterior extienden principalmente la cadera y flexionan la rodilla. Tres de los cuatro músculos de este compartimento son los isquiotibiales.

Estos músculos se originan en la tuberosidad isquiática, y extienden la cadera y flexionan la rodilla. La cabeza corta del bíceps femoral no es un músculo isquiotibial y flexiona principalmente la rodilla. Estos músculos se resumen en la siguiente tabla.

COLOREA los siguientes músculos, utilizando un color diferente para cada músculo:

☐ 1. **Semitendinoso**

☐ 2. **Semimembranoso**

☐ 3. **Bíceps femoral, cabeza corta (no es un músculo isquiotibial)**

☐ 4. **Bíceps femoral, cabeza larga**

MÚSCULO	ORIGEN	INSERCIÓN	INERVACIÓN	ACCIONES PRINCIPALES
Semitendinoso	Tuberosidad isquiática	Cara medial de la parte superior de la tibia	Nervio tibial del nervio ciático (L5-S2)	Extiende el muslo a nivel de la cadera; flexiona la pierna a nivel de la rodilla y la rota medialmente; con la cadera y la rodilla flexionadas, extiende el tronco
Semimembranoso	Tuberosidad isquiática	Parte posterior del cóndilo medial de la tibia	Nervio tibial del nervio ciático (L5-S2)	Extiende el muslo a nivel de la cadera; flexiona la pierna a nivel de la rodilla y la rota medialmente; con la cadera y la rodilla flexionadas, extiende el tronco
Bíceps femoral	*Cabeza larga:* tuberosidad isquiática *Cabeza corta:* línea áspera y línea supracondílea lateral del fémur	Cara lateral de la cabeza del peroné; aquí, el tendón está dividido por el ligamento colateral peroneo de la rodilla	*Cabeza larga:* nervio tibial del nervio ciático (L5-S2) *Cabeza corta:* nervio peroneo común del nervio ciático (L5-S2)	Flexiona la pierna a nivel de la rodilla y la rota lateralmente; extiende el muslo a nivel de la cadera (p. ej., al empezar a andar [solo la cabeza larga])

Nota clínica:
Los **isquiotibiales** cruzan dos articulaciones, extendiendo la cadera y flexionando la rodilla. Por tanto, es importante calentar estos músculos antes del ejercicio riguroso mediante el estiramiento de los músculos, con lo que se consigue un flujo sanguíneo adecuado en el tejido muscular y la activación de los grupos de fibras musculares.

Las personas atléticamente activas pueden describir **dolor de cadera** cuando la lesión, en realidad, puede estar relacionada con la columna lumbar (p. ej., hernia discal). El dolor en la nalga puede tener su origen en una bursitis o una lesión de los músculos isquiotibiales. El **dolor pélvico** puede sugerir un trastorno intrapélvico. Una exploración física cuidadosa debe examinar todas las posibles causas del dolor para determinar si es un dolor referido y, por tanto, se origina en otra fuente.

Las **inyecciones intramusculares en la región glútea** son una localización frecuente para administrar un fármaco, ya que la gran masa muscular permite la absorción venosa de este. Tales inyecciones deben administrarse en el cuadrante superior externo (superolateralmente) para evitar lesiones en el nervio ciático o un hematoma relacionado con el abundante suministro vascular para los grandes músculos glúteos.

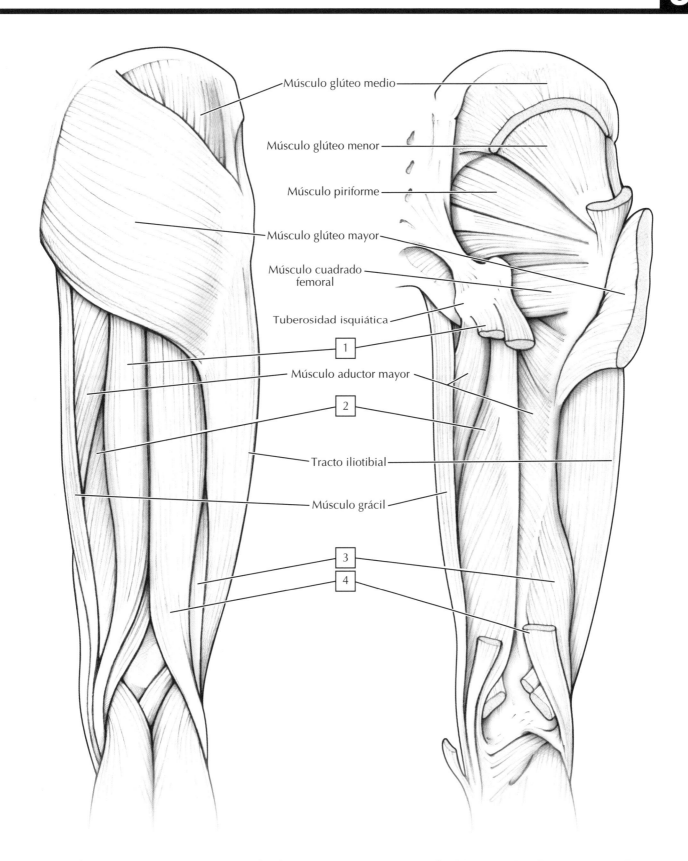

Músculo glúteo medio

Músculo glúteo menor

Músculo piriforme

Músculo glúteo mayor

Músculo cuadrado femoral

Tuberosidad isquiática

1

Músculo aductor mayor

2

Tracto iliotibial

Músculo grácil

3

4

A. Visión posterior, disección superficial

B. Visión posterior, disección más profunda

El muslo está dividido en tres compartimentos musculares mediante tabiques intermusculares de tejido conectivo. Los músculos del compartimento anterior extienden principalmente la rodilla, aunque algunos músculos cruzan la cadera y la rodilla y actúan en ambas articulaciones. Además, dos músculos de la pared posterior del abdomen, el psoas mayor y el iliaco (iliopsoas), pasan hacia la parte superior del muslo y son los flexores más potentes de la articulación de la cadera (v. lámina 3-14 para los orígenes, las inserciones, la inervación y las acciones de estos dos músculos). Los músculos anteriores del muslo se resumen en la siguiente tabla.

COLOREA cada uno de los siguientes músculos, utilizando un color diferente para cada músculo:

☐ 1. **Psoas mayor**

☐ 2. **Iliaco: psoas mayor e iliaco se fusionan para formar el músculo iliopsoas**

☐ 3. **Tensor de la fascia lata**

☐ 4. **Sartorio: el término procede del latín sartor (sastre) en referencia a la postura tradicional de esta profesión: sentado con las piernas cruzadas, flexionando las caderas y las rodillas; esta es la acción del sartorio**

☐ 5. **Recto femoral: los músculos 5-8 en esta lista forman el grupo del cuádriceps femoral; todos ellos se fusionan para formar el tendón del cuádriceps femoral, que se continúa con el ligamento rotuliano**

☐ 6. **Vasto lateral**

☐ 7. **Vasto medial**

☐ 8. **Vasto intermedio**

MÚSCULO	ORIGEN	INSERCIÓN	INERVACIÓN	ACCIONES PRINCIPALES
Tensor de la fascia lata	Espina iliaca anterior superior y parte anterior de la cresta iliaca	Tracto iliotibial que se inserta en el cóndilo lateral de la tibia	Nervio glúteo superior (L4-S1)	Abduce, rota medialmente y flexiona el muslo a nivel de la cadera; ayuda a mantener la rodilla extendida
Sartorio	Espina iliaca anterior superior y parte superior de la escotadura inferior a esta	Parte superior de la cara medial de la tibia	Nervio femoral (L2-L3)	Flexiona, abduce y rota lateralmente el muslo a nivel de la cadera; flexiona la articulación de la rodilla
Cuádriceps femoral				
Recto femoral	Espina iliaca anterior inferior e ilion superior al acetábulo	Base de la rótula y mediante el ligamento rotuliano en la tuberosidad de la tibia	Nervio femoral (L2-L4)	Extiende la pierna a nivel de la articulación de la rodilla; también estabiliza la articulación de la cadera y ayuda al iliopsoas a flexionar el muslo a nivel de la cadera
Vasto lateral	Trocánter mayor, labio lateral de la línea áspera y tuberosidad glútea del fémur	Base de la rótula y mediante el ligamento rotuliano en la tuberosidad de la tibia	Nervio femoral (L2-L4)	Extiende la pierna a nivel de la rodilla
Vasto medial	Línea intertrocantérica, labio medial de la línea áspera y trocánter menor del fémur	Base de la rótula y mediante el ligamento rotuliano en la tuberosidad de la tibia	Nervio femoral (L2-L4)	Extiende la pierna a nivel de la rodilla
Vasto intermedio	Caras anterior y lateral del cuerpo del fémur	Base de la rótula y mediante el ligamento rotuliano en la tuberosidad de la tibia	Nervio femoral (L2-L4)	Extiende la pierna a nivel de la rodilla

Nota clínica:

Al percutir el **ligamento rotuliano** con un martillo de reflejos se produce el reflejo rotuliano, que hace que la rodilla flexionada se sacuda hacia arriba en extensión. Esta maniobra sirve para comprobar la integridad del músculo y su inervación por el nervio femoral.

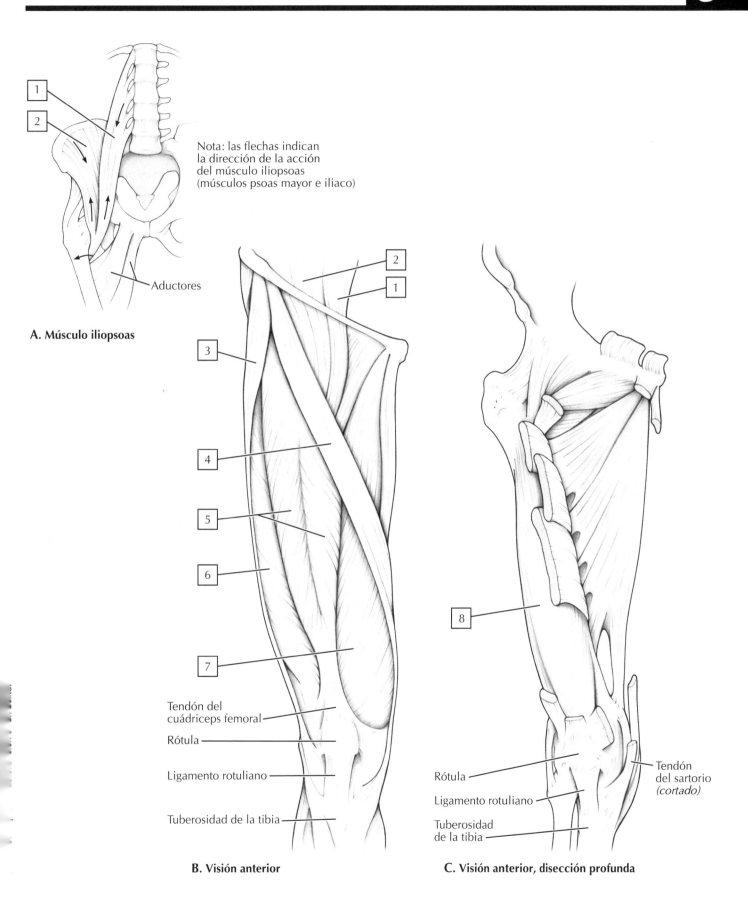

Nota: las flechas indican
la dirección de la acción
del músculo iliopsoas
(músculos psoas mayor e iliaco)

Aductores

A. Músculo iliopsoas

1

2

3

4

5

6

7

Tendón del
cuádriceps femoral

Rótula

Ligamento rotuliano

Tuberosidad de la tibia

B. Visión anterior

2

1

8

Rótula

Ligamento rotuliano

Tuberosidad
de la tibia

Tendón
del sartorio
(cortado)

C. Visión anterior, disección profunda

Músculos mediales del muslo

El muslo está dividido en tres compartimentos musculares mediante tabiques intermusculares de tejido conectivo. Los músculos del compartimento medial aducen principalmente el miembro inferior a nivel de la cadera. Varios músculos cruzan las articulaciones de la cadera y la rodilla y actúan en ambas articulaciones. Estos músculos se resumen en la siguiente tabla.

COLOREA los siguientes músculos, utilizando un color diferente para cada músculo:

☐ 1. **Pectíneo**

☐ 2. **Aductor largo**

☐ 3. **Grácil**

☐ 4. **Aductor corto: se sitúa profundo al aductor largo (cortado en la ilustración)**

☐ 5. **Obturador externo: se sitúa muy profundo en el muslo**

☐ 6. **Aductor mayor: el más potente de los aductores de la cadera**

MÚSCULO	ORIGEN	INSERCIÓN	INERVACIÓN	ACCIONES PRINCIPALES
Pectíneo	Rama superior del pubis	Línea pectínea del fémur, justo inferior al trocánter menor	Nervio femoral; puede recibir un ramo del nervio obturador (L2-L4)	Aduce y flexiona el muslo a nivel de la cadera
Aductor largo	Cuerpo del pubis inferior a la cresta del pubis	Tercio medio de la línea áspera del fémur	Nervio obturador (L2-L4)	Aduce el muslo a nivel de la cadera
Aductor corto	Cuerpo y rama inferior del pubis	Línea pectínea y porción proximal de la línea áspera del fémur	Nervio obturador (L2-L4)	Aduce el muslo a nivel de la cadera y, a veces, lo extiende o flexiona
Aductor mayor	Rama inferior del pubis, rama del isquion y tuberosidad isquiática	Tuberosidad glútea, línea áspera, línea supracondílea medial (porción aductora) y tubérculo del aductor del fémur (porción isquiotibial)	*Porción aductora:* nervio obturador (L2-L4) *Porción isquiotibial:* nervio tibial del nervio ciático	Aduce el muslo a nivel de la cadera *Porción aductora:* también flexiona el muslo a nivel de la cadera *Porción isquiotibial:* extiende el muslo
Grácil	Cuerpo y rama inferior del pubis	Porción superior de la cara medial de la tibia	Nervio obturador (L2-L3)	Aduce el muslo a nivel de la cadera; flexiona la pierna a nivel de la rodilla y ayuda a rotarla medialmente
Obturador externo	Bordes del foramen obturado y membrana obturatriz	Fosa trocantérica del fémur	Nervio obturador (L3-L4)	Rota lateralmente el muslo a nivel de la cadera; estabiliza la cabeza del fémur en el acetábulo

Nota clínica:

El **«tirón en la ingle»** es una lesión deportiva frecuente y consiste en un estiramiento o un desgarro de uno o más de los músculos aductores en el compartimento medial del muslo. El aductor largo y el mayor son especialmente vulnerables. Debido a que los músculos isquiotibiales cruzan dos articulaciones y se usan activamente para caminar y correr, pueden distenderse o desgarrarse si no se estiran y relajan adecuadamente antes de un uso vigoroso.

Asimismo, un **calambre muscular** es un dolor o una rigidez muscular que a menudo se siente en los componentes del músculo cuádriceps femoral del compartimento anterior o en los músculos isquiotibiales.

Los **desgarros musculares y** las **roturas de los tendones** también son lesiones que pueden ocurrir con frecuencia en los atletas.

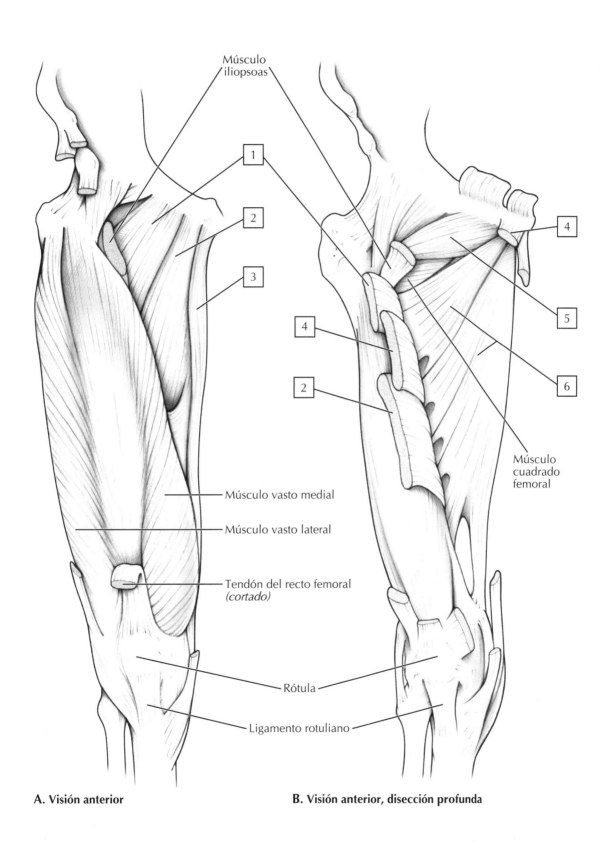

Músculo
iliopsoas

1

2

3

4

2

4

5

6

Músculo
cuadrado
femoral

Músculo vasto medial

Músculo vasto lateral

Tendón del recto femoral
(cortado)

Rótula

Ligamento rotuliano

A. Visión anterior

B. Visión anterior, disección profunda

La pierna está dividida en tres compartimentos musculares mediante tabiques intermusculares de tejido conectivo. Los músculos del compartimento anterior:

- Flexionan dorsalmente (dorsiflexionan) el pie a nivel de la articulación talocrural (del tobillo)
- Extienden los dedos del pie
- Invierten el pie (giran la planta del pie hacia dentro)

Observa que los músculos del miembro inferior están justo al contrario del miembro superior. Los flexores del miembro inferior están en los compartimentos **posteriores** (compartimentos anteriores en el miembro superior) y los extensores están en los compartimentos **anteriores** (compartimentos posteriores en el miembro superior). Esta disposición se produce a causa de las diferentes formas en las que los miembros rotan durante el desarrollo embrionario.

Los músculos del compartimento lateral evierten principalmente el pie (giran la planta del pie hacia fuera). Los músculos de los compartimentos anterior y lateral se resumen en la siguiente tabla.

COLOREA los siguientes músculos, utilizando un color diferente para cada músculo:

- ☐ 1. **Peroneo largo: el tendón cruza profundo dentro de la planta del pie y se inserta en el 1.er metatarsiano**
- ☐ 2. **Tibial anterior**
- ☐ 3. **Peroneo corto: su tendón se inserta en el 5.º metatarsiano**
- ☐ 4. **Extensor largo de los dedos**
- ☐ 5. **Extensor largo del dedo gordo**
- ☐ 6. **Tercer peroneo: solo un tendón; músculo profundo al extensor largo de los dedos**

MÚSCULO	ORIGEN	INSERCIÓN	INERVACIÓN	ACCIONES PRINCIPALES
Tibial anterior	Cóndilo lateral y mitad superior de la cara lateral de la tibia y membrana interósea	Caras medial y plantar del hueso cuneiforme medial y base del 1.er metatarsiano	Nervio peroneo profundo (L4-L5)	Flexión dorsal (dorsiflexión) del pie a nivel del tobillo e inversión del pie
Extensor largo del dedo gordo	Parte media de la cara anterior del peroné y membrana interósea	Cara dorsal de la base de la falange distal del dedo gordo	Nervio peroneo profundo (L5-S1)	Extensión del dedo gordo y flexión dorsal del pie a nivel del tobillo
Extensor largo de los dedos	Cóndilo lateral de la tibia y 3/4 superiores de la cara anterior de la membrana interósea y peroné	Falanges media y distal de los cuatro dedos laterales	Nervio peroneo profundo (L5-S1)	Extensión de los cuatro dedos laterales y flexión dorsal (dorsiflexión) del pie a nivel del tobillo
Tercer peroneo	Tercio inferior de la cara anterior del peroné y membrana interósea	Dorso de la base del 5.º metatarsiano	Nervio peroneo profundo (L5-S1)	Flexión dorsal (dorsiflexión) del pie a nivel del tobillo; ayuda en la eversión del pie
Peroneo largo	Cabeza y 2/3 superiores de la cara lateral del peroné	Cara plantar de la base del 1.er metatarsiano y hueso cuneiforme medial	Nervio peroneo superficial (L5-S2)	Eversión del pie y débil flexión plantar del pie a nivel del tobillo
Peroneo corto	2/3 inferiores de la cara lateral del peroné	Cara dorsal de la tuberosidad en el lado lateral de la base del 5.º metatarsiano	Nervio peroneo superficial (L5-S2)	Eversión del pie y débil flexión plantar del pie a nivel del tobillo

Nota clínica:

El **síndrome compartimental anterior** (a veces denominado **periostitis tibial anterior**) se produce por la contracción excesiva de los músculos del compartimento anterior. El dolor en estos músculos se irradia por el tobillo hasta el dorso del pie que cubre los tendones extensores. Este proceso suele ser crónico, y la inflamación del músculo en el compartimento muscular, fuertemente envuelto en la vaina fascial, puede dar lugar a compresión nerviosa y vascular. En el síndrome agudo (expansión rápida, continua), puede ser necesario abrir quirúrgicamente el compartimento (fasciotomía) para aliviar la presión.

El **síndrome compartimental lateral** (síndrome de esfuerzo) por uso excesivo puede afectar a los músculos peroneos largo y corto, y el dolor a menudo se siente en el tercio inferior de la parte lateral de la pierna, justo por encima del tobillo.

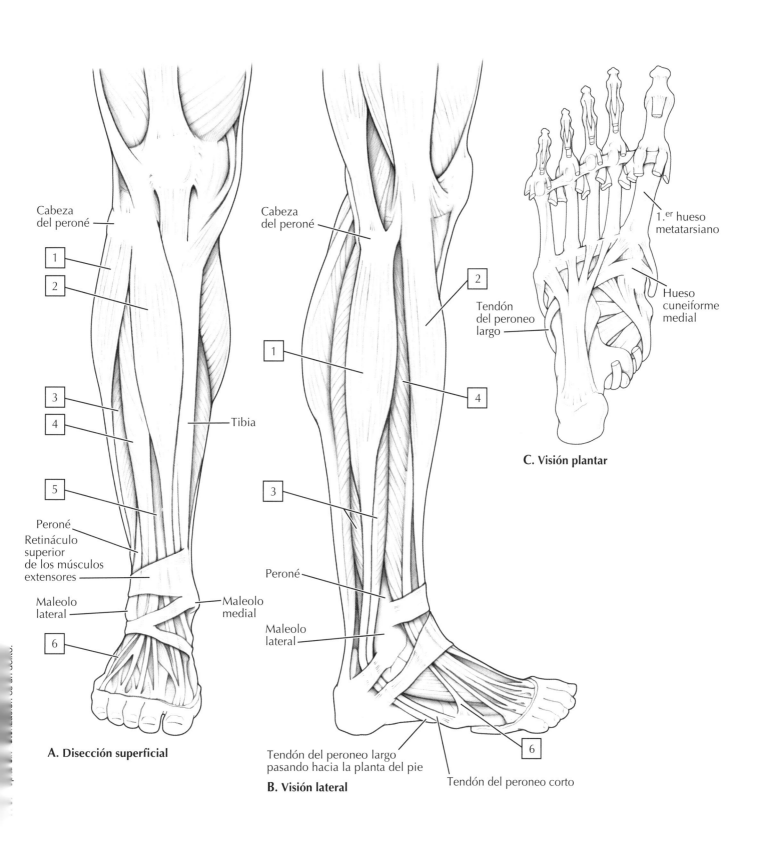

Cabeza
del peroné

1

2

3

4

5

Peroné
Retináculo
superior
de los músculos
extensores

Maleolo
lateral

6

Tibia

Maleolo
medial

A. Disección superficial

Cabeza
del peroné

2

1

3

Peroné

Maleolo
lateral

Tendón
del peroneo
largo

4

6

Tendón del peroneo largo
pasando hacia la planta del pie

B. Visión lateral

Tendón del peroneo corto

1.er hueso
metatarsiano

Hueso
cuneiforme
medial

C. Visión plantar

La pierna está dividida en tres compartimentos musculares mediante tabiques intermusculares de tejido conectivo. Los músculos del compartimento posterior:

- Flexionan plantarmente el pie a nivel de la articulación talocrural (del tobillo)
- Flexionan los dedos del pie
- Invierten el pie (giran la planta del pie hacia dentro)

Los músculos del compartimento posterior están dispuestos en un grupo superficial y un grupo profundo. El grupo de músculos superficiales (músculos gastrocnemio, plantar, sóleo) fusiona sus tendones de inserción en un fuerte tendón calcáneo (de Aquiles) que lo une al talón (tuberosidad del calcáneo). El resto de los músculos del compartimento posterior forman el grupo profundo. Estos músculos se resumen en la siguiente tabla.

COLOREA los siguientes músculos, utilizando un color diferente para cada músculo:

☐ 1. **Plantar (los músculos 1-3 de esta lista forman el grupo superficial)**

☐ 2. **Gastrocnemio: cabezas lateral y medial, el músculo «de la pantorrilla»**

☐ 3. **Sóleo**

☐ 4. **Poplíteo**

☐ 5. **Flexor largo de los dedos**

☐ 6. **Tibial posterior**

☐ 7. **Flexor largo del dedo gordo**

MÚSCULO	ORIGEN	INSERCIÓN	INERVACIÓN	ACCIONES PRINCIPALES
Gastrocnemio	*Cabeza lateral:* cara lateral del cóndilo lateral del fémur *Cabeza medial:* cara poplítea del fémur, superior al cóndilo medial	Cara posterior del calcáneo vía tendón calcáneo	Nervio tibial (S1-S2)	Flexión plantar del pie a nivel del tobillo; flexiona la pierna a nivel de la rodilla
Sóleo	Cara posterior de la cabeza del peroné, cuarto superior de la cara posterior del peroné, línea del sóleo y borde medial de la tibia	Cara posterior del calcáneo vía tendón calcáneo	Nervio tibial (S1-S2)	Flexión plantar del pie a nivel del tobillo; estabiliza la pierna sobre el pie
Plantar	Extremo inferior de la línea supracondílea lateral del fémur y ligamento poplíteo oblicuo	Cara posterior del calcáneo vía tendón calcáneo	Nervio tibial (S1-S2)	Ayuda débilmente al gastrocnemio en la flexión plantar del pie a nivel del tobillo y la flexión de la rodilla
Poplíteo	Epicóndilo lateral del fémur y menisco lateral	Cara posterior de la tibia, superior a la línea del sóleo	Nervio tibial (L4-S1)	Flexiona débilmente la pierna a nivel de la rodilla y la abre (rota el fémur) y fija la tibia
Flexor largo del dedo gordo	2/3 inferiores de la cara posterior del peroné y parte inferior de la membrana interósea	Base de la falange distal del dedo gordo	Nervio tibial (S2-S3)	Flexión del dedo gordo a nivel de todas las articulaciones y flexión plantar del pie a nivel del tobillo
Flexor largo de los dedos	Parte medial de la cara posterior de la tibia inferior a la línea del sóleo	Caras plantares de las bases de las falanges distales de los cuatro dedos laterales	Nervio tibial (S2-S3)	Flexión de los cuatro dedos laterales y flexión plantar del pie a nivel del tobillo; sostiene los arcos longitudinales del pie
Tibial posterior	Membrana interósea, cara posterior de la tibia inferior a la línea del sóleo y cara posterior del peroné	Tuberosidad del navicular, huesos cuneiformes y cuboides y bases de los metatarsianos 2, 3 y 4	Nervio tibial (L4-L5)	Flexión plantar del pie a nivel del tobillo e inversión del pie

Nota clínica:
«Periostitis tibial o síndrome de estrés medial de la tibia» se refiere al dolor a lo largo de los dos tercios distales mediales del cuerpo de la tibia y es un síndrome frecuente en atletas. La causa principal es la tracción repetitiva del tendón del tibial posterior cuando el pie despega del suelo durante la carrera.

La **tendinitis** del tendón calcáneo (de Aquiles) es una inflamación dolorosa que a menudo se produce en los corredores que corren en montaña o superficies irregulares. La tensión reiterada sobre el tendón se produce cuando el talón toca el suelo y cuando la flexión plantar levanta el pie y los dedos. Este es el tendón más fuerte del cuerpo. La rotura del tendón es una lesión grave, debido a que el tendón avascular cicatriza lentamente. En general, la mayoría de las lesiones tendinosas se curan más lentamente debido a su naturaleza avascular.

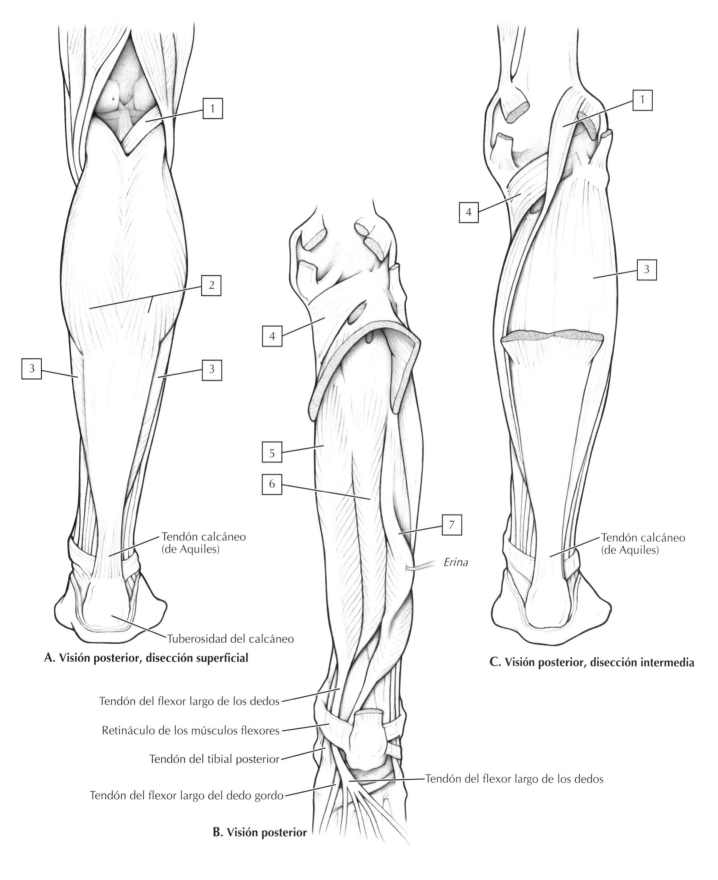

Tendón calcáneo
(de Aquiles)

Tuberosidad del calcáneo

A. Visión posterior, disección superficial

Erina

Tendón del flexor largo de los dedos

Retináculo de los músculos flexores

Tendón del tibial posterior

Tendón del flexor largo del dedo gordo

Tendón del flexor largo de los dedos

B. Visión posterior

Tendón calcáneo
(de Aquiles)

C. Visión posterior, disección intermedia

Músculos intrínsecos del pie

Los músculos intrínsecos están dispuestos en cuatro planos
(capas) en la planta del pie y complementan las acciones de los
tendones de los flexores largos de la pierna a medida que pasan
hacia el pie. Estos músculos se resumen en la siguiente tabla.

MÚSCULO	ORIGEN	INSERCIÓN	INERVACIÓN	ACCIONES PRINCIPALES
Abductor del dedo gordo	Apófisis medial de la tuberosidad del calcáneo, retináculo de los músculos flexores y aponeurosis plantar	Lado medial de la base de la falange proximal del 1.er dedo	Nervio plantar medial (S1-S2)	Abduce y flexiona el dedo gordo a nivel de la articulación metatarsofalángica
Flexor corto de los dedos	Apófisis medial de la tuberosidad del calcáneo, aponeurosis plantar y tabiques intermusculares	Ambos lados de las falanges medias de los cuatro dedos laterales	Nervio plantar medial (S1-S2)	Flexión de los cuatro dedos laterales a nivel de las articulaciones interfalángicas
Abductor del 5.° dedo	Apófisis lateral de la tuberosidad del calcáneo, aponeurosis plantar y tabiques intermusculares	Lado lateral de la base de la falange proximal del 5.° dedo	Nervio plantar lateral (S1-S3)	Abduce y flexiona el 5.° dedo
Cuadrado plantar	Cara medial y borde lateral de la cara plantar del calcáneo	Borde posterolateral del tendón del flexor largo de los dedos	Nervio plantar lateral (S1-S3)	Ayuda al flexor largo de los dedos en la flexión de los cuatro dedos laterales
Lumbricales	Tendones del flexor largo de los dedos	Cara medial de la expansión del extensor de los dedos sobre los cuatro dedos laterales	*El más medial:* nervio plantar medial *Los tres laterales:* nervio plantar lateral (S2-S3)	Flexionan las falanges proximales y extienden las falanges medias y distales de los cuatro dedos laterales
Flexor corto del dedo gordo	Caras plantares de los huesos cuboides y cuneiforme lateral	Ambos lados de la base de la falange proximal del 1.er dedo	Nervio plantar medial (S1-S2)	Flexiona la falange proximal del dedo gordo
Aductor del dedo gordo	*Cabeza oblicua:* bases de los metatarsianos 2-4 *Cabeza transversa:* ligamentos plantares de las articulaciones metatarsofalángicas de los dedos 3-5	Los tendones de ambas cabezas se insertan en el lado lateral de la base de la falange proximal del 1.er dedo	Ramo profundo del nervio plantar lateral (S2-S3)	Aduce el dedo gordo; ayuda a mantener el arco transverso del pie
Flexor corto del 5.° dedo	Base del 5.° metatarsiano	Cara lateral de la base de la falange proximal del 5.° dedo	Ramo superficial del nervio plantar lateral (S2-S3)	Flexiona la falange proximal del 5.° dedo, lo que ayuda con su flexión
Interóseos plantares (tres músculos)	Bases y lados mediales de los metatarsianos 3-5	Lados mediales de las bases de las falanges proximales de los dedos 3-5	Nervio plantar lateral (S2-S3)	Aducen los dedos (3-5) y flexionan las falanges proximales y extienden las falanges medias y distales
Interóseos dorsales (cuatro músculos)	Lados adyacentes de los metatarsianos 1-5	*Primero:* lado medial de la falange proximal del segundo dedo *Segundo a cuarto:* lados laterales de los dedos 2-4	Nervio plantar lateral (S2-S3)	Abducen los dedos 2-4, flexionan las falanges proximales y extienden las falanges medias y distales

COLOREA los siguientes músculos, utilizando un color
diferente para cada músculo (los músculos de la planta
están organizados en varios planos por debajo de una fuerte
aponeurosis plantar, como se ve en las ilustraciones):

☐ 1. **Flexor corto del quinto dedo**

☐ 2. **Abductor del quinto dedo**

☐ 3. **Lumbricales: cuatro pequeños músculos que se insertan en los tendones del flexor largo de los dedos**

☐ 4. **Flexor corto del dedo gordo: tiene dos cabezas cuyos tendones contienen cada uno un pequeño hueso sesamoideo**

☐ 5. **Abductor del dedo gordo**

☐ 6. **Flexor corto de los dedos**

☐ 7. **Cuadrado plantar**

☐ 8. **Interóseos plantares: tres músculos que aducen los dedos del pie**

☐ 9. **Aductor del dedo gordo: tiene dos cabezas (transversa y oblicua)**

☐ 10. **Interóseos dorsales: cuatro músculos que abducen los dedos del pie**

Nota clínica:

Justo debajo de la piel de la planta del pie y recubriendo el
plano superficial de los músculos intrínsecos se encuentra la
aponeurosis plantar, un tendón ancho y plano que se extiende
desde el talón hasta los dedos del pie. La **fascitis plantar** es
una causa común de dolor en el talón, especialmente en los
corredores, cuyo resultado es la inflamación de la aponeurosis
plantar en su punto de unión en el calcáneo, con dolor que
a menudo irradia distalmente hacia los dedos del pie.

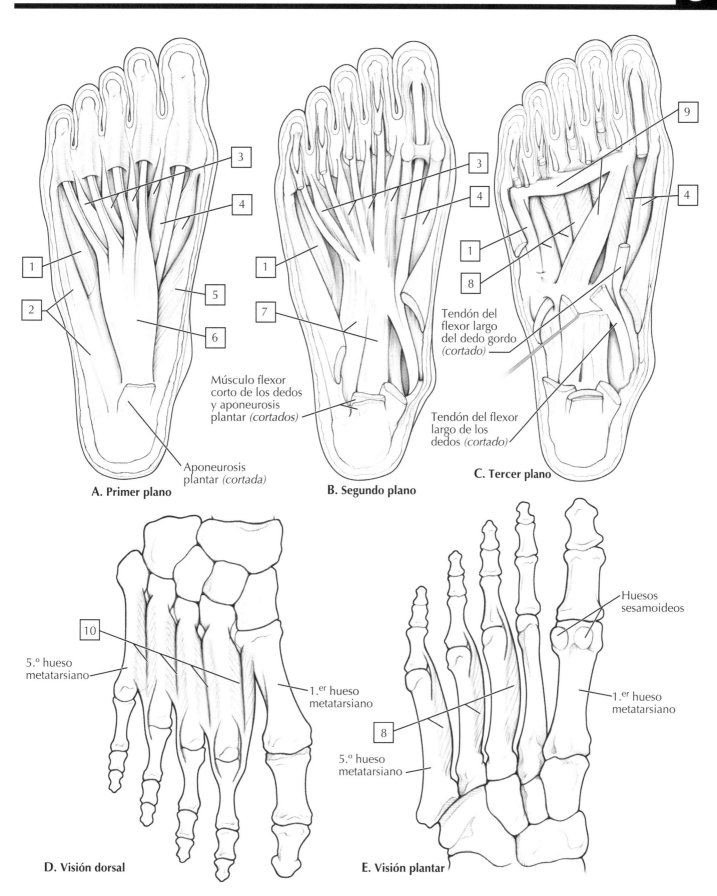

3

4

1

2

5

6

A. Primer plano

Aponeurosis
plantar *(cortada)*

3

4

1

7

Músculo flexor
corto de los dedos
y aponeurosis
plantar *(cortados)*

B. Segundo plano

9

4

1

8

Tendón del
flexor largo
del dedo gordo
(cortado)

Tendón del flexor
largo de los
dedos *(cortado)*

C. Tercer plano

10

5.º hueso
metatarsiano

1.er hueso
metatarsiano

D. Visión dorsal

Huesos
sesamoideos

1.er hueso
metatarsiano

8

5.º hueso
metatarsiano

E. Visión plantar

La mejor manera para aprender la acción de los músculos es saber en qué **compartimento** residen y luego conocer la acción principal de los músculos en ese compartimento. Pocos músculos actúan de forma aislada; más a menudo, actúan como un grupo. En general, los músculos de la región glútea extienden la cadera, abducen el miembro y lo rotan. Los músculos anteriores del muslo actúan sobre la rodilla para extenderla, mientras que los músculos mediales del muslo aducen el miembro a nivel de la cadera. Los músculos posteriores del muslo extienden la cadera y flexionan la rodilla. Los músculos laterales de la pierna evierten el pie; los músculos anteriores de la pierna realizan la flexión dorsal (dorsiflexionan) del tobillo y extienden los dedos del pie, y los músculos posteriores de la pierna realizan la flexión plantar del tobillo y flexionan los dedos del pie.

COLOREA los siguientes músculos, utilizando un color diferente para cada músculo:

1. **Recto femoral**
2. **Sartorio**
3. **Grácil**
4. **Aductor mayor**
5. **Tibial anterior**
6. **Sóleo**
7. **Tibial posterior**
8. **Peroneo largo**
9. **Aductor del dedo gordo**
10. **Abductor del quinto dedo**

CADERA
Flexión: iliopsoas, recto femoral, sartorio
Extensión: isquiotibiales, glúteo mayor
Abducción: glúteos medio y menor, tensor de la fascia lata
Rotación medial: glúteos medio y menor
Rotación lateral: obturador interno, gemelos, piriforme
Aducción: grupo de músculos aductores

RODILLA
Flexión: isquiotibiales, grácil, sartorio, gastrocnemio
Extensión: cuádriceps femoral
Rotación medial: semitendinoso, semimembranoso
Rotación lateral: bíceps femoral

TALOCRURAL (TOBILLO)
Flexión plantar: gastrocnemio, sóleo, tibial posterior, flexor largo de los dedos, flexor largo del dedo gordo
Flexión dorsal (dorsiflexión): tibial anterior, extensor largo de los dedos, extensor largo del dedo gordo, tercer peroneo

METATARSOFALÁNGICAS
Flexión: interóseos y lumbricales
Extensión: extensor largo y extensor corto de los dedos
Abducción: interóseos dorsales
Aducción: interóseos plantares

INTERFALÁNGICAS
Flexión: flexor largo y flexor corto de los dedos
Extensión: extensor largo y extensor corto de los dedos

SUBTALAR (SUBASTRAGALINA)
Eversión: peroneo largo, peroneo corto, tercer peroneo
Inversión: tibial anterior y tibial posterior

Nota clínica:
Un **pie caído** es una incapacidad para dorsiflexionar el pie a nivel del tobillo, lo que se traduce en un pie que no se puede levantar al caminar. Una persona con un pie caído debe levantar la rodilla durante la fase de balanceo de la marcha para evitar arrastrar el pie afectado por el suelo o para evitar tropezar (marcha en estepaje). Por lo general, el pie caído se debe a una lesión bien del nervio peroneo común, allí donde se sitúa superficialmente por debajo de la piel y pasa alrededor del cuello del peroné (a la altura de una mesa de centro o del parachoques de un automóvil) o bien del nervio peroneo profundo. El nervio también puede verse afectado por una hernia discal que comprime la raíz nerviosa L5 (una hernia del disco entre las vértebras L 4-L 5).

Resumen clínico de los nervios del miembro inferior:

La **integridad del nervio femoral** se puede valorar con el **reflejo rotuliano** (L3-L4) (extensión de la rodilla).

La **lesión del nervio obturador** (hernia discal) provoca una capacidad debilitada para aducir el muslo.

El **nervio ciático** (nervio más grande del cuerpo) está compuesto por los nervios tibial y peroneo común. La **lesión del nervio tibial** puede producir la pérdida de la flexión plantar y la inversión debilitada del pie, que se traduce en una marcha arrastrando los pies (marcha en pantuflas). La **lesión del nervio peroneo** común puede provocar un pie caído y la marcha en estepaje (paso alto).

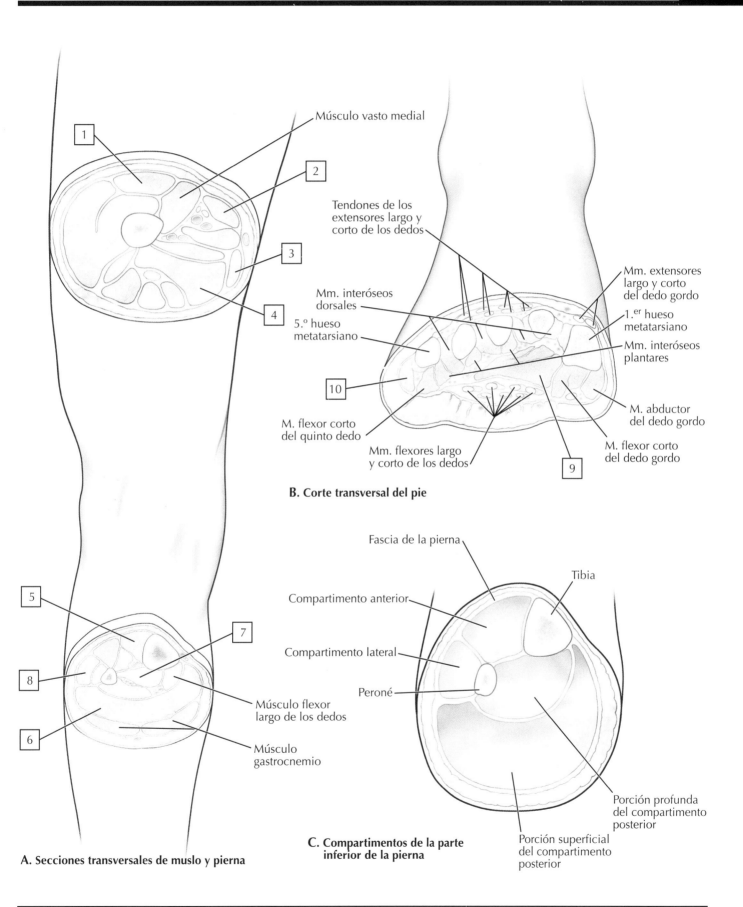

Músculo vasto medial

1

2

Tendones de los
extensores largo y
corto de los dedos

Mm. interóseos
dorsales

5.º hueso
metatarsiano

3

4

Mm. extensores
largo y corto
del dedo gordo

1.er hueso
metatarsiano

Mm. interóseos
plantares

10

M. flexor corto
del quinto dedo

Mm. flexores largo
y corto de los dedos

9

M. abductor
del dedo gordo

M. flexor corto
del dedo gordo

B. Corte transversal del pie

Fascia de la pierna

Tibia

Compartimento anterior

Compartimento lateral

Peroné

5

7

8

6

Músculo flexor
largo de los dedos

Músculo
gastrocnemio

Porción profunda
del compartimento
posterior

Porción superficial
del compartimento
posterior

A. Secciones transversales de muslo y pierna

**C. Compartimentos de la parte
inferior de la pierna**

1. ¿Por qué un paciente con parálisis de Bell (inflamación unilateral del nervio facial) no podrá cerrar el ojo homolateral? _____

2. ¿Qué músculo podría estar paralizado si, durante una exploración ocular (pruebas clínicas), se demuestra la incapacidad de aducción y descenso del globo ocular? _____

3. ¿Cuáles son los tres músculos que recubren la pared posterior de la faringe y ayudan a la deglución? _____

4. ¿Cuál de los siguientes grupos musculares incluye los músculos profundos (propios o intrínsecos) del dorso (espalda) inervados por ramos posteriores de los nervios espinales?
   A. Erector de la columna
   B. Dorsal ancho
   C. Elevador de la escápula
   D. Romboides mayor
   E. Serrato posterior inferior

5. En la región inguinal se produce una hernia, y una porción del intestino y el mesenterio descienden al interior del escroto. ¿Cuál de los siguientes tipos de hernias tiene muy probablemente este paciente?
   A. Femoral
   B. Inguinal directa
   C. De hiato
   D. Inguinal indirecta
   E. Umbilical

6. Un atleta sufre una lesión del manguito de los rotadores. ¿Cuál de los siguientes músculos estará muy probablemente desgarrado?
   A. Infraespinoso
   B. Subescapular
   C. Supraespinoso
   D. Redondo mayor
   E. Redondo menor

7. ¿A qué músculo implicará probablemente una lesión por un tirón en la ingle?
   A. Aductor largo
   B. Recto femoral
   C. Sartorio
   D. Semitendinoso
   E. Vasto medial

Colorea los músculos que se indican en las preguntas 8 a 10:

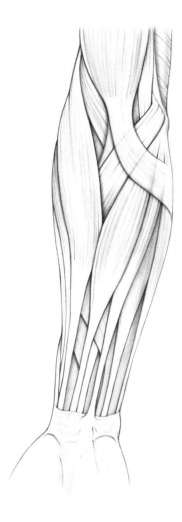

8. Este músculo está ausente en un pequeño porcentaje de la población (color rojo).

9. Este músculo está inervado por el nervio radial (color azul).

10. Este músculo flexiona el carpo y está inervado por el nervio cubital (color verde).

RESPUESTAS

1. Parálisis del músculo orbicular del ojo de los músculos faciales

2. Músculo oblicuo superior

3. Músculos constrictores superior, medio e inferior de la faringe

4. A

5. D

6. C

7. A

8. Músculo palmar largo

9. Músculo braquiorradial

10. Músculo flexor cubital del carpo

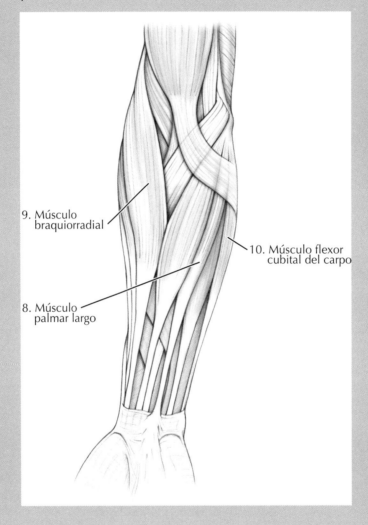

9. Músculo
braquiorradial

10. Músculo flexor
cubital del carpo

8. Músculo
palmar largo

Capítulo 4 Sistema nervioso y órganos de los sentidos

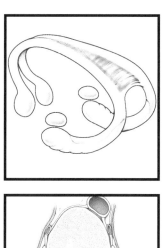
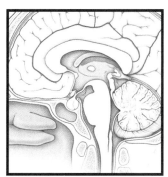

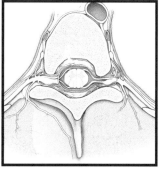
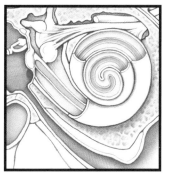

4 Estructura neuronal

Las células nerviosas se denominan neuronas. Cada neurona tiene una estructura que refleja sus características funcionales individuales. La información llega a la neurona, en general, a través de las prolongaciones llamadas **axones,** que terminan en la neurona en uniones especializadas denominadas **sinapsis.** Las sinapsis pueden localizarse en las prolongaciones neuronales llamadas **dendritas** o en el cuerpo celular neuronal, el denominado **soma** o **pericarion.**

Típicamente, una neurona tiene múltiples dendritas y un axón (o a veces ninguno). Como la mayoría de las células, las neuronas contienen un núcleo (y su nucleolo) que contiene su genoma neuronal, un citoplasma que contiene muchas mitocondrias, un extenso retículo endoplasmático rugoso, un aparato de Golgi y otras inclusiones celulares (v. lámina 1-4). Las dendritas neuronales proporcionan una extensa red de prolongaciones ramificadas que reciben axones entrantes que terminan en ellas y liberan neurotransmisores en la neurona receptora (a veces terminan en **espinas dendríticas**).

Los axones individuales pueden por sí mismos ramificarse extensamente y ponerse en contacto con un gran número de cuerpos celulares neuronales **(sinapsis axosomáticas)** y/o sinapsis dendríticas **(sinapsis axodendríticas).**

Algunas neuronas, como las neuronas sensitivas primarias en un ganglio sensitivo del nervio espinal y algunos de los ganglios sensitivos de los nervios craneales, tienen cuerpos celulares neuronales sin dendritas, algunas neuronas carecen de un axón (células amacrinas en la retina del ojo) y algunos sistemas neuronales tienen extensas redes de interacciones sinápticas **dendrodendríticas.**

COLOREA cada uno de los siguientes elementos de una neurona, utilizando un color diferente para cada elemento:
- [ ] 1. **Dendritas**
- [ ] 2. **Axón**
- [ ] 3. **Soma o cuerpo celular de la neurona**

Las neuronas conducen información eferente a través de potenciales de acción que corren a lo largo de un solo axón que surge del soma, que luego hace sinapsis en un objetivo selectivo, por lo general otra neurona o célula diana; por ejemplo, células musculares. Hay muchos tipos diferentes de neuronas; algunos de los tipos más frecuentes son:
- **Monopolar (a menudo denominada pseudomonopolar):** posee un axón que se divide a modo de T en dos prolongaciones largas, una distal y otra central; normalmente neuronas sensitivas como una neurona sensitiva primaria en un ganglio sensitivo de un nervio craneal o en un ganglio sensitivo de un nervio espinal
- **Bipolar:** posee un axón y una dendrita; rara, pero se encuentra en la retina y el epitelio olfatorio

- **Multipolar:** posee un axón y dos, o más a menudo, muchas más dendritas (un árbol dendrítico); más frecuente y probablemente representa alrededor del 99% de todas las neuronas

COLOREA cada tipo diferente de neurona, utilizando un color diferente para cada tipo:
- [ ] 4. **Monopolar (pseudomonopolar)**
- [ ] 5. **Bipolar**
- [ ] 6. **Multipolar**

Aunque el sistema nervioso humano contiene mil millones de neuronas, se pueden clasificar, en gran parte, en uno de tres tipos funcionales:
- **Neuronas motoras:** conducen impulsos eferentes desde el sistema nervioso central (SNC) o los ganglios (cúmulos de neuronas fuera del SNC) hacia células diana (efectoras); los axones eferentes somáticos se dirigen al músculo esquelético, y los axones eferentes viscerales lo hacen al músculo liso, el músculo cardiaco y las glándulas
- **Neuronas sensitivas:** transportan impulsos aferentes desde receptores hacia el SNC; los axones aferentes somáticos transmiten sensibilidad dolorosa, térmica, táctil, baropresora y propioceptiva (no consciente), y los axones aferentes viscerales conducen sensibilidad dolorosa y otras sensaciones (p. ej., náuseas) desde órganos, glándulas y músculo liso hacia el SNC
- **Interneuronas:** transportan los impulsos entre neuronas sensitivas y motoras, y de esta manera forman redes de integración entre las células; más del 99% de todas las neuronas del cuerpo probablemente son interneuronas

Las neuronas pueden variar de tamaño considerablemente, por lo que oscilan desde algunas micras a más de 100 μm de diámetro. Pueden poseer numerosas dendritas ramificadas, tachonadas con **espinas dendríticas** que aumentan muchas veces el área receptora de la neurona. El axón de la neurona puede ser bastante corto o de más de 1 m de longitud, y el diámetro axonal puede variar, con axones mayores de 1 a 2 μm de diámetro aislados por **vainas de mielina.** En el SNC, los axones están mielinizados por una célula glial especial denominada **oligodendrocito,** mientras que todos los axones del sistema nervioso periférico (SNP) están rodeados por un tipo de célula glial llamada **célula de Schwann.** Las células de Schwann también mielinizan muchos de los axones del SNP que rodean.

Nota clínica:
Las neuronas son células aeróbicas muy activas metabólicamente que requieren altos niveles de glucosa y oxígeno. Las neuronas tienen muy pocas reservas de energía, por lo que pueden estar fácilmente **isquémicas** si su suministro de sangre arterial se ve comprometido. Las neuronas también son muy activas genómicamente.

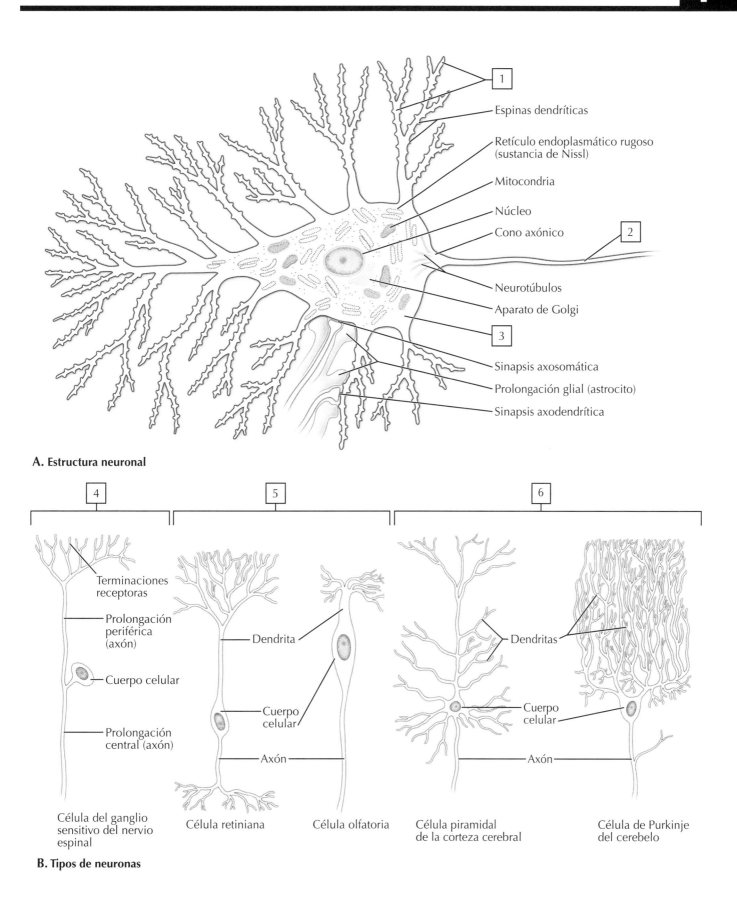

1

Espinas dendríticas

Retículo endoplasmático rugoso
(sustancia de Nissl)

Mitocondria

Núcleo

Cono axónico

2

Neurotúbulos

Aparato de Golgi

3

Sinapsis axosomática

Prolongación glial (astrocito)

Sinapsis axodendrítica

A. Estructura neuronal

4

5

6

Terminaciones
receptoras

Prolongación
periférica
(axón)

Dendrita

Dendritas

Cuerpo celular

Cuerpo
celular

Cuerpo
celular

Prolongación
central (axón)

Axón

Axón

Célula del ganglio
sensitivo del nervio
espinal

Célula retiniana

Célula olfatoria

Célula piramidal
de la corteza cerebral

Célula de Purkinje
del cerebelo

B. Tipos de neuronas

4 Células de la glía

La glía son las células que soportan las neuronas, en una relación de 10 a 1, en el SNC. Realizan la mielinización de los axones nuevos y contribuyen a la mayor parte del crecimiento posnatal observado en el SNC. Funcionalmente, la glía:

- Proporciona el aislamiento estructural de las neuronas y sus sinapsis
- Secuestra iones en el compartimento extracelular
- Proporciona soporte trófico para las neuronas y sus prolongaciones
- Mantiene el crecimiento y secreta factores de crecimiento
- Mantiene algunas de las funciones de señalización de las neuronas
- Mieliniza axones
- Fagocita residuos y participa en la respuesta inflamatoria
- Participa en la formación de la barrera hematoencefálica

Los diferentes tipos de células gliales incluyen:
- **Astrocitos:** las más numerosas de las células gliales; proporcionan soporte físico y metabólico a las neuronas del SNC y contribuyen a la formación de la barrera hematoencefálica a través de los pies terminales que sostienen las uniones estrechas de las células endoteliales de los capilares y entran en contacto con las células piales (piamadre) que forman una membrana pial-glial para proteger la superficie externa del encéfalo
- **Oligodendrocitos:** células gliales más pequeñas que son responsables de la formación y el mantenimiento de la mielina en el SNC; un solo oligodendrocito puede mielinizar un segmento axonal de más de 30 o más axones
- **Microglía:** la glía más pequeña y más rara del SNC (aunque más numerosa que las neuronas en el SNC); son células fagocitarias y participan en las reacciones inflamatorias; pueden eliminar sinapsis innecesarias, remodelar sitios sinápticos y pueden responder al daño celular mediante fagocitosis, liberación de interleucinas y citocinas, y participar en una respuesta inmunitaria
- **Células ependimarias:** tapizan los ventrículos encefálicos y el conducto central de la médula espinal que contienen líquido cefalorraquídeo (LCR); las células ependimarias especializadas denominadas **tanicitos** pueden secuestrar sustancias en el LCR y transportarlas a sitios específicos del SNC donde pueden influir en la función neuronal del SNC

- **Células de Schwann:** células gliales del SNP; rodean todos los axones, mielinizando muchos de ellos, y proporcionan soporte trófico, facilitan la regeneración de los axones del SNP y eliminan los restos celulares

Mientras que las células ependimarias tapizan los ventrículos encefálicos, la superficie del encéfalo y la médula espinal está recubierta por la piamadre.

COLOREA cada uno de los diferentes tipos de glía del SNC, utilizando un color diferente para cada célula glial:
- [ ] 1. **Astrocitos**
- [ ] 2. **Oligodendrocitos (con prolongaciones mielinizadas)**
- [ ] 3. **Célula de la microglía**
- [ ] 4. **Células ependimarias**

Nota clínica:
La disfunción oligodendrocítica está presente en la **esclerosis múltiple,** una reacción autoinmune que provoca desmielinización, una disminución en la conducción axonal y una disfunción neurológica (actividad motora y sensorial, problemas de visión, trastornos del movimiento ocular y cambios emocionales).

Desafortunadamente, las células gliales del SNC son una fuente importante de **tumores cerebrales.** Los astrocitomas, los oligodendrogliomas, los ependimomas y los glioblastomas son tumores muy invasivos que dañan las neuronas, pueden crecer mucho y son bastante resistentes a la quimioterapia y la radioterapia.

La **microglía** puede «activarse» si hay daño celular o la presencia de patógenos. Puede liberar una gran cantidad de sustancias, como citocinas proinflamatorias y otros mediadores que conducen a la inflamación y la apoptosis neuronal. Un ejemplo de la destrucción de neuronas es la que se produce en la **enfermedad de Alzheimer.** La respuesta inflamatoria se produce tanto por reactividad microglial como astrocítica.

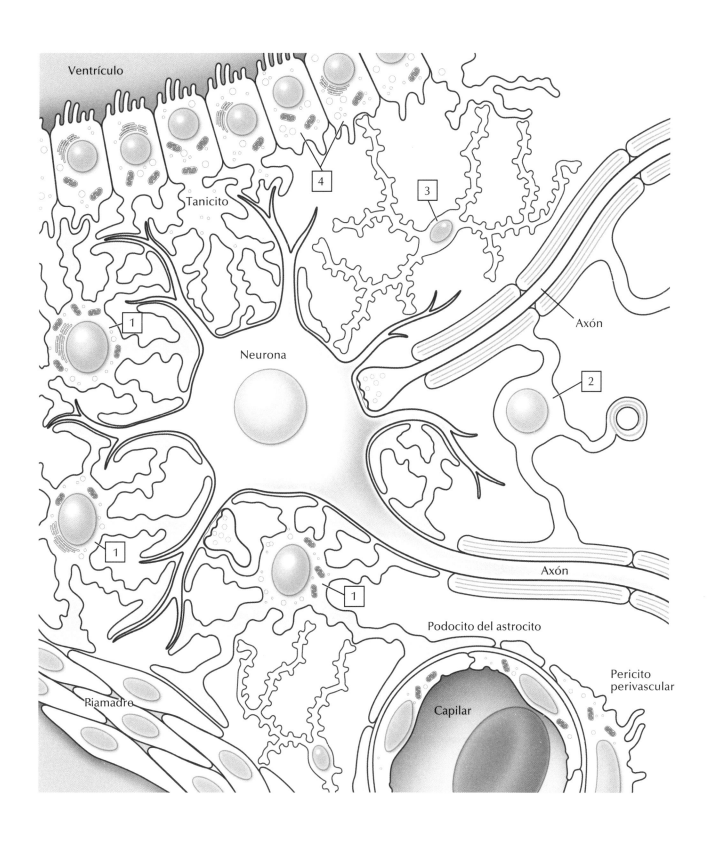

Ventrículo

Tanicito

4

3

Axón

1

Neurona

2

1

Axón

1

Podocito del astrocito

Pericito
perivascular

Piamadre

Capilar

La principal forma de comunicación en el sistema nervioso es mediante sinapsis, lugares discontinuos donde el axón, o su amplia ramificación de terminales axonales, a veces se cuentan por miles, linda con otra neurona o célula de destino. Por lo general, una neurona recibe numerosos contactos sinápticos en su arborización de dendritas (su «árbol dendrítico») y espinas dendríticas o en el soma (cuerpo de la neurona). A medida que el axón se acerca a su lugar de destino, pierde su vaina de mielina, a menudo sufre una extensa ramificación y, a continuación, termina en el destino como **botones sinápticos.** La comunicación se realiza mediante transmisión electroquímica, desencadenando la liberación de un(os) neurotransmisor(es) en la **hendidura sináptica.** El (los) transmisor(es) se une(n) a receptores en la membrana postsináptica e inician una respuesta excitatoria o inhibitoria graduada, o efecto neuromodulador, en la célula diana.

Los tipos más comunes de sinapsis son las sinapsis **axosomáticas** (axón con el cuerpo celular de una neurona objetivo) y **axodendríticas** (axón con dendrita[s] o espinas dendríticas de la neurona objetivo). Otras sinapsis pueden apuntar a otra terminal axónica **(sinapsis axoaxónica);** estas sinapsis pueden evitar que la terminal del axón objetivo libere su neurotransmisor, lo que provoca una inhibición presináptica. Otro tipo de sinapsis es la **sinapsis recíproca** en la que el elemento neuronal se comunica con su parte contraria. Una **sinapsis en serie** implica múltiples sitios en un solo axón donde se encuentran grupos de vesículas sinápticas en muchos sitios adyacentes, lo que proporciona la liberación del transmisor a lo largo de un tramo largo de la membrana objetivo. Las **sinapsis dendrodendríticas** en los haces dendríticos proporcionan un mecanismo para que las neuronas proporcionen la activación coordinada de sus objetivos.

Se puede identificar una amplia variedad de tipos morfológicos de sinapsis:
- Axodendrítica o axosomática simple (sinapsis más comunes)
- Espina dendrítica
- Cresta dendrítica
- Sinapsis simple junto con una sinapsis axoaxónica
- Axoaxónica y axodendrítica combinadas
- Varicosidades (botones de paso)
- Dendrodendrítica
- Recíproca
- Seriada

Las sinapsis son estructuras dinámicas y muestran una «plasticidad» significativa. Continuamente se forman nuevas sinapsis en muchas regiones, y algunas son «podadas» o eliminadas por cualquier razón, incluyendo la falta de uso, la atrofia o la pérdida de las células diana, o procesos degenerativos debido al envejecimiento normal o una patología.

COLOREA los elementos de la sinapsis típica, utilizando un color diferente para cada elemento:

☐ 1. **Vesículas sinápticas: contienen el neurotransmisor y/o la sustancia neuromoduladora**

☐ 2. **Exocitosis de vesículas: fusión de la membrana de la vesícula sináptica con la membrana presináptica, lo que libera de este modo el transmisor**

☐ 3. **Membrana postsináptica: zona engrosada donde los receptores de la membrana postsináptica se unen al neurotransmisor e inician una respuesta graduada apropiada**

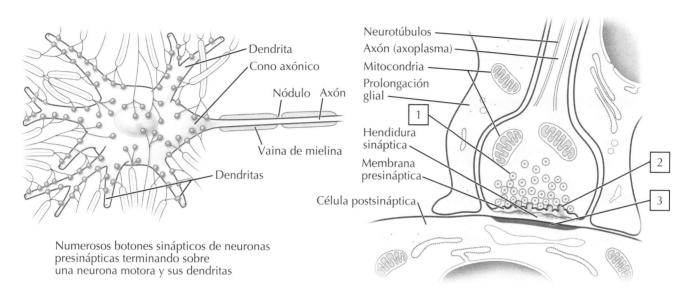

A. Esquema de terminaciones sinápticas

Dendrita
Cono axónico
Nódulo   Axón
Vaina de mielina
Dendritas

Numerosos botones sinápticos de neuronas
presinápticas terminando sobre
una neurona motora y sus dendritas

B. Corte aumentado de un botón terminal

Neurotúbulos
Axón (axoplasma)
Mitocondria
Prolongación
glial
1
Hendidura
sináptica
Membrana
presináptica
Célula postsináptica
2
3

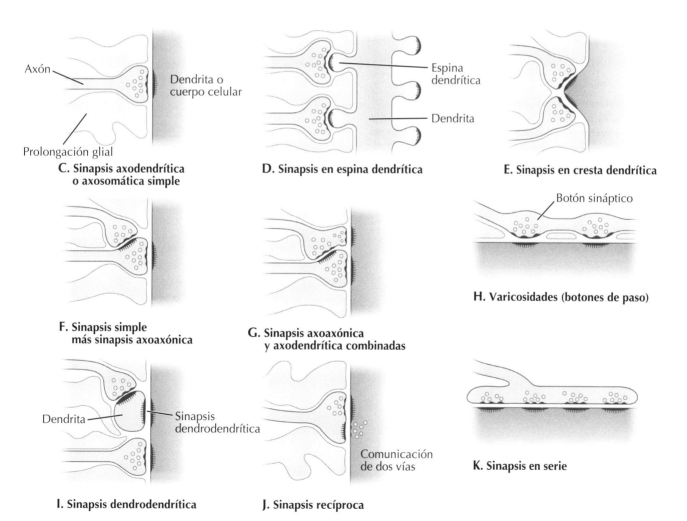

Axón
Dendrita o
cuerpo celular
Prolongación glial

**C. Sinapsis axodendrítica
o axosomática simple**

Espina
dendrítica
Dendrita

D. Sinapsis en espina dendrítica

E. Sinapsis en cresta dendrítica

**F. Sinapsis simple
más sinapsis axoaxónica**

**G. Sinapsis axoaxónica
y axodendrítica combinadas**

Botón sináptico

H. Varicosidades (botones de paso)

Dendrita
Sinapsis
dendrodendrítica

I. Sinapsis dendrodendrítica

Comunicación
de dos vías

J. Sinapsis recíproca

K. Sinapsis en serie

Como ya se ha dicho en el capítulo 1, el encéfalo humano se compone de las siguientes partes:

- Cerebro (corteza cerebral)
- Diencéfalo (tálamo, hipotálamo y glándula pineal)
- Mesencéfalo (una parte del tronco del encéfalo)
- Puente (se conecta al cerebelo y la médula oblongada y forma parte del tronco del encéfalo)
- Médula oblongada (se conecta a la médula espinal y forma parte del tronco del encéfalo)
- Cerebelo

El cerebro está dividido en dos grandes hemisferios y se caracteriza por su corteza cerebral circunvalada, lo que aumenta significativamente el área de superficie para las neuronas por el plegamiento del tejido en un volumen compacto. La corteza cerebral se divide en cuatro lóbulos visibles y un lóbulo que se sitúa profundo a la corteza exterior (la ínsula).

COLOREA los cinco lóbulos de la corteza cerebral, utilizando un color diferente para cada lóbulo:

- ☐ 1. **Lóbulo frontal**
- ☐ 2. **Lóbulo parietal**
- ☐ 3. **Lóbulo occipital**
- ☐ 4. **Lóbulo temporal**
- ☐ 5. **Ínsula: un quinto lóbulo profundo situado medial al lóbulo temporal**

Las regiones de la corteza cerebral están relacionadas con atributos funcionales específicos. Muchas de estas áreas se solapan, y algunas pueden estar más o menos desarrolladas en individuos con talentos específicos (p. ej., talento musical o artístico, atletas altamente capacitados, etc.) o déficits específicos, ya sea por anomalías congénitas (defectos de nacimiento) o procesos patológicos, como un accidente cerebrovascular.

COLOREA las siguientes regiones funcionales del hemisferio cerebral, utilizando un color diferente para cada región:

- ☐ 6. **Corteza motora primaria (justo anterior al surco central)**
- ☐ 7. **Corteza somatosensitiva primaria (justo posterior al surco central)**
- ☐ 8. **Corteza visual primaria**
- ☐ 9. **Corteza auditiva primaria**

El pliegue del tejido cortical justo anterior al surco central es el **giro (circunvolución) precentral** del lóbulo frontal. La corteza motora primaria se localiza en este giro, y el cuerpo humano está representado topográficamente sobre esta área cortical. Es decir, las neuronas corticales que se ocupan de ciertas funciones motoras asociadas con una región del cuerpo humano, como el pulgar, se pueden identificar en una región particular del giro precentral. Para representar esta relación topográfica, un homúnculo («hombrecito») motor se dibuja sobre la corteza motora (v. imagen **E**), y el tamaño de cada parte del cuerpo es representativo de la porción de la corteza dedicada a inervar esa parte del cuerpo. Observa que la corteza motora es desproporcionadamente grande para la cara, la cavidad bucal y la mano. La corteza sensitiva (v. imagen **D**) es especialmente grande sobre la cara y la mano.

El **giro poscentral** del lóbulo parietal es la corteza sensitiva primaria y representa el área cortical dedicada a la función sensitiva. De forma similar a la corteza motora, sobre esta región cortical se puede representar un homúnculo sensitivo (v. imagen **E**).

Nota clínica:
Debido a que las funciones motoras y sensitivas están «asignadas» a regiones específicas de la corteza cerebral, el daño por traumatismo, las lesiones del SNC o los problemas vasculares pueden derivar en una pérdida de función motora y/o sensitiva específica.

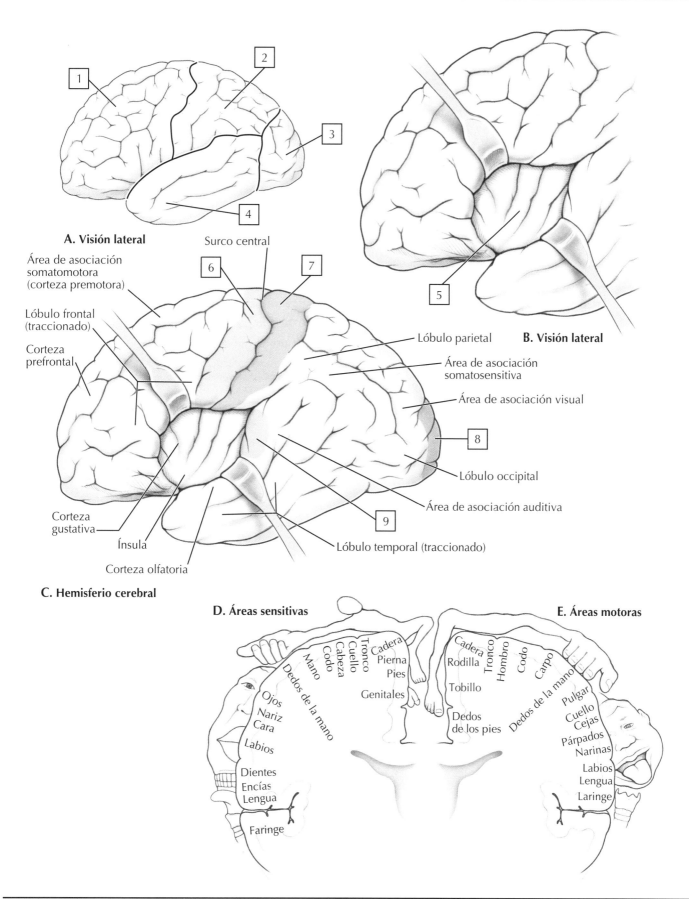

A. Visión lateral

Surco central

B. Visión lateral

Área de asociación somatomotora (corteza premotora)

Lóbulo frontal (traccionado)

Corteza prefrontal

Lóbulo parietal

Área de asociación somatosensitiva

Área de asociación visual

Lóbulo occipital

Área de asociación auditiva

Corteza gustativa

Ínsula

Corteza olfatoria

Lóbulo temporal (traccionado)

C. Hemisferio cerebral

D. Áreas sensitivas

E. Áreas motoras

Cadera
Tronco
Cuello
Cabeza
Codo
Cuello
Pierna
Pies
Mano
Genitales
Dedos de la mano
Ojos
Nariz
Cara
Labios
Dientes
Encías
Lengua
Faringe

Cadera
Rodilla
Tronco
Hombro
Codo
Carpo
Tobillo
Dedos
de los pies
Dedos de la mano
Pulgar
Cuello
Cejas
Párpados
Narinas
Labios
Lengua
Laringe

La superficie circunvalada de los hemisferios cerebrales que contiene las neuronas corticales es la **sustancia gris.** Se sitúa por encima de la **sustancia blanca,** ubicada más profundamente y que contiene las fibras de conexión que discurren desde las regiones encefálicas más profundas y también las interconexiones que permiten la comunicación entre los dos hemisferios. Estas vías de conducción de fibras nerviosas se denominan sustancia blanca porque la mielina que aísla la mayoría de las conexiones entre las fibras hace que tengan un color más blanquecino que la sustancia gris. Los principales tractos de sustancia blanca que forman estas conexiones incluyen:

- **Cuerpo calloso:** fibras comisurales que interconectan los dos hemisferios (v. imágenes *A* y *C*)
- **Tractos de asociación:** conectan las regiones corticales dentro del mismo hemisferio (v. imagen *B*)
- **Corona radiada:** conexiones bidireccionales entre la corteza y los núcleos subcorticales y la médula espinal; se estrecha en la **cápsula interna** cuando pasa por el tálamo y los núcleos basales (v. imágenes *C* y *D*)

La principal vía de fibras nerviosas que interconecta los dos hemisferios se denomina **cuerpo calloso.** Estas fibras comisurales proporcionan una coordinación importante de la actividad funcional entre los dos hemisferios separados. Las fibras que interconectan los lóbulos frontal y occipital, en particular, se incurvan rostral y caudalmente después de cruzar la línea media. En esencia, el cuerpo calloso forma un techo sobre los núcleos subcorticales (*núcleo* en el SNC es un término usado para describir grupos de neuronas que colaboran en funciones similares).

Además, los **tractos de asociación** conectan las caras anterior y posterior de la corteza cerebral, y pueden existir como tractos muy largos que conectan las regiones del lóbulo frontal con los lóbulos occipitales o como tractos de asociación más cortos.

Finalmente, un tracto de fibras en forma de abanico de la sustancia blanca, denominado **corona radiada,** proporciona un sistema de proyección que «irradia» inferior y caudalmente desde la corteza. Desciende entre el núcleo caudado y el tálamo medialmente y el putamen, que se encuentra lateral a esta proyección (en este punto la radiación se denomina **cápsula interna**). Los axones en este tracto de proyección ascienden y descienden desde áreas de la parte inferior del tronco de encéfalo y la médula espinal, lo que proporciona conexiones hacia y desde estas regiones a la corteza cerebral.

COLOREA las siguientes vías de conducción de fibras de la sustancia blanca, utilizando un color diferente para cada vía:

- ☐ 1. **Cuerpo calloso**
- ☐ 2. **Corona radiada**
- ☐ 3. **Cápsula interna**

Nota clínica:

Las regiones de la corteza cerebral están bien organizadas y pueden denominarse **corteza primaria.** Estas regiones incluyen la corteza somatosensitiva, la corteza sensitiva del trigémino (sensibilidad de la cabeza, la cara y la mandíbula), la corteza visual, la corteza auditiva y la corteza motora. Las **lesiones vasculares** (hemorragias o infartos que conducen a isquemia o anoxia) u otras **lesiones masivas** (traumatismos, procesos degenerativos) pueden dar lugar a una disfunción global y unos déficits cognitivos, llegando incluso al **coma.** Por ejemplo, el daño cortical en el hemisferio dominante (generalmente el hemisferio izquierdo en personas diestras y la mayoría de las personas zurdas) puede provocar **afasia expresiva** (área de Broca: responsable de iniciar el lenguaje expresivo), **afasia receptiva** (área de Wernicke: comprensión de lenguaje hablado) o **afasia global** (todos los aspectos del habla y la comunicación están gravemente afectados).

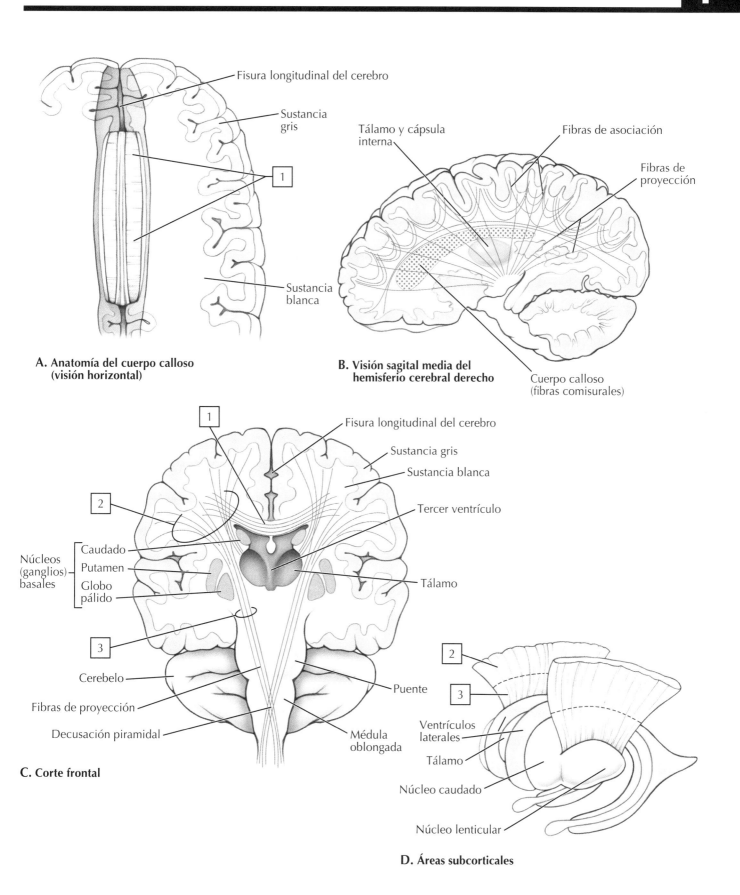

Fisura longitudinal del cerebro

Sustancia gris

1

Sustancia blanca

A. Anatomía del cuerpo calloso (visión horizontal)

Tálamo y cápsula interna

Fibras de asociación

Fibras de proyección

B. Visión sagital media del hemisferio cerebral derecho

Cuerpo calloso (fibras comisurales)

1

2

Fisura longitudinal del cerebro

Sustancia gris

Sustancia blanca

Tercer ventrículo

Núcleos (ganglios) basales

Caudado

Putamen

Globo pálido

Tálamo

3

Cerebelo

Fibras de proyección

Decusación piramidal

Puente

Médula oblongada

C. Corte frontal

2

3

Ventrículos laterales

Tálamo

Núcleo caudado

Núcleo lenticular

D. Áreas subcorticales

Muchas de las estructuras más profundas de la línea media del encéfalo son visibles si se observa el encéfalo en un corte sagital medio entre los hemisferios cerebrales y a través del **diencéfalo** (sus componentes principales son el tálamo, el hipotálamo y la glándula pineal), y el **tronco del encéfalo,** que incluye mesencéfalo, puente, cerebelo y médula oblongada, y luego la conexión con la porción superior de la médula espinal. Asimismo, las visiones basales del encéfalo y las visiones aisladas del tronco del encéfalo ayudan a delimitar las regiones individuales del encéfalo situadas por debajo del nivel del cerebro.

En primer lugar, observa el prominente cuerpo calloso, la conexión comisural entre los dos hemisferios cerebrales. Sus partes principales incluyen:
- **Rodilla:** porción anterior
- **Tronco (cuerpo):** en el corte sagital medio, el más grande
- **Esplenio (rodete):** porción posterior

Justo debajo del cuerpo calloso se encuentran las **estructuras del diencéfalo,** que incluyen:
- **Tálamo:** el «secretario ejecutivo» de la corteza, ya que se conecta recíprocamente a la corteza y conduce información motora, sensitiva y autónoma desde el tronco del encéfalo y la médula espinal
- **Hipotálamo:** se sitúa debajo del tálamo y sus conexiones con la hipófisis reflejan su papel importante en la función neuroendocrina
- **Glándula pineal:** un órgano endocrino que secreta melatonina y es importante en la regulación de los ritmos circadianos (día-noche)

El **mesencéfalo** contiene tractos de fibras que ascienden y descienden a través del tálamo; también incluye:
- **Colículos (colículo, «pequeña colina»):** los colículos superiores e inferiores son núcleos sensitivos asociados con reflejos visuales y reflejos auditivos, respectivamente
- **Pedúnculos cerebrales (pedúnculo, «pequeño pie»):** conducen fibras motoras descendentes hacia la médula espinal y conexiones para el cerebelo

El **puente** conecta literalmente el cerebelo con las otras partes del encéfalo (mesencéfalo) y la médula espinal. Algunos tractos de fibras profundas conectan los centros superiores del encéfalo con la médula espinal, mientras que tractos más superficiales transmiten información entre la corteza y el cerebelo a través de los tres pedúnculos cerebelosos.

La **médula oblongada** (bulbo raquídeo) une el tronco del encéfalo con la médula espinal, y todas las vías de fibras ascendentes y descendentes pasan a través de la médula oblongada y/o hacen sinapsis en núcleos sensitivos y motores dentro de esta región. En la médula oblongada también se localizan centros reguladores cardiopulmonares importantes.

COLOREA cada una de las siguientes características del diencéfalo, el mesencéfalo, el puente y la médula oblongada, utilizando un color diferente para cada característica:
- [ ] 1. **Cuerpo calloso**
- [ ] 2. **Glándula pineal**
- [ ] 3. **Colículos del mesencéfalo (superiores e inferiores)**
- [ ] 4. **Cuerpos mamilares del hipotálamo**
- [ ] 5. **Tálamo**
- [ ] 6. **Pedúnculos cerebelosos (superior, medio e inferior)**
- [ ] 7. **Médula oblongada**

Nota clínica:
Las **lesiones del tronco del encéfalo** a menudo implican una disfunción específica de los nervios craneales III a XII (NC III-XII) y pueden provocar la pérdida de las funciones motoras somáticas y somatosensitivas, así como una disfunción cerebelosa homolateral.

Las **lesiones del cerebro anterior** generalmente involucran déficits motores y sensitivos en el lado opuesto (contralateral) del cuerpo. Las lesiones grandes en los hemisferios cerebrales pueden provocar disfunción cognitiva, y el daño en regiones específicas, como los núcleos basales, puede provocar trastornos del movimiento (v. lámina 4-7). La **lesión hipocampal** bilateral puede conducir a pérdida de la memoria a corto plazo, confusión y desorientación. Las **lesiones límbicas** pueden provocar miedo, ansiedad, trastornos compulsivos y cambios emocionales.

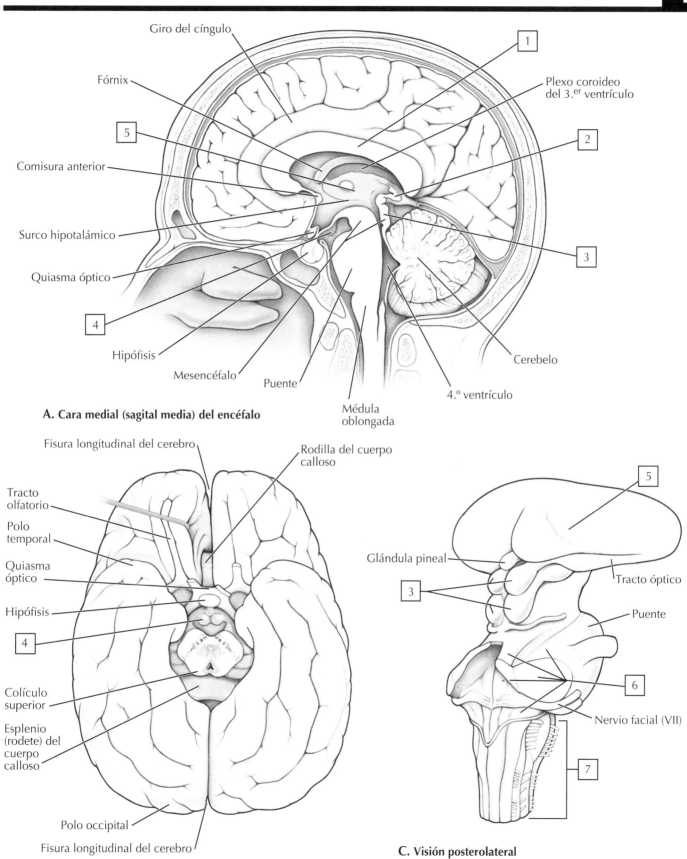

Giro del cíngulo

1

Fórnix

Plexo coroideo del 3.er ventrículo

5

2

Comisura anterior

Surco hipotalámico

3

Quiasma óptico

4

Hipófisis

Mesencéfalo

Puente

Cerebelo

4.º ventrículo

Médula oblongada

A. Cara medial (sagital media) del encéfalo

Fisura longitudinal del cerebro

Rodilla del cuerpo calloso

5

Tracto olfatorio

Polo temporal

Glándula pineal

Quiasma óptico

3

Tracto óptico

Hipófisis

Puente

4

Colículo superior

6

Esplenio (rodete) del cuerpo calloso

Nervio facial (VII)

7

Polo occipital

Fisura longitudinal del cerebro

C. Visión posterolateral

B. Cara basal del encéfalo (se han extirpado el tronco del encéfalo y el cerebelo)

Los núcleos basales (ganglios basales) proporcionan un control subconsciente del tono muscular esquelético y la coordinación de los movimientos aprendidos. Una vez que se inicia un movimiento voluntario cortical, el ritmo natural y los patrones que damos por sentado al caminar o para alcanzar objetos son controlados inconscientemente por los núcleos basales. Además, inhiben los movimientos innecesarios. Las interconexiones de los núcleos basales son complejas, implican vías excitatorias e inhibitorias, y utilizan múltiples transmisores (dopamina [DA], glutamato [GLUT], ácido γ-aminobutírico [GABA], acetilcolina [ACh], 5-hidroxitriptamina [5HT] y sustancia P [SUS P]; se resumen en el complejo diagrama de flujo siguiente). Aunque probablemente no es importante memorizar este esquema, sirve para ilustrar la complejidad de las interconexiones en esta red.

Los núcleos (ganglios) basales incluyen:
- **Núcleo caudado:** descriptivamente, tiene una gran cabeza y una delgada cola, que se arquea sobre el diencéfalo
- **Putamen:** el putamen y el globo pálido juntos forman el **núcleo lenticular (lentiforme)**
- **Globo pálido:** el globo pálido y el putamen forman juntos el núcleo lenticular (lentiforme)

COLOREA los núcleos asociados con los núcleos basales, utilizando un color diferente para cada núcleo:
- [ ] 1. **Caudado (cabeza y cola)**
- [ ] 2. **Putamen**
- [ ] 3. **Globo pálido**
- [ ] 4. **Núcleo lenticular (lentiforme)**

Nota clínica:

Los trastornos que afectan a los núcleos basales implican defectos que provocan o exceso de movimiento o movimiento insuficiente. La **enfermedad de Huntington** (corea de Huntington) causa una degeneración de neuronas en el núcleo caudado (y varias otras estructuras) que conduce a un estado hiperactivo de los movimientos involuntarios, disfunción emocional y deterioro cognitivo. Los movimientos bruscos de esta enfermedad casi se asemejan a un bailarín fuera de control (movimientos coreiformes), y el término **corea** («baile») caracteriza muy bien esta condición fatal.

Una enfermedad que contrasta con la corea de Huntington es la **enfermedad de Parkinson.** Es el resultado de la degeneración de las neuronas secretoras de dopamina de la porción compacta de la sustancia negra y la pérdida de aportes dopaminérgicos al núcleo caudado y el putamen. Esta enfermedad progresiva provoca bradicinesia (movimientos lentos), temblores musculares rítmicos en reposo, rigidez muscular, postura encorvada, un rostro enmascarado o sin expresión, y una marcha en la que se arrastran los pies (marcha en pantuflas).

Otros trastornos de los núcleos basales pueden provocar **atetosis** (movimientos de contorsión), **tortícolis espasmódica** (movimientos involuntarios de rotación del cuello), **distonía** y **hemibalismo** (movimientos de lanzamiento). Las opciones de tratamiento incluyen reemplazo de dopamina, estimulación cerebral profunda e incluso algunos procedimientos quirúrgicos ablativos.

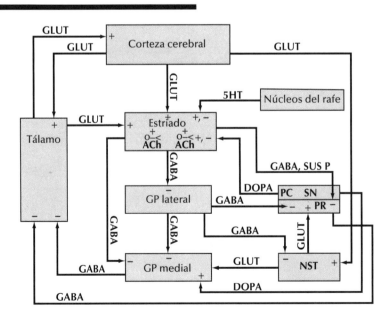

5HT = 5-hidroxitriptamina (serotonina)
ACh = acetilcolina
DOPA = dopamina
GABA = ácido γ-aminobutírico
GLUT = glutamato

GP = globo pálido
NST = núcleo subtalámico
PC = porción compacta
PR = porción reticular
SN = sustancia negra
SUS P = sustancia P

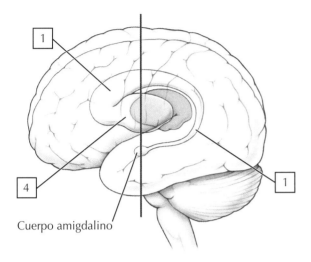

A. Nivel del corte de la imagen C

Cuerpo amigdalino

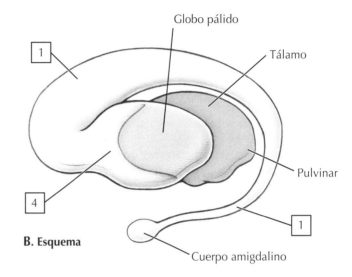

Globo pálido

Tálamo

Pulvinar

Cuerpo amigdalino

B. Esquema

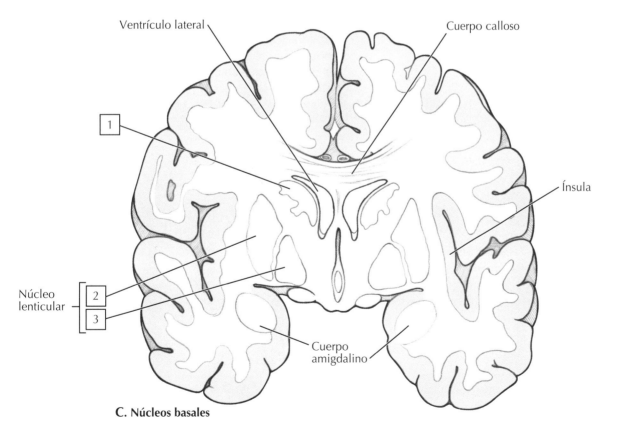

Ventrículo lateral

Cuerpo calloso

Ínsula

Núcleo lenticular

Cuerpo amigdalino

C. Núcleos basales

El sistema límbico es un grupo funcional de estructuras que forman un anillo («limbo») alrededor del diencéfalo. El sistema límbico participa en comportamientos emocionales (miedo, rabia, placer y excitación sexual) y en la interpretación de los estímulos internos y externos (que unen funciones conscientes con funciones autónomas y aspectos de la memoria y su recuperación). Existen opiniones dispares sobre qué estructuras forman parte en realidad del sistema límbico y cuáles simplemente se comunican con él. Sin embargo, puede decirse que, en las estructuras típicas del sistema, se incluyen:

- Giro del cíngulo (cingular)
- Giro parahipocampal
- Hipocampo (interviene en la memoria)
- Cuerpo amigdalino (y su proyección axonal denominada estría terminal, que se proyecta hacia el hipotálamo y las estructuras telencefálicas basales)
- Núcleos septales: se sitúan justo rostrales al hipocampo; regulan las emociones
- Hipotálamo (tiene funciones autónomas y neuroendocrinas)
- Área olfatoria (implicada en el sentido del olfato)

El cerebro anterior límbico expresa sus respuestas a través del hipotálamo y su conectividad autonómica neuroendocrina y visceral. Esto implica un extenso circuito a través del tronco del encéfalo y el control de los sistemas eferentes simpático y parasimpático. Por tanto, el sistema límbico forma extensas conexiones con regiones corticales y del tronco del encéfalo, lo que permite una amplia integración de los estímulos, los estados emocionales y las conductas conscientes vinculadas a estos estímulos y estas emociones.

COLOREA las siguientes estructuras asociadas con el sistema límbico, utilizando un color diferente para cada estructura:

- [ ] 1. **Giro del cíngulo (cingular)**
- [ ] 2. **Hipocampo**
- [ ] 3. **Cuerpo amigdalino y estría terminal**
- [ ] 4. **Núcleos septales**
- [ ] 5. **Tracto olfatorio**

Nota clínica:

El **hipotálamo,** como centro de funcionamiento neuroendocrino y autónomo, y como centro de procesamiento de olores y emociones junto con otras estructuras límbicas, desempeña un papel clave en las **enfermedades psicosomáticas.** El estrés y las emociones que le acompañan pueden desencadenar reacciones viscerales autónomas que son el sello de enfermedades psicosomáticas, o inducidas por emociones.

Un **traumatismo en el cerebro anterior** puede provocar daños bilaterales en la formación del hipocampo, el cuerpo amigdalino y las estructuras circundantes. Los déficits incluyen agnosias visuales con incapacidad para reconocer objetos o rostros, hiperoralidad (exploración de objetos con la boca), disminución de la capacidad de respuesta emocional, consumo compulsivo de alimentos, pérdida de memoria a corto plazo y capacidad de respuesta hipersexual. Estos cambios neuroconductuales se atribuyen al daño bilateral de las partes anteromediales de los lóbulos temporales, el cuerpo amigdalino y su formación cortical e hipocampal para síntomas relacionados con la memoria.

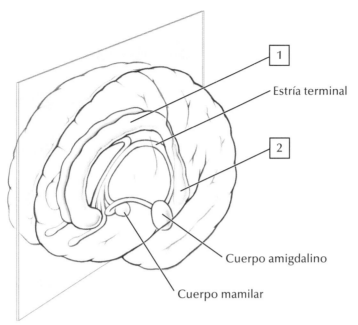

Estría terminal

Cuerpo amigdalino

Cuerpo mamilar

A. Esquema anterolateral

Núcleo anterior del tálamo

Fórnix

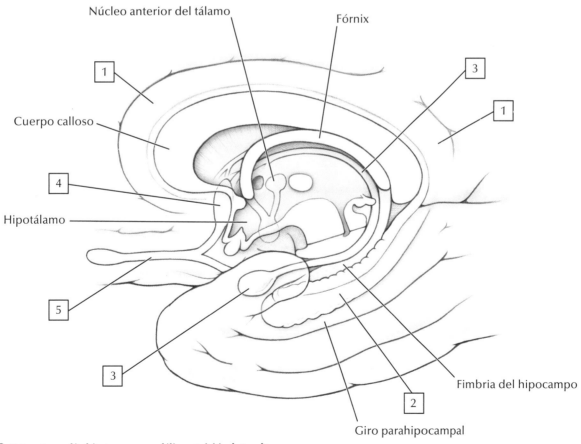

Cuerpo calloso

Hipotálamo

Fimbria del hipocampo

Giro parahipocampal

B. Estructuras límbicas prosencefálicas (visión lateral)

El hipocampo se extiende desde el cuerpo amigdalino y se arquea hacia arriba y hacia delante hasta el diencéfalo en estrecha asociación con el giro dentado. Consta de tres estructuras: el giro dentado, el hipocampo propio y el subículo. Su apariencia se asemeja a un caballito de mar (en cortes frontales), que es lo que el término hipocampo significa realmente. Ocupa una parte de la porción medial del lóbulo temporal, situándose justo medial al asta temporal del ventrículo lateral. El tracto de fibras eferentes del hipocampo es el **fórnix,** que se arquea hacia delante bajo el cuerpo calloso y hacia los cuerpos mamilares del hipotálamo, donde terminan muchas de sus fibras. La formación del hipocampo (giro dentado, hipocampo propio y subículo) tiene muchas interconexiones con el sistema límbico, el hipotálamo y las áreas de asociación corticales.

Funcionalmente, el hipocampo y el cuerpo amigdalino son importantes en la consolidación y el acceso de la memoria. Por otra parte, el hipocampo desempeña un papel en las relaciones espaciales, mientras que el cuerpo amigdalino se asocia a diversos recuerdos sensoriales y los vincula a nuestras respuestas emocionales, especialmente el miedo y la aversión.

Las subregiones CA 1-CA 4 del hipocampo reflejan la microarquitectura particular que distingue las cuatro regiones, que se comunican entre sí.

COLOREA las siguientes estructuras asociadas con la formación del hipocampo, utilizando un color diferente para cada estructura:

- ☐ 1. **Cuerpo del fórnix**
- ☐ 2. **Pilares del fórnix**
- ☐ 3. **Giro dentado**
- ☐ 4. **Hipocampo**

Nota clínica:

La **enfermedad de Alzheimer** es una causa común de demencia en los ancianos y se caracteriza por la degeneración progresiva de las neuronas, especialmente evidente en los lóbulos frontal, temporal y parietal. Muchas de las regiones corticales de la formación del hipocampo y sus conexiones corticales son susceptibles a la degeneración neuronal en la enfermedad de Alzheimer. La presencia de ovillos neurofibrilares (agregados filamentosos en el citoplasma de neuronas) es común en la corteza, el hipocampo, el telencéfalo basal y algunas regiones del tronco del encéfalo. La interrupción del circuito de formación del hipocampo da como resultado una incapacidad para consolidar la memoria a corto y mediano plazo en la memoria a largo plazo. La pérdida de memoria y las alteraciones cognitivas conducen a la pérdida progresiva de la orientación, el lenguaje y otras funciones corticales superiores.

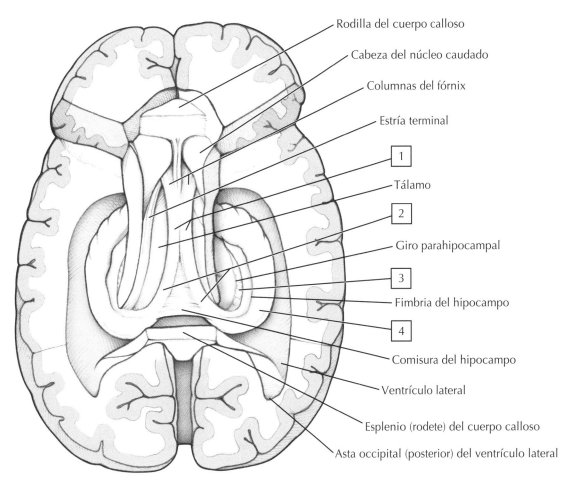

Rodilla del cuerpo calloso

Cabeza del núcleo caudado

Columnas del fórnix

Estría terminal

1

Tálamo

2

Giro parahipocampal

3

Fimbria del hipocampo

4

Comisura del hipocampo

Ventrículo lateral

Esplenio (rodete) del cuerpo calloso

Asta occipital (posterior) del ventrículo lateral

A. Disección de la formación hipocampal y fórnix

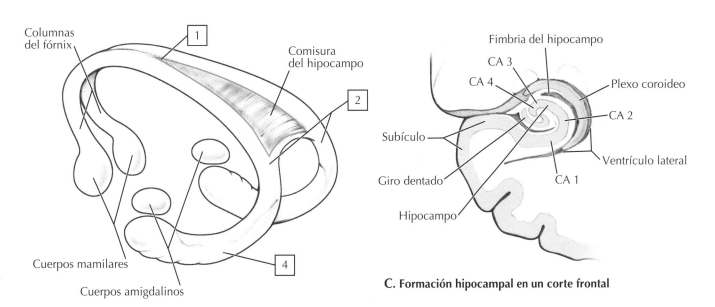

Columnas del fórnix

1

Comisura del hipocampo

2

4

Cuerpos mamilares

Cuerpos amigdalinos

B. Reconstrucción 3D del fórnix

Fimbria del hipocampo

CA 3

CA 4

Plexo coroideo

CA 2

Subículo

Ventrículo lateral

Giro dentado

CA 1

Hipocampo

C. Formación hipocampal en un corte frontal

4 Tálamo

El tálamo («habitación interior») se divide en las mitades derecha e izquierda, que están separadas por el 3.er ventrículo; forman la mayor parte del diencéfalo (alrededor del 80%). Los núcleos del tálamo se consolidan en una masa ovoidal y se dividen en tres grupos principales:
- Anterior
- Medial
- Lateral

La ubicación central del tálamo es representativa de su importancia; esencialmente, no hay información sensitiva/ sensorial, excepto la información olfatoria, que pase a las regiones corticales superiores sin hacer sinapsis en el tálamo. Así, el tálamo se ha caracterizado como el **«secretario ejecutivo»** del encéfalo, ya que ordena y edita la información. La información sensitiva, motora y autónoma desde la médula espinal y el tronco del encéfalo es conducida hacia la corteza a través del tálamo. Asimismo, los núcleos talámicos están recíprocamente interconectados con la corteza. Un tracto de sustancia blanca, la lámina medular, corre a través del tálamo y transmite información a la corteza.

Las entradas que pasan por el tálamo en su camino hacia la corteza cerebral incluyen aquellas que:
- Regulan las emociones y las funciones viscerales desde el hipotálamo
- Dirigen la actividad motora desde el cerebelo y los núcleos basales
- Integran la función sensitiva
- Transmiten la información visual y auditiva
- Participan en las funciones autónomas y límbicas relacionadas

En general, los núcleos talámicos se proyectan a las siguientes áreas corticales (muchas de estas conexiones son recíprocas):
- **Ventral posterolateral:** corteza sensitiva primaria (giro poscentral)
- **Ventral posteromedial:** corteza sensitiva primaria y corteza somestésica primaria
- **Ventral lateral:** corteza motora primaria (giro precentral)
- **Ventral intermedio:** corteza motora primaria (giro precentral)
- **Ventral anterior:** corteza premotora y motora suplementaria
- **Anterior del tálamo:** giro del cíngulo (cingular)
- **Lateral dorsal (dorsal lateral):** giro del cíngulo (cingular) y precuña, corteza parietal anterior
- **Lateral posterior:** precuña y lóbulo parietal superior
- **Medial dorsal (dorsomedial):** corteza prefrontal y lóbulo frontal
- **Pulvinar:** áreas de asociación de los lóbulos parietal, temporal y occipital

COLOREA los siguientes núcleos talámicos, utilizando un color diferente para cada núcleo:
- [ ] 1. **Medial dorsal (dorsomedial)**
- [ ] 2. **Pulvinar**
- [ ] 3. **Lateral posterior**
- [ ] 4. **Ventral posterolateral**
- [ ] 5. **Ventral posteromedial**
- [ ] 6. **Anterior del tálamo**

Nota clínica:
El tálamo recibe su irrigación de varias arterias pequeñas y, afortunadamente, estas arterias rara vez se dañan selectivamente por infartos. Si su aporte sanguíneo se ve comprometido, los síntomas resultantes pueden incluir cambios en la conciencia, alteración, trastornos afectivos, disfunción de la memoria, trastornos motores, sensación somática alterada, disfunción visual y alucinaciones.

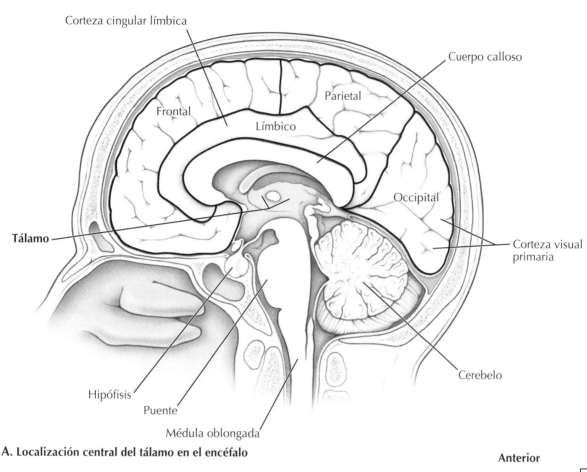

Corteza cingular límbica

Cuerpo calloso

Parietal

Frontal

Límbico

Occipital

Tálamo

Corteza visual primaria

Cerebelo

Hipófisis

Puente

Médula oblongada

A. Localización central del tálamo en el encéfalo

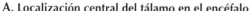

Núcleos talámicos

CM Centromediano
DL Lateral dorsal
      (dorsal lateral)
M   Grupo medial
VA Ventral anterior
VI Ventral intermedio
VL Ventral lateral
VP Ventral posterior

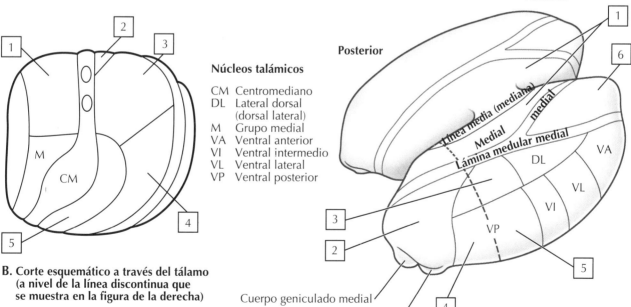

**B. Corte esquemático a través del tálamo
(a nivel de la línea discontinua que
se muestra en la figura de la derecha)**

Anterior

Posterior

Línea media (mediana)

medial

Medial

Lámina medular medial

VA

DL

VL

VI

VP

Cuerpo geniculado medial

Cuerpo geniculado lateral

**C. Representación esquemática del tálamo (se han extirpado los núcleos
reticulares y la lámina medular lateral)**

El hipotálamo se sitúa por debajo del tálamo y el 3.er ventrículo, y constituye la mayor parte del resto del diencéfalo, fuera del tálamo y el pequeño epitálamo (glándula pineal). El hipotálamo se puede dividir anteroposteriormente en las regiones quiasmática (supraóptica), tuberal (infundibulotuberal) y posterior (mamilar). También se puede dividir mediolateralmente en zonas periventricular, intermedia (medial) y lateral. Entre las zonas intermedia y lateral hay un plano paramediano que contiene las fibras mielínicas de la columna del fórnix. En la imagen se muestran los núcleos principales y sus funciones.

COLOREA cada uno de los principales núcleos hipotalámicos, utilizando un color diferente para cada núcleo:

- [ ] 1. **Núcleo paraventricular**
- [ ] 2. **Área hipotalámica lateral**
- [ ] 3. **Núcleo dorsomedial**
- [ ] 4. **Núcleo (área) preóptico lateral**
- [ ] 5. **Área hipotalámica anterior**
- [ ] 6. **Núcleo (área) preóptico medial**
- [ ] 7. **Núcleo supraóptico**
- [ ] 8. **Núcleo supraquiasmático**
- [ ] 9. **Núcleo ventromedial**
- [ ] 10. **Núcleos mamilares (del cuerpo mamilar)**
- [ ] 11. **Núcleo periventricular**
- [ ] 12. **Área hipotalámica posterior**

Funcionalmente, el hipotálamo es muy importante en el control visceral y la homeostasis, y posee extensas conexiones con otras regiones del encéfalo (núcleos septales, hipocampo, cuerpo amigdalino, tronco del encéfalo y médula espinal). En concreto, sus principales funciones son:

- Regulación del sistema nervioso autónomo (SNA) (frecuencia cardiaca, presión arterial, respiración y digestión)
- Expresión y regulación de las respuestas emocionales
- Balance hídrico y sed
- Sueño y vigilia relacionadas con nuestros ciclos biológicos diarios
- Regulación de la temperatura
- Ingesta de alimentos y regulación del apetito
- Reproducción y comportamiento sexual
- Control endocrino

Nota clínica:
Debido a que el hipotálamo tiene efectos reguladores de gran importancia sobre tantas funciones, el deterioro de esta región encefálica puede tener consecuencias significativas. Entre los **trastornos** se pueden incluir desequilibrio emocional, disfunción sexual, obesidad, trastornos del sueño, pérdida de masa corporal, deshidratación y alteraciones de la temperatura, por nombrar unos pocos.

El hipotálamo **regula muchas funciones** (producción neuroendocrina y funciones viscerales). Algunas de estas regulaciones están coordinadas con el procesamiento motor y sensitivo; por ejemplo, la conducta alimentaria, la ingesta de bebida e incluso el comportamiento sexual. Algunas de estas funciones reguladoras se realizan a través de conexiones directas y otras a través de conexiones polisinápticas. Por ejemplo, si uno percibe una amenaza externa en su entorno, las estructuras corticales y límbicas interpretan esa amenaza e inmediatamente reclutan los circuitos hipotalámicos y motores apropiados para lograr una respuesta conductual adecuada (huir, quedarse inmóvil o actuar con calma). Asimismo, tales situaciones pueden recordar eventos pasados similares de alegría, miedo o rabia. Estas emociones pueden elevar la presión arterial, producir ansiedad y activar funciones autonómicas de «lucha o huida», y estimular respuestas neuroendocrinas. Así, el hipotálamo se encuentra en la encrucijada de la regulación límbico-hipotalámica-autonómica y neuroendocrina.

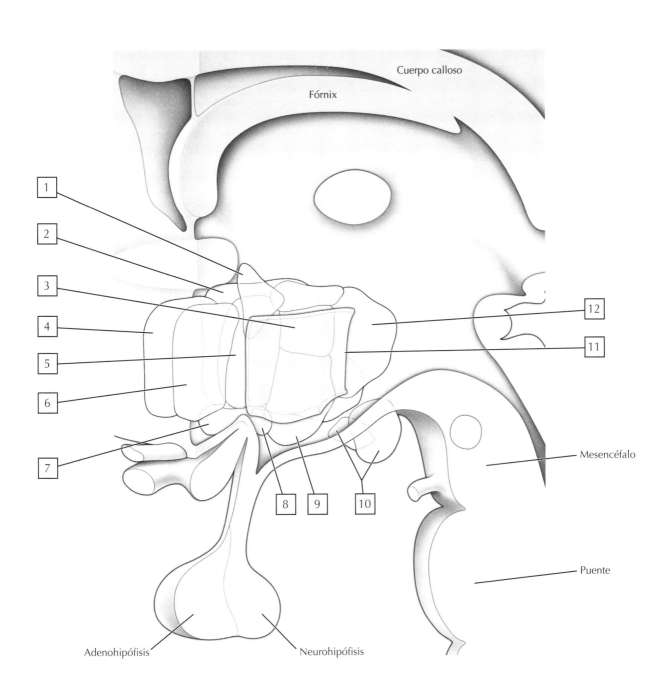

Cuerpo calloso

Fórnix

Mesencéfalo

Puente

Adenohipófisis

Neurohipófisis

El cerebelo se compone de dos hemisferios, conectados en el centro por el **vermis,** con la sustancia gris (neuronas) en la superficie, como la corteza cerebral. Los núcleos profundos también están incluidos en la sustancia blanca, que forma un patrón arborescente cuando se ve en un corte macroscópico. El cerebelo se superpone al puente y la médula oblongada, y está conectado con el diencéfalo y el tronco del encéfalo por tres pedúnculos cerebelosos:

- **Superior (conecta con el diencéfalo):** fibras aferentes y eferentes, con conexiones con el tálamo y luego con la corteza motora cerebral
- **Medio (conecta con el puente):** fibras aferentes solo desde el puente al cerebelo que conducen información sobre actividades motoras voluntarias iniciadas por la corteza
- **Inferior (conecta con la médula oblongada):** fibras aferentes y eferentes, con información sensitiva (propioceptiva) del cuerpo y el sistema vestibular

COLOREA cada uno de los tres lóbulos cerebelosos anatómicos (solo en el lado derecho), utilizando un color diferente para cada lóbulo:

- ☐ 1. **Lóbulo anterior**
- ☐ 2. **Lóbulo posterior**
- ☐ 3. **Lóbulo floculonodular**

Funcionalmente, el cerebelo se organiza de forma vertical, de manera que cada hemisferio contiene tres zonas funcionales.

COLOREA cada una de las tres zonas funcionales del cerebelo (solo en el lado izquierdo), utilizando un color diferente para cada zona:

- ☐ 4. **Hemisferio lateral: planificación de movimientos**
- ☐ 5. **Zona del paravermis (intermedia): ajusta los movimientos de los miembros**
- ☐ 6. **Vermis (en la línea media): ajustes posturales y movimientos oculares**

Cada una de estas divisiones funcionales se asocia con núcleos profundos específicos.

Funcionalmente, los núcleos profundos del cerebelo proporcionan el ajuste de la marcha, sobre la cual se coloca el ajuste más fino proporcionado por la corteza cerebelosa. Generalmente, el cerebelo funciona de manera que:

- Regula los músculos posturales del cuerpo para mantener el equilibrio y los movimientos estereotipados asociados con la marcha
- Ajusta los movimientos de los miembros iniciados por la corteza motora cerebral
- Participa en la planificación y la programación de los movimientos voluntarios, aprendidos, especializados
- Interviene en los movimientos de los ojos
- Participa en la cognición

Nota clínica:
La desnutrición, a menudo asociada con el alcoholismo crónico, puede conducir a la degeneración de la corteza cerebelosa, y comienza a menudo anteriormente **(síndrome del lóbulo anterior).** Puede aparecer una marcha descoordinada o bamboleante, lo que se conoce como **ataxia.** La lesión de este lóbulo también puede afectar a la coordinación de los miembros inferiores, lo que provoca una marcha de piernas rígidas y de base ancha.

La **lesión de los hemisferios laterales** del lóbulo medio causa ataxia en los miembros superiores e inferiores, hipotonía leve, disartria (afecta al habla) y disfunción oculomotora.

La **lesión selectiva del lóbulo floculonodular** puede producir seguimiento visual deficiente, nistagmo (oscilación rítmica involuntaria de los globos oculares), vértigo y pérdida del equilibrio. Por ejemplo, el nódulo del lóbulo floculonodular se superpone al cuarto ventrículo, donde los tumores llamados **meduloblastomas** que se originan en el techo del ventrículo pueden incidir sobre el nódulo y afectar al equilibrio y los movimientos oculares.

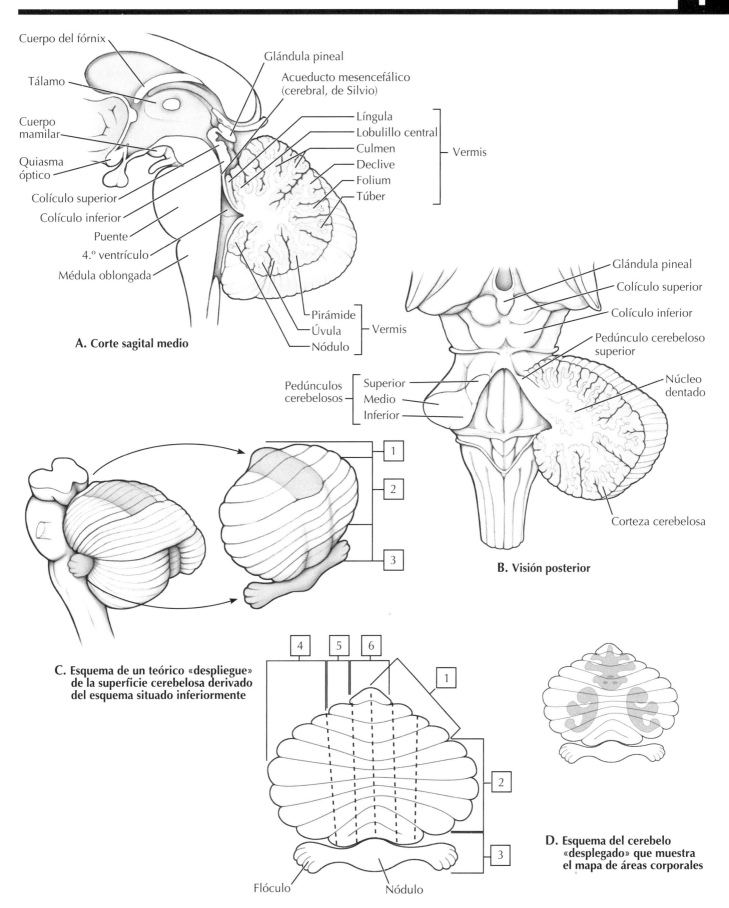

Cuerpo del fórnix

Tálamo

Cuerpo mamilar

Quiasma óptico

Colículo superior

Colículo inferior

Puente

4.º ventrículo

Médula oblongada

Glándula pineal

Acueducto mesencefálico (cerebral, de Silvio)

Língula
Lobulillo central
Culmen
Declive
Folium
Túber

Vermis

A. Corte sagital medio

Pirámide
Úvula
Nódulo

Vermis

Glándula pineal
Colículo superior
Colículo inferior
Pedúnculo cerebeloso superior

Núcleo dentado

Pedúnculos cerebelosos

Superior
Medio
Inferior

Corteza cerebelosa

B. Visión posterior

1
2
3

C. Esquema de un teórico «despliegue» de la superficie cerebelosa derivado del esquema situado inferiormente

4   5   6

1

2

3

Flóculo   Nódulo

D. Esquema del cerebelo «desplegado» que muestra el mapa de áreas corporales

La médula espinal es una continuación directa de la médula oblongada, que se extiende por debajo del foramen magno en la base del cráneo y pasa por el conducto vertebral formado por las vértebras articuladas.

La médula espinal tiene un diámetro ligeramente mayor en las regiones cervical y lumbar, debido, en gran medida, al aumento de la presencia de neuronas y axones en estas regiones en relación con la inervación de la gran cantidad de músculos de los miembros superiores e inferiores. La médula espinal termina en una región cónica denominada **cono medular,** que se sitúa en torno al nivel de las vértebras L 1-L 2. Inferior a este punto, los filetes radiculares (raicillas) nerviosos discurren hacia sus respectivos niveles y forman un haz denominado **cola de caballo,** denominada así porque se asemeja a la cola de este animal. La médula espinal está anclada inferiormente por el **filum terminal,** que está unido al cóccix. Las características de la médula espinal incluyen:

- 31 pares de nervios espinales (8 pares cervicales, 12 pares torácicos, 5 pares lumbares, 5 pares sacros y 1 par coccígeo)
- Cada nervio espinal está formado por raíces posterior (dorsal) y anterior (ventral)
- Las neuronas motoras residen en la sustancia gris de la médula espinal (asta anterior)
- Las neuronas sensitivas residen en los ganglios sensitivos de los nervios espinales (ganglios raquídeos)
- Los ramos anteriores de los nervios espinales a menudo convergen para formar plexos (redes mixtas de axones de los nervios)

El esquema típico de un nervio periférico somático (inerva la piel y el músculo esquelético) muestra una neurona motora en el asta anterior de la médula espinal (sustancia gris) enviando un axón mielinizado a través de una raíz anterior y dentro de un nervio periférico que termina en una unión neuromuscular, en un músculo esquelético. Asimismo, una terminación nerviosa en la piel envía un axón sensitivo hacia la médula espinal a través de un nervio periférico. Así, cada nervio periférico contiene cientos o miles de axones motores y sensitivos somáticos. La neurona sensitiva es una neurona pseudomonopolar con un cuerpo celular que reside en un ganglio sensitivo del nervio espinal (un ganglio en la periferia es un cúmulo de neuronas, al igual que un núcleo en el encéfalo) y envía su axón central hacia el asta posterior (sustancia gris) de la médula espinal. En cada segmento de la médula espinal, la sustancia gris es visible como un conjunto central de neuronas en forma de mariposa, que muestran un asta posterior y un asta anterior.

COLOREA los siguientes componentes de la médula espinal, utilizando un color diferente para cada uno:

- ☐ 1. **Médula espinal**
- ☐ 2. **Cola de caballo: conjunto de raíces nerviosas inferiores de la médula espinal**
- ☐ 3. **Sustancia blanca de la médula espinal, como se ve en el corte transversal: tractos de fibras ascendentes y descendentes**
- ☐ 4. **Axón sensitivo y su neurona pseudomonopolar (en el ganglio sensitivo del nervio espinal)**
- ☐ 5. **Sustancia gris central de la médula espinal (como se ve en el corte transversal)**
- ☐ 6. **Neurona motora y su axón para un músculo esquelético**

Nota clínica:

El nervio espinal es vulnerable si se sufre una **hernia discal** (v. también lámina 2-7). Esta puede provocar un dolor irradiado y una posible disfunción motora.

Además, las raíces nerviosas y los nervios periféricos pueden estar sujetos a una enfermedad autoinmune desmielinizante inflamatoria aguda **(síndrome de Guillain-Barré),** que también puede afectar a nervios craneales. Por lo general, se presenta como una debilidad ascendente relativamente simétrica, arreflexiva y rápidamente progresiva de la musculatura de los miembros, del tronco, respiratoria, faríngea y facial, con disfunción sensitiva y autonómica variable. A menudo, una respuesta autoinmune a *Campylobacter jejuni* de una infección entérica (intestinal) desencadena la respuesta aguda.

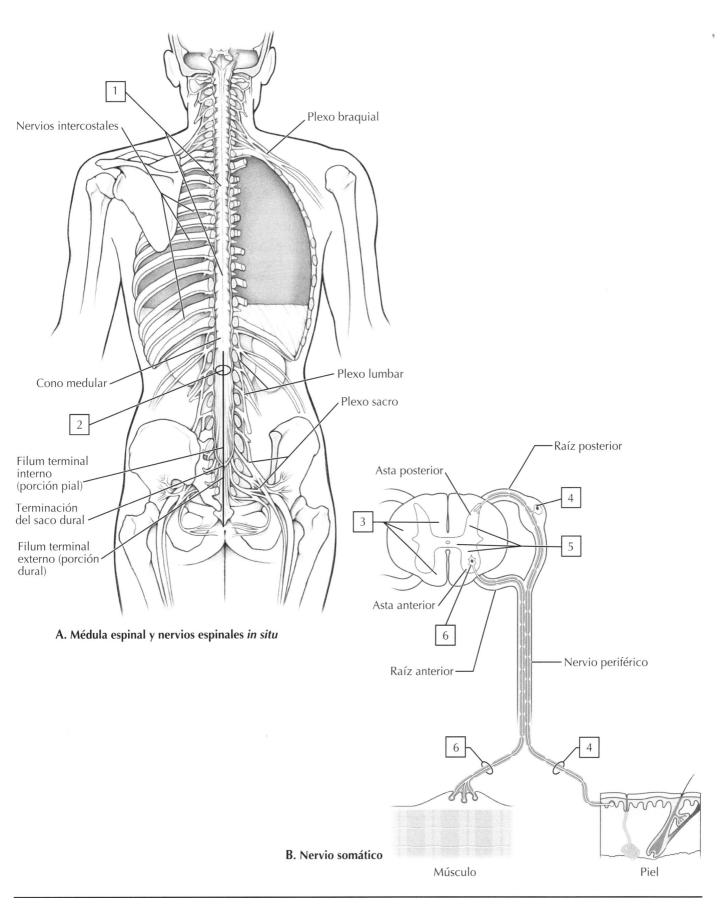

Nervios intercostales

Plexo braquial

1

Cono medular

2

Plexo lumbar

Plexo sacro

Filum terminal
interno
(porción pial)

Terminación
del saco dural

Filum terminal
externo (porción
dural)

A. Médula espinal y nervios espinales *in situ*

Raíz posterior

Asta posterior

4

3

5

Asta anterior

6

Raíz anterior

Nervio periférico

6

4

B. Nervio somático

Músculo

Piel

La sustancia gris de la corteza cerebral se sitúa en la superficie del cerebro, mientras que en la médula espinal la sustancia gris y sus neuronas asociadas se encuentran en el centro de la médula espinal, donde forman una región en forma de mariposa o de H, que se puede discernir de la sustancia blanca que la rodea. Los segmentos de la médula espinal relacionados con la inervación de los miembros poseen una mayor cantidad de sustancia gris (segmentos C5-T1 y L1-S4, que corresponden a los plexos braquial y lumbosacro, respectivamente). La sustancia gris está dividida en un **asta posterior,** que recibe axones sensitivos de neuronas espinales desde la periferia, y un **asta anterior,** donde los axones eferentes salen de la médula espinal para entrar en un nervio espinal. Entre los segmentos de la médula espinal T1 y L2, se encuentra un asta o una columna celular lateral donde residen las neuronas simpáticas preganglionares del SNA.

La sustancia blanca de la médula espinal disminuye a medida que se continúa inferiormente de rostral a caudal. La sustancia blanca se divide en cordones posteriores, laterales y anteriores que contienen múltiples tractos de fibras. En general, estos tractos incluyen:

- **Cordones posteriores (dorsales):** vías ascendentes que, en general, conducen propiocepción (posición muscular y articular), tacto y discriminación táctil (discriminación del tamaño y forma) del miembro inferior (fascículo grácil) y el miembro superior (fascículo cuneiforme)
- **Cordones laterales:** vías ascendentes que conducen propiocepción, dolor, temperatura y sensaciones táctiles hacia los centros superiores, y transportan vías descendentes relacionadas con los movimientos especializados e información autónoma para neuronas preganglionares
- **Cordones anteriores:** vías ascendentes y descendentes; las vías ascendentes conducen dolor, temperatura y tacto, y las vías descendentes transmiten información que facilita o inhibe los músculos flexores y extensores; movimientos reflejos que controlan el tono, la postura y los movimientos de la cabeza, y algunos movimientos especializados

COLOREA los siguientes tractos de la sustancia blanca, utilizando un color diferente para cada tracto:

- ☐ 1. **Cordón posterior (fascículo cuneiforme y fascículo grácil): fibras ascendentes que conducen propiocepción, tacto y discriminación táctil de los miembros**
- ☐ 2. **Tracto corticoespinal lateral (piramidal): fibras descendentes que transmiten movimientos especializados**
- ☐ 3. **Tracto rubroespinal: fibras descendentes que controlan las neuronas de los movimientos de los músculos flexores**
- ☐ 4. **Tracto bulborreticuloespinal (reticuloespinal lateral): fibras descendentes que regulan neuronas autónomas preganglionares**

- ☐ 5. **Tracto pontorreticuloespinal (reticuloespinal anterior o medial): fibras descendentes que controlan las neuronas de los músculos extensores**
- ☐ 6. **Tractos del cordón anterior (vestibuloespinales, tectoespinal y corticoespinales): fibras descendentes que conducen movimientos reflejos que controlan el tono, la postura y los movimientos de la cabeza, y algunos movimientos especializados**
- ☐ 7. **Tracto espinocerebeloso anterior: fibras ascendentes que transportan propiocepción**
- ☐ 8. **Tractos espinotalámicos y espinorreticular: fibras ascendentes que conducen dolor, temperatura y tacto**
- ☐ 9. **Tracto espinocerebeloso posterior: fibras ascendentes que transportan propiocepción**

Nota clínica:

Las **neuronas motoras inferiores** son las neuronas del asta anterior que inervan el músculo esquelético. Las lesiones de estas neuronas o sus axones en el nervio periférico provocan la pérdida de respuestas voluntarias y reflejas de los músculos, y causan atrofia muscular. Los músculos denervados muestran **fibrilaciones** (espasmos finos) y **fasciculaciones** (contracciones breves de unidades motoras del músculo).

Las **neuronas motoras superiores** son las neuronas en los niveles superiores del SNC que envían axones al tronco del encéfalo o a la médula espinal. En general, las lesiones de estas neuronas o sus axones provocan parálisis espástica, reflejos de estiramiento muscular hiperactivos, clonos (una serie de sacudidas rítmicas), respuesta «en navaja» (hipertonía muscular) a los movimientos pasivos y falta de atrofia muscular (excepto por el desuso).

La **esclerosis lateral amiotrófica** es una enfermedad progresiva y fatal que produce la degeneración de neuronas motoras en los nervios craneales y las astas anteriores de la médula espinal. En algunos músculos se produce debilidad muscular y atrofia, mientras que la espasticidad y la hiperreflexia están presentes en otros músculos.

En la **anemia perniciosa** puede existir una lesión del cordón posterior, lo que provoca parestesias en los pies y las piernas (y a veces en los brazos y las manos), ataxia sensitiva y pérdida del tacto discriminatorio fino, la sensibilidad vibratoria y el sentido de la posición de las articulaciones.

La lesión del cordón lateral puede producir **paraparesia espástica** homolateral con aumento del tono, reflejos de estiramiento muscular (espasticidad) y respuestas extensoras plantares.

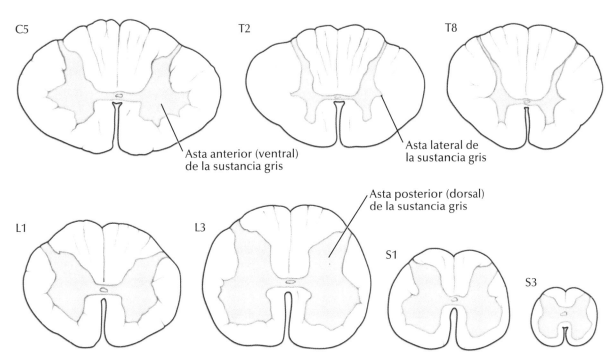

C5

T2

T8

Asta anterior (ventral)
de la sustancia gris

Asta lateral de
la sustancia gris

Asta posterior (dorsal)
de la sustancia gris

L1

L3

S1

S3

A. Cortes a través de la médula espinal a varios niveles

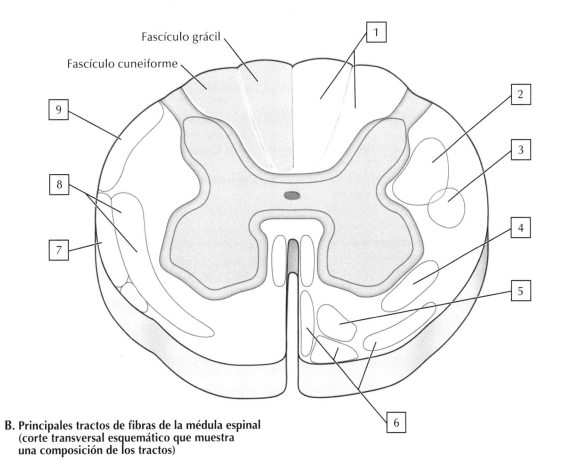

Fascículo grácil

Fascículo cuneiforme

B. Principales tractos de fibras de la médula espinal
(corte transversal esquemático que muestra
una composición de los tractos)

La médula espinal da origen a 31 pares de nervios espinales, que luego forman dos ramos principales:
- **Ramo posterior (dorsal):** un pequeño ramo que discurre posteriormente hacia el dorso (espalda) y conduce información motora y sensitiva hacia y desde la piel y los músculos esqueléticos intrínsecos del dorso (músculos erector de la columna y transversoespinosos) (v. lámina 3-10)
- **Ramo anterior (ventral):** un ramo mucho más grande que discurre lateral y anteriormente, e inerva el resto de la piel y los músculos esqueléticos del cuello, los miembros y el tronco

En cuanto las fibras nerviosas (sensitivas o motoras) están fuera de, o periféricas a, la médula espinal propiamente dicha, las fibras se alojan a continuación en los nervios del SNP. Los componentes del SNP incluyen:
- **Sistema nervioso somático:** fibras sensitivas y motoras para la piel, el músculo esquelético y las articulaciones (ilustrado en la imagen **B,** componentes somáticos)
- **SNA:** fibras sensitivas y motoras para toda la musculatura lisa (incluyendo vísceras y vasos), el músculo cardiaco (corazón) y las glándulas (ilustrado en la imagen **B,** componentes autónomos eferentes)
- **Sistema nervioso entérico:** plexos y ganglios del tubo digestivo que regulan la secreción intestinal, la absorción y la motilidad (originalmente, considerado parte del SNA); vinculado al SNA para una regulación óptima (v. lámina 4-21)

Las características del sistema nervioso somático incluyen:
- Es un sistema motor de una sola neurona
- La neurona motora (eferente) se encuentra en el SNC y proyecta un axón a un objetivo periférico, como un músculo esquelético
- La neurona sensitiva (aferente) (pseudomonopolar) reside en un ganglio periférico denominado ganglio sensitivo del nervio espinal y conduce la información sensitiva de la piel, el músculo o las articulaciones al SNC (médula espinal)

Las características del SNA como división del SNP incluyen:
- Se trata de un sistema motor de dos neuronas; la primera neurona reside en el SNC, y la segunda neurona, en un ganglio autónomo periférico
- El axón de la primera neurona se denomina «preganglionar», y el axón de la segunda neurona, «posganglionar»
- El SNA tiene dos divisiones: simpática y parasimpática

- La neurona sensitiva (pseudomonopolar) reside en un ganglio sensitivo del nervio espinal, al igual que el sistema somático (no mostrado en la imagen **B**), y conduce información sensitiva desde las vísceras al SNC; la mayoría de los «reflejos viscerales» (sensaciones inconscientes) y algunas sensaciones de dolor viajan de manera retrógrada con las fibras parasimpáticas, mientras que las fibras del «dolor visceral» del corazón y la mayoría de los órganos en la cavidad peritoneal viajan centralmente en las fibras aferentes viscerales que discurren con las fibras simpáticas

COLOREA los siguientes elementos del SNP, utilizando un color diferente para cada elemento:
- [ ] 1. **Raíz anterior (ventral) (contiene fibras eferentes)**
- [ ] 2. **Ramo anterior (ventral)**
- [ ] 3. **Ramo posterior (dorsal) (para los músculos intrínsecos del dorso)**
- [ ] 4. **Ganglio sensitivo del nervio espinal (contiene neuronas sensitivas)**
- [ ] 5. **Raíz posterior (dorsal) (contiene fibras aferentes)**
- [ ] 6. **Axón sensitivo y su cuerpo neuronal en un ganglio sensitivo del nervio espinal (en la imagen B)**
- [ ] 7. **Axón motor somático y su cuerpo neuronal (en la imagen B, somático) en el asta anterior**
- [ ] 8. **Fibra autónoma preganglionar en la raíz anterior pasando hacia un ganglio del tronco simpático (ganglio del SNA) (en la imagen B, componentes autónomos eferentes)**
- [ ] 9. **Fibra autónoma posganglionar en el ramo posterior pasando desde un ganglio del tronco simpático a la piel (en la imagen B, componentes autónomos eferentes) del dorso**

Nota clínica:
Las neuronas sensitivas, motoras y autonómicas del SNP tienen algunos componentes en el SNC (encéfalo y médula espinal). Estos componentes centrales son vulnerables a la desmielinización del SNC (p. ej., **esclerosis múltiple**). Los axones periféricos están protegidos por células de Schwann y son vulnerables a neuropatías periféricas y trastornos desmielinizantes periféricos (p. ej., **síndrome de Guillain-Barré**). La lesión de los axones sensitivos periféricos puede llevar a la pérdida de sensibilidad. La lesión de los axones motores periféricos puede provocar la pérdida de movimiento, fuerza, tono y reflejos.

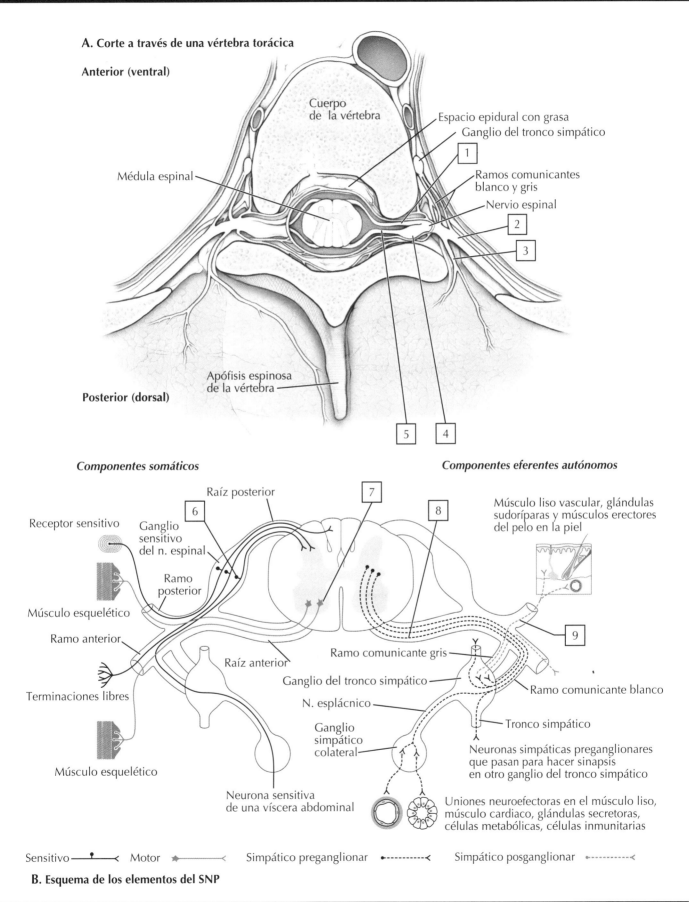

A. Corte a través de una vértebra torácica

Anterior (ventral)

Cuerpo de la vértebra

Espacio epidural con grasa

Ganglio del tronco simpático

1

Ramos comunicantes blanco y gris

Médula espinal

Nervio espinal

2

3

Apófisis espinosa de la vértebra

Posterior (dorsal)

5   4

Componentes somáticos

Componentes eferentes autónomos

Raíz posterior

7

Músculo liso vascular, glándulas sudoríparas y músculos erectores del pelo en la piel

Receptor sensitivo

Ganglio sensitivo del n. espinal

6

8

Ramo posterior

Músculo esquelético

Ramo anterior

Raíz anterior

Ramo comunicante gris

9

Ganglio del tronco simpático

Ramo comunicante blanco

Terminaciones libres

N. esplácnico

Tronco simpático

Ganglio simpático colateral

Músculo esquelético

Neuronas simpáticas preganglionares que pasan para hacer sinapsis en otro ganglio del tronco simpático

Neurona sensitiva de una víscera abdominal

Uniones neuroefectoras en el músculo liso, músculo cardiaco, glándulas secretoras, células metabólicas, células inmunitarias

Sensitivo ———•——< Motor ——★——< Simpático preganglionar •------< Simpático posganglionar •-------<

B. Esquema de los elementos del SNP

La región de la piel inervada por las fibras nerviosas sensitivas somáticas asociadas con un solo segmento de la médula espinal se denomina **dermatoma.** (Asimismo, en la parte anterolateral de la cabeza, la piel está inervada por uno de los tres ramos [divisiones] del nervio trigémino [NC V], que se tratará más adelante.) Las neuronas que dan origen a estas fibras sensitivas son neuronas pseudomonopolares que residen en un único ganglio sensitivo del nervio espinal relacionado con un segmento específico de la médula espinal (observa que, para cada segmento del que estamos hablando, hay un par de nervios, raíces y ganglios, ya que hay 31 pares de nervios espinales, un par por cada segmento de la médula espinal). C1, el primer segmento de la médula espinal cervical, posee fibras sensitivas, pero proporciona poca o ninguna contribución a la piel, por lo que en la parte superior de la cabeza el patrón de los dermatomas comienza con el dermatoma C2.

Los dermatomas rodean el cuerpo segmentariamente, de acuerdo al segmento de la médula espinal que recibe la entrada sensitiva de ese segmento de la piel. La sensibilidad transmitida por contacto con la piel es principalmente de presión y dolor. El conocimiento del patrón de los dermatomas es útil en la localización de segmentos específicos de la médula espinal y en la evaluación de la integridad de la médula espinal en ese segmento (una médula espinal intacta o lesionada).

COLOREA los dermatomas asociados con los segmentos de la médula espinal de cada región, utilizando el color indicado para cada región (el único par coccígeo no se muestra, pero rodea el ano):

- [ ] 1. **Dermatomas cervicales: C2-C8 (verde)**
- [ ] 2. **Dermatomas torácicos: T1-T12 (azul)**
- [ ] 3. **Dermatomas lumbares: L1-L5 (lila)**
- [ ] 4. **Dermatomas sacros: S1-S5 (rojo)**

Las fibras nerviosas sensitivas que inervan un segmento de piel y constituyen el dermatoma muestran cierta superposición de fibras nerviosas. En consecuencia, un segmento de piel está inervado principalmente por fibras de un segmento superior y un segmento inferior al segmento primario de la médula espinal. Por ejemplo, el dermatoma T5 tendrá cierta superposición con las fibras sensitivas asociadas a los segmentos T4 y T6. De este modo, los dermatomas dan muy buenas aproximaciones de los segmentos de la médula espinal, pero la variación es frecuente y existe solapamiento.

Los dermatomas clave que están relacionados con la superficie corporal incluyen los siguientes:

C4	Nivel de las clavículas	T10	Nivel del ombligo
C5, C6, C7	Parte lateral de los miembros superiores	L1	Región inguinal y parte proximal de la cara anterior del muslo
C8, T1	Parte medial de los miembros superiores	L1, L2, L3, L4	Partes anterior y medial de los miembros inferiores, región glútea
C6	Dedos laterales de la mano	L4, L5, S1	Pie
C6, C7, C8	Mano	L4	Cara medial de la pierna
C8	Dedos mediales de la mano	L5-S1	Parte posterolateral del miembro inferior y dorso del pie
T4	Nivel de los pezones	S1	Parte lateral del pie

Nota clínica:
Si se corta o lesiona una **única raíz posterior,** la sensación procedente de la piel inervada por ese dermatoma será hipoestésica (muestra disminución de la sensibilidad), pero no presentará una anestesia total debido al solapamiento del dermatoma con los dermatomas situados por encima y por debajo de la región afectada. En el caso de una **hernia discal** (v. lámina 2-7), la raíz dorsal puede estar comprimida y el individuo experimentará dolor irradiado en la distribución de ese dermatoma. En la región cervical, los dermatomas C5-C6 y C6-C7 son los más frecuentemente afectados. En la región lumbar, lo son los dermatomas L4-L5 y L5-S1.

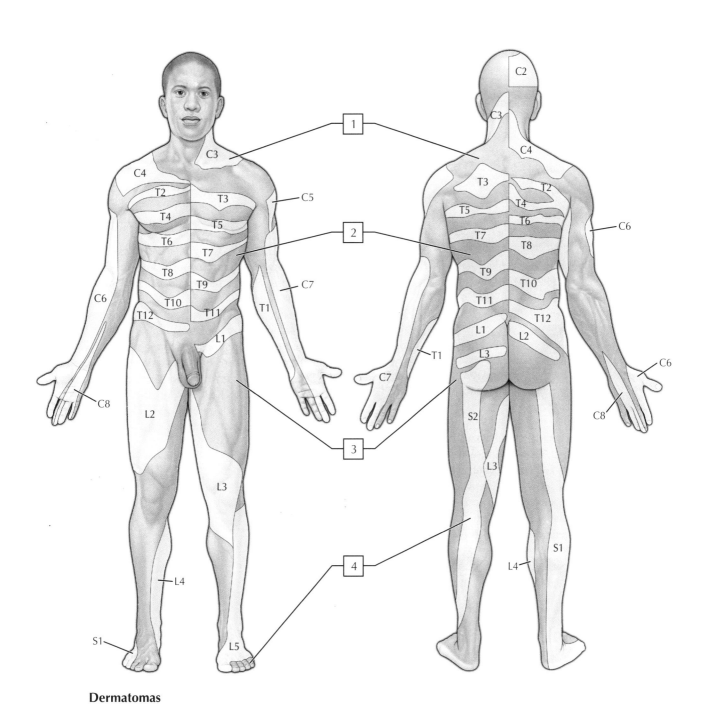

Dermatomas

El pequeño conducto central de la médula espinal contiene LCR y se continúa rostralmente para expandirse en cuatro ventrículos encefálicos:

- **4.° ventrículo:** situado por encima del puente y la porción rostral de la médula oblongada
- **3.ᵉʳ ventrículo:** ubicado en el diencéfalo en la línea media entre los núcleos del tálamo
- **Ventrículos laterales:** dos ventrículos laterales, uno en cada hemisferio cerebral, que tienen forma de C y se extienden hacia delante, hacia arriba y hacia atrás, y luego hacia abajo y hacia delante en los lóbulos temporales

El LCR llena estos ventrículos y es producido por el **plexo coroideo** (una red capilar y su epitelio secretor), que se encuentra en el suelo de cada ventrículo lateral, con acumulaciones más pequeñas en el techo del 3.ᵉʳ y el 4.° ventrículo. En un periodo de 24 h se producen unos 500 ml de LCR, y su función es:

- Soportar y amortiguar el encéfalo y la médula espinal
- Realizar algunas de las funciones normalmente proporcionadas por el sistema linfático
- Llenar los 150 ml de volumen del espacio subaracnoideo y las cavidades ventriculares

El LCR es reabsorbido, en gran parte, por las granulaciones aracnoideas que se proyectan hacia el seno venoso sagital superior y por pequeñas venas piales del encéfalo y la médula espinal

El flujo del LCR va desde los plexos coroideos de los ventrículos laterales hacia el 3.ᵉʳ ventrículo a través del foramen interventricular (de Monro), luego al 4.° ventrículo a través del estrecho acueducto mesencefálico (cerebral) (de Silvio) y luego al conducto central de la médula espinal, o a través de orificios (aberturas laterales y media) para alcanzar el espacio subaracnoideo (entre piamadre y aracnoides) que rodea el encéfalo y la médula espinal. La secreción de LCR normalmente se corresponde con su absorción por las **granulaciones aracnoideas** y las pequeñas venas piales y espinales.

COLOREA los siguientes componentes del sistema ventricular, utilizando un color diferente para cada uno:

- ☐ 1. **3.ᵉʳ ventrículo**
- ☐ 2. **Ventrículos laterales**
- ☐ 3. **4.° ventrículo**
- ☐ 4. **Plexo coroideo del 3.ᵉʳ ventrículo (en la imagen B)**
- ☐ 5. **Conducto central de la médula espinal**

Nota clínica:

La acumulación del exceso de LCR (sobreproducción o disminución de la absorción) en el sistema ventricular del encéfalo se denomina **hidrocefalia** (v. imagen **C**). Clínicamente, se reconocen tres tipos de hidrocefalia:

- **Obstructiva:** por lo general, una estenosis (estrechamiento) congénita del acueducto mesencefálico (cerebral), los forámenes interventriculares o las aberturas (orificios) laterales y media; la obstrucción también puede ser causada por tumores del SNC que bloquean el flujo normal del LCR a través de los ventrículos
- **Comunicante:** obstrucción fuera del sistema ventricular, tal vez debido a la presión causada por una hemorragia (sangrado) en el espacio subaracnoideo o alrededor de las granulaciones aracnoideas
- **Normotensiva:** un síndrome del adulto que provoca demencia progresiva, trastornos de la marcha e incontinencia urinaria

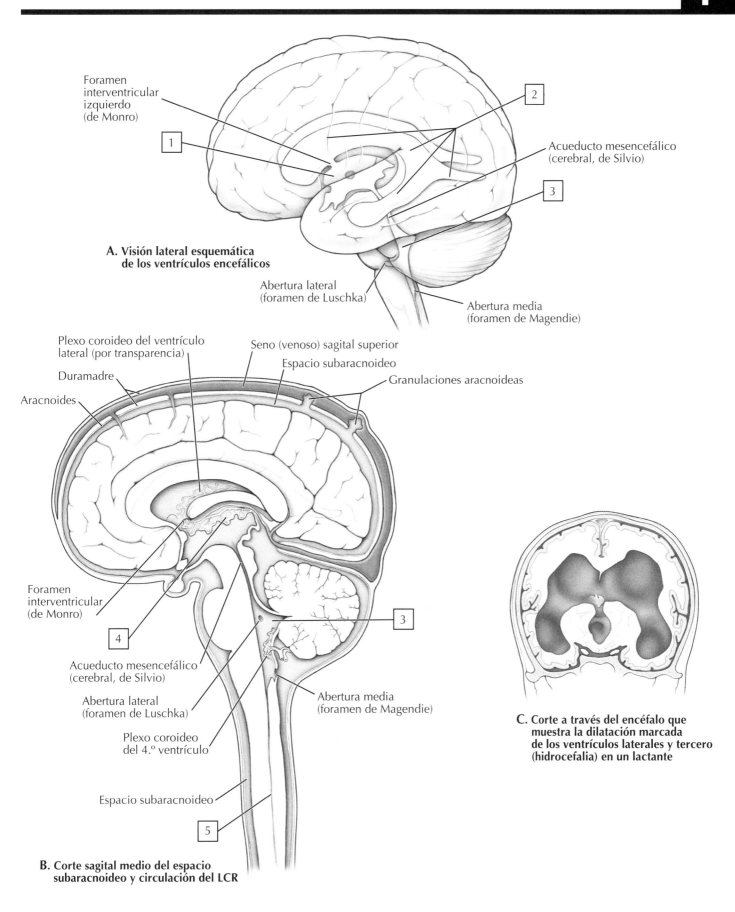

Foramen
interventricular
izquierdo
(de Monro)

1

2

Acueducto mesencefálico
(cerebral, de Silvio)

3

**A. Visión lateral esquemática
de los ventrículos encefálicos**

Abertura lateral
(foramen de Luschka)

Abertura media
(foramen de Magendie)

Plexo coroideo del ventrículo
lateral (por transparencia)

Seno (venoso) sagital superior

Espacio subaracnoideo

Granulaciones aracnoideas

Duramadre

Aracnoides

Foramen
interventricular
(de Monro)

4

3

Acueducto mesencefálico
(cerebral, de Silvio)

Abertura lateral
(foramen de Luschka)

Abertura media
(foramen de Magendie)

Plexo coroideo
del 4.º ventrículo

Espacio subaracnoideo

5

**C. Corte a través del encéfalo que
muestra la dilatación marcada
de los ventrículos laterales y tercero
(hidrocefalia) en un lactante**

**B. Corte sagital medio del espacio
subaracnoideo y circulación del LCR**

Espacio subaracnoideo

El encéfalo y la médula espinal están cubiertos por tres membranas denominadas **meninges** y están bañados en LCR.

COLOREA la duramadre del encéfalo y la médula espinal, y luego colorea las tres capas meníngeas de la médula espinal como se ven en los cortes, utilizando un color diferente para cada capa:

☐ 1. **Duramadre: una cubierta externa gruesa que está ricamente inervada por terminaciones nerviosas sensitivas**

☐ 2. **Aracnoides: una membrana fina en forma de red que es avascular y se encuentra justo por debajo de la duramadre**

☐ 3. **Piamadre: una delicada capa interna transparente que cubre íntimamente la médula espinal**

La gruesa duramadre craneal se compone de dos hojas, una **hoja perióstica** que recubre la cara interna del cráneo y una **hoja meníngea** en estrecho contacto con la aracnoides. Esta hoja también se continúa con la duramadre espinal. El LCR llena un espacio, denominado **espacio subaracnoideo,** que se encuentra entre las capas meníngeas de la aracnoides y la piamadre. Así, el LCR circula a través de los ventrículos encefálicos y luego gana acceso al espacio subaracnoideo a través de las aberturas (orificios) laterales y media, donde fluye alrededor y sobre el encéfalo y la médula espinal hasta la extensión más caudal del saco dural en el nivel vertebral S 2.

Mientras el LCR es secretado por los **plexos coroideos,** se absorbe, en su mayor parte, por las **granulaciones aracnoideas** relacionadas con el seno venoso sagital superior y, en menor grado, por pequeñas venas piales y espinales en todo el SNC. Las granulaciones aracnoideas son penachos de aracnoides que se extienden a través de una capa de duramadre desdoblada, que forma los senos venosos de la duramadre; actúan como válvulas de una vía que liberan LCR en la sangre venosa del seno.

Además, el encéfalo posee pequeños **vasos linfáticos meníngeos (durales).** El drenaje venoso del encéfalo ayuda a eliminar los productos de desecho intersticiales, y parte de la eliminación de estos productos de desecho se absorbe en los pequeños vasos linfáticos meníngeos. Los metabolitos intersticiales se eliminan del encéfalo hacia el LCR, que luego los envía principalmente al sistema venoso dural, pero también a los pequeños vasos linfáticos meníngeos (durales). Este proceso es especialmente importante durante los periodos de descanso (sueño) cuando el encéfalo está menos activo. Este sistema linfático meníngeo se denomina **sistema glinfático** y es de vital importancia como sistema paralelo para limpiar el encéfalo de productos de desecho intersticiales.

COLOREA los diferentes elementos de las granulaciones aracnoideas, utilizando el siguiente esquema de color:

☐ 4. **Piamadre que cubre el cerebro (verde)**

☐ 5. **Aracnoides y sus granulaciones (vellosidades) (rojo)**

☐ 6. **Duramadre desdoblada para crear el seno venoso de la duramadre (amarillo)**

☐ 7. **Sangre venosa en el seno venoso sagital superior: observa las conexiones con las pequeñas venas emisarias que pasan desde el cuero cabelludo a través de la estructura ósea del cráneo para unirse al seno (también color azul)**

Nota clínica:

Pueden obtenerse muestras de LCR para analizarlo clínicamente mediante la realización de una **punción lumbar.** Se inserta una aguja en el espacio subaracnoideo de la cisterna lumbar, en la línea media entre las apófisis espinosas de las vértebras L 3-L 4 o L 4-L 5 para evitar puncionar la médula espinal propiamente dicha (la médula termina aproximadamente a nivel de las vértebras L 1-L 2; v. imagen **D**).

Adicionalmente, pueden administrarse agentes anestésicos en el espacio epidural (por encima de la duramadre) para anestesiar directamente las fibras nerviosas de la cola de caballo. La **anestesia epidural** se infiltra en el saco dural para llegar a las raíces de los nervios y, por lo general, se administra en los mismos niveles vertebrales que la punción lumbar (v. imagen **E**).

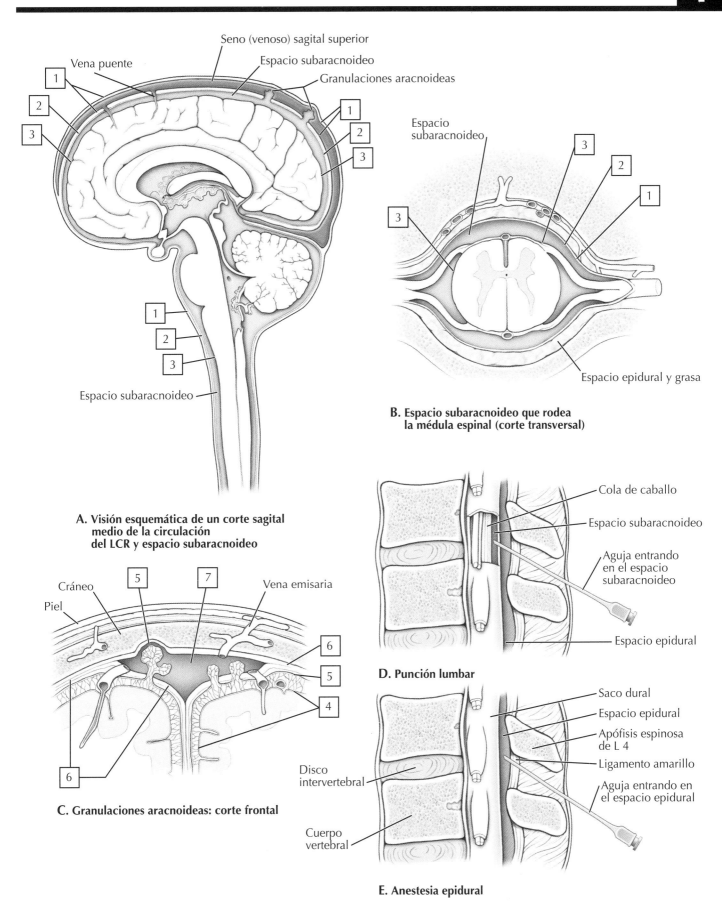

Seno (venoso) sagital superior
Espacio subaracnoideo
Granulaciones aracnoideas
Vena puente

1
2
3

1
2
3

1
2
3

Espacio subaracnoideo

A. Visión esquemática de un corte sagital
medio de la circulación
del LCR y espacio subaracnoideo

Espacio
subaracnoideo

3

2

1

3

Espacio epidural y grasa

B. Espacio subaracnoideo que rodea
la médula espinal (corte transversal)

Cráneo
Piel
Vena emisaria

5
7

5

6
5
4

6

Disco
intervertebral

Cuerpo
vertebral

C. Granulaciones aracnoideas: corte frontal

Cola de caballo
Espacio subaracnoideo
Aguja entrando
en el espacio
subaracnoideo

Espacio epidural

D. Punción lumbar

Saco dural
Espacio epidural
Apófisis espinosa
de L 4
Ligamento amarillo
Aguja entrando en
el espacio epidural

E. Anestesia epidural

El SNA se divide en las **divisiones simpática** y **parasimpática.** En contraste con la división somática del SNP, el SNA es un sistema de dos neuronas con una neurona preganglionar en el SNC que envía su axón en un nervio periférico para hacer sinapsis en una neurona posganglionar situada en un **ganglio autónomo periférico.** La neurona posganglionar envía luego su axón a la diana (músculo liso, músculo cardiaco y glándulas). El SNA es un sistema visceral, porque muchos de los órganos del cuerpo están formados por paredes musculares lisas y/o contienen tejido glandular secretor.

La división simpática se conoce también como **división toracolumbar** porque:
- Sus neuronas preganglionares se encuentran solo en los segmentos T1-L2 de la médula espinal
- Sus neuronas preganglionares se encuentran dentro de la sustancia gris (núcleo) intermediolateral de la médula espinal en los 14 segmentos definidos anteriormente

Los axones preganglionares salen de los segmentos T1-L2 de la médula espinal a través de una raíz anterior y entran en un nervio espinal y luego en un ramo comunicante blanco para entrar en el **tronco simpático.** El tronco simpático es una cadena bilateral de ganglios justo lateral a los cuerpos vertebrales, que discurre desde la base del cráneo hasta el cóccix. Una vez en el tronco simpático, el axón preganglionar puede hacer una de estas tres cosas:
- Hacer sinapsis en una neurona posganglionar del tronco simpático de los segmentos T1-L2 o ascender o descender para hacer sinapsis en una neurona posganglionar del tronco simpático en cualquiera de los 31 segmentos medulares de los nervios espinales
- Pasar a través del tronco simpático, entrar en un **nervio esplácnico (visceral)** y hacer sinapsis en un **ganglio colateral** (celiaco, mesentérico superior, mesentérico inferior) en la cavidad abdominopélvica
- Pasar a través del tronco simpático, entrar en un nervio esplácnico, pasar a través de un ganglio colateral y hacer sinapsis en las células de la **médula suprarrenal**

Los axones de las neuronas simpáticas posganglionares pueden hacer una de estas cuatro cosas:
- Esos axones de las neuronas del tronco simpático vuelven a entrar en el nervio espinal a través de un ramo comunicante gris y se unen a cualquiera de los 31 nervios espinales cuando se distribuyen ampliamente en todo el cuerpo
- Hacer lo mismo que en la opción anterior, pero discurrir a lo largo de vasos sanguíneos en la cabeza o unirse a los plexos nerviosos cardiaco y pulmonar o hipogástricos para distribuirse por las vísceras de la cabeza, el tórax y la pelvis
- Originarse de neuronas posganglionares en ganglios colaterales y discurrir con los vasos sanguíneos hacia vísceras abdominopélvicas
- Las células posganglionares de la médula suprarrenal son **células endocrinas (paraneuronas)** diferenciadas que no tienen axones, pero liberan sus hormonas (adrenalina y noradrenalina [NA]) directamente en el torrente sanguíneo

COLOREA la neurona simpática preganglionar y sus axones de color rojo (líneas continuas), y la neurona posganglionar y sus axones de color verde (líneas discontinuas) en ambas figuras.

Los axones preganglionares liberan **ACh** en sus sinapsis, mientras que la **NA** es el transmisor liberado por los axones posganglionares (excepto en las glándulas sudoríparas, en las que es ACh). Las células de la médula suprarrenal (neuronas simpáticas posganglionares modificadas) liberan **adrenalina** y un poco de NA no como neurotransmisores, sino como hormonas en la sangre. El sistema simpático actúa globalmente en todo el cuerpo para movilizarlo en situaciones de «miedo, lucha o huida». Las funciones específicas se resumen en la siguiente tabla.

ESTRUCTURA	EFECTOS
Ojo	Dilata la pupila
Glándula lagrimal	Reduce la secreción ligeramente (vasoconstricción)
Piel	Provoca piel de gallina (contracción del músculo erector del pelo)
Glándulas sudoríparas	Aumentan la secreción
Vasos periféricos	Causan vasoconstricción
Corazón	Aumenta la frecuencia cardiaca y la fuerza de contracción
Arterias coronarias	Ayudan a la vasodilatación
Pulmones	Ayudan a la broncodilatación y reducen la secreción
Tubo digestivo	Disminuye el peristaltismo, contrae el músculo esfínter interno del ano, produce vasoconstricción para derivar la sangre hacia otras zonas
Hígado	Causa la degradación del glucógeno, síntesis y liberación de glucosa
Glándulas salivares	Reducen y espesan la secreción a través de la vasoconstricción
Sistema genital	Causa la eyaculación (hombre) y el orgasmo (ambos sexos), y la remisión de la erección (pene y clítoris)
	Contrae el músculo esfínter interno de la uretra en el hombre
Sistema urinario	Disminuye la producción de orina a través de la vasoconstricción
	Contrae el músculo esfínter interno de la uretra en el hombre
Médula suprarrenal	Aumenta la secreción de adrenalina o noradrenalina

Nota clínica:
Si bien la activación simpática proporciona una respuesta aguda de «lucha o huida» y es fundamental para nuestra supervivencia, puede ser perjudicial si esta respuesta aguda se vuelve crónica.

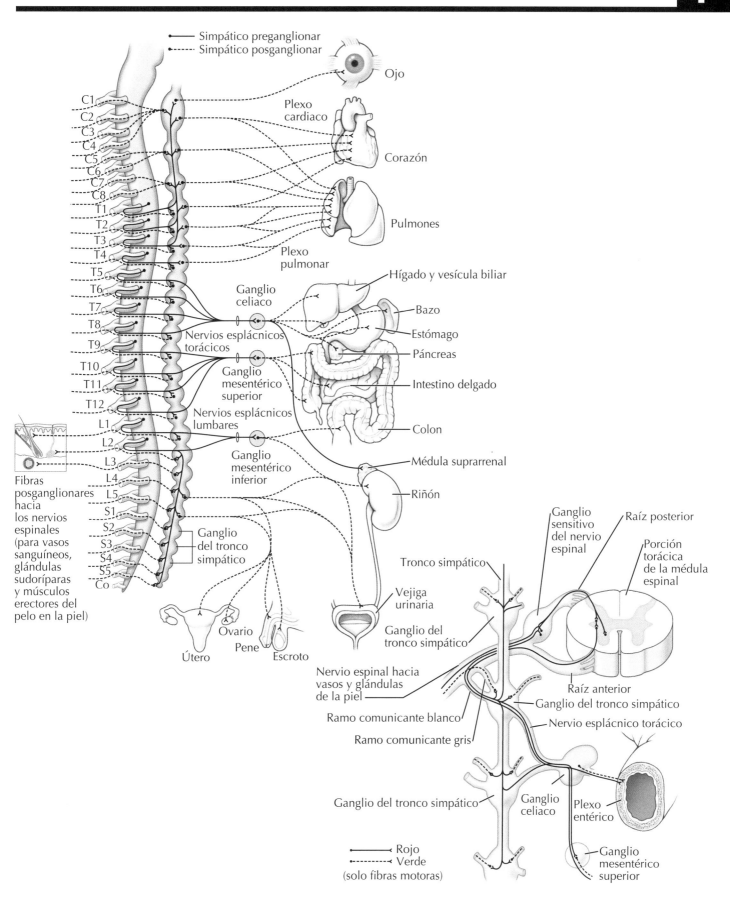

Simpático preganglionar
Simpático posganglionar

Ojo

Plexo cardiaco

Corazón

Pulmones

Plexo pulmonar

Hígado y vesícula biliar

Ganglio celiaco

Bazo

Estómago

Nervios esplácnicos torácicos

Páncreas

Ganglio mesentérico superior

Intestino delgado

Nervios esplácnicos lumbares

Colon

Ganglio mesentérico inferior

Médula suprarrenal

Riñón

Fibras posganglionares hacia los nervios espinales (para vasos sanguíneos, glándulas sudoríparas y músculos erectores del pelo en la piel)

Ganglio del tronco simpático

Útero
Ovario
Pene
Escroto

Vejiga urinaria

Ganglio del tronco simpático

Tronco simpático

Ganglio sensitivo del nervio espinal

Raíz posterior

Porción torácica de la médula espinal

Raíz anterior

Ganglio del tronco simpático

Nervio esplácnico torácico

Nervio espinal hacia vasos y glándulas de la piel

Ramo comunicante blanco

Ramo comunicante gris

Ganglio del tronco simpático

Ganglio celiaco

Plexo entérico

Ganglio mesentérico superior

Rojo
Verde
(solo fibras motoras)

4 División parasimpática del sistema nervioso autónomo

La división parasimpática del SNA también es un sistema de dos neuronas con su neurona preganglionar en el SNC y la neurona posganglionar en un ganglio periférico. La división parasimpática también se conoce como **división craneosacra** porque:

- Sus neuronas preganglionares se encuentran en los nervios craneales III, VII, IX y X, y en la médula espinal sacra en los segmentos S2-S4
- Sus neuronas preganglionares residen en los cuatro núcleos craneales asociados con los cuatro nervios craneales enumerados anteriormente o en la sustancia gris lateral de la médula espinal sacra en los segmentos S2-S4

Los axones parasimpáticos preganglionares pueden hacer una de estas dos cosas:

- Salir del tronco del encéfalo en el nervio craneal (excepto el NC X; v. más adelante) y pasar hacia un ganglio periférico en la cabeza (ganglios ciliar, pterigopalatino, submandibular y ótico) para hacer sinapsis en neuronas parasimpáticas posganglionares que residen en estos ganglios
- Salir de la médula espinal sacra a través de una raíz anterior y luego entrar en los **nervios esplácnicos pélvicos** para hacer sinapsis en neuronas posganglionares en **ganglios terminales** ubicados en o cerca de las vísceras a las que inervan

Los axones de las neuronas parasimpáticas posganglionares pueden hacer una de estas dos cosas:

- Pasar desde el **ganglio parasimpático en la cabeza** sobre los nervios o los vasos sanguíneos existentes para inervar el músculo liso y las glándulas de la cabeza
- Pasar desde los **ganglios terminales** en o cerca de las vísceras inervadas y hacer sinapsis en el músculo liso, el músculo cardiaco o las glándulas en el cuello, el tórax y la cavidad abdominopélvica

El NC X (nervio vago) es especial. Sus axones preganglionares salen del tronco del encéfalo y hacen sinapsis en ganglios terminales en o cerca de los objetivos en el cuello, el tórax (corazón, pulmones, glándulas, músculo liso) y la cavidad abdominal (dos tercios proximales del tracto gastrointestinal y sus órganos accesorios). Los axones de las neuronas de los ganglios terminales luego hacen sinapsis en sus objetivos.

COLOREA las neuronas parasimpáticas preganglionares y sus axones (líneas continuas) que se originan de un nervio craneal o de S2-S4 de color rojo y la neurona y el axón posganglionar (líneas discontinuas) en el ganglio periférico o terminal de color verde.

Los axones simpáticos pasan hacia los miembros, pero los axones parasimpáticos no lo hacen. Por tanto, el músculo liso vascular, los músculos erectores del pelo de la piel (unidos a los folículos pilosos) y las glándulas sudoríparas están todos inervados solo por el sistema simpático. La ACh es el neurotransmisor en todas las sinapsis parasimpáticas, tanto pre- como posganglionares. El sistema parasimpático se ocupa de la alimentación y la excitación sexual y actúa más lentamente y de manera más focal que el sistema simpático. Por ejemplo, el NC X puede disminuir la frecuencia cardiaca sin afectar de entrada al estómago. En general, los sistemas simpático y parasimpático mantienen la **homeostasis,** aunque, como medida de protección, el cuerpo mantiene un bajo nivel de «tono simpático» y puede activar esta división en cualquier momento. Este es un importante mecanismo de supervivencia. La función del SNA está regulada, en última instancia, por el **hipotálamo.** Las funciones específicas de la división parasimpática del SNA se resumen en la siguiente tabla.

ESTRUCTURA	EFECTOS
Ojo	Contrae la pupila
Cuerpo ciliar	Contrae el músculo ciliar para la acomodación (visión de cerca)
Glándula lagrimal	Aumenta la secreción
Corazón	Disminuye la frecuencia cardiaca y la fuerza de contracción
Arterias coronarias	Causan vasoconstricción con demanda metabólica reducida
Pulmones	Causan broncoconstricción y aumentan la secreción
Tubo digestivo	Aumenta el peristaltismo, aumenta la secreción, inhibe el esfínter interno del ano para la defecación
Hígado	Ayuda a la síntesis y el almacenamiento de glucógeno
Glándulas salivares	Aumentan la secreción
Sistema genital	Promueve la congestión de los tejidos eréctiles (pilares, cuerpo cavernoso, bulbo del pene y cuerpo esponjoso del pene en el hombre, y bulbo del vestíbulo, pilares, cuerpo y glande del clítoris en la mujer)
Sistema urinario	Contrae la vejiga urinaria (músculo detrusor) durante la micción, inhibe la contracción del esfínter interno de la uretra (solo el hombre posee este esfínter), aumenta la producción de orina

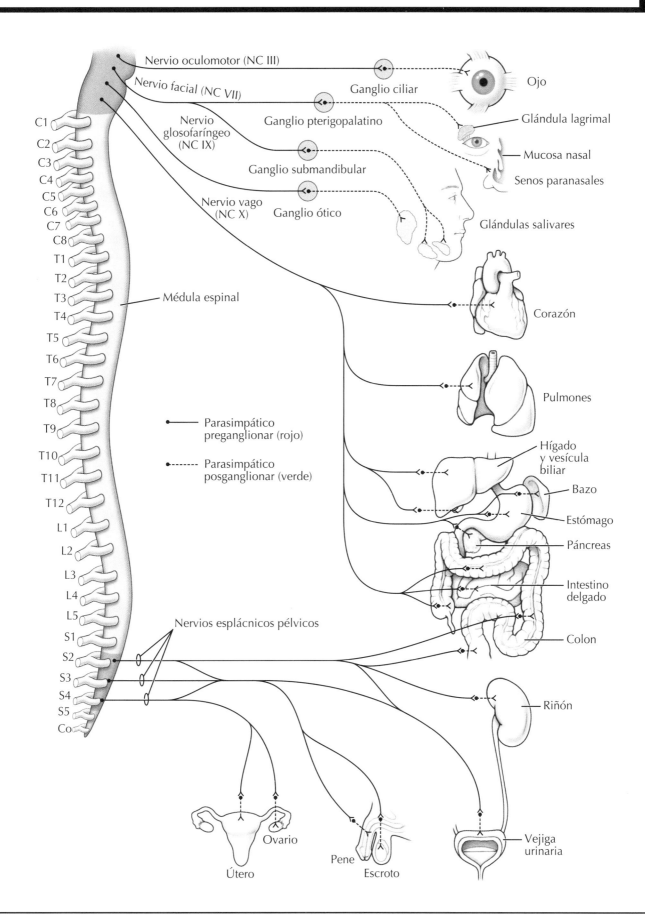

Nervio oculomotor (NC III)

Nervio facial (NC VII)

Ganglio ciliar

Ojo

Nervio glosofaríngeo (NC IX)

Ganglio pterigopalatino

Glándula lagrimal

Ganglio submandibular

Mucosa nasal

Senos paranasales

Nervio vago (NC X)

Ganglio ótico

Glándulas salivares

C1
C2
C3
C4
C5
C6
C7
C8
T1
T2
T3
T4
T5
T6
T7
T8
T9
T10
T11
T12
L1
L2
L3
L4
L5
S1
S2
S3
S4
S5
Co

Médula espinal

Corazón

Pulmones

Parasimpático preganglionar (rojo)

Parasimpático posganglionar (verde)

Hígado y vesícula biliar

Bazo

Estómago

Páncreas

Intestino delgado

Colon

Nervios esplácnicos pélvicos

Riñón

Ovario

Útero

Pene

Escroto

Vejiga urinaria

Históricamente, la tercera división del SNA ha sido el sistema nervioso entérico (las neuronas intrínsecas y el plexo nervioso localizados en las capas mientérica y submucosa del intestino). Debido a que las neuronas entéricas pueden funcionar con cierta independencia, los intestinos se consideraban, de manera simplista, como si tuvieran un «cerebro propio». Sin embargo, el sistema nervioso entérico está vinculado a las divisiones simpática y parasimpática del SNA, y requiere de estas para la regulación óptima de la secreción, la absorción y la motilidad intestinal. Algunos han caracterizado el sistema entérico como una «terminal de computadora», que tiene conexiones con el SNA y el hipotálamo, que funciona como la «computadora principal». Sin el sistema nervioso entérico, las entradas simpáticas y parasimpáticas no pueden coordinar el control del tracto gastrointestinal.

Las neuronas y los plexos nerviosos del sistema nervioso entérico utilizan una variedad de neurotransmisores y neuromoduladores para comunicarse entre sí y coordinar la función intestinal. Se han identificado más de 20 de tales sustancias, y se estima que el número de neuronas en el intestino es, al menos, ¡equivalente al número que se encuentra en la médula espinal! Estas neuronas regulan las respuestas peristálticas a través de los músculos lisos longitudinal y circular (que pueden funcionar independientemente del control autónomo), aunque el funcionamiento óptimo requiere un esfuerzo coordinado entre el SNA (véanse las contribuciones del SNA a continuación) y el sistema entérico. Un **plexo mientérico (músculo liso)** controla la motilidad intestinal y un **plexo submucoso** más profundo controla la secreción y la absorción de líquidos.

Las conexiones del SNA con el sistema nervioso entérico incluyen:
- Estímulos parasimpáticos vagales para el esófago, el estómago, el intestino delgado y la mitad proximal del colon
- Estímulos parasimpáticos de S2-S4 a través de los nervios esplácnicos pélvicos para la mitad distal del colon y el recto
- Estímulos simpáticos de los nervios esplácnicos torácicos (T5-T12) para el estómago, el intestino delgado y la mitad proximal del colon
- Estímulos simpáticos de los nervios esplácnicos lumbares (L1-L2) para la mitad distal del colon y el recto

COLOREA las siguientes vías del SNA para los plexos nerviosos entéricos, utilizando un color diferente para cada vía:
- [ ] 1. **Nervio vago**
- [ ] 2. **Nervios esplácnicos pélvicos**
- [ ] 3. **Nervios esplácnicos torácicos**
- [ ] 4. **Nervios esplácnicos lumbares**

Nota clínica:
El **megacolon congénito** (intestino grueso distendido) (también conocido como **enfermedad de Hirschsprung**) resulta de un defecto en el desarrollo que conduce a un segmento aganglionar del intestino que carece de los plexos submucoso y mientérico. La distensión del intestino proximal a la región aganglionar puede ocurrir poco después del nacimiento o puede causar síntomas solo después, en la primera infancia.

La función gastrointestinal óptima requiere tanto del sistema nervioso entérico como del SNA. Una serie compleja de mediadores endocrinos, paracrinos y neurocrinos debe trabajar en conjunto. Una interrupción de la inervación extrínseca del tracto gastrointestinal por una neuropatía como la **neuropatía diabética** afectará a la motilidad intestinal y causará diarrea o estreñimiento.

Además, algunos medicamentos pueden afectar a la función intestinal, como los analgésicos narcóticos, que pueden bloquear la constricción intestinal y el peristaltismo, lo que también provoca **estreñimiento.**

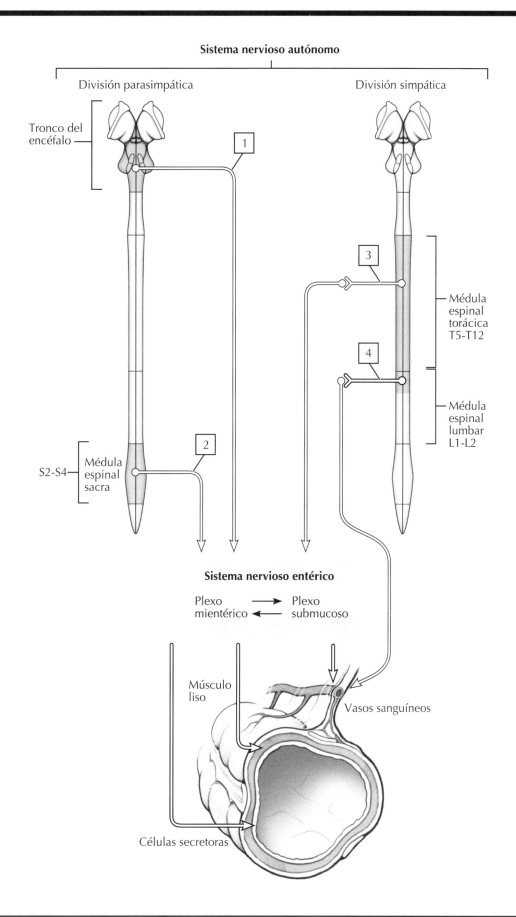

Sistema nervioso autónomo

División parasimpática

División simpática

Tronco del
encéfalo

1

3

Médula
espinal
torácica
T5-T12

4

Médula
espinal
lumbar
L1-L2

2

S2-S4 — Médula
espinal
sacra

Sistema nervioso entérico

Plexo
mientérico → Plexo
submucoso ←

Músculo
liso

Vasos sanguíneos

Células secretoras

Además de los 31 pares de nervios espinales, en el encéfalo se originan 12 pares de nervios craneales, que se identifican tanto por sus nombres como por los **números romanos I al XII**. Los nervios craneales son algo especial y pueden contener varios componentes funcionales:

- **General:** mismas funciones generales que los nervios espinales
- **Especial:** sus funciones solo se encuentran en los nervios craneales
- **Aferentes y eferentes:** funciones sensitivas o motoras, respectivamente
- **Somático y visceral:** relacionados con la piel y el músculo esquelético (somático) o con el músculo liso y las glándulas (visceral)

Por tanto, cada nervio craneal puede poseer múltiples componentes funcionales, como aferentes somáticas generales, lo que significa que el nervio contiene fibras sensitivas de la piel, no diferentes a las del nervio espinal; eferentes viscerales generales, lo que significa que el nervio contiene fibras motoras para estructuras viscerales (músculo liso y/o glándulas), como fibras parasimpáticas de la médula espinal sacra (S2-S4 da origen a fibras parasimpáticas); o aferentes somáticas especiales, que significa que el nervio contiene fibras sensitivas especiales, como las de la visión o la audición.

En general, los NC I y II se originan del prosencéfalo y son realmente extensiones del encéfalo para los sentidos especiales del olfato y la vista. Los NC III, IV y VI mueven los músculos esqueléticos extraoculares del globo ocular. El NC V tiene tres divisiones (ramos): V_1 y V_2 son sensitivos, y V_3 tiene tanto fibras motoras para los músculos esqueléticos como fibras sensitivas. Los NC VII, IX y X tienen a la vez fibras motoras y sensitivas. El NC VIII interviene en el sentido especial de la audición y en el equilibrio. Los NC XI y XII tienen fibras motoras que inervan músculos esqueléticos. Los NC III, VII, IX y X también contienen fibras de origen parasimpático (fibras viscerales); muchas de las fibras del SNA «viajan» sobre los ramos del NC V para llegar a sus objetivos. La siguiente tabla resume los tipos de fibras de cada nervio craneal.

COLOREA cada nervio craneal en su origen del cerebro o del tronco del encéfalo:

- ☐ 1. **NC I, nervio olfatorio**
- ☐ 2. **NC II, nervio óptico**
- ☐ 3. **NC III, nervio oculomotor**
- ☐ 4. **NC IV, nervio troclear**
- ☐ 5. **NC V, nervio trigémino**
- ☐ 6. **NC VI, nervio abducens**
- ☐ 7. **NC VII, nervio facial**
- ☐ 8. **NC VIII, nervio vestibulococlear**
- ☐ 9. **NC IX, nervio glosofaríngeo**

- ☐ 10. **NC X, nervio vago**
- ☐ 11. **NC XI, nervio accesorio**
- ☐ 12. **NC XII, nervio hipogloso**

NERVIO CRANEAL	COMPONENTE FUNCIONAL
NC I Nervio olfatorio	Sentido especial del olfato
NC II Nervio óptico	Sentido especial de la vista
NC III Nervio oculomotor	Motor para músculos extraoculares Parasimpático para músculo liso en el ojo, cierra la pupila y acomoda la lente
NC IV Nervio troclear	Motor de un músculo extraocular
NC V Nervio trigémino	Sensitivo para cara, órbita, nariz, maxilar, mandíbula, dientes, parte anterior de la lengua Motor para músculos esqueléticos
NC VI Nervio abducens	Motor de un músculo extraocular
NC VII Nervio facial	Sensitivo para la piel de la oreja Sentido especial del gusto para la parte anterior de la lengua Motor para glándulas salivares, nasales, palatinas, lagrimal Motor para músculos faciales, músculo estapedio del oído medio, estilohioideo y vientre posterior del digástrico
NC VIII Nervio vestibulococlear	Sentido especial de la audición y el equilibrio
NC IX Nervio glosofaríngeo	Sensitivo para la parte posterior de la lengua Sentido especial del gusto para la parte posterior de la lengua Sensitivo para oído medio, faringe, glomus (cuerpo) y seno carotídeos Motor para la glándula parótida Motor para un músculo de la faringe, estilofaríngeo
NC X Nervio vago	Sensitivo para el oído externo y duramadre de la fosa craneal posterior Sentido especial del gusto para la epiglotis y el paladar Sensitivo para faringe, laringe y órganos torácicos y abdominales Motor para músculo liso de tráquea, bronquios, órganos torácicos y abdominales, y músculo cardiaco Motor para músculos de la faringe/laringe y músculo estriado de esófago
NC XI Nervio accesorio	Motor para dos músculos, esternocleidomastoideo y trapecio
NC XII Nervio hipogloso	Motor para músculos de la lengua

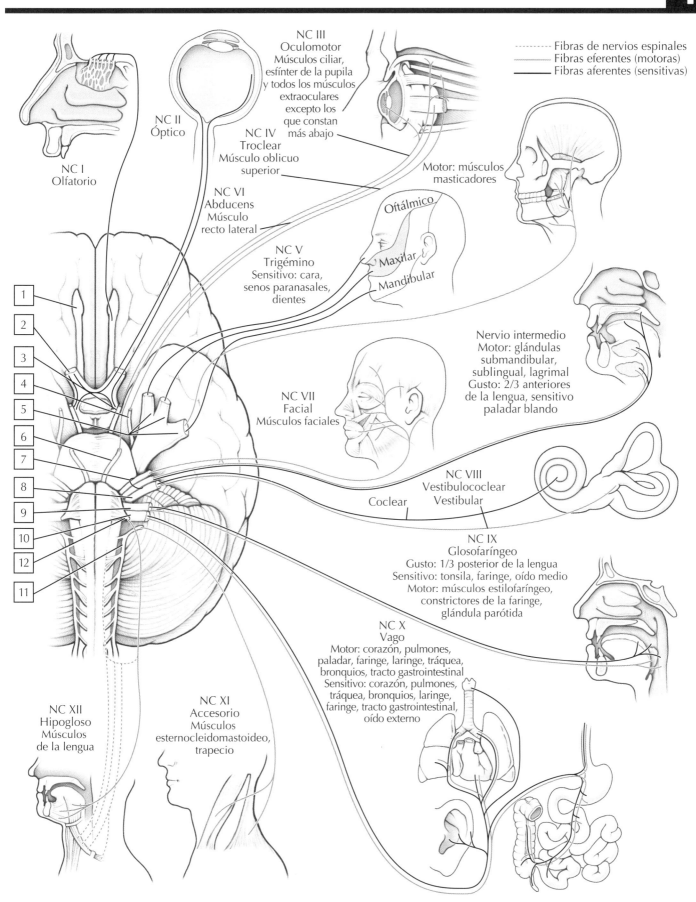

NC III
Oculomotor
Músculos ciliar,
esfínter de la pupila
y todos los músculos
extraoculares
excepto los
que constan
más abajo

NC II
Óptico

NC IV
Troclear
Músculo oblicuo
superior

NC VI
Abducens
Músculo
recto lateral

NC I
Olfatorio

Fibras de nervios espinales
Fibras eferentes (motoras)
Fibras aferentes (sensitivas)

Motor: músculos
masticadores

Oftálmico

NC V
Trigémino
Sensitivo: cara,
senos paranasales,
dientes

Maxilar

Mandibular

Nervio intermedio
Motor: glándulas
submandibular,
sublingual, lagrimal
Gusto: 2/3 anteriores
de la lengua, sensitivo
paladar blando

NC VII
Facial
Músculos faciales

NC VIII
Vestibulococlear
Vestibular

Coclear

NC IX
Glosofaríngeo
Gusto: 1/3 posterior de la lengua
Sensitivo: tonsila, faringe, oído medio
Motor: músculos estilofaríngeo,
constrictores de la faringe,
glándula parótida

NC X
Vago
Motor: corazón, pulmones,
paladar, faringe, laringe, tráquea,
bronquios, tracto gastrointestinal
Sensitivo: corazón, pulmones,
tráquea, bronquios, laringe,
faringe, tracto gastrointestinal,
oído externo

NC XII
Hipogloso
Músculos
de la lengua

NC XI
Accesorio
Músculos
esternocleidomastoideo,
trapecio

1
2
3
4
5
6
7
8
9
10
12
11

El globo ocular está protegido por los párpados, los cuales, en combinación con el aparato lagrimal, mantienen la córnea húmeda depositando una fina capa de película lagrimal que cubre la superficie expuesta del globo ocular (conjuntiva y córnea).

COLOREA los siguientes componentes del aparato lagrimal, utilizando un color diferente para cada uno:

☐ 1. **Glándula lagrimal: segrega lágrimas bajo el control de las fibras parasimpáticas que se originan en el nervio facial (NC VII)**

☐ 2. **Conductillos excretores: conductillos excretores de la glándula lagrimal**

☐ 3. **Saco lagrimal: recibe lágrimas que son recogidas por los conductillos lagrimales asociados con los puntos lagrimales superior e inferior**

☐ 4. **Conducto nasolagrimal: conduce las lágrimas desde el saco lagrimal hasta la cavidad nasal**

La irritación excesiva, el dolor o los desencadenantes emocionales pueden aumentar la producción de lágrimas (llanto). El exceso de lágrimas inunda el sistema de recogida de los conductillos lagrimales de tal manera que las lágrimas se derraman sobre el párpado inferior y corren por la mejilla. Asimismo, las abundantes lágrimas recogidas en los sacos lagrimales fluirán hacia el interior de la cavidad nasal y provocarán una nariz «moqueante». Las lágrimas contienen albúminas, lactoferrina, lisozima, lípidos, metabolitos y electrolitos, y cumplen una función antimicrobiana importante.

El globo ocular humano mide unos 25 mm de diámetro, está sujeto en la órbita ósea por seis **músculos extraoculares** que lo mueven (v. lámina 3-3) y está amortiguado por grasa que rodea los dos tercios posteriores del globo. El globo ocular se compone de tres capas concéntricas:
- **Fibrosa:** una capa externa que incluye la córnea y la esclera
- **Vascular:** la capa media (uveal) que incluye la coroides y el estroma del cuerpo ciliar y el iris
- **Retina:** un epitelio pigmentado externo sobre el cual se sitúa internamente la retina nerviosa (fotosensible)

COLOREA las siguientes capas del globo ocular, utilizando un color diferente para cada capa:

☐ 5. **Córnea**
☐ 6. **Iris**
☐ 7. **Cuerpo ciliar**
☐ 8. **Retina**
☐ 9. **Coroides**
☐ 10. **Esclera (esclerótica)**

La gran cámara por detrás de la lente es la **cámara vítrea** y está llena de una sustancia gelatinosa denominada **cuerpo vítreo,**

que ayuda a amortiguar y proteger la frágil retina durante los movimientos rápidos del ojo. La cámara entre la córnea y el iris es la **cámara anterior,** y el espacio entre el iris y la lente es la **cámara posterior.** Ambas cámaras se llenan con el **humor acuoso,** que es producido por el **cuerpo ciliar** y circula desde la cámara posterior a través de la pupila (abertura central en el iris) hacia la cámara anterior donde es absorbido por la red trabecular hacia el **seno venoso de la esclera** situado en el ángulo iridocorneal.

El **cuerpo ciliar** contiene músculo liso que está dispuesto en forma circular como un músculo esfínter. Cuando este músculo se relaja, tira de un conjunto de fibras zonulares unidas a la lente elástica que tensan y aplanan la lente para visualizar objetos a cierta distancia del ojo. Al enfocar objetos cercanos, el músculo ciliar se contrae como un esfínter y se constriñe más cerca de la lente, lo que relaja las fibras zonulares y permite a la lente elástica redondearse para la acomodación. Este **reflejo de acomodación** está controlado por fibras parasimpáticas que se originan en el nervio oculomotor (NC III). El iris también contiene músculo liso. La contracción del **músculo esfínter de la pupila,** circular, bajo el control de fibras parasimpáticas del NC III, hace la pupila más pequeña, mientras que la contracción del **músculo dilatador de la pupila,** orientado radialmente, bajo control simpático hace la pupila más grande.

COLOREA los siguientes elementos de la parte anterior del globo ocular, utilizando un color diferente para cada uno:

☐ 11. **Músculo esfínter de la pupila**
☐ 12. **Lente (cristalino)**
☐ 13. **Músculo dilatador de la pupila**
☐ 14. **Fibras zonulares**

ESTRUCTURA	DEFINICIÓN
Esclera	Capa fibrosa externa del globo ocular
Córnea	Parte transparente de la capa externa; muy sensible al dolor
Coroides	Capa vascular media del globo ocular
Cuerpo ciliar	Extensión vascular y muscular de la coroides, situada anteriormente
Procesos ciliares	Pliegues pigmentados que irradian sobre el cuerpo ciliar; secretan el humor acuoso que llena las cámaras anterior y posterior
Iris	Diafragma contráctil con una abertura central (pupila)
Lente (cristalino)	Lente transparente sujeta por las fibras zonulares unidas a su cápsula
Retina	Parte ópticamente receptiva del nervio óptico (retina óptica)
Macula lútea	Área de la retina de visión más aguda; en su centro está la fóvea central
Disco del nervio óptico	Área no receptiva, donde los axones del nervio óptico abandonan la retina para dirigirse hacia el encéfalo

Nota clínica:
Una **catarata** es una opacidad, o área nublada, en la lente.

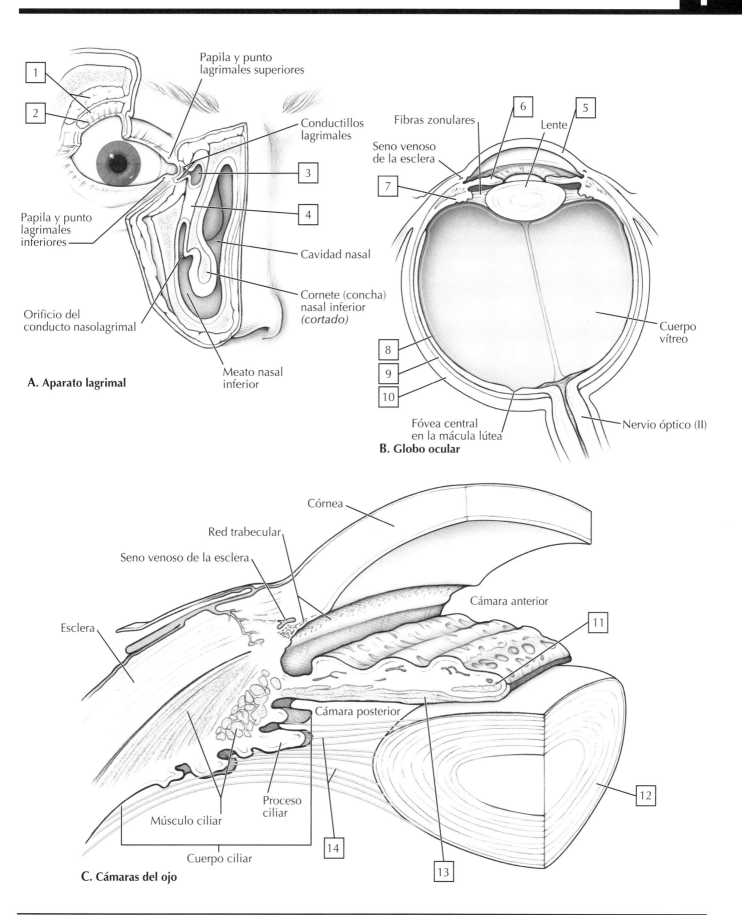

A. Aparato lagrimal

1

2

Papila y punto lagrimales superiores

Conductillos lagrimales

3

4

Cavidad nasal

Cornete (concha) nasal inferior *(cortado)*

Papila y punto lagrimales inferiores

Orificio del conducto nasolagrimal

Meato nasal inferior

B. Globo ocular

Fibras zonulares

6

5

Lente

Seno venoso de la esclera

7

8

9

10

Fóvea central en la mácula lútea

Cuerpo vítreo

Nervio óptico (II)

C. Cámaras del ojo

Córnea

Red trabecular

Seno venoso de la esclera

Cámara anterior

11

Esclera

Cámara posterior

12

Músculo ciliar

Proceso ciliar

14

Cuerpo ciliar

13

La **retina** es una capa muy delgada de tejido que es una extensión directa del encéfalo, con la mayoría de sus axones de células ganglionares discurriendo hacia atrás a través del nervio óptico para alcanzar su primera sinapsis en el cuerpo geniculado lateral de uno u otro tálamo. La luz pasa a través de los medios refringentes del ojo (córnea, humor acuoso, lente y cuerpo vítreo) para incidir sobre la retina nerviosa, donde pasa a través del espesor de la retina para finalmente encontrarse con las **células fotorreceptoras** que descansan sobre una capa de **epitelio pigmentado** (este epitelio impide la retrodispersión). Los fotorreceptores (conos y bastones) hacen sinapsis con células bipolares, que hacen sinapsis con las células ganglionares, mientras que células amacrinas y horizontales proporcionan interconexiones. Los **conos** están especializados para la visión con luz intensa (color) y los **bastones** para la visión con poca luz (nocturna). Cada retina humana contiene alrededor de 7 millones de conos y cerca de 120 millones de bastones.

La porción de la retina directamente en línea con el enfoque de la lente y situada en el polo posterior del globo ocular está especializada. Aquí hay un área denominada **mácula lútea** con un hoyo muy pequeño, del tamaño de la cabeza de un alfiler, denominado **fóvea central** (área de enfoque más agudo), en el centro de la mácula lútea. En la fóvea, la retina es muy delgada y se compone solo de conos y células ganglionares, y representa nuestra zona de mayor agudeza visual. La mácula lútea contiene principalmente conos y algunos bastones, y fuera de la mácula lútea, los bastones predominan sobre los conos.

COLOREA las células de la retina nerviosa, utilizando los colores sugeridos para cada célula:

- ☐ 1. **Epitelio pigmentado (marrón)**
- ☐ 2. **Células ganglionares y sus axones (amarillo)**
- ☐ 3. **Células bipolares (rojo)**
- ☐ 4. **Bastones (gris) (las células más delgadas)**
- ☐ 5. **Conos (azul) (las células más gruesas)**

La vía óptica está organizada topográficamente a lo largo de su recorrido hasta el lóbulo occipital. Las células ganglionares **nasales** (lado medial de la retina) envían axones que cruzan la línea media en el **quiasma óptico,** mientras que los axones de las células ganglionares **temporales** (lado lateral de la retina) permanecen homolaterales (en el mismo lado). Los axones de las células ganglionares en los tractos ópticos:

- Terminan, en gran parte, en el cuerpo geniculado lateral, que se organiza en seis capas
- Desde el cuerpo geniculado, las radiaciones ópticas pasan hacia la corteza calcarina del lóbulo occipital, donde se produce la percepción visual consciente

- Desde esta región de la corteza visual primaria, los axones pasan a la corteza visual de asociación para procesar la forma, el color y el movimiento
- Las conexiones hacia el lóbulo temporal proporcionan el reconocimiento de alta resolución de objetos (rostros y clasificación de objetos)
- Las conexiones hacia la corteza parietal proporcionan el análisis de movimiento de relaciones de posición de los objetos en la escena visual

Nota clínica:

Las **ametropías** son trastornos que se producen cuando los rayos luminosos se enfocan de forma aberrante en un sitio distinto a la mácula lútea, que es el área óptima de la retina. Ópticamente, la córnea, la lente y la longitud axial del globo ocular deben estar en equilibrio preciso para lograr un enfoque nítido. Los trastornos más comunes incluyen:

- **Miopía:** 80% de las ametropías; el punto de enfoque está por delante de la retina
- **Hipermetropía:** manifestación relacionada con la edad en la que el punto de enfoque está por detrás de la retina
- **Astigmatismo:** una córnea no esférica provoca enfoques en múltiples localizaciones en vez de en un solo punto; afecta a alrededor del 25-40% de la población
- **Presbicia:** pérdida progresiva de la capacidad de acomodar la lente relacionada con la edad, debida a una pérdida de elasticidad en la lente, lo que requiere corrección para ver objetos cercanos o la lectura

La retina está unida a la coroides en la *ora serrata,* en el área adyacente al epitelio no pigmentado del cuerpo ciliar. En este lugar, la retina puede separarse de la coroides, lo que lleva a un **desprendimiento de retina.** Esto distorsionará o afectará la visión normal. La reinserción de la retina a menudo se puede lograr mediante un procedimiento con láser.

La **retinopatía diabética** se desarrolla en casi todos los pacientes con diabetes mellitus tipo 1 y en el 50-80% de los pacientes con diabetes mellitus tipo 2 de 20 años de duración o más. La retinopatía diabética es la causa número uno de ceguera en personas de mediana edad y aproximadamente la cuarta causa principal de ceguera, en general, en EE. UU.

El **glaucoma** es una neuropatía óptica; la causa del glaucoma suele ser un aumento de la resistencia a la salida del humor acuoso en la cámara anterior, lo que conduce a un aumento de la presión intraocular.

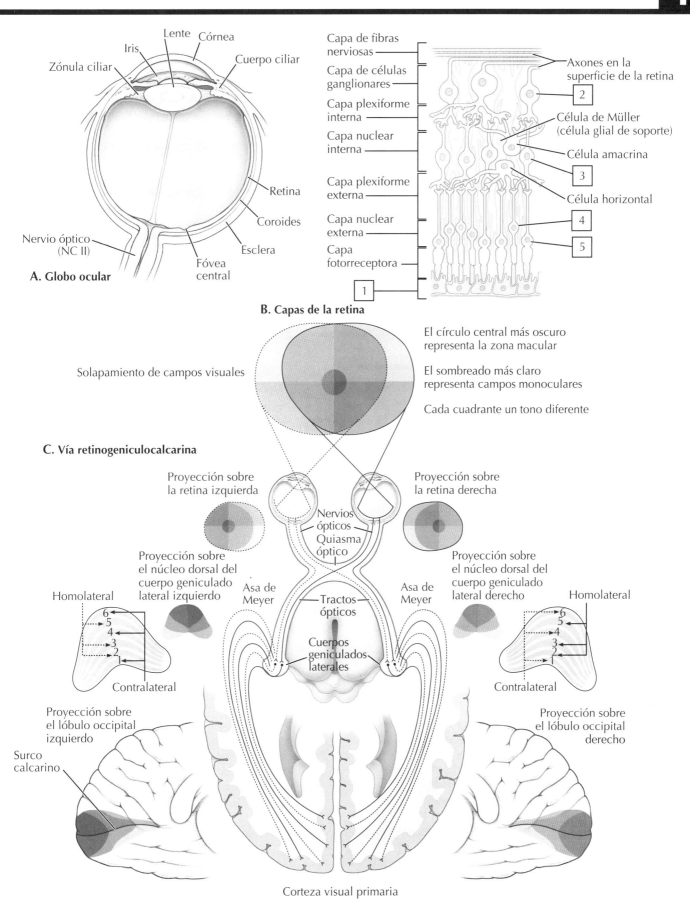

A. Globo ocular

B. Capas de la retina

C. Vía retinogeniculocalcarina

El círculo central más oscuro representa la zona macular

El sombreado más claro representa campos monoculares

Cada cuadrante un tono diferente

Corteza visual primaria

El mecanismo de transducción del oído (audición) y el sistema vestibular (equilibrio) están estrechamente alineados anatómicamente. El oído consta de tres partes:

- **Oído externo:** la oreja (pabellón auricular), el conducto auditivo externo y la membrana timpánica (tímpano)
- **Oído medio:** la cavidad timpánica que contiene los huesecillos del oído (martillo, yunque y estribo); esta cavidad se comunica con el antro mastoideo posteriormente y con la trompa auditiva (de Eustaquio) anteriormente
- **Oído interno:** el aparato auditivo (cóclea) y el aparato vestibular (vestíbulo con el utrículo y el sáculo, y los conductos membranosos semicirculares)

COLOREA los siguientes componentes del oído, utilizando un color diferente para cada uno:

- ☐ 1. **Huesecillos del oído (martillo, yunque y estribo)**
- ☐ 2. **Cóclea**
- ☐ 3. **Membrana timpánica**
- ☐ 4. **Conducto auditivo externo**

Las ondas sonoras viajan a través del oído externo y provocan las vibraciones de la membrana timpánica. Estas vibraciones, a su vez, hacen que los huesecillos del oído medio vibren, haciendo que el estribo vibre contra la **ventana vestibular (oval),** iniciando una acción de oleaje en la **rampa vestibular** y en la **rampa timpánica de la cóclea** llenas de líquido (perilinfa) que causa la deflexión y la despolarización de las diminutas células ciliadas (pilosas) dentro del **órgano de Corti.** Esto estimula potenciales de acción en los axones aferentes de las células del ganglio espiral de la cóclea, que luego son conducidos de forma centralizada a los núcleos cocleares de la médula oblongada. Desde este punto, los impulsos se transmiten a los centros superiores del encéfalo para el procesamiento auditivo, que termina en la corteza auditiva en el lóbulo temporal.

COLOREA los siguientes elementos de los laberintos óseo y membranoso de la cóclea y el aparato vestibular, utilizando un color diferente para cada elemento:

- ☐ 5. **Conductos semicirculares óseos y membranosos (anterior, lateral y posterior): están dispuestos a 90° entre sí y representan los ejes X, Y y Z**
- ☐ 6. **Utrículo**
- ☐ 7. **Sáculo**
- ☐ 8. **Ventana coclear (redonda): cerrada por una membrana timpánica secundaria, que disipa la onda líquida iniciada en la ventana vestibular (oval) por la acción vibratoria del estribo**

El paso final en la vía de transducción auditiva de las vibraciones mecánicas a los potenciales de acción neuronales, que luego se transmiten al encéfalo, se produce a nivel del órgano de Corti dentro de la cóclea. Las células ciliadas (pilosas) (internas y externas) de la cóclea descansan sobre una lámina (membrana) basilar y se disponen funcionalmente. Las ondas de presión que viajan en la rampa vestibular se transmiten a través de la **membrana vestibular** al conducto coclear lleno de endolinfa. Estas ondas de presión desplazan la **lámina (membrana) basilar** (los sonidos más fuertes provocan más desplazamiento) y la **membrana tectoria.** Las células ciliadas (pilosas) en la lámina basilar tienen sus penachos en contacto con la membrana tectoria, y los diferentes desplazamientos de estas dos membranas causan un efecto de cizallamiento de las células ciliadas (pilosas). Este efecto de cizallamiento desvía los cilios, despolariza las células ciliadas (pilosas), provoca la liberación de neurotransmisores e inicia un potencial de acción en los axones aferentes de las células del ganglio espiral.

COLOREA los siguientes componentes del órgano de Corti, utilizando un color diferente para cada uno:

- ☐ 9. **Nervio coclear, ganglio espiral y axones**
- ☐ 10. **Células ciliadas (pilosas) internas**
- ☐ 11. **Células ciliadas (pilosas) externas**
- ☐ 12. **Lámina (membrana) basilar**
- ☐ 13. **Membrana tectoria**

Nota clínica:

Pueden producirse varios tipos de pérdida auditiva (sordera parcial):

- **Pérdida conductiva:** por lo general, debido a un trastorno o una lesión de la membrana timpánica y/o la cadena de huesecillos del oído medio
- **Pérdida neurosensorial:** trastorno del oído interno o división coclear del nervio vestibulococlear (NC VIII), que puede incluir causas como infección, exposición a ruidos fuertes, tumores (p. ej., un schwannoma vestibular [neurinoma del acústico]) o reacciones adversas a ciertos medicamentos administrados. Los ruidos fuertes por encima de 85 dB, como la música rock a todo volumen, pueden dañar las células ciliadas (pilosas) que responden a las frecuencias molestas. Otros ruidos fuertes y repetitivos (p. ej., de motores a reacción, fuentes industriales, disparos y explosiones) pueden causar daños permanentes. Además, algunas infecciones víricas, como las paperas, pueden dañar las células ciliadas (pilosas)

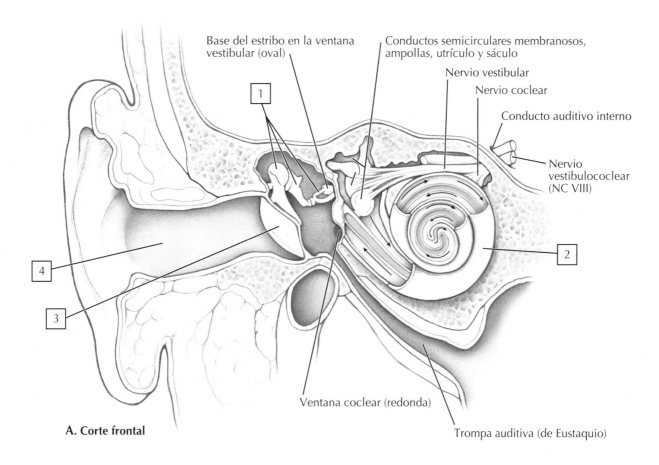

Base del estribo en la ventana vestibular (oval)

Conductos semicirculares membranosos, ampollas, utrículo y sáculo

Nervio vestibular

Nervio coclear

Conducto auditivo interno

Nervio vestibulococlear (NC VIII)

1

2

4

3

Ventana coclear (redonda)

Trompa auditiva (de Eustaquio)

A. Corte frontal

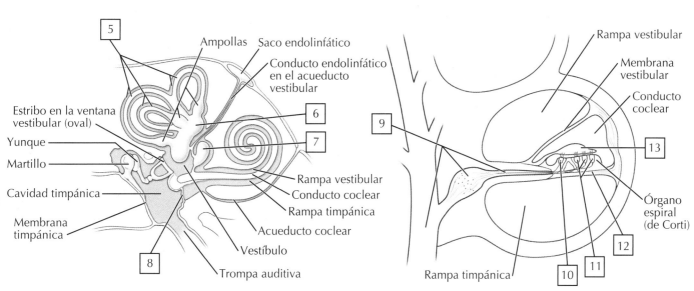

5

Ampollas   Saco endolinfático

Conducto endolinfático en el acueducto vestibular

Estribo en la ventana vestibular (oval)

Yunque

Martillo

Cavidad timpánica

Membrana timpánica

6

7

8

Rampa vestibular

Conducto coclear

Rampa timpánica

Acueducto coclear

Vestíbulo

Trompa auditiva

B. Laberintos óseo y membranoso: esquema

Rampa vestibular

Membrana vestibular

Conducto coclear

9

13

Órgano espiral (de Corti)

12

10   11

Rampa timpánica

C. Corte a través de una espira de la cóclea

Dado que la mitad del nervio vestibulococlear (NC VIII) se ocupa de la audición, la otra mitad conduce información sensorial que es importante para mantener el sentido especial del equilibrio. Los receptores para el equilibrio implican dos componentes funcionales:

- **Estático:** un receptor especial denominado mácula reside en cada utrículo y sáculo, y está implicado en la posición de la cabeza y la aceleración lineal, así como en los cambios del centro de gravedad y las vibraciones de baja frecuencia (solo el sáculo)
- **Dinámico:** receptores especiales denominados crestas ampulares residen en la ampolla de cada conducto semicircular membranoso y están implicados en los movimientos angulares (de rotación) de la cabeza

Las máculas también tienen células ciliadas (pilosas) (como el órgano de Corti), pero también existe un cinocilio especial en el borde de cada paquete de estereocilios semejantes a pelos (microvellosidades realmente largas). Los penachos «pilosos» están incrustados en una masa gelatinosa polisacárida denominada **membrana otolítica,** que está coronada por **otolitos** muy pequeños (cristales de carbonato cálcico), lo que da a la masa una rigidez que resiste un cambio en el movimiento. Durante la aceleración lineal, los pelos son desplazados y aumentarán su liberación de neurotransmisores en los axones sensoriales primarios de las células ganglionares vestibulares. Esto ocurre cuando los pelos se doblan hacia el cinocilio, lo que despolariza las células ciliadas (pilosas). El movimiento de los pelos (cilios) alejándose del cinocilio hiperpolariza las células ciliadas (pilosas), lo que disminuye la liberación de neurotransmisores. Finalmente, la mácula del utrículo detecta la aceleración en un plano horizontal, mientras que la mácula del sáculo es mejor en la detección de la aceleración vertical, la sensación que se siente cuando uno empieza a ascender en un ascensor.

COLOREA los siguientes componentes del sistema vestibular (v. imagen **A**) y las máculas (v. imagen **B**), utilizando un color diferente para cada uno:

- [ ] 1. **Máculas del sáculo y utrículo**
- [ ] 2. **Ganglio vestibular y sus axones aferentes**
- [ ] 3. **Crestas ampulares dentro de los conductos semicirculares membranosos**
- [ ] 4. **Otolitos (en la superficie de la membrana otolítica)**
- [ ] 5. **Membrana otolítica gelatinosa**
- [ ] 6. **Células ciliadas (pilosas) y penachos «pilosos» que se extienden en la membrana otolítica**

Las **crestas** ampulares de los conductos semicirculares membranosos también tienen células ciliadas (pilosas) y un cinocilio igual que las máculas. Sin embargo, la masa gelatinosa de proteína-polisacárido se denomina una **cúpula ampular** (gorro puntiagudo) y se proyecta en la endolinfa del conducto semicircular membranoso. Durante los movimientos de rotación, la cúpula está influida por el movimiento de la endolinfa y la deformación de las células ciliadas (pilosas) provoca la despolarización y la liberación de un neurotransmisor en las terminaciones nerviosas sensoriales.

COLOREA los siguientes elementos de la cresta ampular, utilizando un color diferente para cada uno:

- [ ] 7. **Cúpula ampular, gelatinosa**
- [ ] 8. **Células ciliadas (pilosas) y penachos «pilosos» que se extienden en la cúpula ampular**

Los axones aferentes vestibulares terminan en los núcleos vestibulares del tronco del encéfalo o directamente en el cerebelo, para modular y coordinar el movimiento y el tono musculares y la postura. Los axones descendentes de los núcleos vestibulares corren hacia la médula espinal para regular los movimientos de la cabeza y el cuello, mientras que otras proyecciones coordinan los movimientos oculares (NC III, IV y VI). Por último, algunos axones ascienden hacia el tálamo y luego a las cortezas insular, temporal y parietal.

Nota clínica:
El **vértigo** es la sensación de movimiento o rotación con una pérdida de equilibrio (mareos). Puede estar producido por la estimulación excesiva del sistema vestibular, como ocurre en el mareo en el mar, el mareo en el coche o las atracciones de feria. Las infecciones víricas, ciertos medicamentos y los tumores también pueden causar vértigo.

El nervio vestibulococlear puede lesionarse por **traumatismos** (p. ej., en la porción petrosa del hueso temporal) o por tumores (p. ej., **schwannoma vestibular** [neurinoma del acústico]) e infecciones. Las células ciliadas (pilosas) y el nervio vestibulococlear pueden dañarse por **lesiones irritativas** (p. ej., aumento de la presión de la endolinfa en las células ciliadas [pilosas] [en la enfermedad de Ménière]), que pueden producir **tinnitus** (ruidos, zumbidos o chasquidos en el oído).

Un **schwannoma vestibular** (neurinoma del acústico) en la porción vestibular del NC VIII puede irritar el aparato auditivo y provocar tinnitus y síntomas vestibulares de vértigo, mareos, nistagmo y problemas de equilibrio.

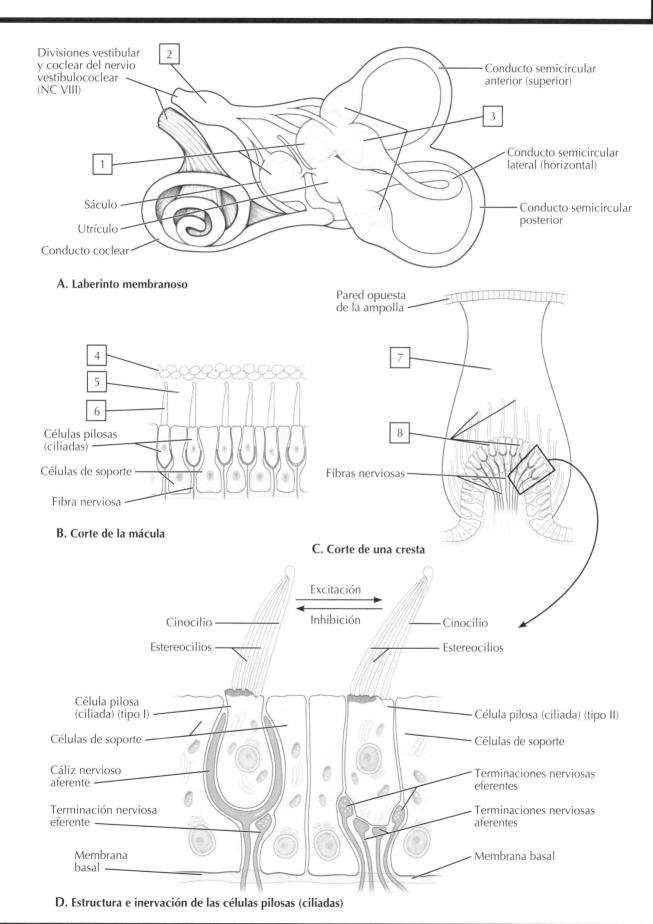

Divisiones vestibular y coclear del nervio vestibulococlear (NC VIII)

2

Conducto semicircular anterior (superior)

3

1

Conducto semicircular lateral (horizontal)

Sáculo

Utrículo

Conducto coclear

Conducto semicircular posterior

A. Laberinto membranoso

Pared opuesta de la ampolla

4

7

5

6

8

Células pilosas (ciliadas)

Células de soporte

Fibra nerviosa

Fibras nerviosas

B. Corte de la mácula

C. Corte de una cresta

Excitación

Inhibición

Cinocilio

Estereocilios

Cinocilio

Estereocilios

Célula pilosa (ciliada) (tipo I)

Células de soporte

Cáliz nervioso aferente

Terminación nerviosa eferente

Membrana basal

Célula pilosa (ciliada) (tipo II)

Células de soporte

Terminaciones nerviosas eferentes

Terminaciones nerviosas aferentes

Membrana basal

D. Estructura e inervación de las células pilosas (ciliadas)

4 Gusto y olfato

Los **botones gustativos** son quimiorreceptores que transducen «sabores» químicos en señales eléctricas que se transmiten al SNC para un mejor procesamiento. Tenemos alrededor de 2.000-5.000 botones gustativos (cada uno con 50-150 células receptoras gustativas) localizados, en su mayoría, en el dorso de la lengua (también presentes en la epiglotis y el paladar), que pueden distinguir los siguientes sabores:
- **Salado:** sales inorgánicas
- **Dulce:** moléculas orgánicas, como azúcar, alcohol, sacarina y algunos aminoácidos
- **Ácido:** ácidos y protones (iones de hidrógeno)
- **Amargo:** alcaloides y venenos
- **Umami (del japonés «delicioso»):** glutamato monosódico

En la lengua, diversas especializaciones de la mucosa denominadas **papilas linguales** son evidentes e incluyen cuatro tipos, tres de los cuales poseen botones gustativos:
- **Filiformes:** papilas pequeñas y las más numerosas; solo tienen una función mecánica y no poseen botones gustativos
- **Fungiformes:** papilas en forma de seta que son más numerosas cerca del vértice de la lengua y poseen botones gustativos
- **Foliadas:** hileras paralelas de papilas concentradas cerca del borde lateral de la lengua; están poco desarrolladas en el ser humano
- **Circunvaladas:** papilas grandes (aproximadamente 8-12) cerca de la parte posterior del cuerpo de la lengua que poseen botones gustativos

La mayoría de los botones gustativos responden a varios «sabores», y nuestros receptores gustativos y olfatorios funcionan en paralelo; la mayoría de los sabores se realzan mediante el gusto y el olfato. Apretar la nariz cerrándola mientras se come disminuirá significativamente la sensación gustativa. Las moléculas, disueltas en la saliva, contactan con las microvellosidades gustativas en el poro gustativo y despolarizan las células gustativas, causando la liberación de un neurotransmisor en terminaciones nerviosas aferentes. Los impulsos nerviosos se conducen al SNC a través de los nervios facial (los dos tercios anteriores de la lengua), glosofaríngeo (tercio posterior de la lengua) y vago (epiglotis y paladar) hacia el área gustativa pontina (núcleo parabraquial en el puente). Los axones se proyectan a continuación hacia el tálamo, el hipotálamo y el cuerpo amigdalino y a la corteza gustativa. Estas proyecciones límbicas/hipotalámicas pueden explicar los aspectos emocional, motivacional y conductual de una experiencia gustativa. La entrada del sistema del trigémino y el sistema olfativo también se integran en la experiencia de disfrutar de una comida.

COLOREA los siguientes elementos de la lengua y los botones gustativos, utilizando un color diferente para cada uno:
- [ ] 1. **Papilas circunvaladas**
- [ ] 2. **Papilas foliadas**
- [ ] 3. **Papilas filiformes**

- [ ] 4. **Microvellosidades de las células gustativas en el poro gustativo**
- [ ] 5. **Células gustativas**

Los quimiorreceptores olfatorios se encuentran en el epitelio olfatorio en el techo de la cavidad nasal. Los receptores son neuronas bipolares cuyas terminaciones dendríticas se proyectan en la cavidad nasal y terminan en un penacho de microvellosidades en una película mucosa. Los olores, disueltos en la película mucosa, se unen a proteínas de unión a odorantes específicos e interactúan con las microvellosidades, lo que despolariza la neurona olfatoria. Los impulsos se conducen a continuación a lo largo de la prolongación central de la neurona a través de la lámina cribosa a neuronas en el bulbo olfatorio. El tracto olfatorio (NC I) se proyecta centralmente, sin pasar por el tálamo y distribuyéndose hacia el núcleo olfatorio anterior, el núcleo accumbens, el uncus (corteza olfatoria primaria) y la corteza periamigdalina, el cuerpo amigdalino y la corteza entorrinal lateral (v. imagen **E**).

Se estima que podemos sentir miles de sustancias, pero la mayoría se pueden reducir a las siguientes seis categorías: floral, etéreo (peras), almizcle, alcanfor (eucalipto), pútrido y picante (vinagre, menta).

COLOREA los siguientes elementos de los receptores olfatorios, utilizando un color diferente para cada uno:
- [ ] 6. **Región de distribución del epitelio olfatorio en la nariz**
- [ ] 7. **Células receptoras olfatorias: sus dendritas y microvellosidades se proyectan en la cavidad nasal, y sus axones discurren a través de la lámina cribosa**

Nota clínica:
Los axones olfatorios son muy frágiles y pueden lesionarse fácilmente por traumatismos. Si están dañados permanentemente, la persona puede perder el sentido del olfato, trastorno que se denomina **anosmia.** Las células receptoras olfatorias sobreviven durante aproximadamente 1 mes y luego son reemplazadas (neuronas bipolares); son unos de los pocos tipos de células nerviosas que pueden ser reemplazadas durante toda la vida.

La información olfativa va directamente a las regiones límbicas asociadas con la interpretación emocional, la capacidad de respuesta del comportamiento, la actividad visceral hipotalámica para la cual los olores son importantes y las respuestas autonómicas apropiadas. Las **respuestas olfativas** son rápidas, específicas y duraderas.

Los bulbos olfatorios y los tractos olfatorios pueden estar afectados por **tumores** (gliomas), **aneurismas** en la parte anterior del círculo arterial cerebral (polígono de Willis) (v. lámina 5-10, irrigación del encéfalo) y **meningitis.**

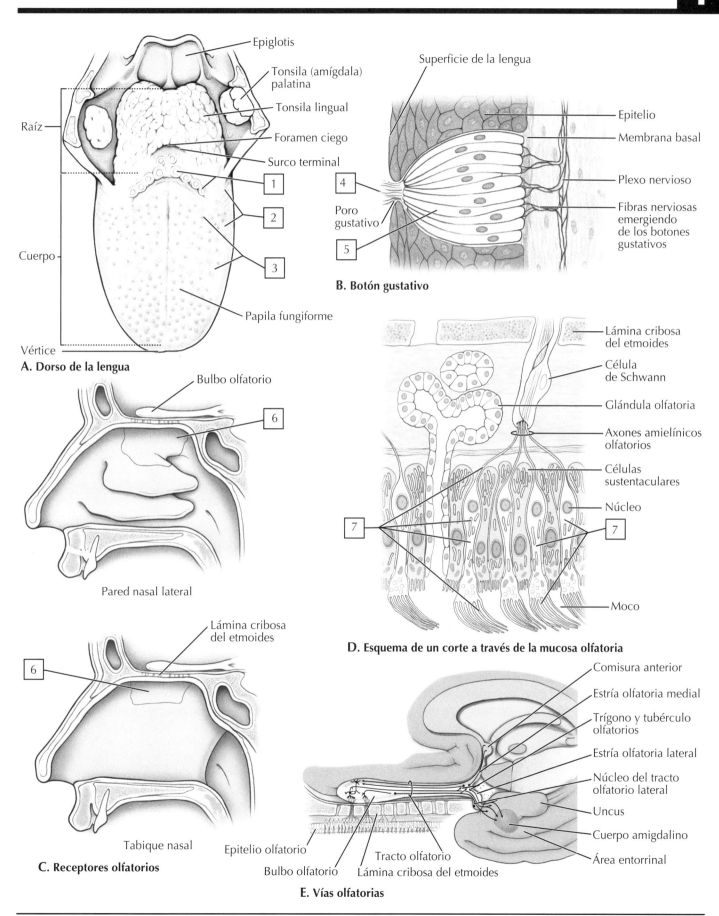

A. Dorso de la lengua

Epiglotis

Tonsila (amígdala) palatina

Tonsila lingual

Foramen ciego

Surco terminal

1

2

3

Papila fungiforme

Raíz

Cuerpo

Vértice

B. Botón gustativo

Superficie de la lengua

Epitelio

Membrana basal

Plexo nervioso

Fibras nerviosas emergiendo de los botones gustativos

4

Poro gustativo

5

Bulbo olfatorio

6

Pared nasal lateral

C. Receptores olfatorios

Lámina cribosa del etmoides

6

Tabique nasal

D. Esquema de un corte a través de la mucosa olfatoria

Lámina cribosa del etmoides

Célula de Schwann

Glándula olfatoria

Axones amielínicos olfatorios

Células sustentaculares

Núcleo

7

7

Moco

E. Vías olfatorias

Comisura anterior

Estría olfatoria medial

Trígono y tubérculo olfatorios

Estría olfatoria lateral

Núcleo del tracto olfatorio lateral

Uncus

Cuerpo amigdalino

Área entorrinal

Epitelio olfatorio

Bulbo olfatorio

Tracto olfatorio

Lámina cribosa del etmoides

Plexo cervical

Los ramos anteriores (ventrales) de los 31 pares de nervios espinales a menudo se unen entre sí poco después de ramificarse del nervio espinal y forman una red o un **plexo nervioso.** Un plexo no es diferente a una vasta red de diferentes vías de ferrocarril que se interconectan en una terminal ferroviaria principal o un patio de maniobras. El plexo nervioso es una mezcla de fibras nerviosas de varios segmentos adyacentes de la médula espinal que finalmente da origen a varios ramos nerviosos «terminales», que luego pasan más hacia la periferia e inervan músculos esqueléticos, articulaciones y la piel. Aunque un músculo puede estar inervado por un único nervio, ese nervio suele contener fibras de varios segmentos de la médula espinal.

El primero y más craneal de los plexos nerviosos es el **plexo cervical,** integrado por los ramos anteriores de los cuatro primeros nervios cervicales. Los ramos motores del plexo, como es típico de todos los nervios espinales, contienen cientos o miles de tres tipos de fibras nerviosas (*fibras motoras somáticas* para inervar el músculo esquelético; *fibras simpáticas posganglionares* que inervan el músculo liso de los folículos pilosos, vasos y glándulas sudoríparas, y *fibras sensitivas*).

Los ramos motores principales incluyen:
- **Asa cervical:** inerva los músculos infrahioideos o «acintados» de la parte anterior del cuello
- **Nervio frénico:** de C3, C4 y C5, este nervio «mantiene el diafragma vivo»; inerva el diafragma, que es fundamental para nuestra respiración
- **Ramos menores:** varios ramos motores más pequeños inervan músculos individuales del cuello

Los restantes ramos del plexo cervical son, en gran parte, sensitivos, inervan la piel del cuello e incluso envían ramos sensitivos superiormente hacia la piel de alrededor de la oreja y la parte posterior del cuero cabelludo. La tabla resume los ramos del plexo cervical.

COLOREA los siguientes ramos del plexo cervical. Colorea los ramos motores de un color y los ramos sensitivos de otro:
- ☐ 1. **Nervios para los músculos genihioideo y tirohioideo**
- ☐ 2. **Nervio transverso del cuello o cervical transverso: sensitivo**
- ☐ 3. **Asa cervical: ramo motor**
- ☐ 4. **Nervios supraclaviculares: sensitivos**
- ☐ 5. **Nervio frénico: ramo motor**
- ☐ 6. **Nervio occipital menor: sensitivo**
- ☐ 7. **Nervio auricular mayor: sensitivo**

NERVIO	INERVACIÓN
C1	Viaja con el NC XII para inervar los músculos genihioideo y tirohioideo
Asa cervical	Asa entre C1 y C3 que envía ramos motores a los músculos infrahioideos
Occipital menor	De C2, es sensitivo para el cuello y el cuero cabelludo posterior a la oreja
Auricular mayor	De C2 a C3, es sensitivo para la piel sobre la glándula parótida y la parte posterior de la oreja
Transverso del cuello (cervical transverso)	De C2 a C3, es sensitivo para el triángulo anterior del cuello
Supraclaviculares	De C3 a C4, ramos sensitivos mediales, intermedios y laterales para la piel situada sobre la clavícula y la región del hombro
Frénico	De C3 a C5, nervio motor y sensitivo para el diafragma
Ramos motores	Son pequeños ramos que inervan los músculos escalenos, elevador de la escápula y prevertebrales

Nota clínica:
El **nervio frénico** (C3-C5) recibe dos de sus tres contribuciones de segmentos nerviosos del plexo cervical y es un nervio importante, ya que inerva el diafragma. Este nervio pasa a través del tórax en estrecha asociación con el corazón y su saco pericárdico, por lo que cualquier cirujano que opera en el tórax debe identificar este nervio y tener la certeza de conservarlo. Del mismo modo, una persona con lesiones de la columna cervical por encima del nivel de C3 que dañan gravemente la médula espinal necesitará ventilación mecánica, debido a que las fibras nerviosas para el nervio frénico degenerarán. De hecho, se perderá la mayor parte o toda la función motora por debajo del nivel de una lesión grave de la médula espinal.

Se puede realizar un **bloqueo del nervio frénico** para lograr la parálisis del diafragma en un lado, por ejemplo, cuando se requiere cirugía en el pulmón. El agente anestésico se inyecta alrededor del nervio frénico, allí donde se encuentra, en la cara anterior del músculo escaleno anterior.

Un **bloqueo del plexo cervical** puede estar indicado cuando se requiere cirugía en el cuello. El agente anestésico se inyecta en varios lugares a lo largo del borde posterior del músculo esternocleidomastoideo cerca de la unión de los tercios superior y medio de este músculo, próximo a los puntos donde emergen los nervios occipital menor y auricular mayor (6 y 7 en las imágenes).

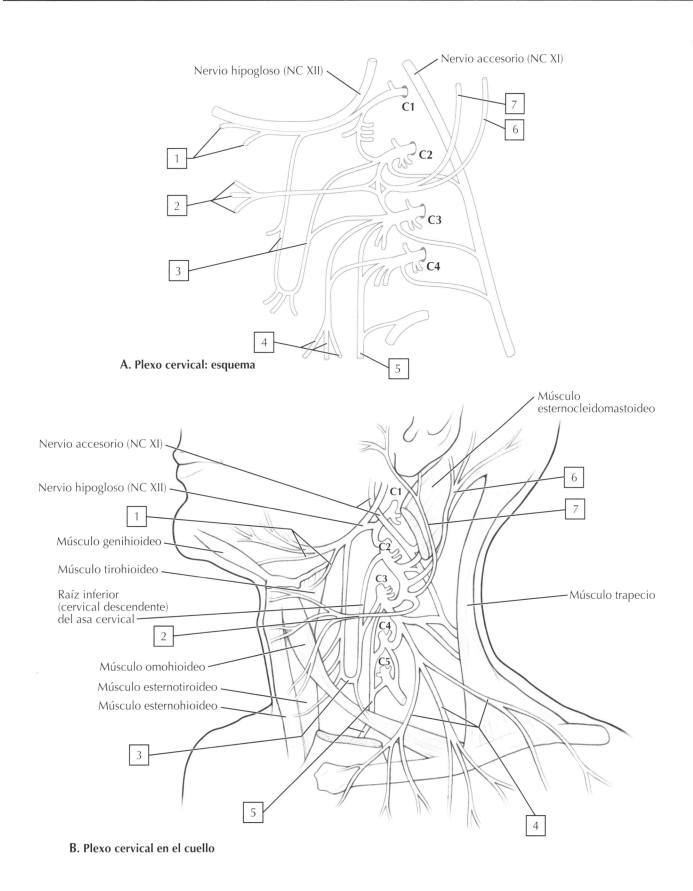

Nervio hipogloso (NC XII)

Nervio accesorio (NC XI)

C1

C2

C3

C4

7

6

1

2

3

4

5

A. Plexo cervical: esquema

Músculo
esternocleidomastoideo

Nervio accesorio (NC XI)

Nervio hipogloso (NC XII)

Músculo genihioideo

Músculo tirohioideo

Raíz inferior
(cervical descendente)
del asa cervical

Músculo omohioideo

Músculo esternotiroideo

Músculo esternohioideo

C1

C2

C3

C4

C5

6

7

1

2

3

5

4

Músculo trapecio

B. Plexo cervical en el cuello

El plexo braquial está formado por los ramos anteriores de los nervios espinales C5-T1. Este plexo consta de los siguientes componentes descriptivos:

- **Raíces:** cinco ramos anteriores de C5-T1 forman las «raíces» del plexo
- **Troncos:** las cinco raíces se juntan en tres troncos, denominados superior, medio e inferior; todos se encuentran por debajo de la clavícula y por encima de la primera costilla
- **Divisiones:** cada tronco se divide en una división anterior y una división posterior, formándose seis divisiones
- **Fascículos:** todas las divisiones posteriores se combinan para formar el fascículo posterior; los fascículos lateral y medial están formados por combinaciones de las divisiones anteriores
- **Ramos terminales:** el plexo da origen a cinco grandes ramos terminales que inervan los músculos del hombro, el brazo, el antebrazo y la mano

Los tres fascículos del plexo se denominan así por su relación con la arteria axilar, ya que se envuelven alrededor de esta arteria en la axila y la(s) vena(s) que la acompañan; todo el paquete vasculonervioso está envuelto en una vaina fascial denominada **vaina axilar.** Otros nervios, más pequeños, también se originan de los componentes del plexo braquial para inervar algunos músculos del dorso y las paredes lateral y anterior del tórax. La siguiente tabla resume algunos de los nervios más importantes del plexo braquial y los músculos que inervan (v. tablas de músculos individuales para más detalles).

ORIGEN	NERVIO	MÚSCULO(S) INERVADO(S)
Raíces	Dorsal de la escápula	Elevador de la escápula y romboides
	Torácico largo	Serrato anterior
Tronco superior	Supraescapular	Supraespinoso e infraespinoso
	Subclavio	Subclavio
Fascículo lateral	Pectoral lateral	Pectoral mayor
	Musculocutáneo	Músculos del compartimento anterior del brazo
Fascículo medial	Pectoral medial	Pectorales menor y mayor
	Cubital	Algunos músculos mediales del antebrazo y la mayoría de los de la mano
Fascículos medial y lateral	Mediano	La mayoría de los músculos del antebrazo y algunos de la mano
Fascículo posterior	Subescapular superior	Subescapular
	Toracodorsal	Dorsal ancho
	Subescapular inferior	Subescapular y redondo mayor
	Axilar	Deltoides y redondo menor
	Radial	Músculos del compartimento posterior del brazo y el antebrazo

COLOREA las cinco raíces, tres troncos, seis divisiones, tres fascículos y cinco ramos terminales del plexo braquial (v. imagen **A**), utilizando un color diferente para cada componente (p. ej., rojo para las raíces, azul para los troncos). Colorea también los cinco ramos terminales de los fascículos a medida que pasan hacia el miembro superior (v. imagen **B**), utilizando un color diferente para cada nervio:

- ☐ 1. **Axilar**
- ☐ 2. **Musculocutáneo**
- ☐ 3. **Mediano**
- ☐ 4. **Radial**
- ☐ 5. **Cubital**

Nota clínica:
Diversas lesiones del miembro superior pueden afectar a uno o más de los ramos terminales del plexo braquial. A medida que leas cada una de estas lesiones nerviosas descritas a continuación, regresa al capítulo 3 y revisa los músculos del miembro superior, cuyas acciones se verán afectadas por la lesión de los nervios que los inervan.

Nervio musculocutáneo: como este nervio discurre a través del brazo y se encuentra protegido por los músculos suprayacentes, no se lesiona con frecuencia.

Nervio axilar: la lesión provocará una disminución en la capacidad para abducir el miembro a nivel del hombro. Un hombro luxado podría estirar este nervio y dañar sus axones.

Nervio radial: como este nervio inerva todos los extensores del miembro, una lesión proximal provocará una disminución en la capacidad para extender el codo, el carpo y los dedos. Una lesión algo inferior solo causará una **«mano caída»** (incapacidad para extender el carpo y los dedos).

Nervio mediano: la lesión provoca la debilidad en la flexión del carpo y la flexión debilitada de los dedos pulgar, índice y medio cuando se pide cerrar el puño. La compresión del nervio a nivel del carpo **(síndrome del túnel carpiano)** no afectará al movimiento del carpo, pero debilitará la función de los músculos tenares de la mano.

Nervio cubital: la lesión provoca la debilidad en la flexión del carpo y los dedos meñique y anular; cuando esta lesión se combina con las articulaciones metacarpofalángicas de esos mismos dedos en hiperextensión, se produce una **«mano en garra»,** que es indicativa de una lesión del nervio cubital. También se puede producir atrofia de la eminencia hipotenar. El nervio cubital es el nervio del miembro superior más frecuentemente lesionado.

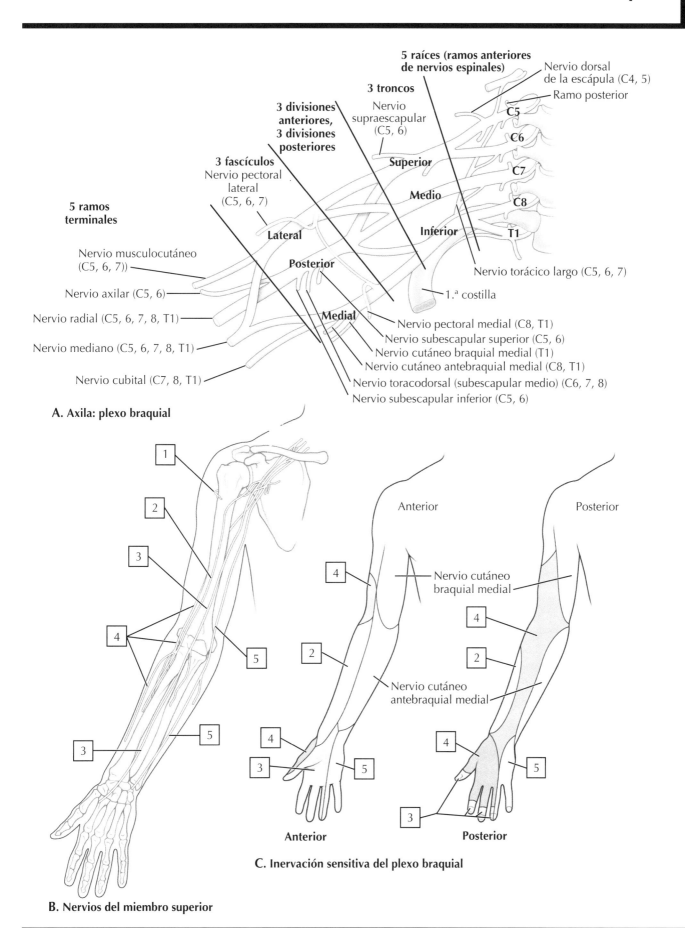

5 raíces (ramos anteriores de nervios espinales)

Nervio dorsal de la escápula (C4, 5)

Ramo posterior

3 troncos

Nervio supraescapular (C5, 6)

C5

C6

C7

C8

T1

3 divisiones anteriores, 3 divisiones posteriores

Superior

Medio

Inferior

3 fascículos

Nervio pectoral lateral (C5, 6, 7)

Lateral

Posterior

Nervio torácico largo (C5, 6, 7)

5 ramos terminales

Nervio musculocutáneo (C5, 6, 7))

Nervio axilar (C5, 6)

Nervio radial (C5, 6, 7, 8, T1)

Nervio mediano (C5, 6, 7, 8, T1)

Nervio cubital (C7, 8, T1)

Medial

1.ª costilla

Nervio pectoral medial (C8, T1)

Nervio subescapular superior (C5, 6)

Nervio cutáneo braquial medial (T1)

Nervio cutáneo antebraquial medial (C8, T1)

Nervio toracodorsal (subescapular medio) (C6, 7, 8)

Nervio subescapular inferior (C5, 6)

A. Axila: plexo braquial

Anterior

Posterior

Nervio cutáneo braquial medial

Nervio cutáneo antebraquial medial

Anterior

Posterior

C. Inervación sensitiva del plexo braquial

B. Nervios del miembro superior

El plexo lumbar está formado por los ramos anteriores de los nervios espinales L1-L4. Los principales componentes motores de este plexo se incluyen en los siguientes nervios:

- **Nervio femoral:** de L2-L4, este nervio inerva los músculos anteriores del muslo (en general, extensores de la rodilla)
- **Nervio obturador:** de L2-L4, este nervio inerva los músculos mediales del muslo (en general, aductores de la cadera)
- **Nervio genitofemoral:** de L1-L2, fibras motoras para el músculo cremáster (una cubierta del cordón espermático) en el hombre y fibras sensitivas para la parte anteromedial del muslo en ambos sexos

Un gran tronco nervioso de la parte inferior del plexo lumbar, denominado **tronco lumbosacro,** se continúa hacia la pelvis y se une a ramos anteriores de los nervios sacros para formar el **plexo sacro** (L4-S4). Los nervios de estos dos plexos inervan músculos de la pelvis y el periné, músculos de la región glútea (nalga), músculos de la parte posterior del muslo (isquiotibiales) y todos los músculos de la pierna y el pie.

Los **componentes sensitivos** del plexo lumbar inervan la región inguinal y las caras medial, anterior y lateral del muslo y anteromedial de la pierna y el tobillo (v. tablas de músculos individuales en el cap. 3 para más detalles).

COLOREA los siguientes nervios del plexo lumbar, utilizando un color diferente para cada nervio:

- ☐ 1. **Iliohipogástrico: en gran parte, fibras sensitivas para la región inguinal, aunque proporciona algunas fibras motoras para varios músculos de la pared abdominal (oblicuo interno y transverso del abdomen) (L1)**
- ☐ 2. **Ilioinguinal: en gran parte, fibras sensitivas para la región inguinal y los genitales externos, aunque aporta algunas fibras motoras para los mismos músculos abdominales mencionados anteriormente (L1)**
- ☐ 3. **Genitofemoral: fibras motoras para el músculo cremáster en el hombre y fibras sensitivas para la parte anteromedial del muslo en ambos sexos (L1-L2)**
- ☐ 4. **Cutáneo femoral lateral: en gran parte, fibras sensitivas para la cara lateral del muslo (L2-L3)**
- ☐ 5. **Femoral: fibras motoras para los músculos del compartimento anterior del muslo y fibras sensitivas para la cara anterior del muslo y anteromedial de la pierna y el tobillo (vía nervio safeno); pasa profundo al ligamento inguinal (L2-L4)**
- ☐ 6. **Obturador: fibras motoras para los músculos del compartimento medial del muslo y fibras sensitivas para la parte medial del muslo; pasa a través del foramen obturado para entrar en la parte medial del muslo (L2-L4)**

Nota clínica:
Diversas lesiones en el miembro inferior pueden afectar a uno o más de los grandes nervios que inervan los músculos del muslo. (Los trastornos resultantes tendrán más sentido si también revisas los compartimentos musculares del miembro inferior.) Algunos ejemplos son:

Nervio femoral: la lesión provocará una disminución en la capacidad para extender la rodilla. El paciente puede tener que empujar la cara anterior del muslo al colocar el miembro afectado en el suelo durante la marcha para «forzar» la rodilla a una posición extendida.

Nervio obturador: la lesión provocará una disminución en la capacidad para aducir la cadera. El nervio obturador se encuentra por debajo de varias capas de músculos y está bien protegido en el muslo, excepto si se corta por una laceración profunda. La mayoría de las lesiones del nervio se producen cuando pasa a través de la pelvis (p. ej., traumatismo pélvico en accidentes automovilísticos).

Se puede usar un **bloqueo regional** con un agente anestésico cuando esté clínicamente indicado. El nervio femoral (L2-L4), por ejemplo, puede bloquearse unos 2 cm por debajo del ligamento inguinal y un dedo lateral a la arteria femoral (¡la cual debe evitarse!).

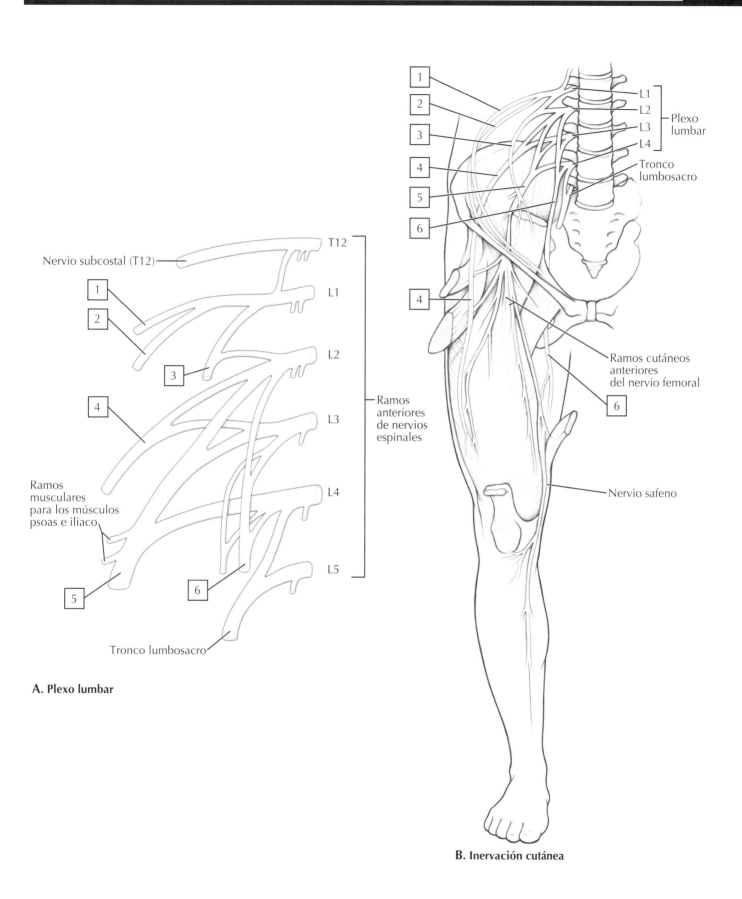

L1
L2
L3
L4
} Plexo lumbar

Tronco lumbosacro

Nervio subcostal (T12)

T12

L1

L2

Ramos anteriores de nervios espinales

L3

L4

L5

Ramos musculares para los músculos psoas e iliaco

Tronco lumbosacro

Ramos cutáneos anteriores del nervio femoral

Nervio safeno

A. Plexo lumbar

B. Inervación cutánea

El plexo sacro está formado por los ramos anteriores de los nervios espinales L4-S4. Los principales componentes motores del plexo sacro se resumen en la tabla. En general, el plexo sacro inerva:
- Músculos que forman las paredes y el suelo de la cavidad pélvica
- Músculos de la región glútea (nalga)
- Músculos del periné
- Músculos de la cara posterior del muslo (isquiotibiales)
- Todos los músculos de la pierna y el pie

El nervio más grande del cuerpo, el **nervio ciático,** se origina del plexo sacro (a veces denominado plexo lumbosacro), con contribuciones de fibras nerviosas de L4-S3. La contribución lumbar proviene de la unión del tronco lumbosacro (L4-L5), que se une a los cuatro primeros nervios sacros para formar el plexo. El nervio ciático es, en realidad, la combinación de dos nervios para formar uno:
- **Nervio tibial:** inerva los tres músculos isquiotibiales de la cara posterior del muslo, los músculos del compartimento posterior de la pierna y todos los músculos de la planta del pie (a través de los ramos plantares)
- **Nervio peroneo común:** inerva la cabeza corta del músculo bíceps femoral en la cara posterior del muslo y los músculos de los compartimentos lateral y anterior de la pierna (v. tablas de músculos individuales en el cap. 3 para más detalles)

Las fibras sensitivas del plexo sacro inervan la piel y los músculos del periné, la región glútea, las caras posterior del muslo y posterolateral de la pierna y el tobillo, y todos los músculos del pie.

DIVISIÓN Y NERVIO	INERVACIÓN
Anterior	
Pudendo (S2-S4)	Proporciona inervación motora y sensitiva para el periné
Tibial (L4-S3)	Inerva los músculos posteriores del muslo, los músculos posteriores de la pierna y la planta del pie; junto con el nervio peroneo común, forma el nervio ciático (el mayor nervio del cuerpo)
Posterior	
Glúteo superior (L4-S1)	Inerva varios músculos glúteos y el tensor de la fascia lata
Glúteo inferior (L5-S2)	Inerva el músculo glúteo mayor
Peroneo común (L4-S2)	Porción del nervio ciático (con el nervio tibial) que inerva los músculos de los compartimentos lateral y anterior de la pierna y el dorso del pie

COLOREA los siguientes nervios del plexo sacro, utilizando un color diferente para cada nervio:

☐ 1. **Glúteo superior: fibras motoras y sensitivas para dos de los tres músculos glúteos y el músculo tensor de la fascia lata**

☐ 2. **Glúteo inferior: fibras motoras y sensitivas para el músculo glúteo mayor**

☐ 3. **Ciático (combinación de los nervios tibial y peroneo común): fibras motoras para los músculos de la parte posterior del muslo y todos los músculos por debajo de la rodilla; fibras sensitivas para los músculos de las caras posterior del muslo, posterolateral de la pierna y el tobillo y todos los músculos del pie**

☐ 4. **Pudendo (significa «vergonzoso»): fibras motoras y sensitivas del periné y los genitales externos**

Nota clínica:
Los individuos que practican deporte pueden quejarse de dolor (ciática) relacionado con la columna lumbar (**hernia discal** que pinza las raíces nerviosas de L4, L5 o S1), los glúteos (**bursitis** o **tirón de los músculos isquiotibiales**) o la región pélvica (trastornos intrapélvicos). La **ciática** es el dolor asociado con el gran nervio ciático y, a menudo, se nota en la nalga y/o irradia por la cara posterior del muslo y la cara posterolateral de la pierna. Como se ha señalado anteriormente, puede ser debido a múltiples problemas (hernia discal, traumatismo directo, inflamación, compresión).

Una **herida de arma blanca** en el nervio ciático puede provocar debilidad o parálisis de los músculos que son importantes en la extensión del muslo y la flexión de la pierna.

Las **inyecciones intraglúteas (intramusculares)** se administran en el músculo glúteo mayor, pero solo en el cuadrante superolateral de la nalga, para evitar lesiones en el nervio glúteo mayor.

El nervio peroneo común es el nervio más frecuentemente lesionado en el miembro inferior. Es más vulnerable al traumatismo cuando pasa lateralmente alrededor de la cabeza del peroné. La debilidad de los músculos de los compartimentos anterior y lateral de la pierna conduce a un **«pie caído»** (una incapacidad para la flexión dorsal [dorsiflexión] adecuada del pie) y la eversión debilitada del pie.

Las **fracturas de la tibia** (la fractura más común de un hueso largo) pueden ser lo suficientemente graves como para dañar los nervios tibial y/o peroneo común, lo que provoca una afectación de la inervación de múltiples músculos de la pierna.

La lesión del nervio peroneo común o del peroneo profundo puede provocar un **pie caído,** lo que produce una marcha en «estepaje» en la que, al final de la fase de balanceo de la marcha, el pie golpea el suelo.

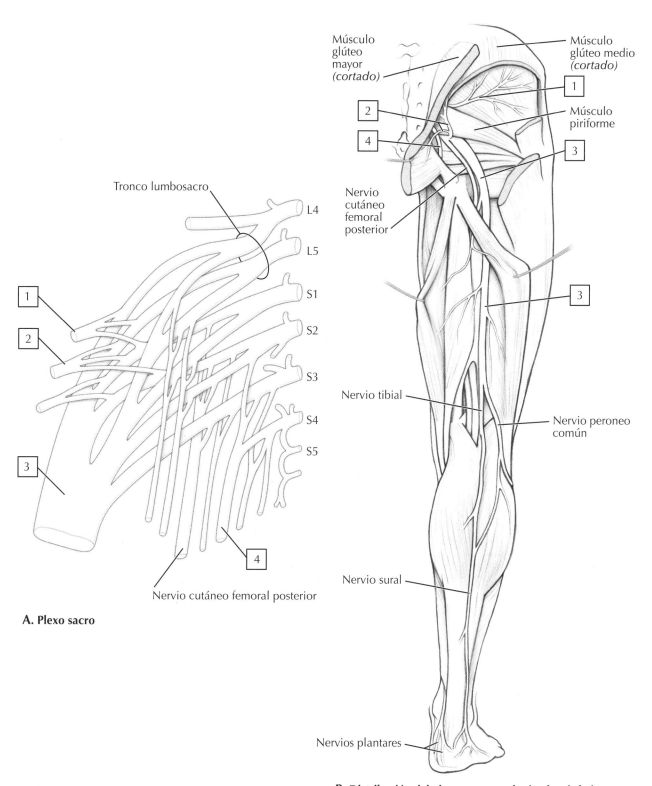

Músculo
glúteo
mayor
(cortado)

Músculo
glúteo medio
(cortado)

1

Músculo
piriforme

2

4

3

Nervio
cutáneo
femoral
posterior

Tronco lumbosacro

L4

L5

S1

S2

S3

S4

S5

1

2

3

3

Nervio tibial

Nervio peroneo
común

4

Nervio sural

Nervio cutáneo femoral posterior

Nervios plantares

A. Plexo sacro

B. Distribución del plexo sacro en el miembro inferior

Para cada descripción (1-3), colorea la estructura relevante en la imagen.

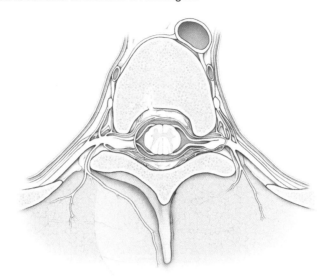

1. Los cuerpos (somas) de las células nerviosas de nervios aferentes (sensitivos) se encuentran en esta estructura (colorear de rojo).

2. Esta estructura inerva los músculos intrínsecos del dorso (colorear de azul).

3. Esta estructura contiene fibras eferentes somáticas y fibras simpáticas preganglionares (colorear de verde).

4. En la esclerosis múltiple, la mielina del sistema nervioso central (SNC) se destruye progresivamente. ¿Cuál de las siguientes células mieliniza axones del SNC?
   A. Astrocitos
   B. Microglía
   C. Oligodendrocitos
   D. Células de Schwann
   E. Tanicitos

5. ¿En cuál de las siguientes estructuras se localiza la corteza motora primaria?
   A. Giro del cíngulo (cingular)
   B. Cuerpo calloso
   C. Ínsula
   D. Giro precentral
   E. Tálamo

6. La bradicinesia (movimientos lentos) y el temblor de reposo sugieren que un paciente padece enfermedad de Parkinson y una reducción de la liberación de dopamina de la sustancia negra. ¿Cuál de las siguientes regiones del encéfalo es el área de destino para estas neuronas secretoras de dopamina?
   A. Cuerpo amigdalino
   B. Giro del cíngulo (cingular)
   C. Hipocampo
   D. Estriado
   E. Tálamo

7. Un paciente acude a urgencias con una fractura de húmero y la mano caída. ¿Cuál de los siguientes nervios es más probable que esté lesionado?
   A. Axilar
   B. Mediano
   C. Musculocutáneo
   D. Radial
   E. Cubital

8. ¿Cuál es el nervio más grande del cuerpo humano? (Pista: inerva la mayor parte de los músculos del miembro inferior.) _____

9. ¿Qué nervio craneal tiene tres grandes ramos (divisiones)? _____

10. ¿Qué nervio craneal inerva la glándula salivar submandibular? _____

RESPUESTAS

1. Ganglio sensitivo del nervio espinal

2. Ramo posterior (dorsal) (de un nervio espinal)

3. Raíz anterior (ventral)

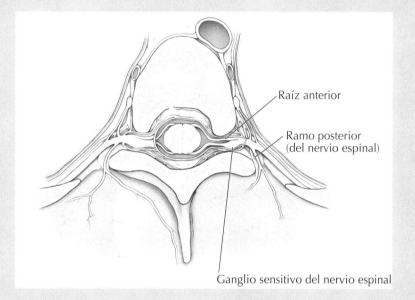

4. C

5. D

6. D

7. D

8. Nervio ciático (combinación de los nervios tibial y peroneo común)

9. Nervio trigémino (NC V)

10. Nervio facial (NC VII) a través de sus fibras parasimpáticas

Capítulo 5 Sistema cardiovascular

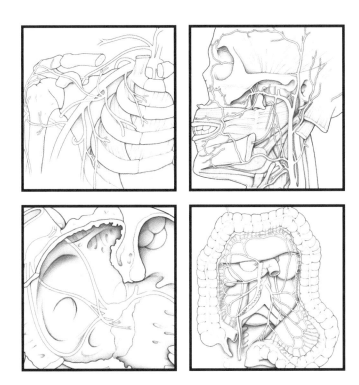

La sangre se compone de los siguientes elementos formes:
- Plaquetas, fragmentos celulares que forman coágulos para detener el sangrado
- Leucocitos o glóbulos blancos
- Eritrocitos, glóbulos rojos o hematíes
- Plasma, una matriz líquida acelular; alrededor del 90% de agua y más de 100 solutos diferentes, que incluyen albúmina, globulinas, proteínas de coagulación y enzimas metabólicas, proteínas antibacterianas, hormonas, gases, desechos, iones y productos de la actividad celular

La sangre es un **tejido conectivo líquido** que circula a través de las arterias para llegar a los tejidos del cuerpo y regresa al corazón a través de las venas. Las funciones de la sangre incluyen:
- Transporte de gases disueltos, nutrientes, productos de desecho del metabolismo y hormonas hacia y desde los tejidos
- Prevención de la pérdida de líquidos a través de los mecanismos de coagulación
- Actividades de defensa inmunitaria
- Regulación del pH y equilibrio electrolítico
- Termorregulación mediante la contracción y la dilatación de los vasos sanguíneos

Cuando se centrifuga la sangre en una centrifugadora, los eritrocitos o glóbulos rojos se precipitan al fondo del tubo; constituyen aproximadamente el 45% del volumen de sangre. La siguiente capa es una «capa leucocitaria», que supone un poco menos del 1% del volumen de sangre e incluye los leucocitos (glóbulos blancos) y las plaquetas. El 55% restante del volumen de sangre es el **plasma** (el **suero** es plasma con los factores de coagulación eliminados), que incluye:
- Agua
- Proteínas plasmáticas
- Otros solutos (electrolitos, nutrientes orgánicos, residuos orgánicos y otros enumerados anteriormente en el primer párrafo)

El volumen de eritrocitos en una muestra de sangre anticoagulada representa el **hematocrito,** que normalmente varía de aproximadamente del 40-50% en hombres y del 35-45% en mujeres. La «capa leucocitaria» incluye plaquetas y leucocitos. Los leucocitos incluyen los siguientes tipos (v. lámina 6-2):
- **Neutrófilos:** los más numerosos de los leucocitos granulares, representan alrededor del 50-70% de la población de leucocitos (granulares y agranulares); poseen un núcleo multilobulado, actúan como fagocitos en las zonas de inflamación y viven de 8 a 12 h en la sangre y alrededor de 1 a 2 días en el compartimento extravascular
- **Eosinófilos:** representan alrededor del 2-4% de todos los leucocitos y son leucocitos granulares que responden a reacciones alérgicas, participan en la respuesta inmunitaria, fagocitosis de complejos antígeno-anticuerpo, viven aproximadamente de 8 a 12 h en la sangre y durante un periodo de tiempo desconocido en los tejidos conectivos (un promedio de unos 8 a 12 días)
- **Linfocitos:** el tipo más común de leucocitos agranulares, representan alrededor del 20-30% de todos los leucocitos;

hay tres tipos de linfocitos: 1) células B, que derivan de la médula ósea y producen anticuerpos circulantes; 2) células T, que derivan de la médula ósea, pero completan su diferenciación en el timo; son células citotóxicas, colaboradoras *(helper)* o supresoras de la inmunidad mediada por células, y 3) células asesinas naturales NK *(natural killer),* que destruyen las células infectadas por virus
- **Basófilos:** leucocitos menos numerosos (un 0,5-1%); son granulares; actúan en las reacciones inmunitaria, alérgica e inflamatoria; liberan sustancias vasoactivas que pueden conducir a reacciones de hipersensibilidad o alérgicas, y viven en la sangre durante aproximadamente 8 h y durante un periodo de tiempo desconocido en los tejidos conectivos
- **Monocitos:** los más grandes de los leucocitos y representan alrededor del 2-8% de los leucocitos; son agranulares; viajan desde la médula ósea hacia el tejido conectivo, donde se diferencian en macrófagos, y viven como monocitos en la sangre unas 16 h y durante un periodo indeterminado de tiempo en los tejidos conectivos como macrófagos

COLOREA las siguientes células de la sangre, utilizando los colores sugeridos:
- [ ] 1. **Eritrocitos, glóbulos rojos o hematíes: no poseen núcleo como las células maduras (rojo)**
- [ ] 2. **Plaquetas (amarillo)**
- [ ] 3. **Neutrófilos (colorea el núcleo multilobulado de lila o azul oscuro y el citoplasma de azul claro)**
- [ ] 4. **Monocitos (colorea el núcleo en forma de media luna de lila o azul oscuro y el citoplasma de azul claro)**
- [ ] 5. **Eosinófilos (colorea el núcleo de azul oscuro o lila, los pequeños gránulos citoplasmáticos de rojo y el citoplasma que los rodea de azul claro)**
- [ ] 6. **Linfocitos (colorea el núcleo de azul oscuro o lila y el citoplasma de azul claro)**
- [ ] 7. **Basófilos (colorea el núcleo de azul oscuro o lila, los gránulos citoplasmáticos de azul oscuro y el citoplasma que los rodea de azul claro)**

Nota clínica:
El **dopaje sanguíneo** es practicado por algunos atletas que participan en eventos atléticos aeróbicos para inducir artificialmente la policitemia, un aumento de los eritrocitos y su producción (a través de la eritropoyesis). Esto se considera poco ético y puede generar problemas al aumentar drásticamente la viscosidad de la sangre y la presión arterial.

En la **leucemia** y la **mononucleosis infecciosa** existe sobreproducción de leucocitos anormales. La **leucemia** hace referencia a un grupo de procesos cancerosos de los leucocitos, y la **mononucleosis** es una enfermedad vírica altamente contagiosa. Está causada por el virus de Epstein-Barr y produce una cantidad excesiva de agranulocitos atípicos, lo que provoca fiebre, dolor de garganta y una sensación de dolor y cansancio.

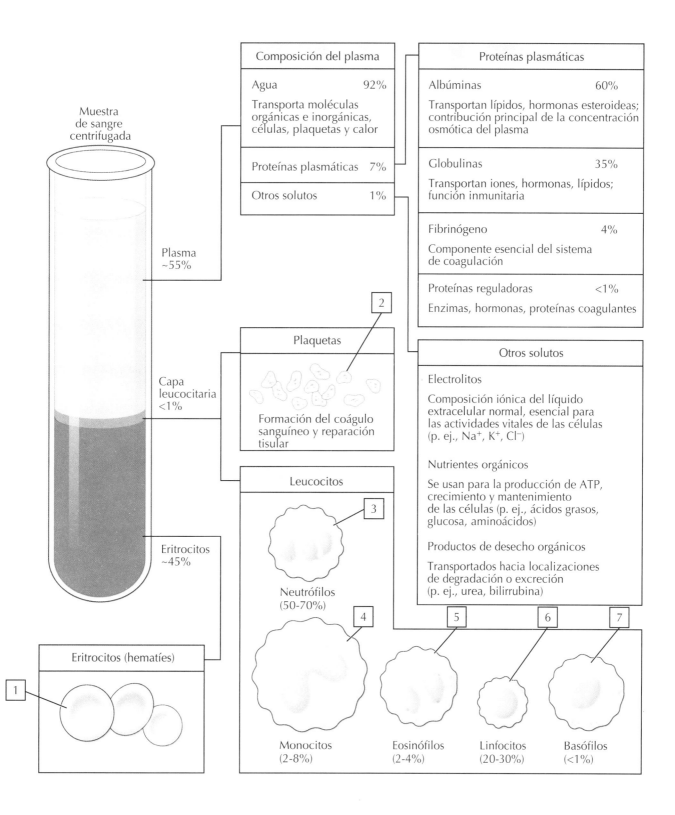

Muestra
de sangre
centrifugada

Plasma
~55%

Capa
leucocitaria
<1%

Eritrocitos
~45%

Eritrocitos (hematíes)

1

Composición del plasma

Agua	92%
Transporta moléculas orgánicas e inorgánicas, células, plaquetas y calor	
Proteínas plasmáticas	7%
Otros solutos	1%

Proteínas plasmáticas

Albúminas	60%
Transportan lípidos, hormonas esteroideas; contribución principal de la concentración osmótica del plasma	
Globulinas	35%
Transportan iones, hormonas, lípidos; función inmunitaria	
Fibrinógeno	4%
Componente esencial del sistema de coagulación	
Proteínas reguladoras	<1%
Enzimas, hormonas, proteínas coagulantes	

Plaquetas

2

Formación del coágulo
sanguíneo y reparación
tisular

Otros solutos

Electrolitos

Composición iónica del líquido
extracelular normal, esencial para
las actividades vitales de las células
(p. ej., Na^+, K^+, Cl^-)

Nutrientes orgánicos

Se usan para la producción de ATP,
crecimiento y mantenimiento
de las células (p. ej., ácidos grasos,
glucosa, aminoácidos)

Productos de desecho orgánicos

Transportados hacia localizaciones
de degradación o excreción
(p. ej., urea, bilirrubina)

Leucocitos

3

Neutrófilos
(50-70%)

4

Monocitos
(2-8%)

5

Eosinófilos
(2-4%)

6

Linfocitos
(20-30%)

7

Basófilos
(<1%)

El sistema cardiovascular consta de los siguientes componentes:

- **Corazón:** bombea la sangre a través de la circulación
- **Circulación pulmonar:** una circulación de bucle cerrado entre el corazón y los pulmones para el intercambio gaseoso
- **Circulación sistémica:** una circulación de bucle cerrado entre el corazón y todos los tejidos del cuerpo

Los vasos del sistema circulatorio son los siguientes:

- **Arterias:** cualquier vaso que transporta sangre desde el corazón (incluidos los vasos que transportan sangre pobre en oxígeno y rica en dióxido de carbono desde el ventrículo derecho del corazón hasta los pulmones a través de las arterias pulmonares)
- **Venas:** cualquier vaso que devuelve la sangre al corazón (incluida la sangre oxigenada que regresa de los pulmones al atrio [aurícula] izquierdo del corazón a través de las venas pulmonares)

En reposo, el gasto cardiaco es de aproximadamente 5 l/min, tanto en la circulación pulmonar como en la sistémica. En la ilustración se muestra, en diversos sistemas de órganos en estado de reposo, el volumen de sangre por minuto ($\dot{Q}$), como un porcentaje del gasto cardiaco, y en relación con el porcentaje de volumen de oxígeno utilizado por minuto ($\dot{V}O_2$). Observa que el encéfalo utiliza más del 20% del oxígeno disponible. En cualquier punto, la mayor parte de la sangre (64%) reside en las venas (un sistema de baja presión) y se devuelve hacia el lado derecho del corazón. El lado arterial de la circulación sistémica (un sistema de alta presión) posee cantidades significativas de músculo liso en las paredes de los vasos, y las pequeñas arterias y arteriolas son, en gran parte, responsables de la mayoría de la resistencia vascular en el sistema circulatorio.

COLOREA

- ☐ 1. El lado arterial (lado derecho sombreado) del esquema central, de rojo
- ☐ 2. El lado venoso (lado izquierdo), de azul. Observa que los vasos que pasan desde el ventrículo derecho (VD) a los pulmones son las arterias pulmonares (a pesar de que la sangre está menos saturada de oxígeno) y que los vasos desde los pulmones al atrio (aurícula) izquierdo (AI) se denominan venas pulmonares (sangre totalmente saturada de oxígeno)

Nota clínica:

La **hipertensión** (presión arterial alta) es un factor de riesgo importante para la aterogénesis, la enfermedad cardiovascular aterosclerótica, el accidente cerebrovascular (ACV), la enfermedad arterial coronaria y la insuficiencia renal. La hipertensión puede ser el resultado de una causa desconocida (idiopática o hipertensión esencial) o causas secundarias (p. ej., medicamentos, desequilibrio hormonal, tumores). La hipertensión se define como dos o más lecturas de la presión arterial de presión sistólica mayor de 140 mmHg o una presión diastólica mayor de 90 mmHg. Una sola lectura por encima de 210 mmHg sistólica o superior a 120 mmHg diastólica también indica hipertensión.

Las **designaciones de grupos sanguíneos** incluyen grupos basados en la presencia o la ausencia de dos **aglutinógenos,** tipo A y tipo B. Una persona hereda su grupo sanguíneo ABO, que será uno de los siguientes: tipo A, tipo B, tipo AB o tipo O. En EE. UU., el grupo sanguíneo tipo O no tiene aglutinógenos y es el grupo ABO más común en blancos, negros, asiáticos y nativos americanos. El tipo A es el siguiente tipo de sangre más común, el tipo B es el siguiente y el tipo AB es el menos común. Los grupos tipo O pueden ser «donantes universales» y los individuos tipo AB pueden ser «receptores universales», pero se deben considerar otros factores, como el factor Rh (aglutinógenos Rh).

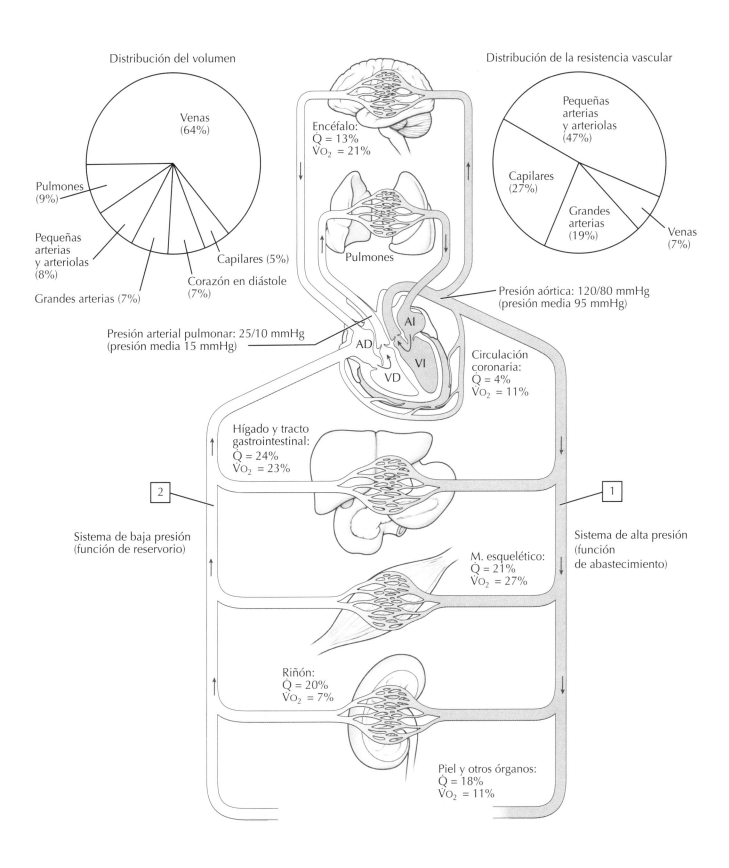

Distribución del volumen

Venas (64%)

Pulmones (9%)

Pequeñas arterias y arteriolas (8%)

Grandes arterias (7%)

Capilares (5%)

Corazón en diástole (7%)

Encéfalo:
$\dot{Q} = 13\%$
$\dot{V}_{O_2} = 21\%$

Pulmones

Distribución de la resistencia vascular

Pequeñas arterias y arteriolas (47%)

Capilares (27%)

Grandes arterias (19%)

Venas (7%)

Presión aórtica: 120/80 mmHg (presión media 95 mmHg)

AI

AD

VI

VD

Presión arterial pulmonar: 25/10 mmHg (presión media 15 mmHg)

Circulación coronaria:
$\dot{Q} = 4\%$
$\dot{V}_{O_2} = 11\%$

Hígado y tracto gastrointestinal:
$\dot{Q} = 24\%$
$\dot{V}_{O_2} = 23\%$

2

1

Sistema de baja presión (función de reservorio)

Sistema de alta presión (función de abastecimiento)

M. esquelético:
$\dot{Q} = 21\%$
$\dot{V}_{O_2} = 27\%$

Riñón:
$\dot{Q} = 20\%$
$\dot{V}_{O_2} = 7\%$

Piel y otros órganos:
$\dot{Q} = 18\%$
$\dot{V}_{O_2} = 11\%$

La cavidad torácica se divide en los sacos pleurales izquierdo y derecho, que contienen los pulmones, y un «espacio intermedio» denominado **mediastino.** El mediastino se subdivide en las siguientes regiones:
- **Superior:** se sitúa profundo al manubrio del esternón y contiene los grandes vasos (vena cava superior [VCS] y aorta)
- **Inferior:** tiene tres subdivisiones propias:
  - **Anterior:** se sitúa profundo (posterior) al cuerpo del esternón y contiene un poco de grasa y tejido conectivo
  - **Medio:** se sitúa profundo al mediastino anterior y contiene el corazón encerrado en el pericardio (saco pericárdico)
  - **Posterior:** se sitúa profundo al corazón y contiene la aorta torácica descendente, el conducto torácico y el esófago

COLOREA las siguientes subdivisiones del mediastino, utilizando un color diferente para cada subdivisión:

- ☐ **1. Mediastino medio**
- ☐ **2. Mediastino anterior**
- ☐ **3. Mediastino superior**
- ☐ **4. Mediastino posterior**

El corazón se encuentra en el mediastino medio y está encerrado dentro de un saco fibroso fuerte denominado **pericardio.** El pericardio tiene una capa externa resistente denominada **pericardio fibroso,** que se refleja sobre los grandes vasos en el mediastino superior. Una lámina (hoja) parietal del pericardio seroso tapiza la cara interna del pericardio fibroso y, a continuación, se refleja sobre el corazón como lámina (hoja) visceral del pericardio seroso **(epicardio).** Las láminas serosas secretan una película delgada de líquido seroso que lubrica las paredes del pericardio y reduce la fricción creada por el latido del corazón. Las características del pericardio se resumen en la siguiente tabla.

ESTRUCTURA	DEFINICIÓN
Pericardio fibroso	Lámina externa, fuerte, que se refleja sobre los grandes vasos
Pericardio seroso	Lámina que tapiza la cara interna del pericardio fibroso (lámina u hoja parietal); se refleja sobre el corazón como epicardio (lámina u hoja visceral)
Inervación	Nervio frénico (C3-C5) para conducción del dolor; inervación vasomotora vía nervios simpáticos
Seno transverso	Espacio posterior a la aorta y el tronco pulmonar; se pueden pinzar los vasos con los dedos en este seno (importante para algunos procedimientos quirúrgicos)
Seno oblicuo	Espacio pericárdico posterior al corazón

COLOREA los componentes del pericardio, utilizando un color diferente para cada componente:

- ☐ **5. Pericardio fibroso**
- ☐ **6. Lámina (hoja) parietal del pericardio seroso**
- ☐ **7. Lámina (hoja) visceral del pericardio seroso (epicardio)**

Observa que cuando se examina *in situ,* el corazón no puede verse porque está encerrado dentro del saco pericárdico. Los grandes vasos en el mediastino superior son visibles superiormente al pericardio y se pueden ver los restos adiposos del timo que recubren la porción superior del pericardio. La base del pericardio y el corazón se encuentran sobre el diafragma, con los pulmones en sus sacos pleurales bordeando el pericardio a cada lado (observa que en la imagen *C* se ha abierto la porción anterior de los sacos pleurales para dejar al descubierto los pulmones).

COLOREA los siguientes elementos del pericardio *in situ,* utilizando los colores sugeridos:

- ☐ **8. Arco de la aorta (rojo)**
- ☐ **9. Timo (amarillo)**
- ☐ **10. VCS (azul)**
- ☐ **11. Pericardio (gris o marrón)**

Nota clínica:

Las enfermedades del pericardio implican condiciones inflamatorias **(pericarditis)** y derrames (acumulación de líquido en el saco pericárdico). Además, los sangrados en la cavidad pericárdica pueden causar **taponamiento cardiaco** (compresión del corazón por sangrado en este espacio cerrado). El sangrado puede deberse a la rotura de un aneurisma aórtico, una rotura por infarto de miocardio o una lesión penetrante (herida por arma blanca). La acumulación de sangre en la cavidad pericárdica se denomina **hemopericardio** y compromete el latido del corazón, disminuye el retorno venoso al corazón y afecta al gasto cardiaco. La acumulación de sangre tiene que extraerse de la cavidad pericárdica utilizando una aguja y una jeringuilla, y debe iniciarse la reparación apropiada, ya que esta afección suele ser mortal.

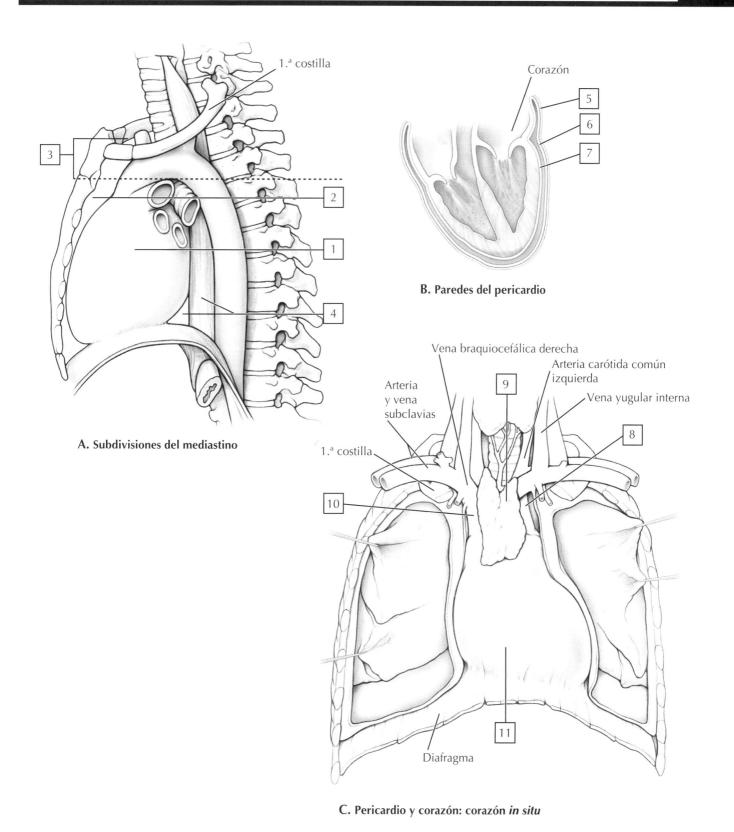

1.ª costilla

3

2

1

4

A. Subdivisiones del mediastino

Corazón

5

6

7

B. Paredes del pericardio

Vena braquiocefálica derecha

Arteria carótida común
izquierda

Vena yugular interna

Arteria
y vena
subclavias

9

8

1.ª costilla

10

Diafragma

11

C. Pericardio y corazón: corazón *in situ*

El corazón humano tiene cuatro cavidades: dos atrios (aurículas) y dos ventrículos. La sangre de retorno de la **circulación sistémica** (a través de las venas cavas superior e inferior) entra en el atrio (aurícula) derecho y el ventrículo derecho y es bombeada a la **circulación pulmonar** para el intercambio gaseoso. La sangre que vuelve de los pulmones a través de la circulación pulmonar (venas pulmonares) entra en el atrio (aurícula) izquierdo y el ventrículo izquierdo y luego se bombea hacia la circulación sistémica (a través de la aorta).

Los atrios (aurículas) y los ventrículos están separados por válvulas atrioventriculares (derecha o **válvula tricúspide** e izquierda o **válvula mitral**), que impiden que la sangre refluya a los atrios (aurículas) cuando se contraen los ventrículos. Asimismo, los dos principales vasos eferentes, el **tronco pulmonar** desde el ventrículo derecho y la **aorta ascendente** desde el ventrículo izquierdo, también poseen válvulas, denominadas **válvulas semilunares** (válvulas pulmonar y aórtica). Cada válvula semilunar tiene tres valvas que se parecen a lunas crecientes; esto explica su denominación. Los detalles de las características de cada cavidad del corazón se resumen en la siguiente tabla.

ESTRUCTURA	DEFINICIÓN
Atrio (aurícula) derecho	
Orejuela	Apéndice en forma de saco del atrio (aurícula); deriva del tubo cardiaco embrionario
Músculos pectíneos (pectinados)	Crestas de miocardio en el interior de la orejuela
Cresta terminal	Cresta que discurre desde el orificio de la vena cava inferior (VCI) al orificio de la vena cava superior (VCS); su extensión superior marca la localización del nódulo (nodo) SA
Fosa oval	Depresión en el septo interatrial; localización del foramen oval embrionario
Orificios atriales	Uno para la VCS, otro para la VCI y otro para el seno coronario (retorno venoso de las venas cardiacas); el drenaje derivado de las arterias coronarias que irrigan el músculo cardiaco (v. lámina 5-6)
Ventrículo derecho	
Trabéculas carnosas	Crestas irregulares del miocardio ventricular
Músculos papilares	Proyecciones anterior (superoposterior), posterior (inferior) y septal del miocardio, que se extienden por el interior de la cavidad ventricular; previenen el prolapso de las valvas de la válvula tricúspide
Cuerdas tendinosas	Cordones fibrosos que conectan los músculos papilares a las valvas de la válvula tricúspide
Trabécula septomarginal (banda moderadora)	Banda muscular que conduce el fascículo atrioventricular (AV) desde el septo a la base del ventrículo a nivel del músculo papilar anterior (superoposterior)
Orificios ventriculares	Uno para el tronco pulmonar a través de la válvula pulmonar; otro que recibe la sangre desde el atrio derecho a través de la válvula tricúspide
Atrio (aurícula) izquierdo	
Orejuela	Pequeño apéndice que representa el primitivo atrio embrionario cuya pared tiene músculos (pectíneos) pectinados
Pared atrial	Pared ligeramente más gruesa que la delgada pared del atrio derecho
Orificios atriales	Normalmente, cuatro orificios para las cuatro venas pulmonares

ESTRUCTURA	DEFINICIÓN
Ventrículo izquierdo	
Músculos papilares	Músculos anterior (superoposterior) y posterior (inferior), más grandes que los del ventrículo derecho
Cuerdas tendinosas	Cordones fibrosos que conectan los músculos papilares a las valvas de la válvula mitral
Pared ventricular	Pared mucho más gruesa que la del ventrículo derecho
Septo (tabique) interventricular, porción membranosa	Porción superior muy delgada del septo interventricular y localización de la mayoría de las comunicaciones interventriculares; esta comunicación permite que la sangre del ventrículo izquierdo de mayor presión pase a través del defecto hacia el ventrículo derecho de menor presión
Orificios ventriculares	Uno para la aorta a través de la válvula aórtica; otro que recibe la sangre desde el atrio (aurícula) izquierdo a través de la válvula mitral

COLOREA los siguientes elementos de las cavidades cardiacas, utilizando un color diferente para cada uno, excepto donde se sugiere un color determinado:

☐ 1. **Cono arterioso del tronco pulmonar (azul)**
☐ 2. **Atrio (aurícula) izquierdo**
☐ 3. **Venas pulmonares (por lo general, dos de cada lado) (rojo claro)**
☐ 4. **Válvula atrioventricular izquierda (mitral) (valva posterior)**
☐ 5. **Aorta ascendente y arco de la aorta (rojo)**
☐ 6. **VCS (azul)**
☐ 7. **Válvula aórtica**
☐ 8. **Atrio (aurícula) derecho**
☐ 9. **Válvula atrioventricular derecha (tricúspide)**
☐ 10. **Ventrículo derecho**
☐ 11. **Vena cava inferior (azul)**
☐ 12. **Músculos papilares**
☐ 13. **Ventrículo izquierdo**
☐ 14. **Válvula pulmonar**

Nota clínica:

Por lo general, los **ruidos cardiacos** se describen como «lub-dub», imitando los sonidos emitidos por el cierre de las válvulas atrioventriculares seguido rápidamente por el cierre de las válvulas semilunares. Dos sonidos adicionales se producen con el llenado de los ventrículos, pero son más difíciles de discernir. Usando un fonendoscopio, se pueden escuchar las cuatro válvulas, para determinar si están funcionando correctamente. Para ello, lo mejor es colocar el fonendoscopio sobre la pared torácica y el corazón en un punto donde la sangre ya ha pasado a través de la válvula, en la cavidad cardiaca o los vasos distales a la válvula, ya que el sonido se transmite mejor en el medio líquido. Los puntos grises en la imagen **C** muestran la colocación aproximada de un fonendoscopio para auscultar cada válvula.

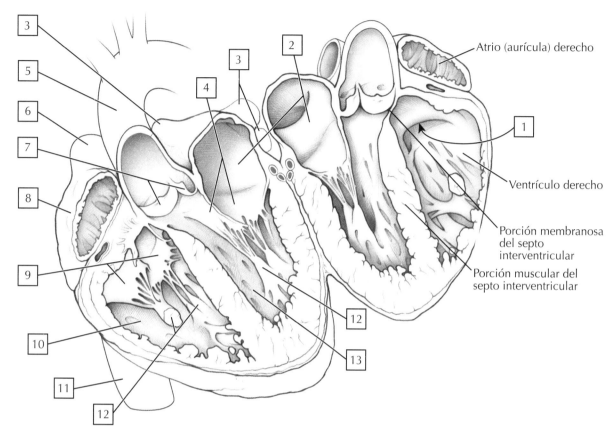

Atrio (aurícula) derecho

Ventrículo derecho

Porción membranosa del septo interventricular

Porción muscular del septo interventricular

A. Corazón seccionado (abierto como un libro)

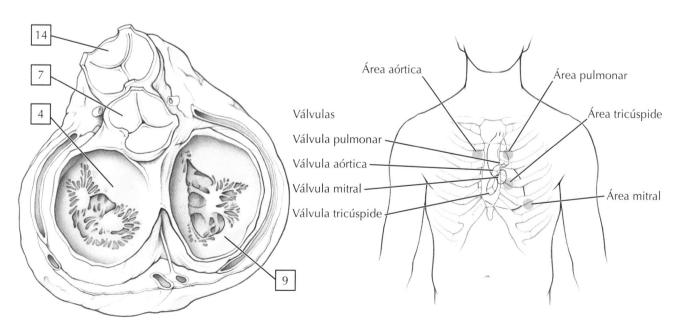

B. Corazón en diástole: visión desde la base con los atrios extirpados

Área aórtica

Área pulmonar

Área tricúspide

Válvulas

Válvula pulmonar

Válvula aórtica

Válvula mitral

Válvula tricúspide

Área mitral

C. Áreas precordiales de auscultación

El pericardio está inervado por fibras conductoras de dolor somático que discurren en los nervios frénicos (C3-C5), mientras que el propio corazón está inervado por el sistema nervioso autónomo. Los principales componentes de este patrón de inervación son:

- **Parasimpático:** deriva del nervio vago (NC X), que discurre hacia el plexo cardiaco; la estimulación parasimpática disminuye la frecuencia cardiaca y la fuerza de contracción, y vasodilata los vasos de resistencia coronarios (aunque la mayoría de los efectos vagales están restringidos directamente a la región del nódulo [nodo] sinoatrial [SA] [marcapasos])
- **Simpático:** deriva de los nervios cardiacos torácicos superiores que se originan en los segmentos medulares T1-T4 del núcleo intermediolateral, y a continuación entran en el tronco simpático. Estas fibras hacen sinapsis en los ganglios cervicales y torácicos superiores, y envían fibras simpáticas posganglionares al plexo cardiaco. La estimulación simpática aumenta la frecuencia cardiaca y la fuerza de contracción, y vasoconstriñe mínimamente los vasos de resistencia coronarios (sin embargo, esta vasoconstricción a menudo está enmascarada por una poderosa vasodilatación coronaria metabólica, que es importante porque las arterias coronarias deben dilatarse para suministrar sangre al músculo cardiaco a medida que aumenta su carga de trabajo bajo la estimulación simpática)
- **Aferentes:** fibras nerviosas sensitivas que discurren desde el corazón en los nervios simpáticos hacia ganglios sensitivos de nervios espinales de los segmentos T1-T4 de la médula espinal; estas fibras conducen el dolor relacionado con la isquemia miocárdica

El corazón mantiene un ritmo espontáneo intrínseco de alrededor de 90-100 latidos/min, pero el tono parasimpático normal tiene preferencia sobre esta tasa intrínseca y mantiene el ritmo cardiaco en reposo aproximadamente a 72 latidos/min. El músculo cardiaco del corazón se presenta en dos formas:

- Miocardio contráctil
- Miocardio especializado de conducción

El miocardio especializado de conducción no se contrae, pero propaga la onda de despolarización rápidamente a través de las cavidades del corazón. Los impulsos se inician en el nódulo (nodo) SA y son conducidos al nódulo (nodo) atrioventricular (AV). Desde aquí, los impulsos pasan a través del tronco del fascículo AV (de His) y luego se extienden hacia los ventrículos por medio de las ramas derecha e izquierda del fascículo AV y el sistema de fibras de Purkinje. Los componentes de este sistema de conducción intrínseco se resumen en la siguiente tabla.

ESTRUCTURA	DEFINICIÓN
Nódulo (nodo) sinoatrial (SA)	Marcapasos del corazón; lugar donde se inicia el potencial de acción
Nódulo (nodo) atrioventricular (AV)	Nódulo que recibe impulsos desde el nódulo (nodo) SA y los transporta al tronco del fascículo AV (de His)
Ramas del fascículo AV	Ramas derecha e izquierda que transmiten impulsos a ambos lados del septo interventricular hacia el sistema de Purkinje subendocárdico

La onda de despolarización, que comienza en el nódulo (nodo) SA, y la repolarización del miocardio generan el familiar patrón electrocardiográfico (ondas P, QRS y T; v. trazado del electrocardiograma en la imagen **A**) que se utiliza clínicamente para evaluar el sistema de conducción del corazón.

COLOREA los componentes de la vía de conducción intrínseca del corazón y los elementos (formas de la onda del potencial de acción) del electrocardiograma enumerados a continuación, usando los colores sugeridos:

- ☐ 1. **Nódulo (nodo) SA (azul)**
- ☐ 2. **Nódulo (nodo) AV (amarillo)**
- ☐ 3. **Tronco del fascículo AV (de His)**
- ☐ 4. **Ramas ventriculares del fascículo (sistema de Purkinje)**

Nota clínica:

La **fibrilación auricular (atrial)** es la arritmia más frecuente (aunque es poco común en los niños) y afecta a alrededor del 4% de las personas mayores de 60 años. La **taquicardia ventricular** es una arritmia originada por un foco ventricular con una frecuencia cardiaca típicamente mayor de 120 latidos/min. En general, se asocia con la arteriopatía coronaria, ya que la isquemia miocárdica a menudo afecta al endocardio ventricular, donde se localiza el sistema de conducción de Purkinje.

Las **valvulopatías** afectan con mayor frecuencia a las válvulas mitral y aórtica (están trabajando contra una mayor presión). Los principales problemas pueden incluir estenosis (estrechamiento de la válvula) o insuficiencia (función valvular comprometida), lo que a menudo conduce al reflujo valvular.

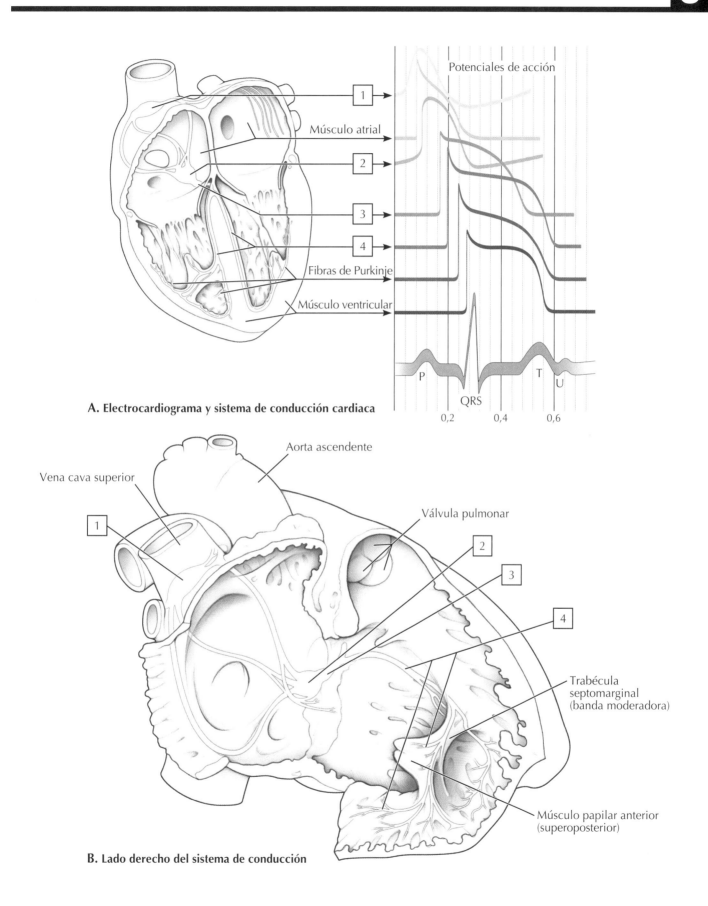

Potenciales de acción

1

Músculo atrial

2

3

4

Fibras de Purkinje

Músculo ventricular

P   QRS   T   U

0,2   0,4   0,6

A. Electrocardiograma y sistema de conducción cardiaca

Aorta ascendente

Vena cava superior

Válvula pulmonar

1

2

3

4

Trabécula
septomarginal
(banda moderadora)

Músculo papilar anterior
(superoposterior)

B. Lado derecho del sistema de conducción

El primer conjunto de arterias que se originan de la aorta ascendente cuando abandona el corazón son las **arterias coronarias,** cuya denominación se debe a su localización, ya que «coronan» el corazón. La sangre que proporcionan al corazón tiene la máxima saturación de oxígeno de cualquier sangre del organismo, por lo que puede satisfacer las elevadas necesidades metabólicas cardiacas. Hay dos arterias coronarias, izquierda y derecha, y tres **venas cardiacas** principales, magna, media y menor. Estas venas retornan la mayor parte de la sangre hacia el **seno coronario** y el atrio (aurícula) derecho, aunque varias pequeñas venas cardiacas anteriores drenan directamente en el atrio (aurícula) derecho y varias de las venas cardiacas mínimas drenan a través de la pared cardiaca directamente en las cuatro cavidades cardiacas, pero principalmente en el atrio (aurícula) derecho. El aporte vascular al corazón se resume en la siguiente tabla.

VASO	TRAYECTO
Arteria coronaria derecha	Consta de las siguientes ramas principales: del nódulo (nodo) sinoatrial (SA), marginal derecha, interventricular posterior (inferior) (descendente posterior), del nódulo (nodo) atrioventricular (AV)
Arteria coronaria izquierda	Consta de las siguientes ramas principales: circunfleja, interventricular anterior (descendente anterior), marginal izquierda
Vena cardiaca magna	Paralela a la arteria interventricular anterior, drena en el seno coronario
Vena cardiaca media	Paralela a la arteria interventricular posterior, drena en el seno coronario
Vena cardiaca menor	Paralela a la arteria marginal derecha, drena en el seno coronario
Venas cardiacas anteriores	Varias pequeñas venas que drenan directamente en el interior del atrio (aurícula) derecho
Venas cardiacas mínimas	Drenan a través de la pared cardiaca directamente en el interior de las cuatro cavidades cardiacas

El flujo sanguíneo coronario varía con la presión aórtica, pero también está influenciado por factores físicos, como la compresión de los vasos durante la contracción de las cavidades cardiacas (el flujo coronario disminuye significativamente cuando la contracción del miocardio ventricular comprime las arterias coronarias), y por factores metabólicos liberados por los miocitos. En la regulación del flujo sanguíneo coronario han sido implicados diversos factores metabólicos:

- H^+
- CO_2
- Descenso de O_2
- K^+
- Ácido láctico
- Óxido nítrico
- Adenosina (probablemente, el factor más importante)

Cuando la demanda cardiaca aumenta, la adenosina es liberada por los miocitos y esto conduce a la vasodilatación y el aumento del flujo sanguíneo en las arterias coronarias.

COLOREA cada una de las arterias coronarias y las venas cardiacas enumeradas a continuación, utilizando los colores sugeridos:

- [ ] 1. **Arteria coronaria izquierda y sus ramas principales (rama interventricular anterior [descendente anterior], rama circunfleja, rama marginal izquierda) (naranja)**
- [ ] 2. **Vena cardiaca magna (azul)**
- [ ] 3. **Vena cardiaca menor (marrón)**
- [ ] 4. **Arteria coronaria derecha y sus ramas principales (rama del nódulo [nodo] SA, rama marginal derecha y rama interventricular posterior [descendente posterior]) (rojo)**
- [ ] 5. **Seno coronario (lila)**
- [ ] 6. **Vena cardiaca media (verde)**

Nota clínica:

La **angina de pecho** es la sensación causada por la isquemia miocárdica y, por lo general, se describe como una presión, una incomodidad o una sensación de ahogo en la parte izquierda del tórax o región retroesternal que se irradia hacia el hombro y el brazo izquierdos, así como al cuello, la mandíbula y los dientes, el abdomen y el dorso. Este patrón de radiación es un ejemplo de «**dolor referido**», en el que las fibras aferentes viscerales del corazón entran en la parte superior de la médula espinal torácica junto con fibras aferentes somáticas, y ambas convergen en el asta posterior de la médula espinal. La interpretación del dolor visceral puede inicialmente confundirse con sensaciones somáticas de los mismos segmentos de la médula. La isquemia miocárdica debida a aterosclerosis y trombosis arterial coronaria es la principal causa de **infarto de miocardio,** que afecta a más de 1 millón de estadounidenses cada año. Si la isquemia es suficientemente grave, puede producirse necrosis (muerte del tejido) del miocardio; suele comenzar en el subendocardio, porque esta región es la peor perfundida de la pared ventricular.

Una **derivación aortocoronaria** ofrece un enfoque quirúrgico para la revascularización. Las venas o las arterias de otras partes del cuerpo del paciente se injertan en las arterias coronarias para mejorar el suministro de sangre al músculo cardiaco.

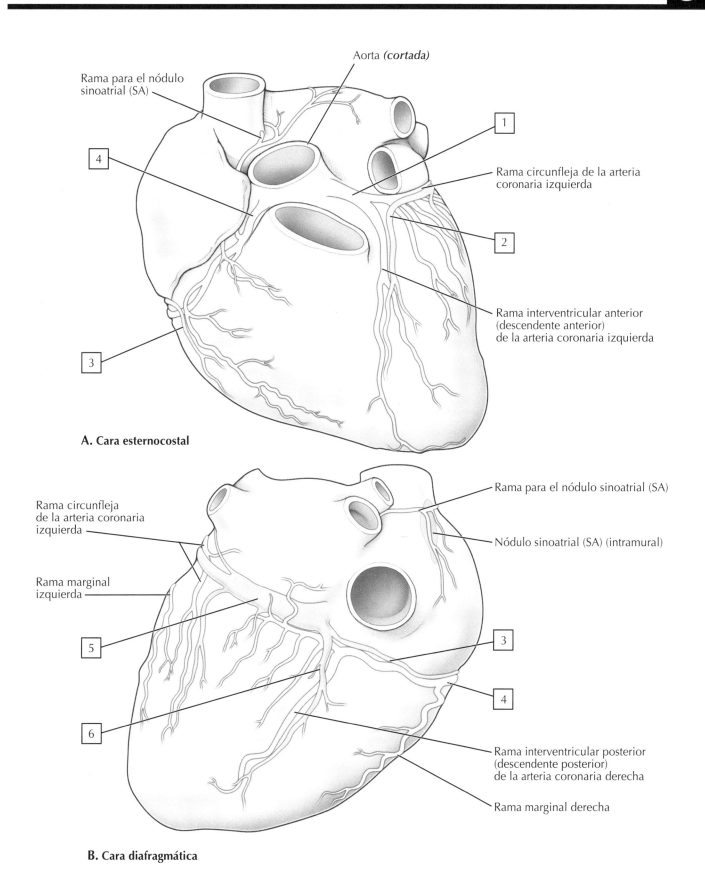

Aorta *(cortada)*

Rama para el nódulo
sinoatrial (SA)

4

1

Rama circunfleja de la arteria
coronaria izquierda

2

3

Rama interventricular anterior
(descendente anterior)
de la arteria coronaria izquierda

A. Cara esternocostal

Rama circunfleja
de la arteria coronaria
izquierda

Rama marginal
izquierda

5

6

Rama para el nódulo sinoatrial (SA)

Nódulo sinoatrial (SA) (intramural)

3

4

Rama interventricular posterior
(descendente posterior)
de la arteria coronaria derecha

Rama marginal derecha

B. Cara diafragmática

La mayoría de las arterias y las venas tienen tres capas, o túnicas, esenciales (excepto los capilares y las vénulas poscapilares). Las tres capas son la:

- **Túnica íntima:** una capa interna de epitelio escamoso simple, denominada endotelio, que tapiza todas las arterias, las venas y los capilares
- **Túnica media:** una capa intermedia de láminas de músculo liso orientadas concéntricamente; en las grandes arterias (aorta) se intercalan laminillas elásticas entre las capas de músculo liso
- **Túnica adventicia:** una capa externa de tejido conectivo, compuesta principalmente de colágeno y unas pocas fibras elásticas

Las **arterias** se pueden clasificar en cuatro tipos diferentes de acuerdo a su tamaño y el espesor relativo de las túnicas o a su ausencia:

- **Arterias grandes (elásticas):** aorta y porciones proximales de las arterias subclavias y las carótidas comunes
- **Arterias medianas (musculares):** la mayor parte de las arterias comúnmente «con nombre» en el cuerpo
- **Arterias pequeñas y arteriolas:** responsables de la mayor parte de la resistencia vascular; las arteriolas regulan el flujo sanguíneo en los lechos capilares

- **Capilares:** están formados solo por endotelio; son funcionalmente responsables del intercambio de gases y metabolitos entre los tejidos y la sangre

Las **venas** se pueden clasificar en tres tipos diferentes en función de su tamaño y del espesor relativo de la túnica media:

- **Vénulas y venas pequeñas:** las vénulas incluyen vénulas poscapilares (compuestas solo por endotelio y pericitos) y vénulas musculares (en las que la túnica media tiene una o dos capas de músculo liso); las venas pequeñas tienen dos o tres capas de músculo liso
- **Venas medianas:** la mayor parte de las venas comúnmente «con nombre» en el cuerpo; estas venas en los miembros contienen válvulas que ayudan al retorno venoso contra gravedad
- **Venas grandes:** en estas venas, la túnica adventicia es mucho más gruesa que la túnica media; incluyen las venas subclavias y las venas cavas

El cuerpo humano contiene más de 80.000 km de vasos sanguíneos. Las características clave distintivas de estos vasos se resumen en la siguiente tabla.

VASO	DIÁMETRO	CAPA INTERNA (TÚNICA ÍNTIMA)	CAPA MEDIA (TÚNICA MEDIA)	CAPA EXTERNA (TÚNICA ADVENTICIA)
Arterias				
Arteria grande (arteria elástica)	>1 cm	Endotelio; tejido conectivo; músculo liso	Músculo liso; laminillas elásticas	Tejido conectivo; fibras elásticas; más delgada que la túnica media
Arteria mediana (arteria muscular)	2-10 mm	Endotelio; tejido conectivo; músculo liso	Músculo liso; fibras de colágeno; poco tejido elástico	Tejido conectivo; algunas fibras elásticas; más delgada que la túnica media
Arteria pequeña	0,1-2 cm	Endotelio; tejido conectivo; músculo liso	Músculo liso (8-10 capas de células); fibras de colágeno	Tejido conectivo; algunas fibras elásticas; más delgada que la túnica media
Arteriola	10-100 μm	Endotelio; tejido conectivo; músculo liso	Músculo liso (1-2 capas de células)	Delgada, mal definida
Capilar	4-10 μm	Endotelio	No	No
Venas				
Vénula poscapilar	10-50 μm	Endotelio; pericitos	No	No
Vénula muscular	50-100 μm	Endotelio; pericitos	Músculo liso (1-2 capas de células)	Tejido conectivo; algunas fibras elásticas; más gruesa que la túnica media
Vena pequeña	0,1-1 mm	Endotelio; tejido conectivo; músculo liso (2-3 capas)	Músculo liso (2-3 capas continuas con la túnica íntima)	Tejido conectivo; algunas fibras elásticas; más gruesa que la túnica media
Vena mediana	1-10 mm	Endotelio; tejido conectivo; músculo liso; algunas tienen válvulas	Músculo liso; fibras de colágeno	Tejido conectivo; algunas fibras elásticas; más gruesa que la túnica media
Vena grande	>1 cm	Endotelio; tejido conectivo; músculo liso	Músculo liso (2-15 capas); fibras de colágeno	Tejido conectivo; algunas fibras elásticas, músculos lisos longitudinales; mucho más gruesa que la túnica media

COLOREA los siguientes elementos de los vasos sanguíneos, utilizando un color diferente para cada elemento:

- ☐ 1. **Túnica íntima (endotelio)**
- ☐ 2. **Túnica media (músculo liso)**
- ☐ 3. **Túnica adventicia (tejido conectivo)**

Nota clínica:

Un engrosamiento de la pared arterial y un estrechamiento de la luz y el depósito eventual de lípidos en la pared pueden dar lugar a una forma de **aterosclerosis.** La arteria estrechada puede no ser capaz de satisfacer las necesidades metabólicas de los tejidos adyacentes, con el peligro de que puedan sufrir isquemia (falta de oxígeno). Múltiples factores, incluyendo la inflamación focal de la pared arterial, pueden provocar este proceso.

Características de los vasos sanguíneos

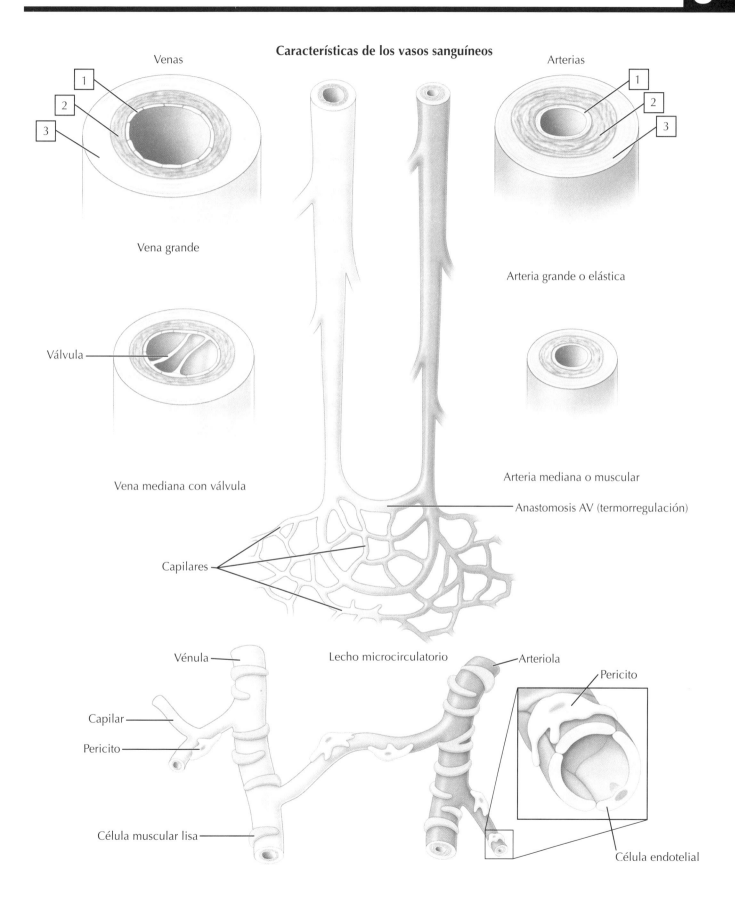

Venas

1
2
3

Vena grande

Válvula

Vena mediana con válvula

Arterias

1
2
3

Arteria grande o elástica

Arteria mediana o muscular

Anastomosis AV (termorregulación)

Capilares

Lecho microcirculatorio

Vénula

Arteriola

Pericito

Capilar

Pericito

Célula muscular lisa

Célula endotelial

Arterias de la cabeza y el cuello

Las arterias que irrigan las regiones de la cabeza y el cuello se originan principalmente de las **arterias subclavia** y **carótida común.** La arteria subclavia se divide en tres partes respecto al músculo escaleno anterior. La parte 1 se sitúa medial, la parte 2 posterior y la parte 3 lateral al músculo escaleno anterior. Las ramas de la subclavia se resumen en la siguiente tabla.

RAMA	TRAYECTO
Parte 1	
Vertebral	Asciende a través de los forámenes transversos de C 6 a C 1 y entra en el foramen magno
Torácica interna	Desciende paraesternalmente para anastomosarse con la arteria epigástrica superior
Tronco tirocervical	Da origen a las arterias tiroidea inferior, cervical transversa (transversa del cuello) y supraescapular
Parte 2	
Tronco costocervical	Da origen a las arterias cervical profunda e intercostal suprema
Parte 3	
Dorsal de la escápula	Es inconstante; puede también originarse de la arteria cervical transversa

COLOREA las siguientes ramas de la arteria subclavia, utilizando un color diferente para cada rama:

- ☐ **1. Vertebral: irriga la porción posterior del encéfalo**
- ☐ **2. Tronco costocervical: su rama cervical profunda irriga la parte lateral profunda del cuello**
- ☐ **3. Tronco tirocervical: sus ramas cervical transversa y tiroidea inferior irrigan porciones del cuello y las glándulas tiroides y paratiroides**

La **arteria carótida común** asciende en la vaina carotídea, que también contiene la vena yugular interna y el nervio vago, y se divide en las arterias carótidas interna y externa. La **arteria carótida interna,** en principio, no emite ninguna rama en el cuello (lo hace, pero son muy pequeñas y casi nunca se mencionan), pero sí pasa por el conducto carotídeo intracraneal para irrigar las porciones media y anterior del encéfalo, y la órbita. La **arteria carótida externa** origina ocho ramas que irrigan las regiones del cuello, la cara, el cuero cabelludo, la duramadre, las regiones nasal y paranasal, y la cavidad bucal. Sus ramas se resumen en la siguiente tabla.

RAMA	TRAYECTO Y ESTRUCTURAS IRRIGADAS
Tiroidea superior	Irriga la glándula tiroides, la laringe y los músculos infrahioideos
Faríngea ascendente	Irriga la región faríngea, el oído medio, las meninges y los músculos prevertebrales
Lingual	Pasa profunda al músculo hiogloso para irrigar la lengua
Facial	Discurre sobre la mandíbula e irriga la cara
Occipital	Irriga el músculo esternocleidomastoideo y se anastomosa con el tronco costocervical
Auricular posterior	Irriga la región posterior de la oreja
Maxilar	Pasa por la fosa infratemporal (se describe más adelante)
Temporal superficial	Irriga la cara, el músculo temporal y la parte lateral del cuero cabelludo

COLOREA las siguientes ramas de la arteria carótida externa, utilizando un color diferente para cada rama:

- ☐ **4. Maxilar**
- ☐ **5. Facial**
- ☐ **6. Lingual**
- ☐ **7. Tiroidea superior**
- ☐ **8. Temporal superficial**

Nota clínica:

En el cuello se siente un **pulso carotídeo** cuando se sitúa entre la tráquea y los músculos infrahioideos, por lo general, justo en la profundidad del borde anterior del músculo esternocleidomastoideo.

La obstrucción de la arteria carótida interna como resultado de la **aterosclerosis** (un engrosamiento de la túnica íntima) puede causar oclusión carotídea y estenosis de esta importante arteria. En tales casos, se puede realizar una **endarterectomía carotídea** para eliminar la placa aterosclerótica de la íntima.

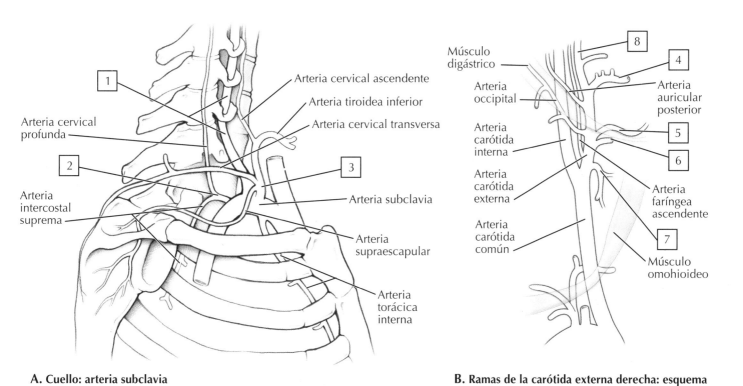

Arteria cervical ascendente

Arteria tiroidea inferior

Arteria cervical transversa

1

Arteria cervical profunda

2

Arteria intercostal suprema

3

Arteria subclavia

Arteria supraescapular

Arteria torácica interna

A. Cuello: arteria subclavia

Músculo digástrico

Arteria occipital

8

4

Arteria auricular posterior

Arteria carótida interna

Arteria carótida externa

5

6

Arteria faríngea ascendente

Arteria carótida común

7

Músculo omohioideo

B. Ramas de la carótida externa derecha: esquema

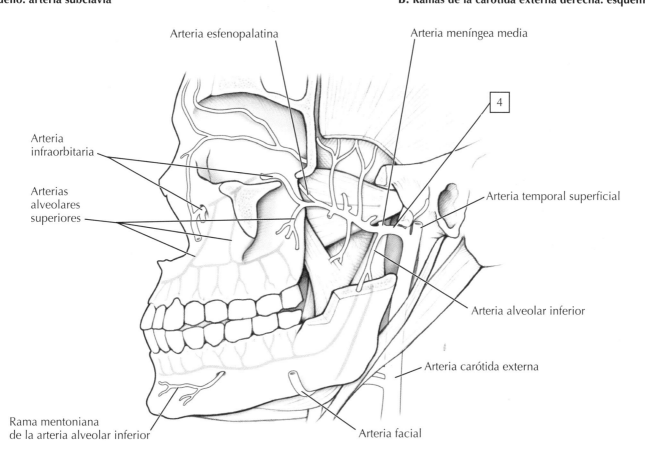

Arteria esfenopalatina

Arteria meníngea media

4

Arteria infraorbitaria

Arterias alveolares superiores

Arteria temporal superficial

Arteria alveolar inferior

Arteria carótida externa

Rama mentoniana de la arteria alveolar inferior

Arteria facial

C. Región temporal: arteria maxilar izquierda

La **arteria maxilar** irriga la región infratemporal, la duramadre, la región nasal y una parte de la cavidad bucal. Es la rama más grande de la arteria carótida externa y tiene la distribución más amplia de sus ramas. Origina 15 o más ramas de ella misma, pero, con fines descriptivos, se divide en tres partes:

- **Retromandibular:** arterias que entran en forámenes del cráneo o la mandíbula e irrigan la duramadre, los dientes y las encías mandibulares, el oído y el mentón
- **Pterigoidea:** las ramas inervan los músculos masticadores y el buccinador
- **Pterigopalatina:** las ramas entran en forámenes del cráneo e irrigan los dientes y las encías maxilares, el suelo de la órbita, la nariz, los senos paranasales, el paladar, la trompa auditiva y la parte superior de la faringe

COLOREA las siguientes ramas principales de la arteria maxilar utilizando el color rojo:

- ☐ 1. **Arteria maxilar y solo estas grandes ramas que se originan de ella:**
- ☐ 2. **Alveolar inferior (para los dientes y las encías mandibulares)**
- ☐ 3. **Meníngea media (para la duramadre que recubre el encéfalo)**
- ☐ 4. **Alveolar superior posterior (sus ramas para los dientes y las encías maxilares)**
- ☐ 5. **Infraorbitaria (para el suelo de la órbita)**
- ☐ 6. **Esfenopalatina (para la nariz, los senos paranasales, el paladar y la parte superior de la faringe)**

La arteria maxilar pasa a través de la fosa infratemporal, entre los músculos pterigoideos medial y lateral y un gran plexo venoso denominado plexo pterigoideo (v. lámina 5-11).

Nota clínica:
Debido a la irrigación arterial y el drenaje venoso extensos en la región de la fosa infratemporal, un traumatismo en esta zona de la cara y la cabeza puede causar una hemorragia significativa. Numerosos nervios, músculos y otras estructuras se encuentran dentro de esta región, por lo que el control de la hemostasia y la infección deben ser una prioridad para el equipo de asistencia sanitaria.

Si la arteria carótida interna se estrecha u ocluye, las ramas de la arteria carótida externa, especialmente sus ramas facial, maxilar y temporal superficial más grandes, pueden proporcionar **rutas de circulación colateral.** Es más probable que estas rutas se desarrollen cuando la oclusión es gradual, como en la aterosclerosis, en lugar de aguda, como en una obstrucción embólica.

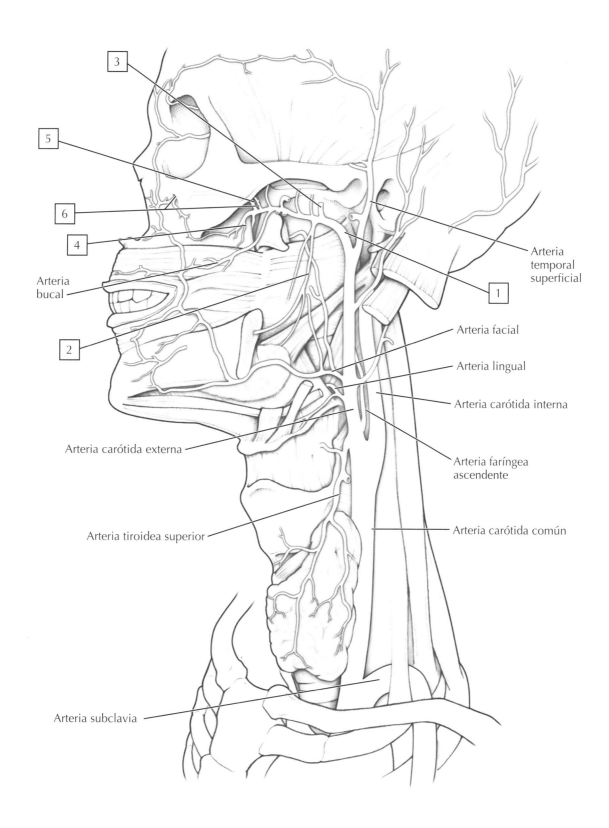

Arteria
temporal
superficial

Arteria facial

Arteria lingual

Arteria carótida interna

Arteria faríngea
ascendente

Arteria carótida común

Arteria
bucal

Arteria carótida externa

Arteria tiroidea superior

Arteria subclavia

Arterias del encéfalo

Las arterias que irrigan el encéfalo se originan, en gran parte, a partir de dos pares de arterias:

- **Vertebrales:** cada una de las arterias se origina de la respectiva arteria subclavia en el cuello, ascienden a través de los forámenes transversos de las vértebras cervicales y entran en el foramen magno del cráneo para irrigar la parte posterior del encéfalo
- **Carótidas internas:** cada una se origina de la correspondiente arteria carótida común en el cuello (v. lámina 5-9), asciende por el cuello para entrar en el conducto carotídeo y atraviesa el foramen rasgado para terminar como arterias cerebrales media y anterior, que se anastomosan con el círculo cerebral arterial (polígono de Willis) alrededor del quiasma óptico, la hipófisis y la porción basal del hipotálamo

ARTERIA	ORIGEN Y ESTRUCTURAS IRRIGADAS
Vertebral	De la arteria subclavia; irriga el cerebelo
Cerebelosa posteroinferior (inferior posterior)	De la arteria vertebral; irriga la cara posteroinferior del cerebelo
Basilar	De las dos vertebrales; irriga el tronco del encéfalo, el cerebelo y el cerebro
Cerebelosa anteroinferior (inferior anterior)	De la basilar; irriga la cara inferior del cerebelo
Cerebelosa superior	De la basilar; irriga la cara superior del cerebelo
Cerebral posterior	De la basilar; irriga la cara inferior del cerebro y el lóbulo occipital
Comunicante posterior	Círculo arterial cerebral (polígono de Willis)
Carótida interna	De la carótida común; irriga los lóbulos cerebrales y el ojo
Cerebral media	De la carótida interna; irriga la cara lateral de los hemisferios cerebrales
Comunicante anterior	Círculo arterial cerebral (polígono de Willis)
Cerebral anterior	De la carótida interna; irriga los hemisferios cerebrales (excepto el lóbulo occipital)

COLOREA las siguientes arterias que irrigan el encéfalo, utilizando un color diferente para cada arteria:

- ☐ 1. **Comunicante anterior**
- ☐ 2. **Cerebral anterior**
- ☐ 3. **Cerebral media**
- ☐ 4. **Comunicante posterior**
- ☐ 5. **Cerebral posterior**
- ☐ 6. **Basilar**
- ☐ 7. **Cerebelosa anteroinferior (inferior anterior)**
- ☐ 8. **Vertebral**

Nota clínica:

El sangrado de una arteria que irriga la duramadre provoca la acumulación de sangre arterial en el espacio entre la duramadre y el cráneo y se denomina **hematoma epidural.** Esto ocurre a menudo por un traumatismo contuso en la cabeza e implica el sangrado de la arteria meníngea media (de la arteria maxilar) o una de sus ramas. Si no se trata de inmediato, este sangrado puede comenzar a presionar el cerebro.

Una **hemorragia subaracnoidea** generalmente se produce a partir de la rotura de un aneurisma (una dilatación de una arteria) sacular o «baya», e implica a una de las ramas de las arterias vertebral, carótida interna o del círculo arterial del cerebro (polígono de Willis).

La **oclusión** (por una placa aterosclerótica o un trombo) de la:

- Arteria cerebral anterior puede interrumpir las funciones sensitivas y motoras en el miembro inferior contralateral
- Arteria cerebral media puede perturbar las funciones sensitivas y motoras en el miembro superior contralateral o, si la cápsula interna se ve afectada, en todo el cuerpo contralateral
- Arteria cerebral posterior puede interrumpir las funciones visuales del campo visual contralateral

Un **hematoma subdural** a menudo está causado por una hemorragia venosa aguda de las venas puente corticales que drenan sangre cortical hacia el seno sagital superior. La sangre se acumula entre la hoja meníngea de la duramadre y la aracnoides.

Un **ACV,** o ictus, es una lesión cerebral localizada causada por un episodio vascular que dura más de 24 h, mientras que un **accidente isquémico transitorio** es un episodio isquémico focal que dura menos de 24 h. El ACV se clasifica como isquémico (alrededor del 70-80%), como resultado de un infarto (trombótico o embólico) por aterosclerosis de las arterias extracraneales (generalmente carótidas) e intracraneales, o por una enfermedad cardiaca subyacente. El ACV hemorrágico ocurre cuando un vaso cerebral se debilita y se rompe (hemorragia subaracnoidea o intracerebral), lo que provoca un sangrado intracraneal, que generalmente afecta a un área cerebral más grande.

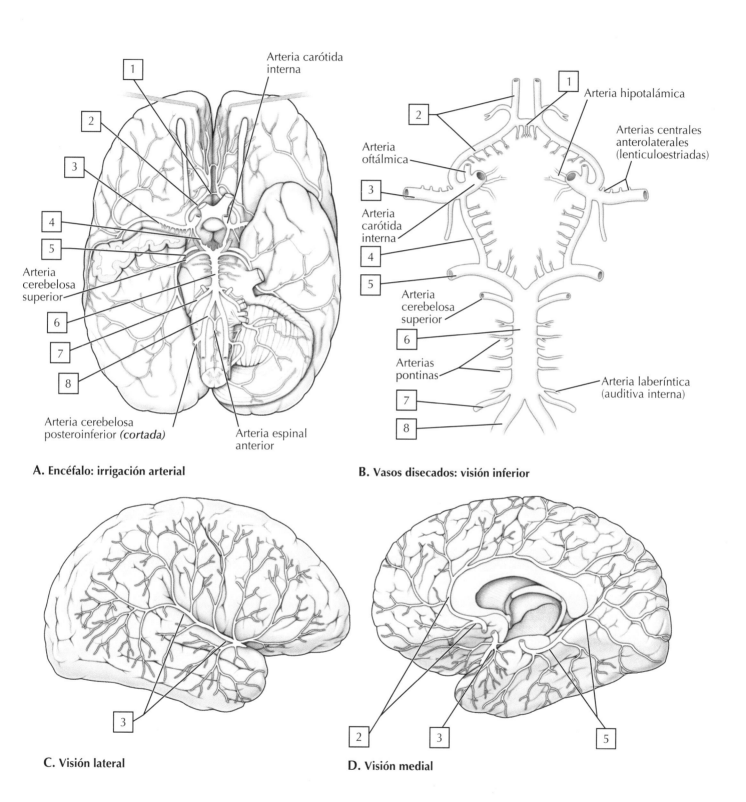

Arteria carótida
interna

1

2

3

4

5

Arteria
cerebelosa
superior

6

7

8

Arteria cerebelosa
posteroinferior *(cortada)*

Arteria espinal
anterior

A. Encéfalo: irrigación arterial

1

2

Arteria hipotalámica

Arterias centrales
anterolaterales
(lenticuloestriadas)

Arteria
oftálmica

3

Arteria
carótida
interna

4

5

Arteria
cerebelosa
superior

6

Arterias
pontinas

7

8

Arteria laberíntica
(auditiva interna)

B. Vasos disecados: visión inferior

3

C. Visión lateral

2

3

5

D. Visión medial

Gran parte de la sangre drenada desde el encéfalo se recoge en varios **senos venosos de la duramadre** (las hojas de la duramadre se separan para formar una vena grande o seno) (v. láminas 4-17 y 4-18), que tienden a dirigir el flujo de sangre venosa posteriormente a lo largo de los senos sagitales superior e inferior hacia la confluencia de los senos. Las venas cerebrales desembocan en los senos venosos de la duramadre atravesando el espacio subaracnoideo. Los senos venosos de la duramadre son conductos de paredes gruesas formados por una división de las hojas interna y externa de la duramadre. Desde aquí, la sangre fluye a los senos transversos y sigmoideos izquierdos y derechos para confluir y formar el origen de las **venas yugulares internas.**

La sangre venosa también puede drenar desde el **seno cavernoso** (v. imagen *A,* #1) hacia las venas oftálmicas y de ahí hacia las venas faciales para llegar a las venas yugulares internas, o drenar inferiormente hacia el **plexo venoso pterigoideo** (v. imagen *B*), y luego en las venas faciales y/o retromandibulares, encontrando finalmente su camino hacia las venas yugulares internas.

COLOREA los siguientes senos venosos de la duramadre, utilizando un color diferente para cada seno:

- ☐ 1. **Cavernoso**
- ☐ 2. **Sigmoideo**
- ☐ 3. **Transverso**
- ☐ 4. **Sagital superior**
- ☐ 5. **Recto**
- ☐ 6. **Petroso superior**

El drenaje venoso de la cabeza y el cuello hace que la sangre confluya finalmente en las venas pares principales siguientes (existen numerosas anastomosis entre estas venas):

- **Retromandibular:** recibe tributarias de las regiones temporal e infratemporal (plexo pterigoideo), la cavidad nasal, la faringe y la cavidad bucal
- **Yugular interna:** drena el encéfalo, la cara, la glándula tiroides y el cuello
- **Yugular externa:** drena la parte superficial del cuello, la parte inferior del cuello y el hombro, y la parte superior del dorso (a menudo se comunica con la vena retromandibular)

COLOREA las siguientes venas, utilizando un color diferente para cada vena:

- ☐ 7. **Facial**
- ☐ 8. **Tiroideas superior, media e inferior**
- ☐ 9. **Retromandibular**
- ☐ 10. **Yugular interna**

Nota clínica:

El seno cavernoso rodea la hipófisis y tiene conexiones con las venas oftálmicas, el plexo venoso pterigoideo, el plexo basilar y los senos petrosos superior e inferior. El flujo de sangre venosa a través de este seno está estancado porque el interior del seno está ocupado por una red trabecular de fibras de tejido conectivo que impiden el flujo de sangre. En consecuencia, las infecciones de transmisión sanguínea pueden «sembrarse» a sí mismas en este seno y causar una **trombosis del seno cavernoso.** Además, los tumores hipofisarios pueden expandirse lateralmente hacia el interior de este seno y distender su pared dural, haciendo presión potencialmente sobre una serie de nervios craneales (NC III, IV, V_1, V_2 y VI) relacionados con el seno.

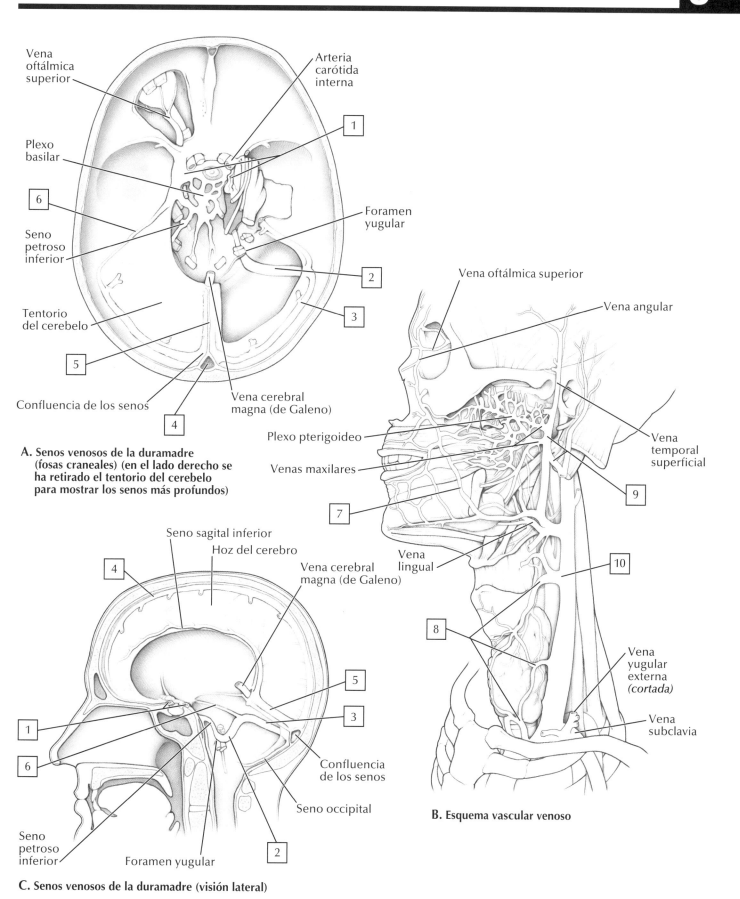

Vena oftálmica superior

Arteria carótida interna

1

Plexo basilar

6

Seno petroso inferior

Foramen yugular

2

Tentorio del cerebelo

3

5

Confluencia de los senos

Vena cerebral magna (de Galeno)

4

A. Senos venosos de la duramadre (fosas craneales) (en el lado derecho se ha retirado el tentorio del cerebelo para mostrar los senos más profundos)

Vena oftálmica superior

Vena angular

Plexo pterigoideo

Venas maxilares

Vena temporal superficial

9

7

Vena lingual

10

8

Vena yugular externa *(cortada)*

Vena subclavia

B. Esquema vascular venoso

Seno sagital inferior

Hoz del cerebro

Vena cerebral magna (de Galeno)

4

5

1

3

6

Confluencia de los senos

Seno occipital

Seno petroso inferior

Foramen yugular

2

C. Senos venosos de la duramadre (visión lateral)

Las arterias del miembro superior se originan de una continuación de la **arteria subclavia.** Una vez que la arteria subclavia emerge por debajo de la clavícula y cruza la primera costilla, su nombre cambia al de **arteria axilar;** continúa su trayecto a través de la región axilar (axila). Cuando la arteria axilar alcanza el borde inferior del músculo redondo mayor, se convierte en la **arteria braquial,** que a su vez se divide en las **arterias cubital** y **radial** en la fosa del codo (región anterior del codo).

La **arteria axilar** comienza en la primera costilla y descriptivamente se divide en tres porciones por la presencia del músculo pectoral menor suprayacente. Las ramas de las arterias subclavia y axilar forman una rica anastomosis (red) alrededor de la escápula, que irriga los músculos que actúan sobre la articulación del hombro.

PORCIÓN DE LA ARTERIA AXILAR	RAMA	TRAYECTO Y ESTRUCTURAS IRRIGADAS
1.ª	Torácica superior	Irriga los dos primeros espacios intercostales
2.ª	Toracoacromial	Posee ramas clavicular, pectoral, deltoidea y acromial
	Torácica lateral	Discurre con el nervio torácico largo e irriga los músculos a los que cruza
3.ª	Subescapular	Se divide en ramas toracodorsal y circunfleja de la escápula
	Circunfleja humeral anterior	Pasa alrededor del cuello quirúrgico del húmero
	Circunfleja humeral posterior	Discurre con el nervio axilar a través del espacio cuadrangular para anastomosarse con la rama circunfleja humeral anterior

La **arteria braquial** es una continuación directa de la arteria axilar, inferior al músculo redondo mayor.

ARTERIA	TRAYECTO
Braquial	Se inicia en el borde inferior del redondo mayor y termina en su bifurcación en la fosa del codo como arterias radial y cubital
Braquial profunda	Discurre con el nervio radial alrededor del cuerpo del húmero
Colateral cubital superior	Discurre con el nervio cubital
Colateral cubital inferior	Pasa anterior al epicóndilo medial del húmero
Radial	Es la rama lateral, más pequeña, de la arteria braquial
Cubital	Es la rama medial, más grande, de la arteria braquial

La arteria braquial se divide en las arterias cubital y radial en la fosa del codo.

ARTERIA	TRAYECTO
Radial	Se origina de la arteria braquial en la fosa del codo
Rama recurrente radial	Se anastomosa con la arteria colateral radial en el brazo
Rama palmar del carpo	Se anastomosa con la rama palmar del carpo de la arteria cubital
Cubital	Se origina de la arteria braquial en la fosa del codo

ARTERIA	TRAYECTO
Recurrente cubital anterior	Se anastomosa con la colateral cubital inferior en el brazo
Recurrente cubital posterior	Se anastomosa con la colateral cubital superior en el brazo
Interósea común	Da origen a las arterias interóseas anterior y posterior
Rama palmar del carpo	Se anastomosa con la rama palmar del carpo de la arteria radial

Las **arterias cubital** y **radial** se anastomosan en la palma de la mano formando **dos arcos palmares.** Las ramas digitales comunes y digitales propias se originan del arco palmar superficial para irrigar los dedos. Las arterias cubital y radial se resumen en la siguiente tabla.

ARTERIA	TRAYECTO
Radial	
Rama palmar superficial	Forma el arco palmar superficial con la arteria cubital
Principal del pulgar	Pasa profunda al tendón del flexor largo del pulgar y se divide en dos arterias digitales propias para el pulgar
Radial del índice	Pasa hacia el dedo índice por su cara lateral
Arco palmar profundo	Está formado por la porción terminal de la arteria radial
Cubital	
Rama palmar profunda	Forma el arco palmar profundo con la arteria radial
Arco palmar superficial	Está formado por la terminación de la arteria cubital; da origen a tres arterias digitales comunes, cada una de las cuales origina dos arterias digitales propias

COLOREA las siguientes arterias, utilizando un color diferente para cada arteria:

- [ ] 1. **Subclavia**
- [ ] 2. **Axilar**
- [ ] 3. **Braquial**
- [ ] 4. **Braquial profunda**
- [ ] 5. **Radial**
- [ ] 6. **Cubital**
- [ ] 7. **Arco palmar profundo**
- [ ] 8. **Arco palmar superficial**

Nota clínica:

Los **puntos de pulso** del miembro superior incluyen:
- **Braquial:** en el tercio proximal de la porción medial del brazo, donde la arteria braquial se puede presionar contra el húmero
- **Del codo:** arteria braquial en la fosa del codo, medial al tendón del bíceps braquial y justo antes de que se divida en las arterias cubital y radial
- **Radial:** sitio frecuente para tomar el pulso; se palpa justo lateral al tendón del flexor radial del carpo en la parte distal del antebrazo (a nivel del carpo)
- **Cubital:** en la parte distal del antebrazo (carpo), justo lateral al tendón del flexor cubital del carpo

A. Arterias del miembro superior

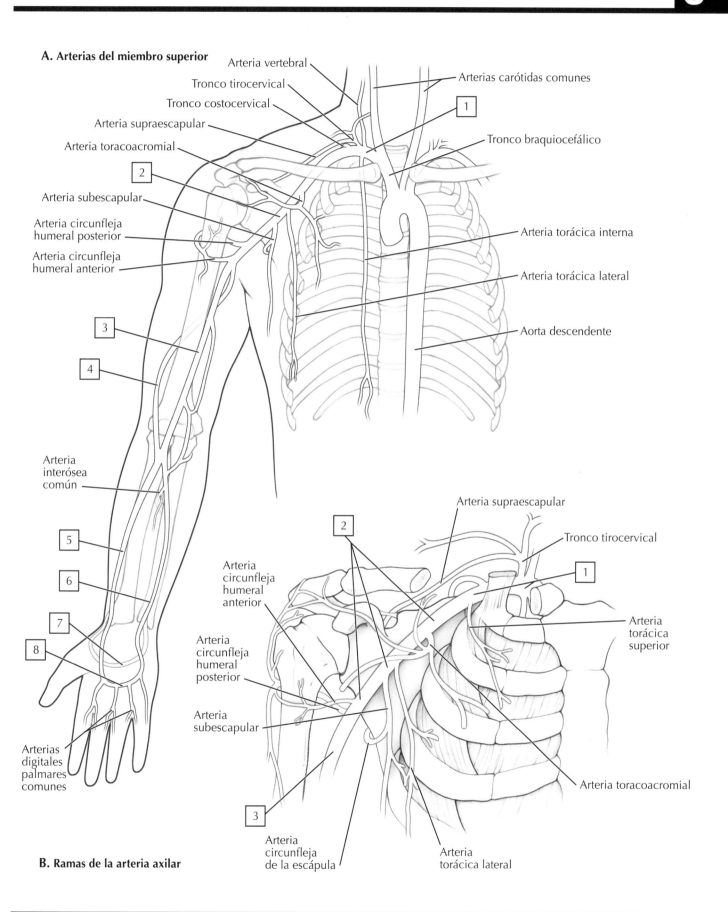

Arteria vertebral

Tronco tirocervical

Tronco costocervical

Arteria supraescapular

Arteria toracoacromial

Arterias carótidas comunes

Tronco braquiocefálico

Arteria subescapular

Arteria circunfleja humeral posterior

Arteria circunfleja humeral anterior

Arteria torácica interna

Arteria torácica lateral

Aorta descendente

Arteria interósea común

Arteria supraescapular

Tronco tirocervical

Arteria circunfleja humeral anterior

Arteria circunfleja humeral posterior

Arteria subescapular

Arteria torácica superior

Arteria toracoacromial

Arterias digitales palmares comunes

Arteria circunfleja de la escápula

Arteria torácica lateral

B. Ramas de la arteria axilar

Las arterias del miembro inferior se originan en la pelvis. La **arteria obturatriz** se origina de la arteria iliaca interna e irriga el compartimento medial del muslo. La **arteria femoral,** mucho más grande, se origina como una continuación directa de la arteria iliaca externa cuando esta pasa por debajo del ligamento inguinal. Estas dos arterias y la arteria femoral profunda se resumen en la siguiente tabla.

ARTERIA	TRAYECTO Y ESTRUCTURAS IRRIGADAS
Obturatriz	Se origina de la arteria iliaca interna (pelvis); tiene ramas anterior y posterior; pasa a través del foramen obturado con el nervio obturador y entra en la parte medial del muslo
Femoral	Continuación de la arteria iliaca externa con numerosas ramas para el periné, la cadera, el muslo y la rodilla
Femoral profunda	Se origina de la arteria femoral; irriga la cadera y el muslo

En la parte distal del muslo, la **arteria femoral** pasa a través del hiato aductor del músculo aductor mayor para alcanzar la cara posterior de la rodilla, donde se convierte en la **arteria poplítea.** Justo inferior a la rodilla, la arteria poplítea se divide en las **arterias tibiales anterior** y **posterior,** que discurren caudalmente por la pierna en los compartimentos anterior y posterior, respectivamente. La arteria tibial posterior también da origen a una pequeña **arteria peronea,** que discurre en el compartimento lateral de la pierna.

En el pie, la arteria tibial anterior forma una red (anastomosis) alrededor de la articulación talocrural (del tobillo) y se continúa en el dorso del pie como **arteria dorsal del pie (pedia).** El principal aporte sanguíneo para los músculos de la planta del pie se origina de la **arteria tibial posterior,** que pasa inferior al maleolo medial a nivel del tobillo y se divide en las **arterias plantares medial y lateral.** La arteria plantar medial se divide en ramas superficial y profunda, mientras que la arteria plantar lateral forma un arco plantar profundo y se anastomosa con las arterias del dorso del pie.

COLOREA las siguientes arterias del miembro inferior, utilizando un color diferente para cada arteria:

☐ 1. **Femoral**
☐ 2. **Poplítea**
☐ 3. **Tibial anterior**
☐ 4. **Tibial posterior**
☐ 5. **Dorsal del pie**
☐ 6. **Plantar medial**
☐ 7. **Plantar lateral**

Nota clínica:

Los **puntos de pulso** en el miembro inferior incluyen:
- **Femoral:** justo inferior al punto medio del ligamento inguinal, en el punto donde la arteria femoral se encuentra a nivel superficial
- **Poplíteo:** detrás de la rodilla
- **Tibial posterior:** justo por encima del maleolo medial cuando la arteria comienza a descender hacia el pie
- **Dorsal del pie (pedio):** en el dorso del pie; este punto de pulso es el que se encuentra más alejado del corazón

La arteria femoral y su vena femoral posicionada medialmente pueden usarse para obtener acceso a los vasos principales de los miembros, la cavidad abdominopélvica y el tórax (p. ej., un catéter se puede hacer pasar a través de la arteria femoral y hacia la aorta para la **angiografía** y la **angioplastia de las arterias coronarias**). Del mismo modo, el acceso a las tributarias principales de la vena cava inferior (VCI) y el lado derecho del corazón y a las venas pulmonares se puede realizar a través de la **vena femoral.**

Una fractura de tobillo que involucra al astrágalo (v. lámina 2-19) generalmente ocurre en el cuello del astrágalo. Este tipo de fractura a menudo se produce por un traumatismo directo o al aterrizar sobre el pie después de una caída desde una gran altura. Tal fractura puede conducir a la **necrosis avascular del cuerpo del astrágalo** porque la mayor parte de la irrigación del astrágalo pasa a través del cuello de este.

La diabetes mellitus puede provocar una **enfermedad microvascular,** que lleva a una disminución del flujo sanguíneo cutáneo. Además, la hiperglucemia predispone al miembro a la infección bacteriana y fúngica.

La aterosclerosis también puede afectar a la vasculatura del miembro inferior. La estenosis (estrechamiento) arterial o la oclusión en la pierna conduce a la **angiopatía periférica,** un trastorno asociado, en gran medida, con el aumento de la edad. La angiopatía periférica produce síntomas de claudicación, como resultado de una disminución del flujo sanguíneo en los momentos de mayor demanda. Los signos pueden incluir dolor, pérdida de pelo en la pierna, ulceración en el pie o el dedo gordo del pie, y pulsos periféricos disminuidos (pulso pedio).

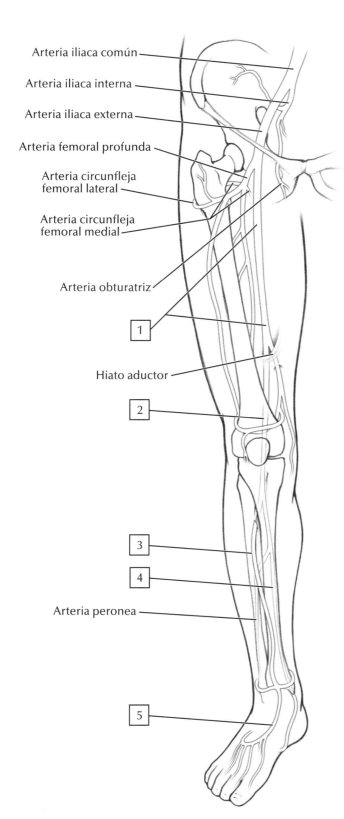

Arteria iliaca común

Arteria iliaca interna

Arteria iliaca externa

Arteria femoral profunda

Arteria circunfleja
femoral lateral

Arteria circunfleja
femoral medial

Arteria obturatriz

1

Hiato aductor

2

3

4

Arteria peronea

5

A. Arterias del miembro inferior: visión anterior

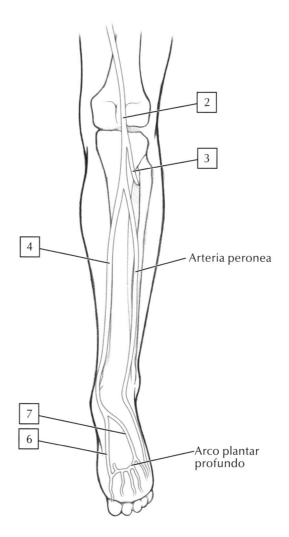

2

3

4

Arteria peronea

7

6

Arco plantar
profundo

B. Arterias de la pierna y la planta del pie:
visión posterior

La aorta a su salida del corazón forma la denominada **aorta ascendente** que da origen a las arterias coronarias derecha e izquierda, para irrigar al propio corazón.

La aorta ascendente se continúa con el **arco de la aorta** que se encuentra entre la aorta ascendente y la aorta descendente, y que a su vez da origen a:
- Tronco braquiocefálico (se divide en las arterias carótida común y subclavia derechas)
- Arteria carótida común izquierda
- Arteria subclavia izquierda

La aorta descendente se inicia con la **aorta torácica** que desciende junto al esófago y ligeramente a la izquierda de este y da origen a las siguientes arterias principales:
- Arterias bronquiales derechas e izquierdas, variables en número, para los bronquios principales y los pulmones
- Ramas pericárdicas (pequeñas y variables en número)
- Arterias intercostales posteriores (discurren a lo largo del borde inferior de cada costilla) y sus pequeñas ramas colaterales
- Arterias esofágicas para irrigar el esófago
- Arterias mediastínicas que son pequeñas e irrigan los nódulos (ganglios) linfáticos, los nervios y el tejido conectivo del mediastino posterior
- Arterias frénicas superiores para el diafragma
- Pequeñas arterias subcostales que se encuentran debajo de la última costilla

La **aorta abdominal** entra en el abdomen a través del hiato aórtico del diafragma (nivel vertebral T 12) y se divide en las arterias iliacas comunes por delante de la vértebra L 4. Las arterias impares para el tracto gastrointestinal (GI) incluyen el tronco celiaco y las arterias mesentéricas superior e inferior. Las arterias pares para las otras vísceras incluyen las arterias suprarrenales, renales y gonadales (ováricas o testiculares). Las arterias para las estructuras musculoesqueléticas incluyen las dos arterias frénicas inferiores, de cuatro a cinco pares de arterias lumbares y la arteria sacra media impar. Estas arterias se resumen en la siguiente tabla.

COLOREA las siguientes arterias que se originan de la aorta, utilizando un color diferente para cada arteria:
- [ ] 1. **Tronco braquiocefálico**
- [ ] 2. **Tronco celiaco**
- [ ] 3. **Mesentérica superior**
- [ ] 4. **Gonadales (ovárica o testicular)**
- [ ] 5. **Iliacas comunes**
- [ ] 6. **Mesentérica inferior**
- [ ] 7. **Aorta (color rojo para toda la aorta)**
- [ ] 8. **Renales**
- [ ] 9. **Subclavia izquierda**
- [ ] 10. **Carótida común izquierda**

RAMAS DE LA AORTA ABDOMINAL

ARTERIA	ORIGEN DE LA AORTA	LUGAR DE ORIGEN	IRRIGACIÓN
Tronco celiaco	Anterior	Justo inferior al hiato aórtico del diafragma	Derivados de la porción abdominal del intestino anterior*
Mesentérica superior	Anterior	Justo inferior al tronco celiaco	Derivados de la porción abdominal del intestino medio*
Mesentérica inferior	Anterior	Inferior a las arterias gonadales	Derivados de la porción abdominal del intestino posterior*
Suprarrenales medias	Lateral	Justo superiores a las arterias renales	Glándulas suprarrenales
Renales	Lateral	Justo inferiores a la arteria mesentérica superior	Riñones
Gonadales (testiculares u ováricas)	Anterolateral	Inferiores a las arterias renales	Testículos u ovarios
Frénicas inferiores	Anterolateral	Justo inferiores al hiato aórtico	Diafragma
Lumbares	Posterior	Cuatro pares	Pared posterior del abdomen y médula espinal
Sacra media	Posterior	Justo superior a la bifurcación aórtica	Resto de la arteria caudal
Iliacas comunes	Terminal	Bifurcación a nivel de la vértebra L 4	Pelvis, periné, región glútea y miembro inferior

*Los derivados embrionarios del intestino anterior incluyen el estómago, el hígado, la vesícula biliar, el páncreas, el bazo y la primera mitad del duodeno. Los derivados embrionarios del intestino medio incluyen la segunda mitad del duodeno, el yeyuno, el íleon, el ciego, el colon ascendente y dos tercios del colon transverso. Los derivados embrionarios del intestino posterior incluyen el tercio izquierdo del colon transverso, el colon descendente, el colon sigmoide y el recto.

Nota clínica:

Los **aneurismas** (dilataciones en la pared arterial) generalmente afectan a arterias de gran tamaño. La etiología incluye antecedentes familiares, hipertensión, degradación del colágeno y/o elastina de la pared vascular que conduce a la inflamación y el debilitamiento de la pared, y aterosclerosis. La aorta abdominal (por debajo del nivel de las arterias renales) y las arterias iliacas están muy a menudo involucradas. La reparación quirúrgica de los aneurismas grandes es importante, porque la rotura de un aneurisma puede ser mortal.

Aorta torácica y aorta abdominal

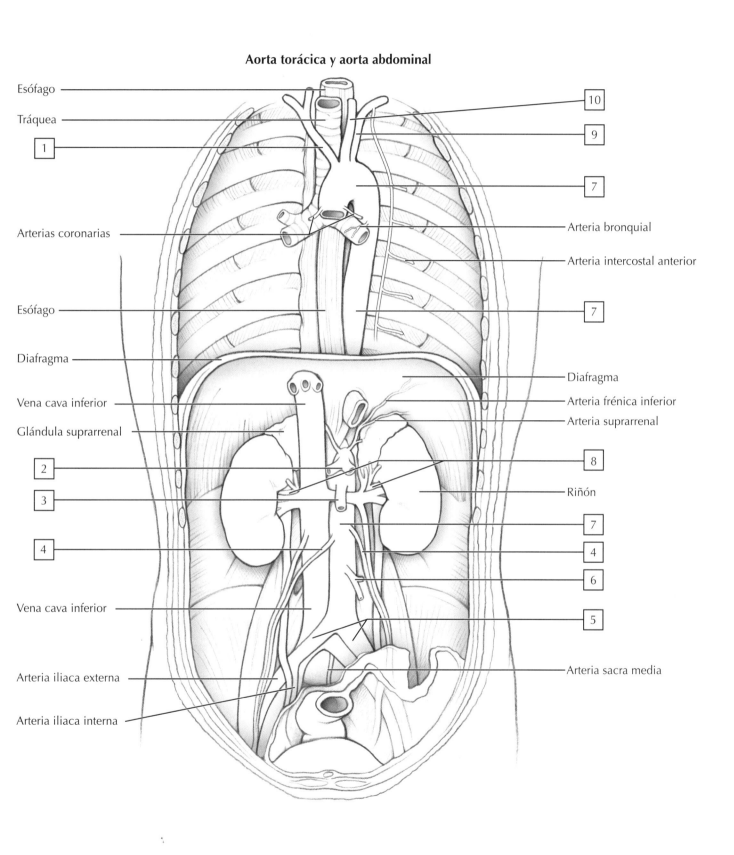

Esófago

Tráquea

1

Arterias coronarias

Esófago

Diafragma

Vena cava inferior

Glándula suprarrenal

2

3

4

Vena cava inferior

Arteria iliaca externa

Arteria iliaca interna

10

9

7

Arteria bronquial

Arteria intercostal anterior

7

Diafragma

Arteria frénica inferior

Arteria suprarrenal

8

Riñón

7

4

6

5

Arteria sacra media

Arterias del tracto gastrointestinal

Las arterias que irrigan el tracto GI son las tres arterias impares que se originan en la cara anterior de la aorta abdominal e incluyen:

- **Tronco celiaco:** irriga estructuras viscerales derivadas del intestino anterior embrionario, y el bazo
- **Mesentérica superior (AMS):** irriga estructuras viscerales derivadas del intestino medio embrionario
- **Mesentérica inferior (AMI):** irriga estructuras viscerales derivadas del intestino posterior embrionario

Estas tres arterias del tracto GI y sus ramas principales se resumen en las siguientes tablas.

ARTERIA	ESTRUCTURAS IRRIGADAS
Tronco celiaco	Irriga el estómago, el bazo, el hígado, la vesícula biliar, porciones del páncreas y la primera mitad del duodeno
Gástrica izquierda	Irriga las porciones proximal del estómago y distal del esófago
Esplénica	Irriga el páncreas (rama dorsal), el estómago (gástricas cortas y gastroomental [gastroepiploica] izquierda) y el bazo
Hepática común	Se divide en la arteria hepática propia y la arteria gastroduodenal, que irrigan el hígado, la vesícula biliar, el estómago, el duodeno y el páncreas
Mesentérica superior (AMS)	Irriga el intestino delgado y la mitad proximal del colon; se origina de la aorta, posterior al cuello del páncreas
Pancreatoduodenal inferior	Irriga la segunda mitad del duodeno y el páncreas
Cólica media	Irriga el colon transverso
Intestinales	Unas 15 ramas irrigan el yeyuno y el íleon (ramas yeyunales e ileales)
Ileocólica	Irriga el íleon, el ciego y el apéndice vermiforme
Cólica derecha	Irriga el colon ascendente y la porción proximal del colon transverso

ARTERIA	ESTRUCTURAS IRRIGADAS
Mesentérica inferior (AMI)	Irriga la porción distal del colon; se origina de la aorta a unos 2 cm superior a su bifurcación
Cólica izquierda	Irriga la porción distal del colon transverso y todo el colon descendente
Sigmoideas	Tres o cuatro ramas irrigan el colon sigmoide
Rectal superior	Irriga la porción proximal del recto (se anastomosa con otras arterias rectales)

La irrigación arterial del tracto GI en algunos sentidos refleja la inervación autónoma del tracto GI. Por tanto, si uno está familiarizado con los derivados embrionarios del intestino anterior, el intestino medio y el intestino posterior del tracto GI, puede correlacionar el aporte sanguíneo con la inervación parasimpática y simpática de las mismas regiones del intestino. Esta relación entre el tracto GI, la irrigación y su inervación se resume en la tabla inferior, dispuesta alrededor de los derivados del intestino anterior, el intestino medio y el intestino posterior embrionarios.

COLOREA las siguientes arterias que irrigan el tracto GI, usando un color diferente para cada arteria:

- 1. **Arteria hepática común del tronco celiaco**
- 2. **Arteria gástrica izquierda del tronco celiaco**
- 3. **Arteria esplénica del tronco celiaco**
- 4. **Porción principal de la AMS**
- 5. **Arteria cólica media de la AMS**
- 6. **Arteria cólica derecha de la AMS**
- 7. **Arteria ileocólica de la AMS**
- 8. **Arteria cólica izquierda de la AMI**
- 9. **Arterias sigmoideas de la AMI**
- 10. **Arteria rectal superior de la AMI**

	INTESTINO ANTERIOR	INTESTINO MEDIO	INTESTINO POSTERIOR
Órganos	Estómago Hígado Vesícula biliar Páncreas Bazo 1.ª mitad del duodeno	2.ª mitad del duodeno Yeyuno Íleon Ciego Colon ascendente 2/3 del colon transverso	1/3 izquierdo del colon transverso Colon descendente Colon sigmoide Recto
Arterias	Tronco celiaco: Esplénica Gástrica izquierda Hepática común	Mesentérica superior: Ileocólica Cólica derecha Cólica media	Mesentérica inferior: Cólica izquierda Ramas sigmoideas Rectal superior
Mesenterio ventral	Omento (epiplón) menor Ligamento falciforme Ligamentos coronarios/triangulares	Nada	Nada
Mesenterio dorsal	Ligamento gastroesplénico Ligamento esplenorrenal Ligamento gastrocólico Omento (epiplón) mayor	Mesenterio Mesoapéndice Mesocolon transverso	Mesocolon sigmoide
Inervación: Parasimpática Simpática	Nervio vago (NC X) Nervios esplácnicos torácicos (T5-T10)	Nervio vago (NC X) Nervios esplácnicos torácicos (T11-T12)	Nervios esplácnicos pélvicos (S2-S4) Nervios esplácnicos lumbares (L1-L2)

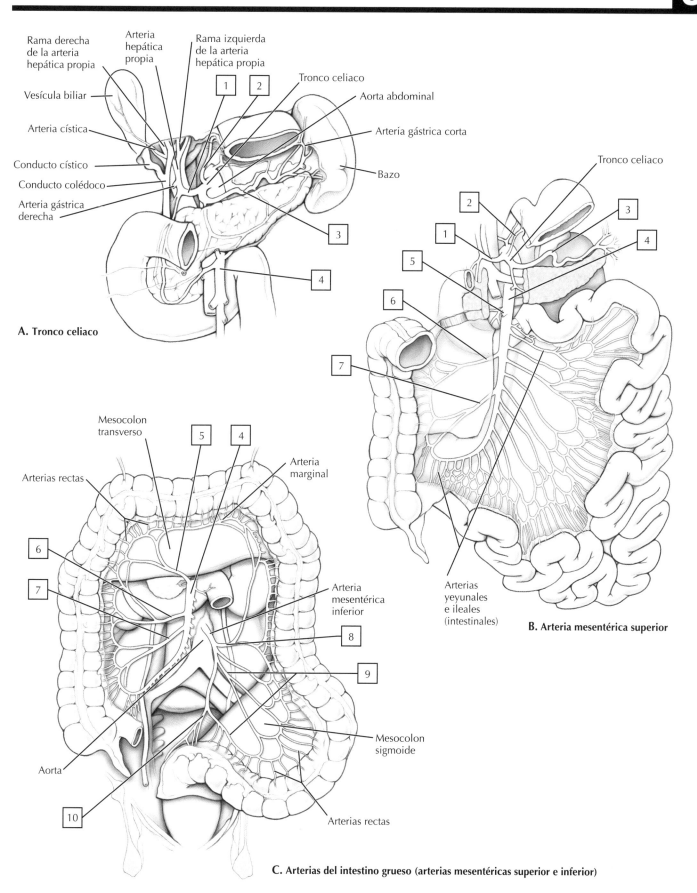

Rama derecha
de la arteria
hepática propia

Arteria
hepática
propia

Rama izquierda
de la arteria
hepática propia

Tronco celiaco

Aorta abdominal

Vesícula biliar

1   2

Arteria gástrica corta

Arteria cística

Bazo

Conducto cístico

Conducto colédoco

Arteria gástrica
derecha

3

4

A. Tronco celiaco

Tronco celiaco

2

3

1

4

5

6

7

Mesocolon
transverso

5   4

Arteria
marginal

Arterias rectas

6

Arteria
mesentérica
inferior

7

8

9

Aorta

Mesocolon
sigmoide

10

Arterias rectas

Arterias
yeyunales
e ileales
(intestinales)

B. Arteria mesentérica superior

C. Arterias del intestino grueso (arterias mesentéricas superior e inferior)

5 Arterias de la pelvis y el periné

La aorta abdominal se divide a nivel de la vértebra L 4 en las **arterias iliacas comunes derecha** e **izquierda.** Las arterias iliacas comunes, a continuación, se dividen en las arterias iliacas externas, cada una de las cuales pasa hacia delante y por debajo del ligamento inguinal para entrar en el muslo como arterias femorales, y las **arterias iliacas internas.** Las arterias iliacas internas irrigan las vísceras pélvicas, las paredes musculares de la pelvis, los músculos de la región glútea (nalga) y el periné y los genitales externos. Las principales ramas de las arterias de la pelvis se resumen en la siguiente tabla (observa que estas son las de la mujer).

ARTERIA (DIVISIÓN)*	TRAYECTO Y ESTRUCTURAS IRRIGADAS
Iliaca común	Se divide en iliacas externa (para el miembro inferior) e interna (para la pelvis)
Iliaca interna	Se divide en división posterior (P) y división anterior (A)
Iliolumbar (P)	Para los músculos iliaco (arteria iliaca), psoas mayor y cuadrado lumbar y columna vertebral (arteria lumbar)
Sacra lateral (P)	Para el músculo piriforme y sacro (meninges y nervios)
Glútea superior (P)	Entre el tronco lumbosacro y el nervio S1, pasa a través del foramen ciático mayor y entra en la región glútea
Glútea inferior (A)	Entre S1 o S2 y S2 o S3 para la región glútea
Pudenda interna (A)	Para estructuras perineales, pasando a través del foramen ciático mayor y luego de regreso a través del foramen ciático menor hasta el periné
Umbilical (A)	Da origen a la arteria vesical superior para la vejiga urinaria y se convierte en el ligamento de la arteria umbilical cuando alcanza la pared anterior del abdomen
Obturatriz (A)	Pasa hacia la cara medial del muslo a través del foramen obturado (con el nervio obturador)
Uterina (A)	Discurre sobre el músculo elevador del ano y por debajo del uréter para alcanzar el útero
Vaginal (A)	Desde la iliaca interna o la uterina, pasa hacia la vagina
Rectal media (A)	Para la porción inferior del recto y superior del conducto anal
Ovárica	Desde la aorta abdominal, discurre por el ligamento suspensorio del ovario
Rectal superior	Continuación de la arteria mesentérica inferior (AMI) para el recto
Sacra media	Desde la bifurcación aórtica, arteria impar para el sacro y el cóccix

*A, rama del tronco anterior; P, rama del tronco posterior.

Las arterias en el hombre son similares, excepto en que las ramas uterina, vaginal y ovárica se sustituyen por las arterias para el conducto deferente (de una rama vesical), prostática (de la vesical inferior) y testicular (de la aorta). Existe una variabilidad significativa de estas arterias, por lo que se identifican mejor al nombrarlas por la estructura que irrigan.

El aporte sanguíneo al periné se realiza a través de la **arteria pudenda interna** de la arteria iliaca interna. La pudenda interna da origen a las siguientes ramas:
- **Rectal (anorrectal) inferior:** para el esfínter externo del ano
- **Perineal:** se origina de la pudenda interna y proporciona ramas para los labios de la vulva (escroto en el hombre)
- **Porción terminal de la pudenda interna:** termina proporcionando ramas a los tejidos eréctiles (bulbo del vestíbulo en la mujer y bulbo del pene en el varón) y ramas para el pilar del clítoris (pilar del pene en el hombre)

COLOREA las siguientes ramas de la arteria iliaca interna, utilizando un color diferente para cada arteria:
- [ ] 1. **Glútea superior**
- [ ] 2. **Umbilical**
- [ ] 3. **Glútea inferior**
- [ ] 4. **Pudenda interna**
- [ ] 5. **Rectal (anorrectal) inferior**
- [ ] 6. **Vesical superior**
- [ ] 7. **Uterina**
- [ ] 8. **Obturatriz**
- [ ] 9. **Perineal**

Nota clínica:
La **disfunción eréctil** es la incapacidad para lograr y/o mantener la suficiente erección del pene para el coito. Su aparición aumenta con la edad. La función eréctil normal ocurre cuando un estímulo sexual causa la liberación de óxido nítrico desde las terminaciones nerviosas y las células endoteliales de los cuerpos cavernosos. Esto relaja el tono del músculo liso vascular y aumenta el flujo de sangre que congestiona simultáneamente los tejidos eréctiles y comprime las venas que de otro modo podrían drenar la sangre. Los medicamentos disponibles para tratar la disfunción eréctil en el hombre ayudan a relajar el músculo liso vascular de las pequeñas arterias que irrigan los tejidos eréctiles del pene (estas arterias son ramas de la pudenda interna). Este mismo mecanismo también funciona en la mujer, y es responsable de la congestión del tejido eréctil del bulbo del vestíbulo y el pilar del clítoris.

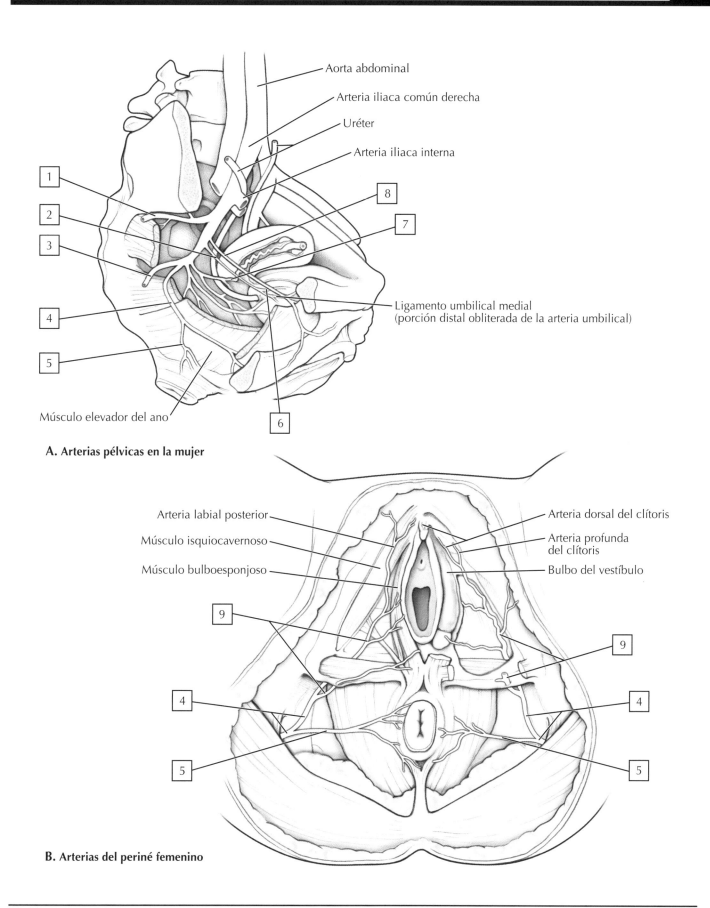

Aorta abdominal

Arteria iliaca común derecha

Uréter

Arteria iliaca interna

Ligamento umbilical medial
(porción distal obliterada de la arteria umbilical)

Músculo elevador del ano

A. Arterias pélvicas en la mujer

Arteria labial posterior

Músculo isquiocavernoso

Músculo bulboesponjoso

Arteria dorsal del clítoris

Arteria profunda
del clítoris

Bulbo del vestíbulo

B. Arterias del periné femenino

El sistema venoso de las cavidades corporales (cavidades torácica y abdominopélvica) se compone de:

- Sistema de la vena cava: venas cavas superior e inferior y sus tributarias
- Sistema porta hepático: vena porta hepática y sus tributarias

El **sistema de la vena cava** drena:

- Paredes corporales, incluidos los componentes musculoesqueléticos y la piel que los recubre
- Regiones de la cabeza y el cuello, a través de los senos venosos de la duramadre (encéfalo), y el sistema venoso de las yugulares internas y externas
- Miembros superiores e inferiores, a través de un conjunto de venas profundas y superficiales que finalmente drenan en las venas cavas superior (miembro superior) o inferior (miembro inferior)
- Vena cava inferior (VCI), que drena la cavidad abdominopélvica y recibe retorno venoso de los miembros inferiores, pero no drena el tracto GI ni sus órganos accesorios (hígado, vesícula biliar y páncreas) o el bazo

El **sistema porta hepático** drena:

- Tubo digestivo en la cavidad abdominopélvica y sus órganos accesorios (hígado, vesícula biliar, páncreas) a través de sus venas mesentéricas superior e inferior y sus tributarias
- Bazo, un órgano del sistema linfático, a través de la vena esplénica

En el tórax, las paredes torácicas y las estructuras viscerales (pulmones, esófago, timo) son drenadas a través del **sistema de las venas ácigos** (el corazón se drena a través de su propio sistema de venas cardiacas). La sangre venosa de la ácigos drena finalmente en la VCS justo antes de que la VCS entre en el atrio (aurícula) derecho del corazón. Las tributarias de la ácigos son:

- Venas intercostales (posteriores)
- Vena hemiácigos (drena en la vena ácigos y a menudo en la vena hemiácigos accesoria)
- Vena hemiácigos accesoria (finalmente drena en la vena braquiocefálica izquierda)
- Venas lumbares (conexiones ascendentes con la vena ácigos)
- Venas esofágicas
- Venas mediastínicas
- Venas pericárdicas
- Venas bronquiales
- Vena intercostal superior derecha

El sistema de las venas ácigos forma un conducto venoso importante entre la VCI y la VCS. Es parte del sistema de drenaje venoso profundo pero tiene conexiones con las venas superficiales que discurren en los tejidos subcutáneos. El sistema de las venas ácigos generalmente no posee válvulas (por lo que la dirección del flujo sanguíneo es dependiente de la presión) y sus ramas pueden ser variables, como es típico del sistema venoso en general.

Recuerda: las venas son variables y más numerosas que las arterias; en reposo, aproximadamente dos tercios de la sangre residen en el sistema venoso.

COLOREA las siguientes venas, utilizando un color diferente para cada vena:

- [ ] 1. **Braquiocefálica derecha**
- [ ] 2. **VCS**
- [ ] 3. **Ácigos**
- [ ] 4. **Braquiocefálica izquierda**
- [ ] 5. **Hemiácigos accesoria**
- [ ] 6. **Hemiácigos**

Nota clínica:
Ser consciente de la variabilidad en el drenaje venoso, especialmente en las regiones torácica y abdominal, y en la distribución de las venas superficiales en los miembros superiores e inferiores. Una buena regla general es recordar que las venas son variables. En reposo, alrededor del 65% de la sangre reside en el sistema venoso; las venas son variables, son vasos de capacitancia y, en la mayoría de las regiones del cuerpo, se presentan como un conjunto superficial de venas en los tejidos subcutáneos que conectan con un conjunto más profundo de venas que discurren paralelas a las arterias principales.

Desde el punto de vista clínico, se puede acceder a algunas de las venas superficiales más prominentes para realizar una **venopunción** a fin de extraer una muestra de sangre como exploración complementaria o para administrar líquidos en el torrente sanguíneo.

Sistema de las venas ácigos

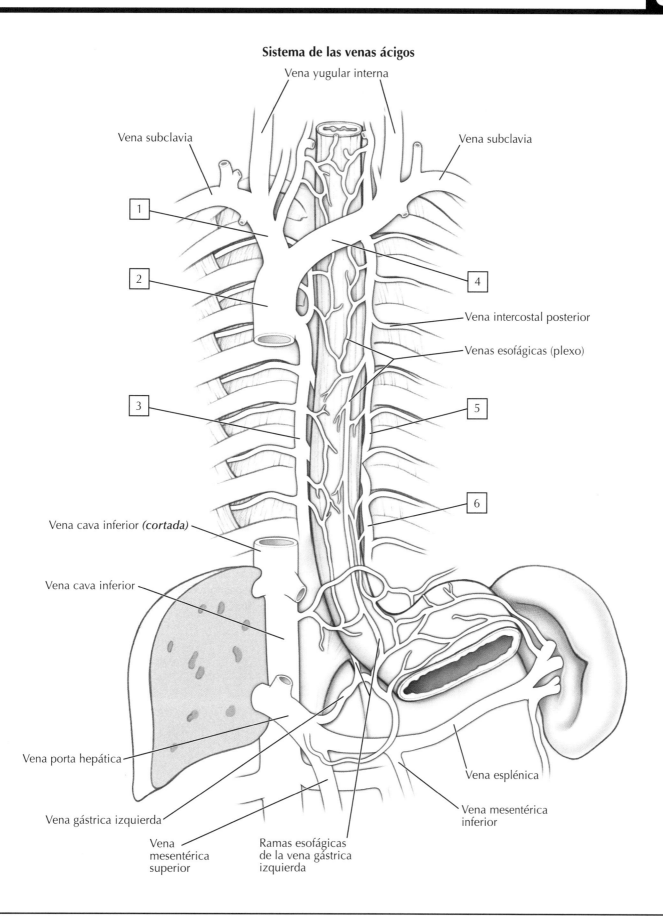

Vena yugular interna

Vena subclavia

Vena subclavia

1

2

4

Vena intercostal posterior

Venas esofágicas (plexo)

3

5

6

Vena cava inferior *(cortada)*

Vena cava inferior

Vena porta hepática

Vena esplénica

Vena mesentérica inferior

Vena gástrica izquierda

Vena mesentérica superior

Ramas esofágicas de la vena gástrica izquierda

Las venas que drenan todas las estructuras de la cavidad abdominopélvica excepto el tracto GI, sus órganos accesorios (hígado, vesícula biliar, páncreas) y el bazo son tributarias que drenan principalmente a la **VCI.**

El drenaje venoso de la pelvis se produce principalmente en las tributarias que se corresponden con las ramas arteriales de la arteria iliaca interna, y en correspondencia tienen los mismos nombres. Finalmente, esta sangre venosa se recoge en las venas iliacas comunes, que luego desembocan en la VCI. El periné y los genitales externos son drenados, en gran parte, por la **vena pudenda interna,** que se corresponde con la arteria del mismo nombre que irriga esta región. La VCI discurre superiormente y atraviesa la cúpula del diafragma, anterior a la vértebra T 8, para drenar directamente en el atrio (aurícula) derecho del corazón.

Las principales tributarias de la VCI incluyen:
- Venas iliacas comunes
- Venas lumbares (las venas lumbares superiores suelen formar conexiones con el sistema de las venas ácigos a través de venas lumbares ascendentes)
- Vena gonadal derecha (ovárica o testicular) (la vena gonadal izquierda drena en la vena renal izquierda)
- Venas renales
- Vena suprarrenal derecha (la suprarrenal izquierda drena en la vena renal izquierda)
- Venas frénicas inferiores
- Venas hepáticas

Estas venas abdominopélvicas no poseen válvulas, por lo que la dirección del flujo de sangre depende del gradiente de presión en los vasos. Al igual que con el sistema de las venas ácigos en el tórax, las conexiones con las venas superficiales en los tejidos subcutáneos se producen con las venas que drenan el interior de las paredes corporales.

Un conjunto de **venas superficiales** drenan la pared anterolateral del abdomen, la región inguinal superficial, la vaina del músculo recto del abdomen y la pared lateral del tórax. La mayoría de sus conexiones finalmente drenan en la vena axilar, luego en las venas subclavias y después en las dos venas braquiocefálicas, que se unen para formar la VCS.

La **vena epigástrica inferior** de la vena iliaca externa entra en la parte posterior de la vaina del músculo recto del abdomen, discurre cranealmente por encima del ombligo como venas epigástricas superiores y luego se anastomosan con las venas torácicas internas que drenan en la vena subclavia.

COLOREA las siguientes venas, utilizando un color diferente para cada vena:
- [ ] 1. **VCI**
- [ ] 2. **Iliaca externa**
- [ ] 3. **Iliaca interna**
- [ ] 4. **Rectal inferior**
- [ ] 5. **Hepática**
- [ ] 6. **Renal**
- [ ] 7. **Gonadales derecha e izquierda (venas ovárica o testicular)***

*Observa que la vena gonadal izquierda drena en la vena renal izquierda, no en la VCI.

Nota clínica:
Si el retorno venoso a través del hígado está obstruido, por ejemplo, por **cirrosis,** entonces estas venas superficiales (las venas epigástrica superficial y paraumbilical) pueden congestionarse y dilatarse tanto que forman una **cabeza de Medusa** (venas tortuosas agrandadas alrededor del ombligo) (v. lámina 5-19).

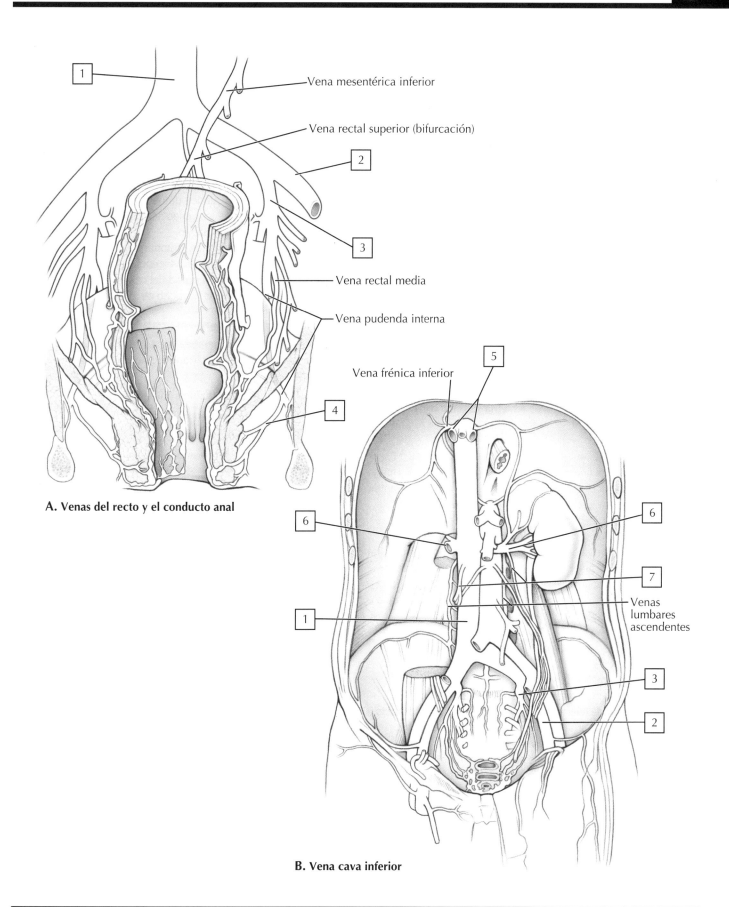

Vena mesentérica inferior

Vena rectal superior (bifurcación)

Vena rectal media

Vena pudenda interna

Vena frénica inferior

Venas lumbares ascendentes

A. Venas del recto y el conducto anal

B. Vena cava inferior

El tracto GI, sus órganos accesorios (vesícula biliar, hígado, páncreas) y el bazo son drenados mediante el sistema venoso porta hepático. Cuatro grandes venas componen este sistema:

- **Vena mesentérica inferior (VMI):** drena los derivados del intestino posterior del tracto GI, que incluye la porción distal del colon transverso, el colon descendente, el colon sigmoide y la porción proximal del recto; puede drenar en la unión de la vena mesentérica superior (VMS) y la vena esplénica, drenar solo en la vena esplénica o drenar directamente en la VMS (recuerda, las venas son variables)
- **VMS:** drena los derivados del intestino medio del tracto GI, que incluye la porción distal del duodeno, el intestino delgado, el colon ascendente y la porción proximal del colon transverso, así como el páncreas
- **Vena esplénica:** drena el bazo, una parte del estómago y el páncreas; la VMI a menudo drena en la vena esplénica, como se muestra en la imagen, pero como se señaló previamente, la VMI también puede drenar directamente en la VMS o en la unión de la VMS y la vena esplénica
- **Vena porta hepática:** formada por la unión de la **vena esplénica** y la **VMS,** esta gran vena drena el estómago (a través de las venas gástricas derecha e izquierda) y la vesícula biliar, y recibe todo el drenaje venoso del tracto GI a través de las venas mesentéricas superior e inferior y la vena esplénica; ocasionalmente, la vesícula biliar drena directamente en el hígado

Toda la sangre de las estructuras viscerales enumeradas anteriormente drena finalmente en la vena porta hepática y luego en el hígado. El hígado procesa productos importantes y fuentes de energía (glucosa, grasas, proteínas, vitaminas) procedentes del tracto GI, produce combustibles celulares, produce las proteínas plasmáticas y factores de coagulación, metaboliza las toxinas y los fármacos, excreta sustancias como la bilirrubina y produce ácidos biliares. Desde el hígado, la sangre venosa fluye en varias venas hepáticas, que inmediatamente drenan en la VCI justo antes de que atraviese el diafragma y entre en el atrio (aurícula) derecho del corazón.

Diversas enfermedades, como la cirrosis, pueden dañar el hígado e impedir el flujo de sangre venosa a través de este órgano vital. No obstante, la sangre debe regresar al corazón para el intercambio de gases en los pulmones, por lo que deberá desviarse del hígado mediante **anastomosis portosistémicas** importantes para tener acceso al sistema de las venas cavas (VCS, VCI y venas ácigos) y sus tributarias, que pueden entonces devolver la sangre al corazón. El retorno venoso impedido eleva la presión sanguínea en el sistema porta hepático causando **hipertensión portal;** dado que las venas del sistema porta hepático carecen de válvulas, la sangre venosa puede revertir el flujo y buscar rutas alternativas de vuelta al corazón. Clínicamente, estas anastomosis portosistémicas salvan vidas e incluyen las siguientes rutas principales:

- **Esofágica:** la sangre se desviará desde las venas porta hepática y esplénica hacia las venas gástricas del estómago y luego a las venas esofágicas que están conectadas al sistema de las venas ácigos, drenando finalmente en la VCS y el corazón (v. **A,** al lado de las etiquetas de la imagen)
- **Rectal:** la sangre drenará inferiormente en la VMI hacia la vena rectal superior y luego a las venas rectales media e inferior (anastomosis alrededor del recto) para alcanzar la VCI y el corazón (v. **B,** al lado de las etiquetas de la imagen)
- **Paraumbilical:** la sangre de la vena porta hepática drenará en las venas paraumbilicales y llenará las venas subcutáneas de la pared abdominal (forma una maraña de venas tortuosas visible en la superficie abdominal, denominada cabeza de Medusa), que luego pueden drenar en tributarias de la VCS, la VCI y el sistema de las venas ácigos (v. **C,** al lado de las etiquetas de la imagen)
- **Retroperitoneal:** la menos importante de las vías; algo de sangre drenará desde las vísceras GI retroperitoneales en venas parietales en la pared del cuerpo para alcanzar las tributarias de la vena cava (no se muestran)

COLOREA las siguientes venas que contribuyen al sistema anastomótico portocava, utilizando los colores sugeridos para cada vena:

- ☐ 1. **Porta hepática (azul oscuro)**
- ☐ 2. **Mesentérica superior (lila)**
- ☐ 3. **Esplénica (rojo oscuro)**
- ☐ 4. **Mesentérica inferior (azul claro)**

Nota clínica:
La **cirrosis,** una enfermedad en gran medida irreversible, se caracteriza por una fibrosis difusa, una regeneración nodular del parénquima y una arquitectura hepática alterada que interrumpe progresivamente el flujo sanguíneo porta hepático a través del hígado (lo que conduce a hipertensión portal). Las principales causas de cirrosis son:
- Hepatopatía alcohólica: 60-70%
- Hepatitis vírica: 10%
- Enfermedades biliares: 5-10%
- Otras: 5-15%

La **hipertensión portal,** resultado de la mayor resistencia al flujo de sangre venosa a través del hígado enfermo, tiene las siguientes consecuencias clínicas:
- Ascitis (acumulación anormal de líquido en la cavidad abdominal)
- Formación de derivaciones venosas portosistémicas mediante las anastomosis señaladas anteriormente
- Esplenomegalia congestiva (congestión del bazo con sangre)
- Encefalopatía hepática (las toxinas en la sangre, no eliminadas por el hígado enfermo, causan disfunción cerebral)

Sistema porta hepático

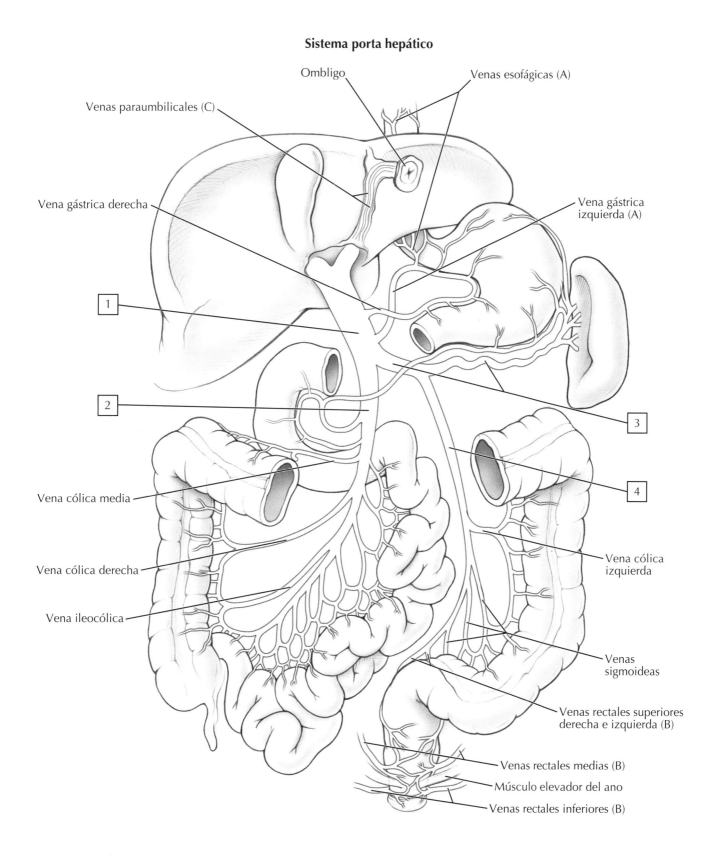

Ombligo

Venas esofágicas (A)

Venas paraumbilicales (C)

Vena gástrica derecha

Vena gástrica izquierda (A)

1

2

3

4

Vena cólica media

Vena cólica derecha

Vena ileocólica

Vena cólica izquierda

Venas sigmoideas

Venas rectales superiores derecha e izquierda (B)

Venas rectales medias (B)

Músculo elevador del ano

Venas rectales inferiores (B)

Al igual que el resto del cuerpo, el miembro superior es drenado por un conjunto de venas profundas y superficiales. Sin embargo, las venas del miembro superior (e inferior) contienen válvulas, que ayudan, en gran parte por la acción de la contracción de los músculos adyacentes, al retorno de la sangre venosa al corazón contra gravedad.

El **conjunto de venas profundas** del miembro superior es paralelo a las arterias e incluye las siguientes venas principales:
- **Radial:** es paralela a la arteria radial en la parte lateral del antebrazo
- **Cubital:** es paralela a la arteria cubital en la parte medial del antebrazo
- **Braquial:** formada por la unión de las venas radial y cubital en la fosa del codo; esta vena es paralela a la arteria braquial en la cara medial del brazo
- **Axilar:** en la axila, es paralela a la arteria axilar en la vaina axilar (rodeada por los fascículos del plexo braquial)
- **Subclavia:** es paralela a la arteria subclavia, pero pasa anterior al músculo escaleno anterior en lugar de posterior a él (la arteria se sitúa posterior)

El **conjunto de venas superficiales** del miembro superior está conectado por venas comunicantes al conjunto de venas profundas y proporciona una ruta adicional para el retorno venoso al corazón. Estas venas pueden variar considerablemente de una persona a otra y tienen extensas tributarias. Las venas tienen también válvulas para ayudar en el retorno venoso e incluyen las siguientes venas principales:
- **Red venosa dorsal:** la mayor parte de la sangre de la palma de la mano drenará en estas venas (especialmente cuando se aprieta la mano)
- **Cefálica:** discurre en el tejido subcutáneo a lo largo de la parte lateral del antebrazo y el brazo para drenar finalmente en la vena axilar
- **Basílica:** discurre en el tejido subcutáneo a lo largo de las partes medial del antebrazo y distal del brazo para finalmente hacerse profunda en la parte medial del brazo y drenar en la vena axilar
- **Mediana del codo:** pasa de la vena cefálica a la vena basílica en la fosa del codo; es una localización frecuente para la **venopunción,** con el fin de tomar una muestra de sangre o administrar líquidos por vía intravenosa

COLOREA las siguientes venas del miembro superior, utilizando un color diferente para cada vena:
- ☐ 1. **Subclavia**
- ☐ 2. **Axilar**
- ☐ 3. **Cefálica (superficial)**
- ☐ 4. **Braquial**
- ☐ 5. **Mediana del codo (superficial)**
- ☐ 6. **Radial**
- ☐ 7. **Cubital**
- ☐ 8. **Basílica (superficial)**

Nota clínica:
En general, las venas son más numerosas que las arterias y más variables en su ubicación. A menudo paralelas a las arterias, especialmente las profundas dentro del cuerpo o los miembros. Las venas de los miembros y las de la parte inferior del cuello (venas yugulares internas) contienen válvulas, mientras que la mayoría de las otras venas en el cuerpo son avalvulares. A menudo, cuando una vena como la vena braquial o la axilar es paralela a la arteria del mismo nombre, la vena forma realmente «venas satélites» (venas que acompañan) o una red de venas que entrelazan la arteria paralela como las enredaderas podrían entrelazarse en un tronco de árbol. Con algunas excepciones importantes, muchas venas pueden ser sacrificadas durante la cirugía debido a que existen abundantes conductos venosos alternativos para devolver la sangre desde una región hacia el corazón (por supuesto, si la reparación venosa es factible, es preferible repararlas). Además, el cuerpo normalmente «creará» nuevas venas de tributarias adyacentes para drenar un área despojada de su drenaje venoso.

La vena mediana del codo se usa a menudo para la **venopunción** (extracción de sangre o inyección de soluciones en el sistema venoso). Colocar un torniquete alrededor del brazo contraerá el retorno venoso y las venas superficiales del antebrazo distales al torniquete se distenderán y se harán palpables y, a menudo, visibles. Estas venas congestionadas (por lo general, la vena mediana del codo) se pueden usar para extraer una muestra de sangre o para inyecciones intravenosas, la administración de líquidos o la alimentación intravenosa. Las venas superficiales en la cara dorsal de la mano también se pueden usar para la venopunción.

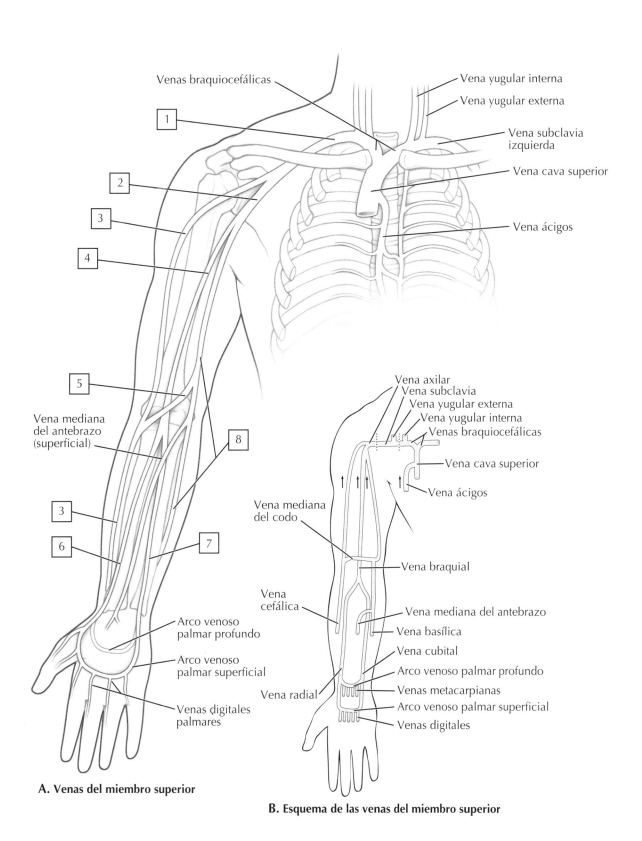

Venas braquiocefálicas

Vena yugular interna

Vena yugular externa

Vena subclavia izquierda

Vena cava superior

Vena ácigos

1

2

3

4

5

Vena mediana del antebrazo (superficial)

8

3

6

7

Arco venoso palmar profundo

Arco venoso palmar superficial

Venas digitales palmares

A. Venas del miembro superior

Vena axilar
Vena subclavia
Vena yugular externa
Vena yugular interna
Venas braquiocefálicas

Vena cava superior

Vena ácigos

Vena mediana del codo

Vena braquial

Vena cefálica

Vena mediana del antebrazo

Vena basílica

Vena cubital

Arco venoso palmar profundo

Venas metacarpianas

Arco venoso palmar superficial

Vena radial

Venas digitales

B. Esquema de las venas del miembro superior

5 Venas del miembro inferior

Al igual que el resto del cuerpo, el miembro inferior es drenado por medio de un conjunto de venas profundas y superficiales. Sin embargo, las venas del miembro inferior (y superior) contienen válvulas, que ayudan, en gran parte por la acción de la contracción de los músculos adyacentes, a devolver la sangre venosa al corazón contra gravedad.

El **conjunto de venas profundas** del miembro inferior es paralelo a las arterias e incluye las siguientes venas principales:
- **Tibial posterior:** drena la planta del pie y la parte medial del tobillo ascendiendo superiormente por la pierna; es paralela a la arteria tibial posterior en el compartimento posterior de la pierna
- **Tibial anterior:** empieza como vena dorsal del pie en el dorso del pie y es paralela a la arteria tibial anterior en el compartimento anterior de la pierna
- **Peronea:** pequeña vena que es paralela a la arteria del mismo nombre en el compartimento lateral de la pierna y drena en la vena tibial posterior
- **Poplítea:** se sitúa por detrás de la rodilla y está formada por las venas tibial anterior y tibial posterior
- **Femoral:** la vena poplítea se convierte en la vena femoral en la parte distal del muslo; luego, la vena femoral pasa profunda al ligamento inguinal para convertirse en la vena ilíaca externa en la pelvis

El **conjunto de venas superficiales** del miembro inferior está conectado por venas comunicantes al conjunto de venas profundas y proporciona una ruta adicional para el retorno venoso hacia el corazón. Estas venas pueden variar considerablemente de una persona a otra y tienen numerosas tributarias. Las venas tienen también válvulas para ayudar en el retorno venoso e incluyen las siguientes venas principales:
- **Arco venoso dorsal:** drena sangre desde el pie en las venas safenas menor y magna (mayor) en las caras lateral y medial del tobillo, respectivamente
- **Safena menor:** discurre superiormente en el tejido subcutáneo de la pantorrilla (cara posterior de la pierna) y luego se hace profunda para drenar en la vena poplítea, detrás de la rodilla
- **Safena magna (mayor):** discurre superiormente desde el lado medial del tobillo para correr por la parte medial de la pierna y el muslo, drenando en la vena femoral justo inferior al ligamento inguinal

Observa que la vena safena magna (mayor) del miembro inferior y la vena cefálica del miembro superior son venas análogas, al igual que la vena safena menor del miembro inferior y la vena basílica del miembro superior (ambas se hacen profundas para unirse a una vena más profunda).

COLOREA las siguientes venas del miembro inferior, utilizando un color diferente para cada vena:
- [ ] 1. **Femoral**
- [ ] 2. **Safena magna (mayor) (superficial)**
- [ ] 3. **Tibial anterior**
- [ ] 4. **Poplítea**
- [ ] 5. **Safena menor (superficial)**
- [ ] 6. **Tibial posterior**

Nota clínica:
Las venas de los miembros y las de la parte inferior del cuello contienen válvulas. Las válvulas son una extensión de la túnica íntima de la pared venosa, se proyectan en la luz de la vena y son similares en apariencia a las válvulas semilunares del corazón. Las válvulas venosas ayudan en el retorno venoso contra gravedad mediante la prevención del reflujo de la sangre. La sangre en las venas de los miembros es impulsada, en parte, por la contracción de los músculos esqueléticos adyacentes. Las paredes de las venas adyacentes a una válvula pueden debilitarse y distenderse, lo que compromete la capacidad de la válvula para que funcione correctamente y afecta al retorno venoso. Estas venas se denominan **venas varicosas** (dilatadas y tortuosas); esta afección es más común en las venas del miembro inferior, especialmente las venas safenas y sus tributarias.

La **trombosis venosa profunda** de las venas profundas de los miembros inferiores produce hinchazón, calor e inflamación que conducen a una infección. La **estasis venosa** (estancamiento de la sangre), causada por la presión externa sobre las venas (vendajes apretados, periodos prolongados de estar postrado en cama, inactividad común en vuelos largos), es una causa común de trombosis venosa profunda. A veces, puede desarrollarse un gran trombo, liberarse y viajar a través del sistema venoso proximalmente al corazón y alojarse en la arteria pulmonar, un evento potencialmente mortal.

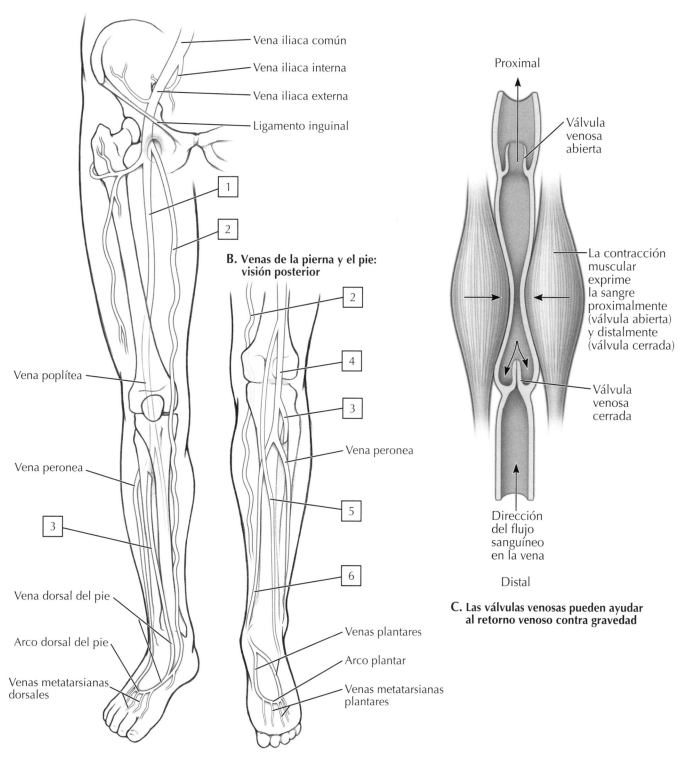

A. Venas del miembro inferior: visión anterior

Vena iliaca común

Vena iliaca interna

Vena iliaca externa

Ligamento inguinal

1

2

Vena poplítea

Vena peronea

3

Vena dorsal del pie

Arco dorsal del pie

Venas metatarsianas dorsales

B. Venas de la pierna y el pie: visión posterior

2

4

3

Vena peronea

5

6

Venas plantares

Arco plantar

Venas metatarsianas plantares

Proximal

Válvula venosa abierta

La contracción muscular exprime la sangre proximalmente (válvula abierta) y distalmente (válvula cerrada)

Válvula venosa cerrada

Dirección del flujo sanguíneo en la vena

Distal

C. Las válvulas venosas pueden ayudar al retorno venoso contra gravedad

El patrón de circulación fetal es un patrón de intercambio de gases y nutrientes/intercambio de residuos metabólicos con la sangre materna a través de la placenta (pero sin intercambio de células de la sangre) y distribución de oxígeno y sangre rica en nutrientes a los tejidos del feto. Varias derivaciones permiten a la sangre fetal desviarse, en gran parte, del hígado, que no se necesita para el procesamiento metabólico *in utero,* y de los pulmones, que tampoco se necesitan para el intercambio gaseoso *in utero.* De hecho, en el feto los pulmones están llenos de líquido y ofrecen una alta resistencia al flujo sanguíneo significativo. La madre se encarga de la oxigenación a cuenta del feto. Por tanto, la sangre en el feto necesita eludir el hígado y los pulmones y tener acceso directo al lado izquierdo del corazón de manera que pueda ser bombeada a la circulación sistémica fetal. Varias derivaciones fetales permiten que esto suceda:

- **Conducto venoso** (desvía la sangre en el hígado)
- **Foramen oval** (deriva la sangre desde el atrio [aurícula] derecho al atrio [aurícula] izquierdo, evitando así los pulmones)
- **Conducto arterioso** (deriva la sangre que no pasa a través del foramen oval y, por tanto, ingresa en el ventrículo derecho y, a través de la contracción ventricular, pasa hacia el tronco pulmonar y a través del conducto arterioso hacia la aorta; de este modo evita los pulmones)
- **Arterias y vena umbilicales** (vasos placentarios que devuelven la sangre a la placenta o transportan sangre desde la placenta hacia el corazón)

Estas derivaciones se cierran al nacer o poco después; el bebé recién nacido inicia el intercambio de gases a través de sus propios pulmones y procesa los líquidos ingeridos, y finalmente los alimentos sólidos, a través de su propio hígado. Estos cambios al nacimiento son los siguientes:

- El conducto venoso se convierte en un ligamento (ligamento venoso)
- El foramen oval se convierte en la fosa oval, la porción superior delgada del septo interatrial
- El conducto arterioso se convierte en el ligamento arterioso entre el tronco pulmonar y el arco de la aorta
- Las arterias y la vena umbilicales se convierten en ligamentos

COLOREA los siguientes elementos de la circulación prenatal y posnatal (observa la dirección del flujo de sangre indicada por las flechas):

☐ 1. **Arterias umbilicales (transporta sangre, pobre en oxígeno y nutrientes, y productos de desecho desde el feto a la placenta) (color azul, porque la sangre tiene poco oxígeno)**

☐ 2. **Vena umbilical (transporta sangre oxigenada y rica en nutrientes desde la placenta al corazón del feto) (color rojo, ya que la sangre de la placenta para el feto es rica en oxígeno)**

☐ 3. **Conducto venoso (derivación para eludir en gran medida, pero no completamente, el hígado fetal)**

☐ 4. **Foramen oval (derivación desde el atrio [aurícula] fetal derecho al atrio [aurícula] izquierdo para eludir los pulmones del feto)**

☐ 5. **Conducto arterioso (derivación del tronco pulmonar hacia la aorta para eludir, en gran medida, los pulmones del feto)**

☐ 6. **Ligamento arterioso (conducto arterioso obliterado)**

☐ 7. **Fosa oval (foramen oval obliterado en la parte superior del septo interatrial)**

☐ 8. **Ligamento venoso (conducto venoso obliterado que una vez eludió, en gran medida, el hígado fetal para llevar sangre rica en oxígeno y nutrientes al corazón fetal)**

☐ 9. **Ligamento redondo del hígado (vena umbilical obliterada que transportaba sangre rica en oxígeno y nutrientes al feto desde la placenta)**

☐ 10. **Ligamentos umbilicales mediales (parte ocluida de las arterias umbilicales que transportaba sangre pobre en oxígeno y nutrientes junto con sus productos de desecho, de regreso a la placenta)**

Ten en cuenta que, si bien el hígado y los pulmones estaban, en gran medida, «desconectados» durante el desarrollo fetal, estos órganos importantes aún necesitaban sangre oxigenada y rica en nutrientes de la placenta para continuar desarrollándose y creciendo a medida que el feto crecía en el útero. También tenían que descargar sangre desoxigenada y productos de desecho, y devolverlos a la placenta y, en última instancia, a la circulación materna.

Nota clínica:

A veces, las diversas derivaciones que existen en la circulación fetal no se cierran después del nacimiento y deben repararse quirúrgicamente. Las **comunicaciones interatriales** representan alrededor del 10-15% de las anomalías cardiacas congénitas. La mayoría de estos defectos son defectos del *ostium secundum* por el cierre incompleto del foramen oval (v. imagen *A,* #4).

Un **conducto (ductus) arterioso permeable** es un fallo en el cierre del conducto arterioso poco después del nacimiento. Esto da como resultado una derivación de sangre posnatal desde la aorta hacia el tronco pulmonar, lo que puede provocar insuficiencia cardiaca congestiva. El conducto (ductus) arterioso permeable representa alrededor del 10% de los defectos cardiacos congénitos.

La **tetralogía de Fallot,** por lo general, resulta de un mal desarrollo del septo espiroideo que normalmente divide el tronco arterioso en el tronco pulmonar y la aorta ascendente. Este defecto implica lo siguiente:

- Estenosis pulmonar o estrechamiento del tracto de salida del ventrículo derecho
- Una aorta encabalgada
- Hipertrofia ventricular derecha
- Comunicación interventricular

La reparación quirúrgica se realiza con circulación extracorpórea para cerrar la comunicación interventricular y proporcionar un flujo sin obstrucciones hacia el tronco pulmonar. El tracto de salida pulmonar estenótico se ensancha insertando un parche en la pared del vaso, lo que aumenta el volumen de la estenosis subpulmonar y/o la estenosis de la arteria pulmonar.

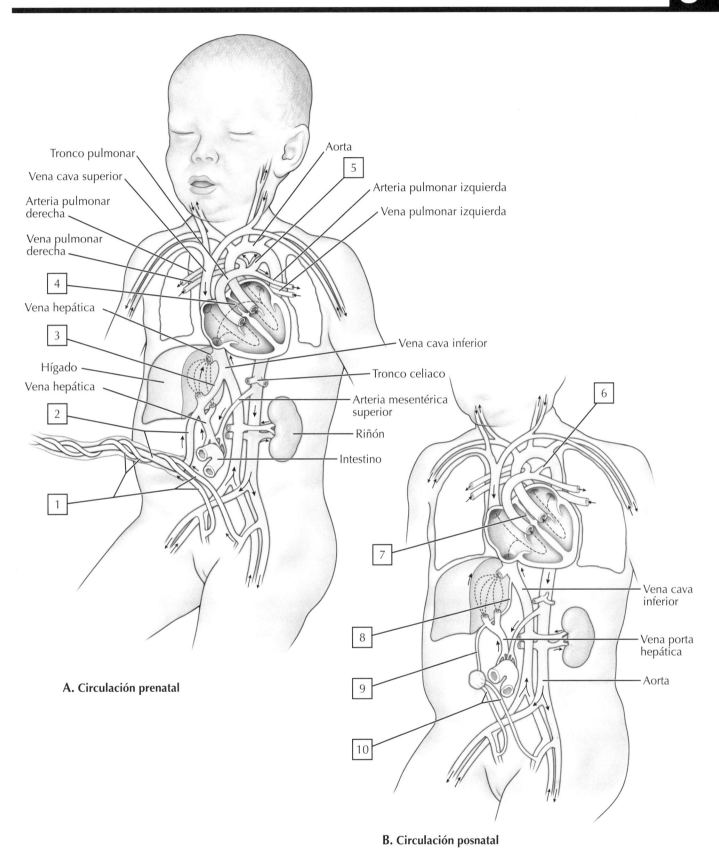

Tronco pulmonar

Vena cava superior

Arteria pulmonar
derecha

Vena pulmonar
derecha

4

Vena hepática

3

Hígado

Vena hepática

2

1

Aorta

5

Arteria pulmonar izquierda

Vena pulmonar izquierda

Vena cava inferior

Tronco celiaco

Arteria mesentérica
superior

Riñón

Intestino

A. Circulación prenatal

6

7

Vena cava
inferior

8

Vena porta
hepática

9

Aorta

10

B. Circulación posnatal

Colorea, en el dibujo de esta página, las estructuras que se describen a continuación:

1. Este músculo se extiende por el interior de los ventrículos y evita el prolapso de las valvas de las válvulas atrioventriculares.

2. La sangre del ventrículo izquierdo pasa a través de esta válvula.

3. La sangre del atrio (aurícula) izquierdo pasa a través de esta válvula para entrar en el ventrículo izquierdo.

4. La sangre que retorna desde la parte inferior del cuerpo entra en el atrio (aurícula) derecho a través de esta vena.

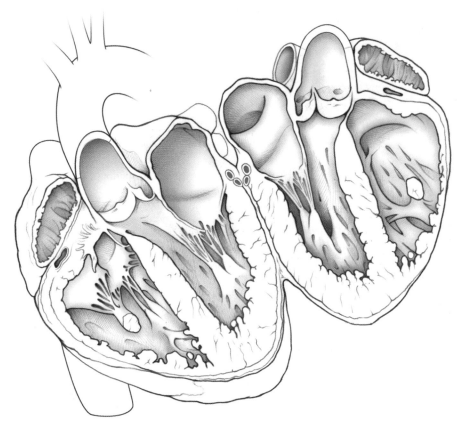

5. A menudo se produce una comunicación interatrial en el lugar de esta derivación del septo interatrial en el corazón fetal. ¿Cuál de las siguientes estructuras o características del corazón fetal está involucrada en este defecto?
    A. Conducto arterioso
    B. Conducto venoso
    C. Foramen oval
    D. Ligamento arterioso
    E. Ligamento venoso

6. Una herida de bala en la región anterior del hombro traumatiza los fascículos del plexo braquial y lo más probable es que también produzca daños en una de las siguientes arterias. ¿De cuál se trata?
    A. Axilar
    B. Braquial
    C. Tronco braquiocefálico
    D. Carótida común
    E. Subclavia

7. ¿En cuál de las siguientes venas drena la vena ovárica izquierda?
   A. Mesentérica inferior
   B. Vena cava inferior (VCI)
   C. Iliaca externa izquierda
   D. Renal izquierda
   E. Porta hepática

8. ¿Qué tres arterias impares proporcionan el principal aporte de sangre a la porción abdominal del tubo digestivo (tracto gastrointestinal [GI])?
   A. _____
   B. _____
   C. _____

9. Un desgarro en la región perineal implicará muy probablemente sangrado de las ramas de la arteria principal que irriga esta región. ¿A qué arteria nos referimos?

   _____

10. ¿Qué arteria es responsable del pulso más distal del cuerpo y que es valorado frecuentemente por el médico?

   _____

RESPUESTAS

1. Músculo(s) papilar(es) en cada ventrículo

2. Válvula aórtica

3. Válvula atrioventricular izquierda o mitral

4. VCI

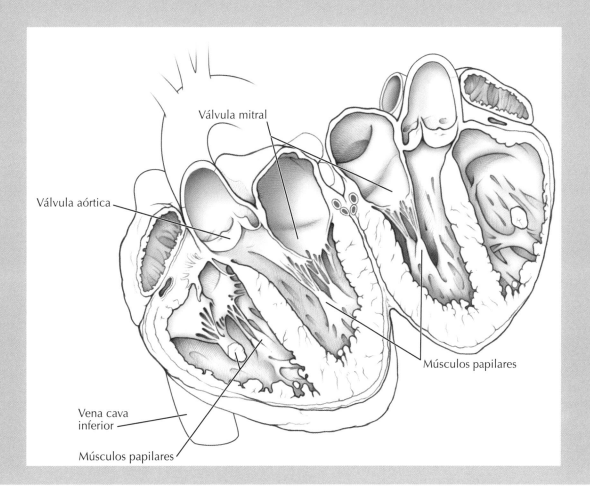

Válvula mitral

Válvula aórtica

Músculos papilares

Vena cava inferior

Músculos papilares

5. C

6. A

7. D

8. Tronco celiaco, arteria mesentérica superior (AMS) y arteria mesentérica inferior (AMI)

9. Arteria pudenda interna

10. Pulso pedio en el dorso del pie

Capítulo 6 **Sistema linfático**

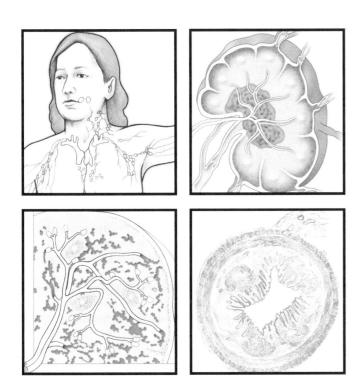

6

El sistema linfático está íntimamente asociado con el sistema cardiovascular, tanto en el desarrollo de sus vasos linfáticos como en su función inmunitaria. Las funciones del sistema linfático son:

- Proteger el cuerpo contra la infección mediante la activación de los mecanismos de defensa que conforman nuestro sistema inmunitario
- Recoger líquidos tisulares, solutos, hormonas y proteínas plasmáticas y devolverlos al sistema circulatorio (circulación sanguínea)
- Absorber grasa (quilomicrones) en el intestino delgado mediante los vasos linfáticos quilíferos

Los componentes del sistema linfático incluyen:

- **Linfa:** un líquido acuoso que se asemeja al plasma, pero que contiene menos proteínas y puede contener grasa, junto con células (principalmente linfocitos y algunos eritrocitos)
- **Linfocitos:** componentes celulares de la linfa, que incluyen células T, células B y células NK (natural killer)
- **Vasos linfáticos:** una extensa red de vasos y capilares en los tejidos periféricos que transportan linfa y linfocitos
- **Órganos linfoides:** cúmulos de tejido linfoide que incluyen los nódulos (ganglios) linfáticos, los agregados de tejido linfoide a lo largo de la vía respiratoria y el tubo digestivo, las tonsilas (amígdalas), el timo, el bazo y la médula ósea

COLOREA los órganos linfoides, utilizando un color diferente para cada órgano:

- ☐ 1. **Tonsilas (amígdalas)**
- ☐ 2. **Timo**
- ☐ 3. **Bazo**
- ☐ 4. **Médula ósea**

El cuerpo tiene alrededor de un 60% de líquido en peso, con un 40% de líquido intracelular y un 20% de líquido extracelular (LEC). Los vasos linfáticos son esenciales para retornar LEC, solutos y proteínas (perdidos a través de los capilares en el compartimento del LEC) de vuelta al torrente sanguíneo. Los linfáticos devuelven aproximadamente 3,5-4,0 l de líquido al día de vuelta al torrente sanguíneo y también distribuyen hormonas, nutrientes (grasas desde el intestino y proteínas desde el intersticio) y productos de desecho desde el LEC a la circulación sanguínea.

Los **vasos linfáticos** transportan linfa de todas las partes del cuerpo, incluyendo el sistema nervioso central a través de pequeños vasos linfáticos meníngeos (nuestro sistema glinfático), con la mayor parte de la linfa finalmente recolectada en el **conducto torácico** (se une a las venas en la unión de las venas yugular interna izquierda y subclavia izquierda). Un conducto mucho más pequeño, el **conducto linfático derecho,** drena los vasos linfáticos del cuadrante superior derecho del cuerpo a una localización similar en el lado derecho. Los **nódulos (ganglios) linfáticos** encapsulados se colocan estratégicamente para actuar como «filtros» de la linfa a medida que avanza hacia el sistema venoso.

COLOREA los siguientes elementos de un nódulo (ganglio) linfático, utilizando los colores indicados para cada elemento:

- ☐ 5. **Vena (azul)**
- ☐ 6. **Arteria (rojo)**
- ☐ 7. **Vaso linfático eferente (amarillo)**
- ☐ 8. **Vasos linfáticos aferentes (verde)**

Las células asociadas con el sistema linfático y sus respuestas inmunitarias incluyen:

- **Linfocitos: células B** (células derivadas de la médula ósea, que constituyen alrededor del 10-15% de los linfocitos circulantes; pueden diferenciarse en **células plasmáticas,** que secretan anticuerpos que pueden unirse a antígenos extraños); **células T** (células timo dependientes, que constituyen aproximadamente el 80% de los linfocitos circulantes; atacan a células extrañas y células infectadas por virus, y pueden ser células T citotóxicas, colaboradoras (helper) o supresoras), y **células NK** (células asesinas naturales, que constituyen el 5-10% de los linfocitos circulantes; atacan a células extrañas, células cancerosas o células infectadas por virus, y proporcionan constantemente vigilancia inmunológica del cuerpo)
- **Leucocitos o glóbulos blancos:** monocitos, neutrófilos, basófilos y eosinófilos (v. lámina 5-1)
- **Macrófagos:** células fagocitarias que actúan como carroñeros (scavengers) y son células presentadoras de antígeno, que inician la respuesta inmunitaria
- **Células reticulares:** similares a fibroblastos, estas células pueden atraer células T y B y células dendríticas
- **Células dendríticas:** células derivadas de la médula ósea que son potentes células presentadoras de antígeno a las células T y se encuentran principalmente en la piel, la nariz, los pulmones, el estómago y los intestinos
- **Células dendríticas foliculares:** células altamente ramificadas que se mezclan con las células B en el centro germinal del nódulo (ganglio) linfático y contienen los complejos antígeno-anticuerpo durante meses o años, pero no son células presentadoras de antígeno

Nota clínica:
Los vasos linfáticos pueden infectarse secundariamente **(linfangitis)** junto con los nódulos (ganglios) linfáticos **(linfadenitis).** Estos procesos pueden ser el resultado de la diseminación linfática de células cancerosas **(metástasis)** a lugares distantes. Los nódulos (ganglios) linfáticos aumentados de tamaño pueden ser diagnósticos a partir de una infección localizada y/o metástasis de cáncer de un sitio local o distante. Si se sospecha cáncer, se pueden realizar biopsias de los nódulos (ganglios) linfáticos hipertrofiados para determinar si son malignos.

Debido a la incidencia relativamente alta de **cáncer de mama** en las mujeres (aunque también puede ocurrir en los hombres, pero es mucho menos frecuente), la diseminación linfática (metástasis) de las células cancerosas a través de los linfáticos puede ser extensa. Sin embargo, la mayor parte del patrón de drenaje linfático de la mama pasa inicialmente a los **nódulos (ganglios) linfáticos axilares.** El autoexamen de rutina de la mama y la región axilar, junto con las mamografías de rutina, son muy recomendables para la detección temprana del cáncer de mama.

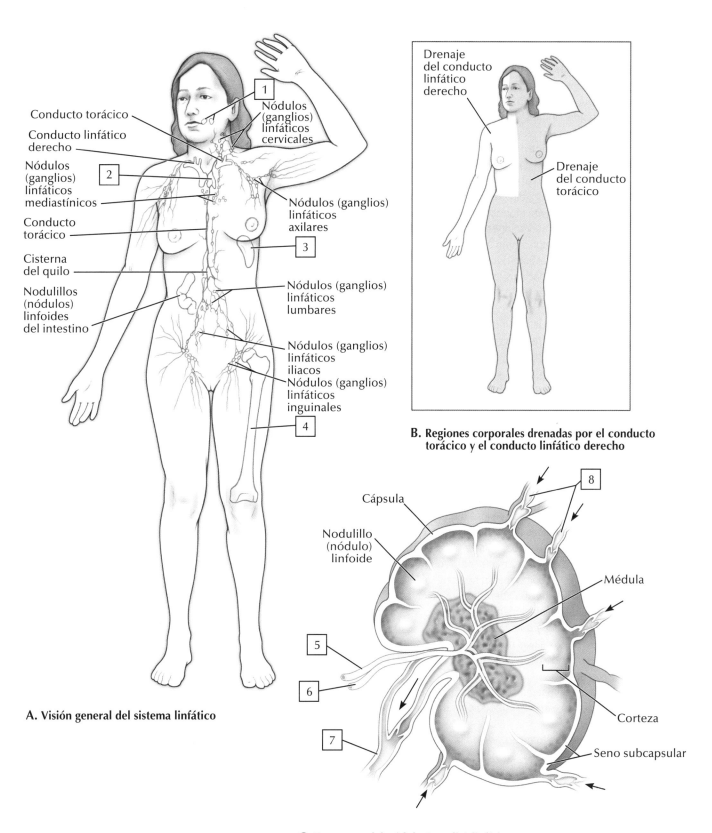

A. Visión general del sistema linfático

Conducto torácico

Conducto linfático derecho

Nódulos (ganglios) linfáticos mediastínicos

Conducto torácico

Cisterna del quilo

Nodulillos (nódulos) linfoides del intestino

1 — Nódulos (ganglios) linfáticos cervicales

2

Nódulos (ganglios) linfáticos axilares

3

Nódulos (ganglios) linfáticos lumbares

Nódulos (ganglios) linfáticos iliacos

Nódulos (ganglios) linfáticos inguinales

4

Drenaje del conducto linfático derecho

Drenaje del conducto torácico

B. Regiones corporales drenadas por el conducto torácico y el conducto linfático derecho

Cápsula

Nodulillo (nódulo) linfoide

8

Médula

5

6

Corteza

7

Seno subcapsular

C. Estructura del nódulo (ganglio) linfático

Cuando se detecta un microorganismo extraño, una célula infectada por virus o una célula cancerosa en el cuerpo, el sistema linfático monta lo que se denomina una **respuesta inmunitaria.** Los patógenos detectados se distinguen de las propias células normales del cuerpo, y luego se inicia una respuesta para neutralizar el patógeno. El cuerpo humano ha desarrollado dos respuestas principales para protegerse contra los invasores: la inmunidad innata y la inmunidad adaptativa.

Inmunidad innata no específica: una primera línea de defensa compuesta por **barreras físicas** a la invasión que incluyen la piel y las mucosas que recubren el exterior del cuerpo (piel) o tapizan sus sistemas respiratorio, digestivo, urinario y genital; barreras adicionales que incluyen mucosas y sus secreciones, que pueden incluir enzimas y secreciones ácidas (lisozimas, interferones, fibronectina, complemento sérico); saliva que contiene tiocianato, y la tos y el estornudo físicos para expulsar patógenos e irritantes; la inflamación y la fiebre también forman parte de este sistema de defensa

Por tanto, el sello distintivo de la inmunidad innata es la **inflamación,** una respuesta relativamente inespecífica con síntomas de enrojecimiento, calor, hinchazón y dolor. Los elementos clave de la inflamación incluyen:

- **Lesión de los tejidos:** las barreras físicas no específicas son traspasadas por un patógeno
- **Leucocitosis:** aumento significativo de leucocitos en el torrente sanguíneo, principalmente neutrófilos, que fluyen hacia y migran desde los vasos (diapedesis) en la zona de inflamación; también un aumento en las células fagocitarias como macrófagos, monocitos y células NK
- **Liberación de mediadores químicos de la inflamación:** histamina (mastocitos y basófilos), cininas (neutrófilos y otras fuentes), prostaglandinas (neutrófilos y otras células), citoquinas (leucocitos, fibroblastos, células endoteliales, linfocitos) y complemento (normalmente inactivo, proteínas plasmáticas circulantes, el componente humoral de la respuesta inmunitaria innata) son liberados por diversas células que causan vasodilatación, aumento de la permeabilidad capilar y quimiotaxis
- **Fagocitosis:** patógenos, células muertas y restos celulares son fagocitados, formando generalmente pus en la zona de la lesión
- **Curación:** la zona está limitada, se pueden formar coágulos y los restos celulares se eliminan cuando comienza el proceso de curación
- **Células NK:** estas células forman parte de la inmunidad inespecífica o innata, y se desarrollan a partir de las células progenitoras linfoides comunes; están genéticamente programadas para reconocer células transformadas (células infectadas por virus o células tumorales) y matarlas

La inflamación asociada con la respuesta inmunitaria innata está **determinada genéticamente** y no implica la exposición previa a antígenos, pero implica a células y diversos mediadores químicos de la inflamación.

Además, parece que la respuesta innata activa los elementos de la respuesta inmunitaria adaptativa específica, que es la segunda forma de defensa inmunitaria de nuestro organismo (v. lámina 6-3).

COLOREA los siguientes elementos de la respuesta inmunitaria innata que conducen a la inflamación, usando los colores sugeridos para cada elemento:

- [ ] 1. **Patógenos (amarillo)**
- [ ] 2. **Células dendríticas y sus citoquinas y mediadores inflamatorios (verde)**
- [ ] 3. **Macrófagos (azul)**
- [ ] 4. **Neutrófilos (lila)**
- [ ] 5. **Vaso sanguíneo (rojo)**
- [ ] 6. **Monocitos (azul claro)**

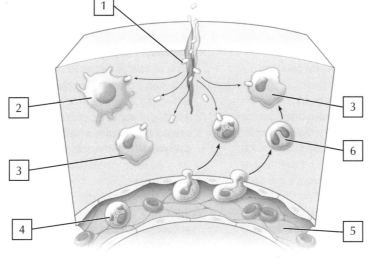

Barreras físicas

Pelo

Secreciones

Epitelio

Piel

Fagocitos

Macrófago fijo · Neutrófilo · Macrófago libre · Eosinófilo · Monocito

Vigilancia inmunológica
Células asesinas: destruyen células anormales

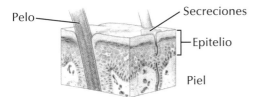

Célula asesina natural

Célula anormal lisada

Interferones
Protegen a las células aumentando su resistencia a la enfermedad

Los interferones son liberados tras la activación de linfocitos o células infectadas por virus

Sistema del complemento
Células lisadas: estimulan la respuesta inflamatoria

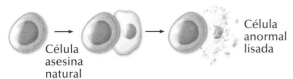

Complemento

Patógeno lisado

Respuesta inflamatoria
- Aumento del flujo sanguíneo
- Activa fagocitos
- Aumento de la permeabilidad capilar
- Activa el sistema del complemento
- La región infectada es secuestrada por coagulación
- Fiebre
- Defensas sistémicas activadas

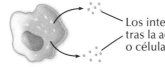

Mastocitos

Fiebre
Reduce patógenos, facilita la reparación de los tejidos, activa defensas

La temperatura corporal se eleva por encima de los 37 °C en respuesta a los pirógenos

Inmunidad específica (adaptativa): una segunda línea de defensa se caracteriza por el **reconocimiento de patógenos específicos,** la memoria inmunológica (resistencia adquirida), la amplificación de las respuestas inmunitarias (respuestas humorales que producen anticuerpos) y una respuesta rápida contra los patógenos que reinvaden; la inmunidad adaptativa induce la resistencia adquirida. La respuesta inmunitaria adaptativa es una respuesta específica que se caracteriza por las siguientes características:

- **Especificidad:** una respuesta que está dirigida hacia un patógeno específico
- **Formas pasiva o activa:** la inmunidad que se puede transmitir de otra persona a través de anticuerpos (pasiva) o producida por anticuerpos que se desarrollan en respuesta a antígenos (activa)
- **Sistémica:** una respuesta que no está limitada simplemente a la zona de la inflamación; es una respuesta más lenta que la respuesta innata, pero dura mucho más e induce resistencia adquirida
- **Memoria:** una vez que se desarrollan anticuerpos en respuesta a un antígeno extraño, el cuerpo «recuerda» la respuesta y puede montar una respuesta aún más fuerte en una segunda exposición al mismo antígeno

Las células de la respuesta adaptativa son **linfocitos** (células B, T y NK), derivados de las células madre hematopoyéticas pluripotentes de la médula ósea. Las células B están implicadas en la **respuesta humoral (ataque químico),** que puede resumirse de la siguiente manera:

- La célula B reconoce un patógeno mediante la unión de sus anticuerpos de superficie a un antígeno extraño y se sensibiliza
- A continuación, las células B se activan cuando una célula T colaboradora *(helper)* inactiva reconoce los mismos antígenos, se une a la célula B y secreta linfocinas que incitan a las células B activadas a dividirse
- La división de la célula B produce millones de células B, que luego se convierten en células plasmáticas que secretan anticuerpos (inmunoglobulinas) contra el antígeno en la sangre circulante y la linfa
- Estos anticuerpos circulantes se unen a los antígenos específicos de los patógenos y los marcan para su destrucción por fagocitos; los anticuerpos también pueden unirse directamente a toxinas bacterianas o receptores utilizados por bacterias y virus para neutralizar directamente al invasor
- La división de la célula B también produce células B de memoria, que permanecerán en reserva hasta que el cuerpo vuelva a exponerse al mismo antígeno extraño

Las células T son de varios tipos y están implicadas en **respuestas mediadas por células:**

- **Células T colaboradoras *(helper):*** aunque no implicadas directamente en la eliminación de patógenos o células infectadas, estas células T (que expresan marcadores CD4) controlan la respuesta inmunitaria al dirigir las actividades de otras células del sistema inmunitario; reconocen antígenos presentados por las células B, las activan y secretan citoquinas que promueven inmunidad humoral y mediada por células

- **Células T de memoria:** derivadas de células T colaboradoras *(helper)* y asesinas (citotóxicas), se mantienen en reserva en caso de reinfección
- **Células T reguladoras (supresoras):** activadas más tarde que otras células B y T, suprimen la respuesta inmunitaria, lo que limita la intensidad global de cualquier respuesta única
- **Células T citotóxicas (asesinas):** responden a un antígeno en la superficie celular (distintas de las células B), se activan y dividen y producen células T de memoria y células T asesinas, que viajan a través del cuerpo para encontrar y destruir células infectadas por virus, células cancerosas, bacterias, hongos, protozoos y células extrañas (p. ej., de los trasplantes de tejidos)
- **Células NK:** estas son células que se desarrollan a partir de células progenitoras linfoides comunes como células B y T, pero reciben su nombre por su capacidad para matar selectivamente ciertos tipos de células diana; no maduran en el timo, pero están genéticamente programadas para «vigilar» el cuerpo situándose en la sangre y la linfa y reconocer las células transformadas (células con un virus o células tumorales), a las que lisan y matan

COLOREA las siguientes células implicadas en la respuesta inmunitaria adaptativa, utilizando los colores recomendados para cada tipo de célula:

- ☐ 1. **Antígeno (amarillo)**
- ☐ 2. **Célula infectada mostrando el antígeno (marrón)**
- ☐ 3. **Célula B (azul)**
- ☐ 4. **Célula infectada muriendo (gris/negro)**
- ☐ 5. **Anticuerpos (rojo)**
- ☐ 6. **Célula B de memoria (azul claro)**
- ☐ 7. **Célula T de memoria (verde claro)**
- ☐ 8. **Célula T asesina (naranja)**
- ☐ 9. **Célula T activada (verde)**

Nota clínica:

Los **linfocitos B** (bolsa de Fabricio en aves y órganos equivalentes a la bolsa en mamíferos) son tejido linfoide asociado al intestino (GALT, *gut-associated lymphoid tissue*) y células derivadas de la médula ósea que participan en la inmunidad humoral y representan alrededor del 20-30% de los linfocitos circulantes.

Los **linfocitos T** reciben su nombre del timo, donde se diferencian. Representan alrededor del 60-80% de los linfocitos circulantes, tienen una larga vida útil y están involucrados en la inmunidad mediada por células.

Las **células NK** matan las células cancerosas y las células infectadas por virus antes de que se active el sistema inmunitario adaptativo. Constituyen alrededor del 5-10% de los linfocitos circulantes.

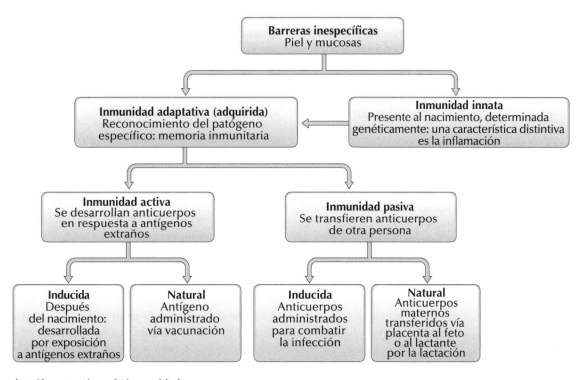

Barreras inespecíficas
Piel y mucosas

Inmunidad adaptativa (adquirida)
Reconocimiento del patógeno
específico: memoria inmunitaria

Inmunidad innata
Presente al nacimiento, determinada
genéticamente: una característica distintiva
es la inflamación

Inmunidad activa
Se desarrollan anticuerpos
en respuesta a antígenos
extraños

Inmunidad pasiva
Se transfieren anticuerpos
de otra persona

Inducida
Después
del nacimiento:
desarrollada
por exposición
a antígenos extraños

Natural
Antígeno
administrado
vía vacunación

Inducida
Anticuerpos
administrados
para combatir
la infección

Natural
Anticuerpos
maternos
transferidos vía
placenta al feto
o al lactante
por la lactación

A. Diferentes tipos de inmunidad

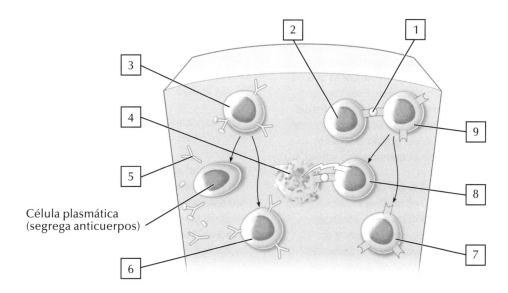

Célula plasmática
(segrega anticuerpos)

B. Sistema inmunitario adaptativo

Los linfocitos derivan de **células madre hematopoyéticas pluripotentes** de la médula ósea, pero en esa etapa todas son células inmaduras (ni células B ni células T). Esta distinción se produce como parte del proceso de maduración de linfocitos; las células B, denominadas así por el nombre de la médula ósea (*bone marrow* en inglés), maduran en la médula ósea roja y se convierten en inmunocompetentes (pueden reconocer un antígeno específico) y autotolerantes (pueden reconocer antígenos propios del organismo como «propios» y no «extraños»). Sin embargo, estos linfocitos son inmaduros y deben «sembrar» los nódulos (ganglios) linfáticos, el bazo y otros tejidos linfoides donde ocurre la exposición al antígeno. Una vez que maduran (activados por antígeno), los linfocitos inmunocompetentes circulan continuamente en el torrente sanguíneo y la linfa, y en todos los órganos linfoides del organismo.

Las células T, por otro lado, abandonan la **médula ósea** y viajan hacia el **timo,** donde se vuelven inmunocompetentes. El timo es un órgano bilobulado, situado en el mediastino superior, que es bastante grande en los recién nacidos, pero involuciona después de la pubertad. En el timo, las células T sufren una división celular rápida, lo que incrementa ampliamente su número antes de su «educación» como células T. La selección positiva se produce en la corteza tímica, donde las células T reconocen moléculas del complejo mayor de histocompatibilidad (CMH) propio; las células T que no pueden reconocer moléculas del CMH propio son destruidas. A continuación, las células T supervivientes deben «aprender» a reconocer antígenos propios sin unirse muy vigorosamente al CMH propio o a péptidos propios unidos al CMH propio; si lo hacen, son destruidas como medida de seguridad para asegurarse de que las células T no atacan a los antígenos propios corporales. Se estima que solo alrededor del 2% de las células T sobreviven a este proceso de educación. Mientras que las células T se someten a su educación, son secuestradas de antígenos circulantes por la **barrera hematotímica,** por lo que no serán «distraídas» por ningún antígeno circulante. Eventualmente, las células T inmunocompetentes, pero vírgenes, migran a través de la sangre hacia los nódulos (ganglios) linfáticos, el bazo y otros órganos linfoides donde maduran y luego ingresan al torrente sanguíneo y la linfa como células T inmunocompetentes activadas.

Los linfocitos son inmunocompetentes antes de encontrarse con antígenos extraños, y este proceso es totalmente dependiente de nuestros genes; nuestra composición genética «dotada» para el reconocimiento de todos los posibles antígenos en nuestro entorno ha sido adquirida a través de un proceso de selección natural durante la evolución. Muchos de los posibles antígenos extraños que podamos encontrar en nuestra vida nunca invadirán nuestro cuerpo, por lo que esos linfocitos seleccionados específicamente para hacer frente a esos antígenos se encuentran en estado latente.

A pesar del hecho de que las células T y B son inmunocompetentes y han sobrevivido al riguroso proceso «de eliminación», no serán maduras hasta que hayan viajado hasta el bazo, los nódulos (ganglios) linfáticos u otros tejidos linfoides secundarios y hayan encontrado sus antígenos específicos, momento en el que se convierten en antígeno activadas y están listas para iniciar una respuesta. La mayoría de las células T se convierten en células T colaboradoras *(helper)* y asesinas una vez que alcanzan los tejidos linfoides secundarios; el 60-80% de todos los linfocitos circulantes son células T.

COLOREA los siguientes elementos relacionados con el tráfico de linfocitos desde la médula ósea al timo y los órganos linfoides secundarios, utilizando los colores sugeridos:

☐ 1. **Timo (amarillo)**
☐ 2. **Médula ósea (rojo)**
☐ 3. **Linfocitos inmaduros (azul con núcleo de color rosa)**
☐ 4. **Nódulo (ganglio) linfático (verde)**
☐ 5. **Bazo (rojo oscuro)**

Nota clínica:

Las **vacunas** proporcionan una forma «artificial» de adquirir inmunidad. Muchas vacunas contienen patógenos muertos o atenuados (vivos, pero extremadamente debilitados). En términos generales, las vacunas pueden causarnos algunas molestias, o ninguna, pero proporcionan determinantes antigénicos que nos otorgan inmunidad.

Los **trasplantes de órganos** son una alternativa viable para algunos pacientes que sufren insuficiencia orgánica, aunque el rechazo inmunológico es un problema. Por tanto, una evaluación cuidadosa que implique el tipo de sangre, la detección del CMH y la terapia inmunosupresora postoperatoria es de vital importancia para que no se rechace el injerto. Básicamente, cuatro tipos de injertos son los más comunes:
- **Autoinjertos:** injertos de tejido de un lugar a otro en la misma persona
- **Isoinjertos:** injerto donado a un paciente por un individuo genéticamente idéntico (debe ser gemelo idéntico)
- **Aloinjertos:** injerto de una persona que no es genéticamente idéntica, pero pertenece a la misma especie
- **Xenoinjertos:** un injerto de otra especie animal en un ser humano

Las **enfermedades autoinmunes** no son infrecuentes (ocurren en alrededor del 5% de los adultos), y en estas se producen autoanticuerpos que atacan los propios tejidos. Algunas enfermedades autoinmunes más frecuentes incluyen la esclerosis múltiple, la miastenia grave, la enfermedad de Graves, la diabetes mellitus tipo 1 juvenil y la artritis reumatoide.

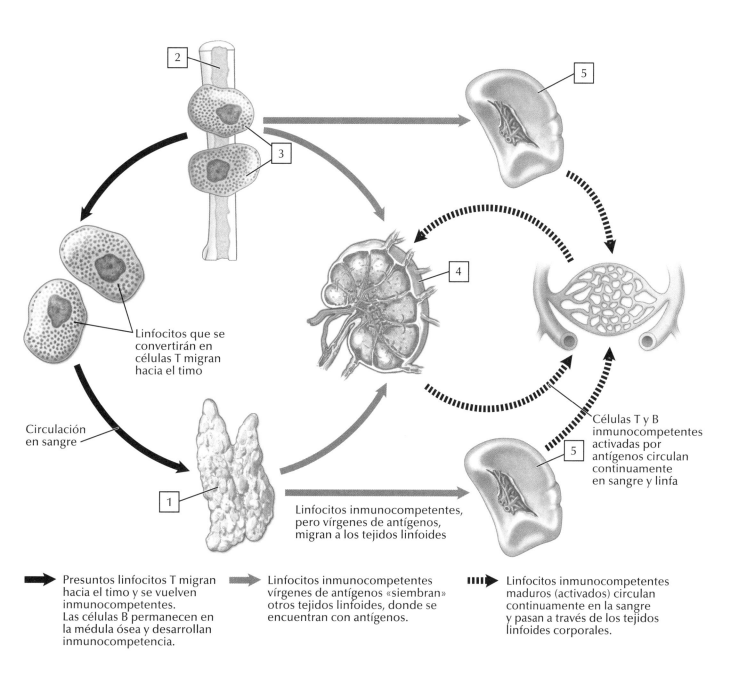

Linfocitos que se
convertirán en
células T migran
hacia el timo

Circulación
en sangre

Linfocitos inmunocompetentes,
pero vírgenes de antígenos,
migran a los tejidos linfoides

Células T y B
inmunocompetentes
activadas por
antígenos circulan
continuamente
en sangre y linfa

Presuntos linfocitos T migran
hacia el timo y se vuelven
inmunocompetentes.
Las células B permanecen en
la médula ósea y desarrollan
inmunocompetencia.

Linfocitos inmunocompetentes
vírgenes de antígenos «siembran»
otros tejidos linfoides, donde se
encuentran con antígenos.

Linfocitos inmunocompetentes
maduros (activados) circulan
continuamente en la sangre
y pasan a través de los tejidos
linfoides corporales.

El bazo tiene el tamaño aproximado de un puño cerrado y se sitúa en el cuadrante superior izquierdo del abdomen, escondido posterolateralmente al estómago bajo la protección de la parte inferior izquierda de la caja torácica. De forma simplista, es un nódulo (ganglio) linfático grande (y puede llegar a ser bastante grande durante las infecciones), aunque funcionalmente ejerce muchas más acciones y está implicado en las funciones siguientes:

- Proliferación de linfocitos (células B y T)
- Vigilancia y respuesta inmunitaria
- Filtración de sangre
- Destrucción de eritrocitos viejos o dañados
- Destrucción de plaquetas dañadas
- Recicla hierro y globina
- Depósito de sangre
- Producción de eritrocitos en la vida fetal temprana

El bazo es un órgano encapsulado con una amplia infraestructura compuesta por una red trabecular de tejido conectivo, que soporta concentraciones de linfocitos en regiones denominadas «pulpa blanca». También hay regiones de sinusoides venosos, ricas en macrófagos y eritrocitos, denominadas «pulpa roja».

La **pulpa blanca** está organizada como un agregado de linfocitos que rodean una **arteria central**, formando una vaina linfática periarterial (VLPA). Las VLPA presentan la apariencia de nodulillos (nódulos) linfoides formados, en gran parte, por células B rodeadas por un cúmulo más difuso de células T. Los nodulillos (nódulos) contienen un centro germinal donde proliferan y se activan las células B. Las funciones inmunitarias del bazo incluyen:

- Presentación del antígeno por macrófagos y células dendríticas
- Proliferación y activación de células B y T
- Producción de anticuerpos dirigidos contra antígenos circulantes
- Eliminación de antígenos de la sangre

La **pulpa roja** está organizada en regiones de **senos (venosos) esplénicos** separados por cordones esplénicos (de Billroth) que consisten en una red de fibras y células reticulares, que incluyen:

- Eritrocitos
- Macrófagos
- Células dendríticas
- Linfocitos
- Células plasmáticas
- Granulocitos

Los macrófagos asociados a los senos esplénicos fagocitan los eritrocitos dañados, degradan la hemoglobina (el hemo se descompone en bilirrubina) y reciclan el hierro (almacenado como ferritina o hemosiderina para su reciclaje). La sangre de la arteria central fluye en la pulpa blanca y los senos esplénicos, con las células sanguíneas filtrándose a través de los cordones esplénicos antes de concentrarse de nuevo en los senos venosos esplénicos colectores. Este modelo «circulatorio abierto» expone los eritrocitos a macrófagos, que eliminan las células viejas o dañadas de la circulación. Así, la función primaria de la pulpa roja es filtrar la sangre (la eliminación de material particulado, antígenos macromoleculares y células sanguíneas y plaquetas envejecidas, anormales o dañadas).

COLOREA los elementos de la arquitectura esplénica, utilizando un color diferente para cada uno:

- ☐ 1. **Vaso linfático en la cápsula esplénica**
- ☐ 2. **Arteria central**
- ☐ 3. **Senos venosos esplénicos de la pulpa roja**
- ☐ 4. **Pulpa blanca (nodulillo [nódulo] esplénico)**

Nota clínica:
El bazo, a pesar de su posición protegida bajo la parte inferior izquierda de la caja torácica, es el órgano abdominal más frecuentemente lesionado. Un traumatismo en la pared abdominal (accidentes de niños en parques infantiles, accidentes automovilísticos y caídas) puede lacerar o **romper el bazo.** Esto es grave porque si la cápsula y el parénquima del bazo se lesionan, la abundante irrigación del bazo puede provocar una hemorragia intraperitoneal y un posible choque *(shock).* La extirpación quirúrgica del bazo generalmente no es un problema, porque podemos vivir sin él. Otros tejidos linfáticos, el hígado y la médula ósea pueden hacerse cargo de las funciones del bazo.

Si el bazo está afectado (p. ej., leucemia granulocítica), este puede agrandarse hasta 10 veces su tamaño y peso normales **(esplenomegalia).** El bazo también puede aumentar moderadamente de tamaño en pacientes con hipertensión portal.

La **mononucleosis infecciosa** (la «enfermedad del beso») es causada por el virus de Epstein-Barr; como resultado de esta infección, el sistema inmunitario se activa, los nódulos (ganglios) linfáticos aumentan de tamaño y el bazo se hincha, a veces de manera bastante significativa.

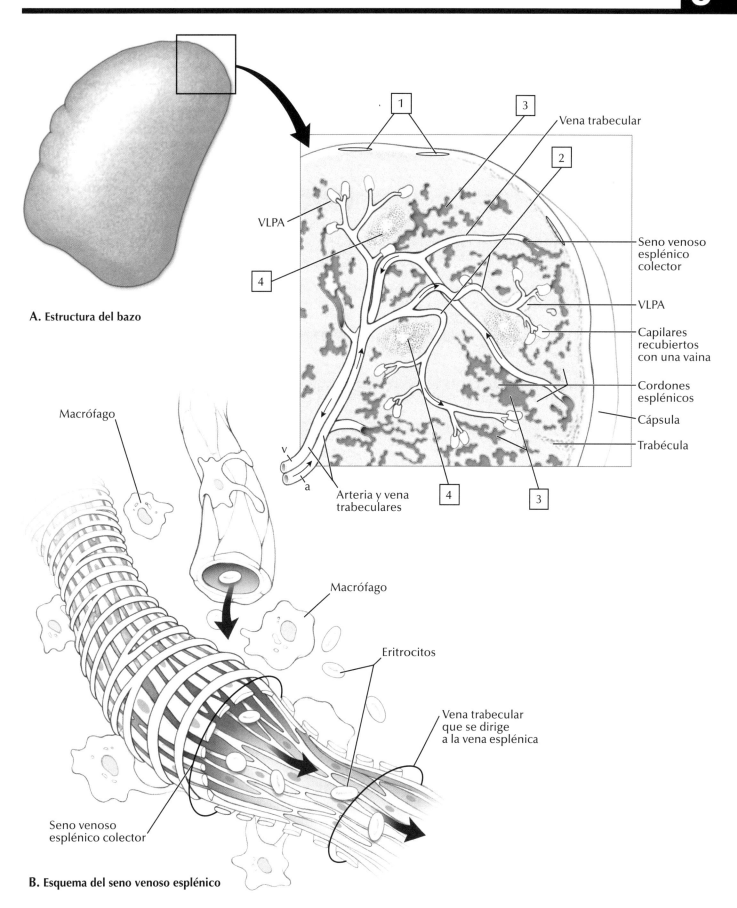

A. Estructura del bazo

VLPA

Vena trabecular

Seno venoso
esplénico
colector

VLPA

Capilares
recubiertos
con una vaina

Cordones
esplénicos

Cápsula

Trabécula

Arteria y vena
trabeculares

Macrófago

Macrófago

Eritrocitos

Vena trabecular
que se dirige
a la vena esplénica

Seno venoso
esplénico colector

B. Esquema del seno venoso esplénico

Además de los nódulos (ganglios) y los vasos linfáticos, la médula ósea, el timo y el bazo, existen otros **tejidos linfoides difusos** en el cuerpo que desempeñan un papel regional y sistémico en la función inmunitaria. Estas acumulaciones incluyen:

- Tonsilas (amígdalas)
- Tejido linfoide asociado a los bronquios (BALT, *bronchus-associated lymphoid tissue*)
- Apéndice vermiforme y GALT
- Tejido linfoide asociado a las mucosas (MALT, *mucus-associated lymphoid tissue*)

Tonsilas

Las tonsilas (amígdalas) incluyen cúmulos de tejido linfático en la cavidad bucal (tonsilas palatinas, visibles al abrir la boca y decir «ah»), las tonsilas linguales en la base de la lengua, las tonsilas faríngeas (cuando se hipertrofian y se inflaman se denominan adenoides [vegetaciones]) en el techo de la nasofaringe y las tonsilas tubáricas alrededor del orificio de la trompa auditiva (de Eustaquio). En conjunto, estos agregados linfoides forman el **«anillo linfático de Waldeyer»**. Desempeñan un papel inmunitario importante, protegiendo las vías nasales y bucal de los patógenos invasores, especialmente durante la infancia. Algunos de estos tejidos se atrofian con la edad y se vuelven menos importantes.

BALT

Las acumulaciones de células linfoepiteliales se localizan difusamente alrededor de los bronquios y el árbol bronquial a medida que pasan hacia el interior del pulmón. El BALT parece similar a las placas de Peyer que revisten el tracto gastrointestinal y proporciona la respuesta inmunitaria contra patógenos que pueden entrar en las vías aéreas y los pulmones.

Apéndice vermiforme y GALT

El apéndice vermiforme (en forma de gusano) está unido al ciego (primera porción del colon) y contiene una pequeña luz revestida con mucosa y rica en nodulillos (nódulos) linfoides. La cantidad de tejido linfático tiende a disminuir en el anciano.

Asimismo, numerosas agregaciones de tejido linfoide que contienen células T y B residen en la lámina propia y la submucosa del íleon; se denominan **placas de Peyer**. El tejido linfoide difuso (linfocitos y células plasmáticas) también reside en la lámina propia y, en conjunto, estas acumulaciones se conocen como GALT. Cuando se recorre, de proximal a distal, el intestino (incluyendo el colon) se tiende a encontrar una mayor acumulación de células linfáticas y nodulillos (nódulos) asociados con la lámina propia; su función principal es proteger contra patógenos y moléculas antigénicas que pueden invadir el cuerpo.

MALT

El término MALT se refiere realmente a todos los nodulillos (nódulos) linfoides asociados a la mucosa y las células linfáticas difusas que comprenden el BALT y el GALT, pero también incluye acumulaciones linfoides en otros sistemas de órganos, como el tracto genital femenino. Esencialmente, los tejidos linfáticos de la lámina propia del sistema digestivo, los linfáticos respiratorios y el tracto genitourinario se incluirían como MALT.

COLOREA los tejidos asociados con las acumulaciones linfoides enumeradas a continuación:

- ☐ 1. **Tonsilas (amígdalas)**
- ☐ 2. **BALT**
- ☐ 3. **GALT y placas de Peyer del íleon**
- ☐ 4. **Nodulillos (nódulos) linfoides del apéndice vermiforme**

Nota clínica:

El **síndrome de inmunodeficiencia adquirida** es causado por el virus de la inmunodeficiencia humana (VIH), que es un retrovirus de ARN. Desafortunadamente, la mayoría de las personas infectadas por el VIH eventualmente desarrollarán el síndrome de inmunodeficiencia adquirida. El VIH logra ingresar a las células T auxiliares y luego «inyecta» su propia información genética en el citoplasma celular. Luego, la célula T hace copias del virus que se liberan por exocitosis, donde las partículas de VIH pueden infectar a otras células T colaboradoras *(helper)*. La principal estrategia para combatir el virus es el tratamiento anti-VIH, que incluye una combinación de varios agentes quimioterapéuticos.

Como se señaló anteriormente, el apéndice vermiforme es un pequeño divertículo intestinal ciego, que puede variar en longitud y poseer un mesenterio corto (mesoapéndice). La inflamación aguda del apéndice **(apendicitis)** es uno de los fenómenos más comunes que conducen a un abdomen agudo. El dolor de la apendicitis suele comenzar como un vago dolor periumbilical que, con el tiempo, se irradia hacia el cuadrante inferior derecho del abdomen. En esta ubicación, el apéndice vermiforme inflamado contacta e irrita el peritoneo parietal de la pared posterior del abdomen y el dolor intenso se vuelve bien localizado. Una **apendicectomía** es el procedimiento habitual que se usa para extirpar el apéndice inflamado y se realiza mediante una pequeña incisión y una resección directa o, más frecuentemente, mediante una cirugía laparoscópica.

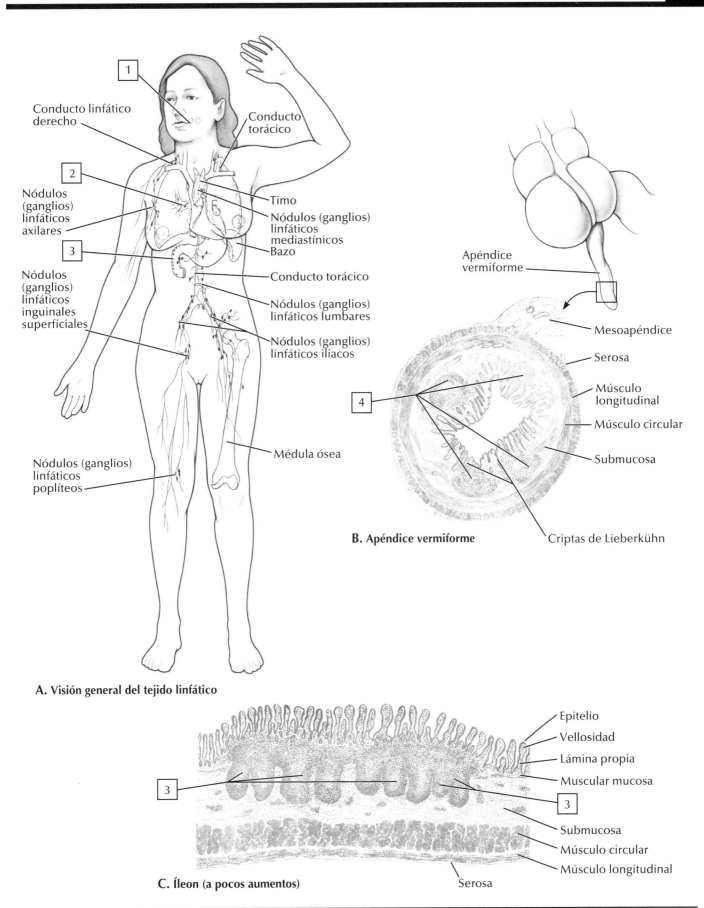

Conducto linfático derecho

1

Conducto torácico

Nódulos (ganglios) linfáticos axilares

2

Timo

Nódulos (ganglios) linfáticos mediastínicos

Bazo

3

Conducto torácico

Nódulos (ganglios) linfáticos inguinales superficiales

Nódulos (ganglios) linfáticos lumbares

Nódulos (ganglios) linfáticos iliacos

Médula ósea

Nódulos (ganglios) linfáticos poplíteos

A. Visión general del tejido linfático

Apéndice vermiforme

4

Mesoapéndice

Serosa

Músculo longitudinal

Músculo circular

Submucosa

Criptas de Lieberkühn

B. Apéndice vermiforme

Epitelio

Vellosidad

Lámina propia

Muscular mucosa

3

3

Submucosa

Músculo circular

Músculo longitudinal

Serosa

C. Íleon (a pocos aumentos)

Los sistemas linfático e inmunitario combinados están involucrados en una serie de trastornos clínicos, coincidentes con la importancia de estos sistemas en la lucha contra los patógenos y el cáncer.

Metástasis linfáticas

El cáncer se disemina desde su localización primaria mediante una de las tres vías siguientes:

- Contacto directo con los tejidos adyacentes
- A través del sistema venoso
- A través de los vasos linfáticos

Los linfáticos son especialmente importantes porque las células cancerosas pueden acceder fácilmente al sistema linfático. Una vez en los vasos linfáticos, las células cancerosas se encuentran con los nódulos (ganglios) linfáticos, donde son filtradas de la linfa, pueden diseminarse a los nódulos (ganglios) linfáticos y pueden crecer. Este proceso puede causar la hipertrofia de los nódulos (ganglios) linfáticos, que se vuelven fijos (inmóviles a la palpación), pero no dolorosos. Los nódulos (ganglios) linfáticos que están inflamados e hipertrofiados debido a enfermedades no cancerosas son móviles y dolorosos al tacto. Debido al patrón de drenaje linfático predecible, los médicos generalmente pueden prever la diseminación del cáncer desde una serie de nódulos (ganglios) linfáticos al siguiente de la cadena. El primer nódulo (ganglio) linfático principal que está aumentado de tamaño debido a la metástasis se denomina «**nódulo (ganglio) centinela**». En el ser humano, existen cúmulos de nódulos (ganglios) linfáticos principales e incluyen un conjunto de nódulos (ganglios) palpables cerca de la superficie del cuerpo y un conjunto de nódulos (ganglios) más profundos que no se pueden palpar, pero se pueden visualizar mediante técnicas de diagnóstico por imagen selectivas.

COLOREA las acumulaciones de nódulos (ganglios) linfáticos principales utilizando los colores sugeridos para cada conjunto de nódulos (ganglios):

☐ 1. **Nódulos (ganglios) yugulodigástricos del grupo cervical profundo: se sitúan a lo largo de la vena yugular interna, drenan la cabeza y el cuello, y son palpables cuando se hipertrofian (naranja)**

☐ 2. **Nódulos (ganglios) axilares: drenan el miembro superior, el hombro y la región del tórax y son palpables cuando se hipertrofian (rojo)**

☐ 3. **Nódulos (ganglios) mediastínicos: agrupaciones en torno a la bifurcación traqueal y el hilio de los pulmones; drenan los pulmones y el tórax, y son nódulos (ganglios) profundos que no se pueden palpar cuando se hipertrofian (lila)**

☐ 4. **Nódulos (ganglios) paraaórticos (lumbares): reciben linfa de la cavidad abdominal y la mitad inferior del cuerpo, se agrupan alrededor de la aorta cerca de las arterias renales y no son palpables cuando se hipertrofian; drenan en la cisterna del quilo y el conducto torácico (marrón)**

☐ 5. **Nódulos (ganglios) iliacos: se sitúan a lo largo de los vasos iliacos, reciben linfa de los miembros inferiores y las vísceras pélvicas, y drenan hacia los nódulos (ganglios) paraaórticos; son profundos y no se pueden palpar cuando se hipertrofian (azul)**

☐ 6. **Nódulos (ganglios) inguinales superficiales: drenan el miembro inferior y los genitales externos y son palpables cuando se hipertrofian (amarillo)**

Vacunación (inmunización)

La inmunidad puede inducirse artificialmente a través del proceso de vacunación. Esto se realiza mediante la inyección de un antígeno del patógeno contra el que se quiere inmunizar que estimulará el sistema inmunitario corporal. La mayoría de las vacunas bacterianas están diseñadas para exponer el cuerpo a antígenos derivados de componentes acelulares de la bacteria o una de sus toxinas inofensivas. Estos antígenos con frecuencia producen una respuesta débil en el cuerpo, de manera que con los antígenos se coinyectan **adyuvantes** para activar aún más las células del sistema inmunitario. La mayoría de las vacunas víricas son de **virus vivos atenuados** (virulencia disminuida) que activan una respuesta inmunitaria sin infección.

Autoinmunidad

Cuando el sistema inmunitario no puede distinguir lo propio de lo no propio, se puede desencadenar una reacción inmunitaria contra las células del propio cuerpo. Algunos trastornos autoinmunes incluyen:

- **Lupus eritematoso sistémico:** afecta en gran parte a la piel, los riñones, los pulmones y el corazón
- **Esclerosis múltiple:** afecta a la mielinización normal en el sistema nervioso central
- **Miastenia grave:** afecta a la comunicación entre los nervios y los músculos esqueléticos
- **Diabetes mellitus tipo 1:** afecta a las células productoras de insulina de los islotes pancreáticos
- **Artritis reumatoide:** afecta a muchas de las articulaciones del cuerpo

Inmunodeficiencias

Las inmunodeficiencias se producen cuando los componentes del sistema inmunitario no responden a los patógenos y permanecen inactivos. Las causas más comunes son genéticas (congénitas) o adquiridas (p. ej., VIH), pero también pueden incluir malnutrición, alcoholismo y consumo de drogas ilícitas.

Hipersensibilidad

La hipersensibilidad ocurre cuando el sistema inmunitario corporal lucha contra un agente patógeno de una manera tan agresiva que daña sus propios tejidos. Se reconocen cuatro tipos:

- **Tipo I:** aguda, como una reacción anafiláctica; la alergia es un buen ejemplo
- **Tipo II:** los anticuerpos se unen a antígenos en las células del propio cuerpo (denominada dependiente de anticuerpos o hipersensibilidad citotóxica); un ejemplo es una reacción a la transfusión de sangre con el tipo de sangre equivocado
- **Tipo III:** una abundancia de complejos antígeno-anticuerpo en el cuerpo provoca una reacción inflamatoria, iniciando una fuerte reacción de hipersensibilidad; son ejemplos las infecciones crónicas o las reacciones alérgicas
- **Tipo IV:** reacciones mediadas por células o de hipersensibilidad retardada que generalmente tardan varios días en desarrollarse e incluyen reacciones alérgicas cutáneas (hiedra venenosa y dermatitis de contacto), así como reacciones de protección a las infecciones, las células cancerosas o el rechazo de injertos de tejidos extraños

Grupos de nódulos (ganglios) linfáticos

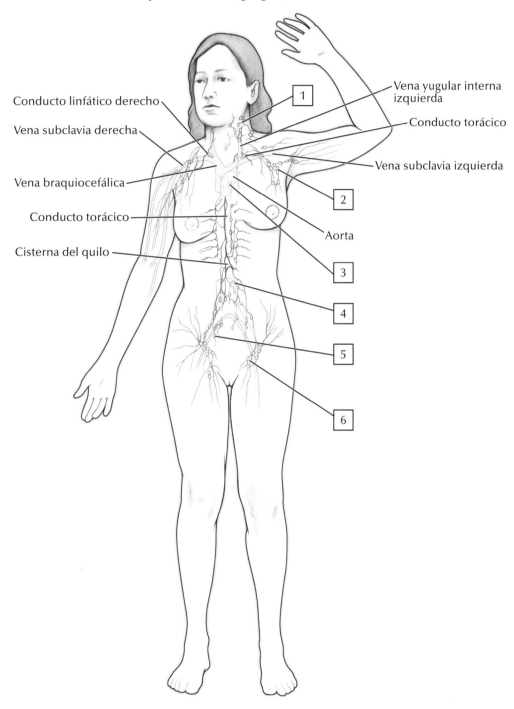

Conducto linfático derecho

Vena subclavia derecha

Vena braquiocefálica

Conducto torácico

Cisterna del quilo

Vena yugular interna izquierda

Conducto torácico

Vena subclavia izquierda

Aorta

1

2

3

4

5

6

1. Las células T forman parte de la respuesta inmunitaria adaptativa y provienen de varios tipos diferentes. ¿Qué tipo de célula T responde al antígeno en la superficie celular y puede llegar a activarse, destruir muchas células infectadas con bacterias y virus y se divide para producir otros tipos de células T?
   A. Células T colaboradoras *(helper)*
   B. Células T asesinas
   C. Células T de memoria
   D. Células T supresoras

2. Cuando una célula T deja la médula ósea, ¿a qué órgano viaja para volverse inmunocompetente?
   A. Nódulos (ganglios) linfáticos
   B. Bazo
   C. Timo
   D. Tiroides
   E. Tonsilas (amígdalas)

3. ¿Qué órgano es importante en el reciclaje de hierro y globina?
   A. Colon
   B. Vesícula biliar
   C. Riñón
   D. Bazo
   E. Timo

4. Muchas células del sistema inmunitario son fagocitarias. ¿Qué células inmunitarias son especialmente importantes en la respuesta alérgica? (Pista: v. lámina 5-1.)
   A. Eosinófilos
   B. Macrófagos fijos
   C. Macrófagos libres
   D. Monocitos
   E. Neutrófilos

Para cada descripción (5-8), colorea el área apropiada del bazo.

5. Esta región esplénica es importante en la fagocitosis de los eritrocitos dañados.

6. Esta región se organiza alrededor de una arteria central.

7. Esta estructura del bazo es delgada y frágil, y su lesión puede provocar una pérdida significativa de sangre.

8. Esta es la localización de la pulpa roja esplénica y los senos esplénicos.

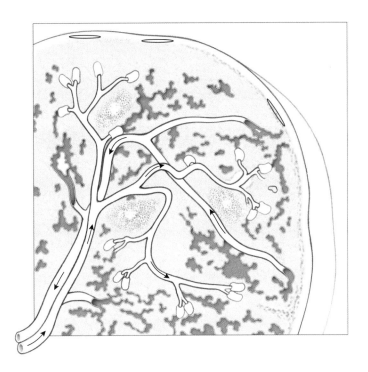

9. El conducto torácico comienza en la parte superior del abdomen, donde numerosos vasos linfáticos se unen para formar el inicio del conducto. ¿Cómo se denomina esta estructura? _____

10. ¿Dónde termina el conducto torácico? _____

1. B

2. C

3. D

4. A

5. Pulpa roja

6. Vaina linfática periarterial (VLPA)

7. Cápsula esplénica que rodea todo el bazo

8. Pulpa roja esplénica

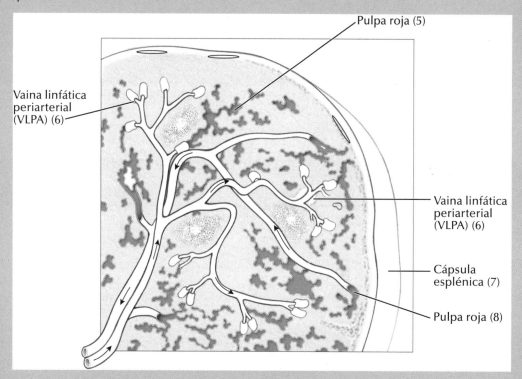

9. Cisterna del quilo

10. En el sistema venoso, en la unión de las venas subclavia izquierda y yugular interna izquierda

Capítulo 7 **Sistema respiratorio**

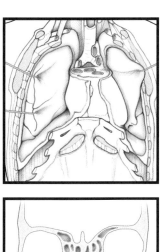
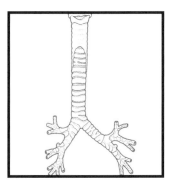
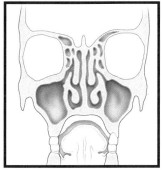
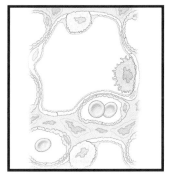

El cuerpo humano depende del medio ambiente externo como fuente de alimento y oxígeno para sobrevivir, y como entorno donde excretar sus sustancias de desecho. Las células del cuerpo humano requieren oxígeno para llevar a cabo las funciones vitales necesarias para la supervivencia. La respiración implica cuatro procesos básicos:

- **Ventilación pulmonar:** el movimiento de aire dentro y fuera de los pulmones; necesario para el intercambio de gases (aire fresco en los pulmones, especialmente oxígeno, y gases espirados, especialmente dióxido de carbono)
- **Respiración externa:** involucra el movimiento de oxígeno desde los pulmones hacia el torrente sanguíneo y el movimiento de dióxido de carbono desde la sangre hacia los pulmones
- **Transporte de gases respiratorios:** el papel del sistema cardiovascular para transportar oxígeno a los tejidos y dióxido de carbono desde las células de los tejidos a los pulmones
- **Respiración interna (respiración celular):** el transporte de oxígeno de la sangre a las células del cuerpo, y el transporte de dióxido de carbono desde las células a la sangre

Como se describió anteriormente, el sistema respiratorio provee al cuerpo de oxígeno para sus necesidades metabólicas y elimina dióxido de carbono. Estructuralmente, el sistema respiratorio incluye:

- Nariz y senos paranasales (produce mucosidad, filtra, calienta y humedece el aire; cámara de resonancia para el habla, detecta olores)
- Faringe y sus subdivisiones: nasofaringe, orofaringe y laringofaringe (pasaje para el aire y la comida, facilita la exposición al sistema inmunitario)
- Laringe (vía de paso del aire, evita que los alimentos entren en las vías respiratorias inferiores; producción de voz)
- Tráquea (vía de paso del aire, limpia, calienta y humedece el aire inspirado)
- Bronquios, bronquiolos, conductos y sacos alveolares y alveolos (vías de paso que filtran el aire y conectan la tráquea con los alveolos, que es el principal lugar de intercambio gaseoso)
- Pulmones (órganos pares que contienen las vías respiratorias más pequeñas que los bronquios principales [primarios])
- Pleuras (proporcionan líquido lubricante y compartimentan los lóbulos pulmonares)

Funcionalmente, el sistema respiratorio realiza cinco funciones básicas:

- Filtra y humidifica el aire y mueve el aire hacia el interior y el exterior de los pulmones
- Proporciona una gran superficie para el intercambio gaseoso con la sangre
- Ayuda a regular el pH de los líquidos corporales
- Participa en la vocalización y proporciona una cámara de resonancia para el habla
- Ayuda al sistema olfatorio con la detección de olores

Histológicamente, la mayor parte del epitelio respiratorio es un epitelio cilíndrico pseudoestratificado ciliado. Sin embargo, existen algunas excepciones. Los pliegues vocales y la epiglotis tienen un epitelio escamoso estratificado, y las áreas de transición a los bronquiolos pequeños pasan de tener un epitelio respiratorio a un epitelio cúbico simple. Los alveolos están revestidos con células escamosas delgadas (**neumocitos tipo I**) y células cúbicas simples (**neumocitos tipo II** que secretan surfactante).

El revestimiento epitelial de las vías respiratorias es importante en el calentamiento, la humidificación y la filtración del aire antes de que alcance los sensibles alveolos pulmonares. Una rica red vascular ayuda a calentar el aire, y el epitelio ciliado, con la presencia de células mucosas (células caliciformes), ayuda a humedecer el aire y captura las partículas, que a continuación «barre» hacia fuera mediante los cilios, para ser ingeridas o expectoradas.

COLOREA los siguientes componentes del sistema respiratorio, utilizando un color diferente para cada uno:

- ☐ 1. **Laringofaringe**
- ☐ 2. **Orofaringe**
- ☐ 3. **Nasofaringe**
- ☐ 4. **Cavidad nasal**
- ☐ 5. **Laringe**
- ☐ 6. **Tráquea**
- ☐ 7. **Pulmones**

Nota clínica:
El **asma** puede ser intrínseca (sin desencadenante ambiental claramente definido) o extrínseca (con un desencadenante definido). El asma generalmente es el resultado de una reacción de hipersensibilidad a un alérgeno (polvo, polen, moho), que conduce a irritación de las vías respiratorias, contracción del músculo liso (estrechamiento de las vías), hinchazón (edema) del epitelio y aumento de la producción de moco. Los síntomas que aparecen con frecuencia son sibilancias, disnea, tos, taquicardia y sensación de opresión en el tórax. El asma es una inflamación patológica de las vías respiratorias y se presenta tanto en niños como en adultos.

La **disnea** (dificultad para respirar) puede producirse por una variedad de razones, que incluyen asma y enfisema.

El **enfisema** ocurre cuando las paredes de los alveolos de los pulmones se dañan y se rompen, lo que da como resultado espacios agrandados (cámaras alveolares) que reducen el área de superficie para el intercambio de gases. El intercambio también se ve comprometido cuando los tumores, la mucosidad o la inflamación obstruyen el intercambio gaseoso en los alveolos.

El suministro inadecuado de oxígeno a los tejidos del cuerpo se denomina **hipoxia**. La **hipocapnia** ocurre cuando los niveles de CO_2 en la sangre son bajos. Por ejemplo, alguien que experimenta un ataque de ansiedad puede hiperventilar, expulsando CO_2 a tal nivel que puede provocar la constricción de los vasos sanguíneos, reduciendo el flujo de sangre al encéfalo y, potencialmente, provocando una isquemia cerebral.

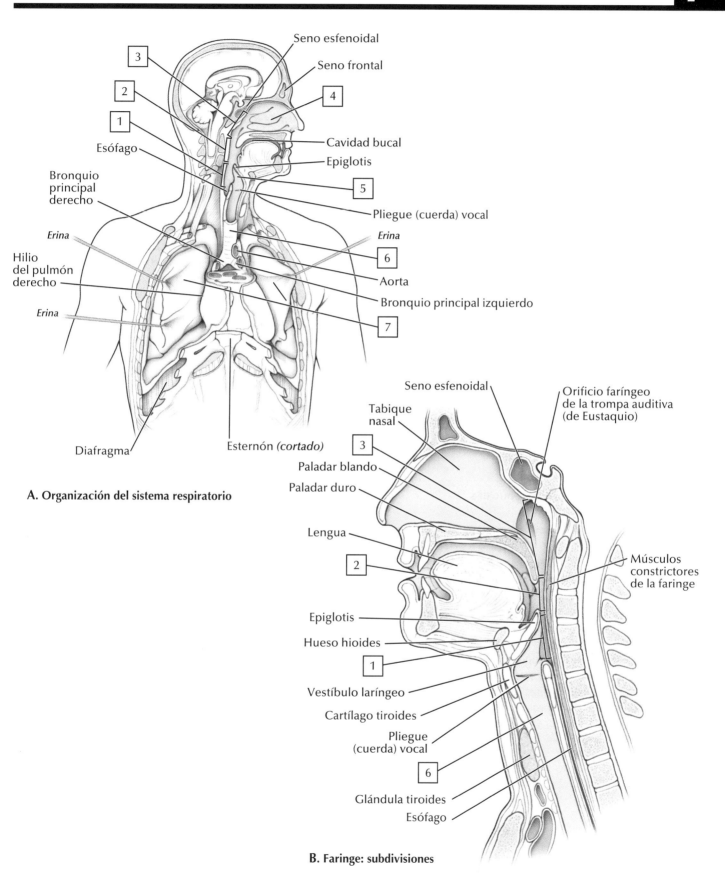

Seno esfenoidal

Seno frontal

3

2

4

1

Esófago

Cavidad bucal

Epiglotis

Bronquio
principal
derecho

5

Pliegue (cuerda) vocal

Erina

Erina

6

Hilio
del pulmón
derecho

Aorta

Erina

Bronquio principal izquierdo

7

Diafragma

Esternón *(cortado)*

A. Organización del sistema respiratorio

Seno esfenoidal

Tabique
nasal

Orificio faríngeo
de la trompa auditiva
(de Eustaquio)

3

Paladar blando

Paladar duro

Lengua

Músculos
constrictores
de la faringe

2

Epiglotis

Hueso hioides

1

Vestíbulo laríngeo

Cartílago tiroides

Pliegue
(cuerda) vocal

6

Glándula tiroides

Esófago

B. Faringe: subdivisiones

La nariz se compone principalmente de cartílagos, excepto en el «puente» de la nariz, donde residen los huesos nasales. En la región anterior el aire entra o sale de la nariz a través de las narinas, que se abren en cada vestíbulo nasal; en la región posterior las cavidades nasales se comunican con la nasofaringe a través de las dos aberturas denominadas **coanas.**

COLOREA los siguientes cartílagos que contribuyen a la estructura de la nariz, utilizando un color diferente para cada cartílago:

☐ 1. **Apófisis laterales del cartílago del tabique nasal**

☐ 2. **Cartílagos alares mayores**

☐ 3. **Cartílago del tabique nasal**

Las cavidades nasales están separadas de la cavidad craneal por partes de los huesos frontal, etmoides y esfenoides, y de la cavidad bucal inferiormente por el **paladar duro.** Un tabique nasal, por lo general ligeramente desviado hacia un lado u otro, separa las cavidades nasales derecha e izquierda. El tercio anterior del tabique nasal es cartilaginoso, y los dos tercios posteriores, óseos.

COLOREA los siguientes elementos del tabique nasal, utilizando un color diferente para cada uno:

☐ 4. **Cartílago del tabique nasal**

☐ 5. **Lámina perpendicular del etmoides**

☐ 6. **Vómer**

La pared lateral de la cavidad nasal se caracteriza por tres cornetes (conchas) nasales en forma de salientes o conchas, que sobresalen en la cavidad. Estas estructuras, que tienen una cubierta de epitelio respiratorio nasal, aumentan ampliamente la superficie de calentamiento, humidificación y filtración del aire. El espacio debajo de cada cornete nasal se denomina **meato nasal.** En la parte más superior de la cavidad nasal, se encuentra la región olfatoria, con su epitelio olfatorio y las células sensoriales especializadas para la detección de olores a través del primer nervio craneal.

COLOREA los siguientes elementos de la pared lateral de la cavidad nasal, utilizando un color diferente para cada uno:

☐ 7. **Cornete (concha) nasal superior**

☐ 8. **Cornete (concha) nasal medio**

☐ 9. **Cornete (concha) nasal inferior**

La inervación de las cavidades nasales incluye:
- **Nervio olfatorio (NC I):** olfato (olor)
- **Nervio trigémino (NC V$_1$ y NC V$_2$):** fibras sensitivas a través del nervio maxilar del nervio trigémino, con excepción de la parte anterior de la nariz (NC V$_1$)
- **Nervio facial (NC VII):** fibras parasimpáticas preganglionares secretomotoras discurren desde el nervio facial al ganglio pterigopalatino, hacen sinapsis en ese punto y luego discurren con ramos del NC V$_2$ para inervar las glándulas mucosas nasales
- Fibras simpáticas posganglionares desde el ganglio cervical superior inervan los vasos sanguíneos

La mayor parte de la irrigación de la cavidad nasal procede de ramas de las arterias maxilar y facial, con algunas contribuciones de las ramas etmoidales de la arteria oftálmica.

En la región posterior, las cavidades nasales se comunican a través de las coanas con la parte más superior de la faringe, la denominada **nasofaringe.** En su pared lateral es visible el orificio de la trompa auditiva (de Eustaquio), que representa un conducto directo a la cavidad del oído medio.

Nota clínica:
La **otitis media aguda,** una inflamación del oído medio, es un trastorno frecuente en los niños menores de 15 años. En parte, este trastorno es frecuente debido a la naturaleza horizontal de la trompa auditiva en los niños (la trompa es ligeramente más vertical en adultos), por lo que el drenaje gravitacional normal hacia la nasofaringe se ve comprometido. Las infecciones pueden ser bacterianas o víricas.

Los virus, las bacterias y varios alérgenos pueden causar **rinitis** e inflamación de la mucosa nasal. La reacción inflamatoria de la mucosa produce exceso de mucosidad, congestión nasal y goteo posnasal.

La mucosa nasal contiene un abundante suministro de terminaciones nerviosas sensitivas, y la exposición a partículas irritantes como el polvo y el polen puede desencadenar un **reflejo de estornudo,** lo que proporciona una forma de expulsar estos irritantes.

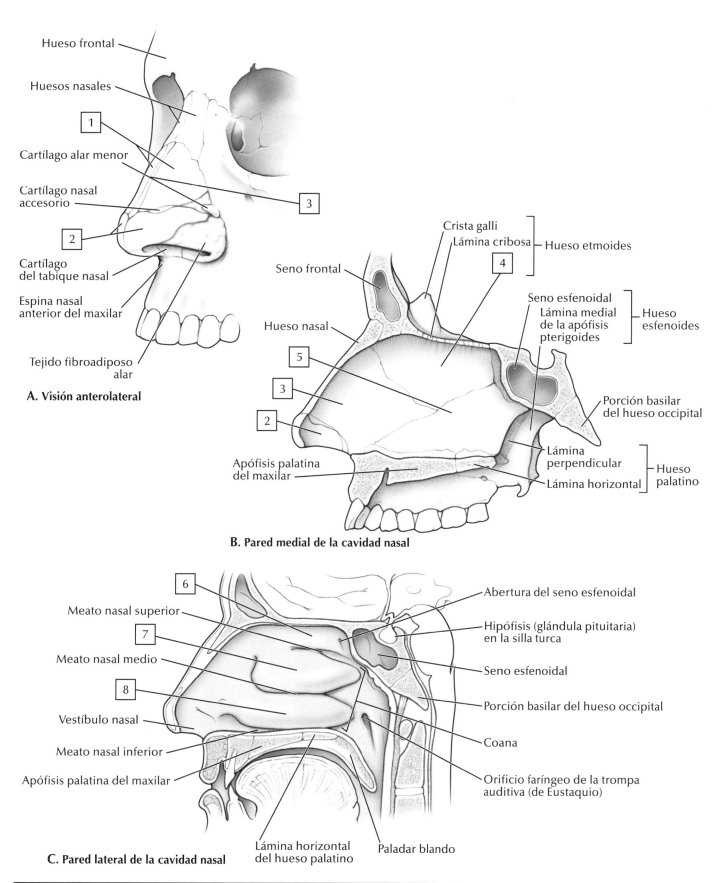

Hueso frontal

Huesos nasales

1

Cartílago alar menor

Cartílago nasal
accesorio

2

Cartílago
del tabique nasal

Espina nasal
anterior del maxilar

Tejido fibroadiposo
alar

A. Visión anterolateral

3

Crista galli
Lámina cribosa — Hueso etmoides

4

Seno frontal

Seno esfenoidal
Lámina medial
de la apófisis — Hueso
pterigoides   esfenoides

Hueso nasal

5

3

2

Porción basilar
del hueso occipital

Apófisis palatina
del maxilar

Lámina
perpendicular — Hueso
palatino
Lámina horizontal

B. Pared medial de la cavidad nasal

6

Meato nasal superior

7

Meato nasal medio

8

Vestíbulo nasal

Meato nasal inferior

Apófisis palatina del maxilar

Abertura del seno esfenoidal

Hipófisis (glándula pituitaria)
en la silla turca

Seno esfenoidal

Porción basilar del hueso occipital

Coana

Orificio faríngeo de la trompa
auditiva (de Eustaquio)

Lámina horizontal
del hueso palatino   Paladar blando

C. Pared lateral de la cavidad nasal

Hay cuatro pares de senos paranasales llenos de aire, que son cavidades abiertas dentro de varios de los huesos que rodean la nariz y las órbitas. Están revestidos con epitelio respiratorio, ayudan en el calentamiento y la humidificación del aire inspirado y drenan las secreciones de moco en las cavidades nasales. Al estornudar y sonarse la nariz se limpian las cavidades nasales y los senos del exceso de secreciones. Los senos paranasales y sus características se resumen en la siguiente tabla.

SENO PARANASAL	DESCRIPCIÓN
Frontal	Seno par, situado en la parte anterior del hueso frontal; drena en el hiato semilunar del meato nasal medio
Celdillas etmoidales	Senos pares anterior, medio y posterior en el hueso etmoides; el anterior y el medio drenan en el meato nasal medio (hiato semilunar y bulla etmoidal, respectivamente), y el posterior, en el meato nasal superior
Esfenoidal	Seno par, en el hueso esfenoides; drena en el receso esfenoetmoidal
Maxilar	Seno par, en el maxilar; drena en el meato nasal medio (hiato semilunar); es el más grande (20-30 ml)

La mucosa de los senos paranasales está inervada por ramos sensitivos del nervio trigémino (NC V) (nervios oftálmico y maxilar).

COLOREA los siguientes senos paranasales, utilizando un color diferente para cada seno:

☐ 1. **Seno frontal**
☐ 2. **Celdillas (senos) etmoidales**
☐ 3. **Seno esfenoidal**
☐ 4. **Seno maxilar**

Nota clínica:
La **rinosinusitis** es una inflamación de los senos paranasales, con mayor frecuencia de las celdillas etmoidales, el seno maxilar y la cavidad nasal. Por lo general, este cuadro comienza como una infección vírica seguida de una infección bacteriana secundaria que obstruye la descarga de las secreciones mucosas normales del seno y compromete la esterilidad de los senos. Las infecciones de las cavidades nasales pueden extenderse a la fosa craneal anterior a través de la lámina cribosa, a la nasofaringe y los tejidos blandos de la región retrofaríngea, al oído medio a través de la trompa auditiva (de Eustaquio), a los senos paranasales e incluso al aparato lagrimal y la conjuntiva del ojo. La excesiva **desviación del tabique nasal,** ya sea congénita o como resultado de una lesión por una pelea a puñetazos o una lesión atlética, por lo general, puede repararse quirúrgicamente. La **epistaxis** (hemorragia nasal) es bastante frecuente debido al abundante suministro de sangre a la mucosa nasal y su susceptibilidad a irritantes y traumatismos. El tercio anterior de la nariz es el sitio más común de hemorragias nasales *(área de Kiesselbach).*

Los **senos maxilares** son los más comúnmente infectados de los senos paranasales. Esto puede deberse a los pequeños orificios (aberturas para el drenaje) y la hinchazón de la rica mucosa sinusal. Si es necesario, el seno maxilar se puede canular y drenar.

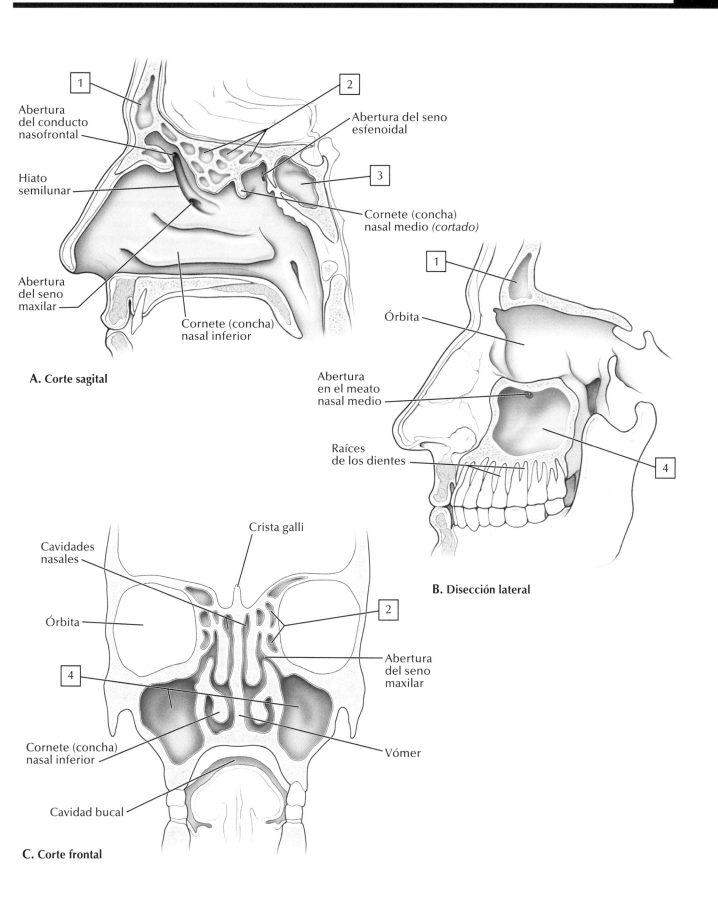

A. Corte sagital

1

Abertura
del conducto
nasofrontal

Hiato
semilunar

Abertura
del seno
maxilar

2

Abertura del seno
esfenoidal

3

Cornete (concha)
nasal medio *(cortado)*

Cornete (concha)
nasal inferior

B. Disección lateral

1

Órbita

Abertura
en el meato
nasal medio

Raíces
de los dientes

4

C. Corte frontal

Cavidades
nasales

Órbita

4

Cornete (concha)
nasal inferior

Cavidad bucal

Crista galli

2

Abertura
del seno
maxilar

Vómer

La faringe (garganta) se subdivide en tres regiones:
- **Nasofaringe:** se encuentra posterior a las cavidades nasales y por encima del paladar blando (ya comentado)
- **Orofaringe:** se extiende desde el paladar blando a la punta superior de la epiglotis y se encuentra posterior a la cavidad bucal
- **Laringofaringe:** se extiende desde la punta de la epiglotis a la cara inferior del cartílago cricoides (a menudo denominada «hipofaringe» por los clínicos) y se sitúa posterior a la laringe

La orofaringe y la laringofaringe proporcionan una vía de paso para el aire y los alimentos (sólidos y líquidos) y son esencialmente tubos fibromusculares tapizados con epitelio escamoso estratificado para proteger el revestimiento de la abrasión. Las paredes musculares de la faringe están formadas mayoritariamente por los tres constrictores de la faringe comentados anteriormente (v. lámina 3-5). El **anillo linfático de Waldeyer,** compuesto por las tonsilas tubáricas, las tonsilas nasofaríngeas, las tonsilas linguales y las tonsilas palatinas, «guarda» las entradas hacia la faringe y proporciona un importante mecanismo de defensa inmunitaria linfática, especialmente en niños y adolescentes.

La laringe se encuentra anterior a la laringofaringe y proximal al esófago, aproximadamente al nivel de las vértebras C 3-C 6 y superior a la tráquea. Estructuralmente, la laringe consta de nueve cartílagos unidos por ligamentos y membranas.

CARTÍLAGO(S)	DESCRIPCIÓN
Tiroides	Dos láminas de cartílago hialino y la prominencia laríngea (nuez de Adán)
Cricoides	Cartílago hialino en forma de anillo de sello justo inferior al tiroides
Epiglotis	Placa elástica en forma de cuchara unida al tiroides
Aritenoides	Cartílagos piramidales pares que rotan sobre el cartílago cricoides
Corniculados	Cartílagos pares que se sitúan en el vértice de los cartílagos aritenoides
Cuneiformes	Cartílagos pares en los pliegues ariepiglóticos que no tienen articulaciones

La cavidad laríngea incluye las siguientes subdivisiones:
- **Vestíbulo laríngeo:** se sitúa entre la entrada de la laringe (aditus laríngeo) (justo posterior a la epiglotis) y los pliegues vestibulares
- **Hendidura (rima) glótica:** el espacio o «hendidura» entre los pliegues vocales
- **Ventrículo laríngeo:** el receso que se extiende lateralmente entre los pliegues vestibular y vocal
- **Cavidad infraglótica:** el espacio por debajo de los pliegues vocales hasta el nivel del cartílago cricoides; por debajo del cartílago cricoides, la cavidad infraglótica se convierte en la porción proximal de la tráquea

Los **pliegues vestibulares (cuerdas vocales falsas)** cumplen una función protectora, pero los **pliegues vocales (cuerdas vocales verdaderas)** controlan la fonación de forma parecida

a como una lengüeta lo hace en un instrumento de viento. Las vibraciones de los pliegues vocales producen sonidos cuando pasa el aire a través de la hendidura (rima) glótica; el tono producido por estas vibraciones depende del diámetro, la longitud, el grosor y la tensión de los pliegues vocales. El tamaño de la hendidura (rima) glótica y la tensión en los pliegues están determinados por los músculos de la laringe (v. lámina 3-6), pero la amplificación, la resonancia y la calidad del sonido son producto de la forma y el tamaño de la faringe, la cavidad bucal, las cavidades nasales y paranasales, y los movimientos de la lengua, los labios, las mejillas y el paladar blando.

COLOREA las siguientes características de la laringe, utilizando un color diferente para cada característica:
- [ ] 1. **Epiglotis**
- [ ] 2. **Cartílago tiroides**
- [ ] 3. **Cavidad infraglótica**
- [ ] 4. **Cartílago cricoides**
- [ ] 5. **Tráquea**
- [ ] 6. **Pliegues vestibulares**
- [ ] 7. **Pliegues (cuerdas) vocales**
- [ ] 8. **Vestíbulo laríngeo**
- [ ] 9. **Ventrículo laríngeo**

Nota clínica:
La inflamación de las tonsilas (amígdalas) faríngeas (a veces denominadas adenoides) es una afección denominada **adenoiditis,** y esto puede obstruir el paso del aire desde la cavidad nasal a la nasofaringe. Esta infección puede propagarse a las tonsilas (amígdalas) tubáricas y obstruir parcial o completamente la trompa auditiva (de Eustaquio).

La **ronquera** puede deberse a cualquier proceso que provoque una vibración o una coaptación de los pliegues (cuerdas) vocales inadecuada. La **laringitis aguda** es una inflamación de los pliegues vocales que causa edema (hinchazón) de la mucosa de los pliegues vocales; suele ser el resultado del hábito de fumar, la enfermedad por reflujo gastroesofágico, la rinosinusitis crónica, la tos, el uso excesivo de la voz (gritar en voz alta, hablar o cantar durante periodos prolongados), el mixedema o las infecciones.

Cuando se han agotado otros métodos para establecer una vía aérea o se ha determinado que no son adecuados, se puede hacer una incisión a través de la piel y la membrana cricotiroidea subyacente para acceder a la tráquea **(cricotirotomía).** El sitio de la incisión se puede juzgar localizando el espacio entre la escotadura tiroidea y deslizando el dedo inferiormente hasta palpar el espacio entre los cartílagos tiroides y cricoides (aproximadamente, un dedo por debajo de la escotadura tiroidea).

Precaución: si el paciente tiene un lóbulo piramidal tiroideo en la línea media, este procedimiento puede lacerar ese tejido y causar un sangrado significativo.

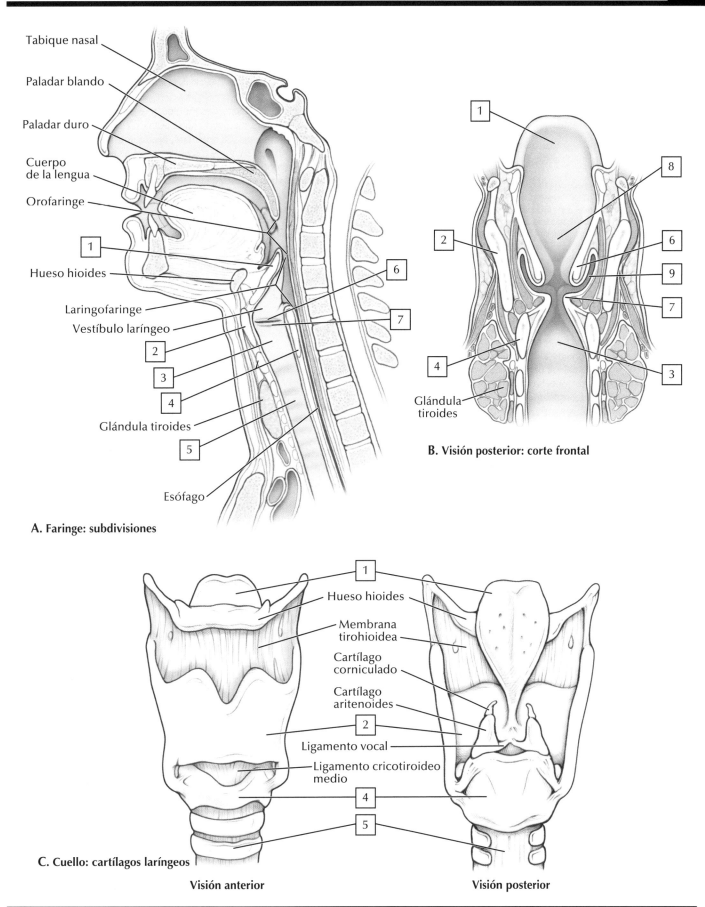

Tabique nasal

Paladar blando

Paladar duro

Cuerpo de la lengua

Orofaringe

1

Hueso hioides

Laringofaringe

Vestíbulo laríngeo

2

3

4

Glándula tiroides

5

Esófago

6

7

A. Faringe: subdivisiones

1

2

8

6

9

7

4

3

Glándula tiroides

B. Visión posterior: corte frontal

1

Hueso hioides

Membrana tirohioidea

Cartílago corniculado

Cartílago aritenoides

Ligamento vocal

Ligamento cricotiroideo medio

2

4

5

C. Cuello: cartílagos laríngeos

Visión anterior

Visión posterior

Tráquea y bronquios

La tráquea y los bronquios (principales [primarios], lobares [secundarios] y segmentarios [terciarios]) conducen aire hacia y desde los pulmones, y sus características se resumen en la siguiente tabla.

ESTRUCTURA	CARACTERÍSTICAS
Tráquea	Tiene aproximadamente 12,5 cm de largo y 2,5 cm de diámetro; discurre inferiormente anterior al esófago y posterior al arco de la aorta
Anillos cartilaginosos	Son 16-20 anillos en forma de C
Bronquio	Se divide en bronquios principales derecho e izquierdo a nivel del ángulo del esternón (de Louis)
Bronquio principal derecho	Es más corto, más ancho y más vertical que el bronquio principal izquierdo; los objetos extraños aspirados pasan con más probabilidad hacia este bronquio
Carina	Es interna, cartílago en forma de quilla en la bifurcación de la tráquea
Bronquios lobares (lobulares)	Bronquios para los lóbulos de cada pulmón (tres en el lado derecho, dos en el lado izquierdo)
Bronquios segmentarios	Bronquios para los segmentos broncopulmonares (10 para cada pulmón)

Más allá de los bronquios segmentarios, las vías de paso se estrechan de manera considerable y finalmente pierden su soporte cartilaginoso, formando así los **bronquiolos,** con un bronquiolo terminal que abastece un lobulillo del pulmón. Dentro de los lobulillos, los bronquiolos respiratorios se dividen en conductos alveolares, sacos alveolares y alveolos.

COLOREA la tráquea y los bronquios de mayor tamaño, utilizando un color diferente para cada componente:

☐ 1. **Tráquea**
☐ 2. **Bronquios principales (primarios) (lado derecho y lado izquierdo)**
☐ 3. **Bronquios lobares (secundarios) (superior, medio e inferior en el lado derecho; superior e inferior en el lado izquierdo)**
☐ 4. **Bronquios segmentarios (terciarios) para los 10 segmentos broncopulmonares en cada pulmón**

Pulmones

Cada pulmón está recubierto por una capa de **pleura visceral,** que se refleja hacia fuera desde la superficie del pulmón y luego forma una capa externa de **pleura parietal** que tapiza la cara interna de la caja torácica. De este modo, las cavidades pleurales son espacios potenciales, como el saco pericárdico, que normalmente contienen una pequeña cantidad de líquido seroso que lubrica las superficies y reduce la fricción durante la respiración. La pleura parietal es sensible al dolor (la pleura visceral no lo es), y las dos cavidades pleurales están separadas una de otra por el mediastino. Las características de la pleura se resumen en la siguiente tabla.

ESTRUCTURA	DESCRIPCIÓN
Pleura de la cúpula	La cúpula de la pleura parietal cervical se extiende por encima de la 1.ª costilla
Pleura parietal	Membrana que, en términos descriptivos, incluye las porciones costal, mediastínica, diafragmática y cervical (cúpula) de la pleura
Reflexiones pleurales	Puntos en los que la pleura parietal se refleja hacia fuera desde una superficie y se extiende sobre otra (p. ej., desde costal a diafragmática)

ESTRUCTURA	DESCRIPCIÓN
Recesos pleurales	Puntos de reflexión en los que el pulmón no se extiende totalmente dentro del espacio pleural (p. ej., costodiafragmático, costomediastínico)

El pulmón derecho tiene tres lóbulos, y el pulmón izquierdo, dos lóbulos. En la cara medial de cada pulmón está el **hilio,** que es la región donde vasos sanguíneos, bronquios, nervios y vasos linfáticos entran y salen de los pulmones. Las características de cada pulmón se resumen en la siguiente tabla.

ESTRUCTURA	CARACTERÍSTICAS
Lóbulos	Tres lóbulos (superior, medio, inferior) en el pulmón derecho; dos en el izquierdo
Fisura horizontal	Solo en el pulmón derecho; se extiende a lo largo de la línea de la 4.ª costilla
Fisura oblicua	En ambos pulmones; se extiende desde la vértebra T 2 hasta el 6.° cartílago costal
Impresiones	Formadas por las estructuras adyacentes, en los pulmones fijados
Hilio	Punto en el que diferentes estructuras (bronquios, vasos sanguíneos, nervios, vasos linfáticos) entran o salen del pulmón
Língula	Estructura en forma de lengua, en el pulmón izquierdo
Escotadura cardiaca	Indentación para el corazón, en el pulmón izquierdo
Ligamento pulmonar	Doble capa de la pleura parietal suspendida del hilio que marca la reflexión de la pleura visceral a la pleura parietal
Segmento broncopulmonar	10 segmentos funcionales en cada pulmón que reciben cada uno un bronquio segmentario y una arteria segmentaria de la arteria pulmonar

COLOREA los siguientes elementos de los pulmones, utilizando los colores recomendados para cada uno:

☐ 5. **Arterias pulmonares: transportan sangre desde el ventrículo derecho del corazón hacia los pulmones para la oxigenación (azul)**
☐ 6. **Bronquios (amarillo)**
☐ 7. **Venas pulmonares: retornan la sangre oxigenada al atrio (aurícula) izquierdo del corazón (rojo)**

Nota clínica:

El **cáncer de pulmón** es la causa principal de muerte relacionada con el cáncer y se origina o de las células de revestimiento alveolar o del epitelio del árbol traqueobronquial.

La **aspiración** de pequeños objetos (cacahuetes, canicas) en los pulmones puede bloquear los bronquios. Por lo general, el objeto se aspira en el bronquio principal derecho, ya que es más corto, más ancho y más vertical que el bronquio principal izquierdo.

Generalmente, la **enfermedad pulmonar crónica** se puede agrupar en enfermedad pulmonar obstructiva crónica o enfermedad pulmonar restrictiva crónica. Las enfermedades obstructivas incluyen bronquitis crónica, asma y enfisema, y hacen que sea más difícil exhalar el aire que reside en el pulmón. Las enfermedades restrictivas (fibrosis) generalmente reducen la elasticidad de los pulmones, lo que hace más difícil inflar los pulmones rígidos.

La **neumonía** representa aproximadamente una sexta parte de todas las muertes en EE. UU. Los niños y los ancianos son especialmente vulnerables a la neumonía neumocócica, como lo son los individuos con insuficiencia cardiaca congestiva, enfermedad pulmonar obstructiva crónica, diabetes o alcoholismo.

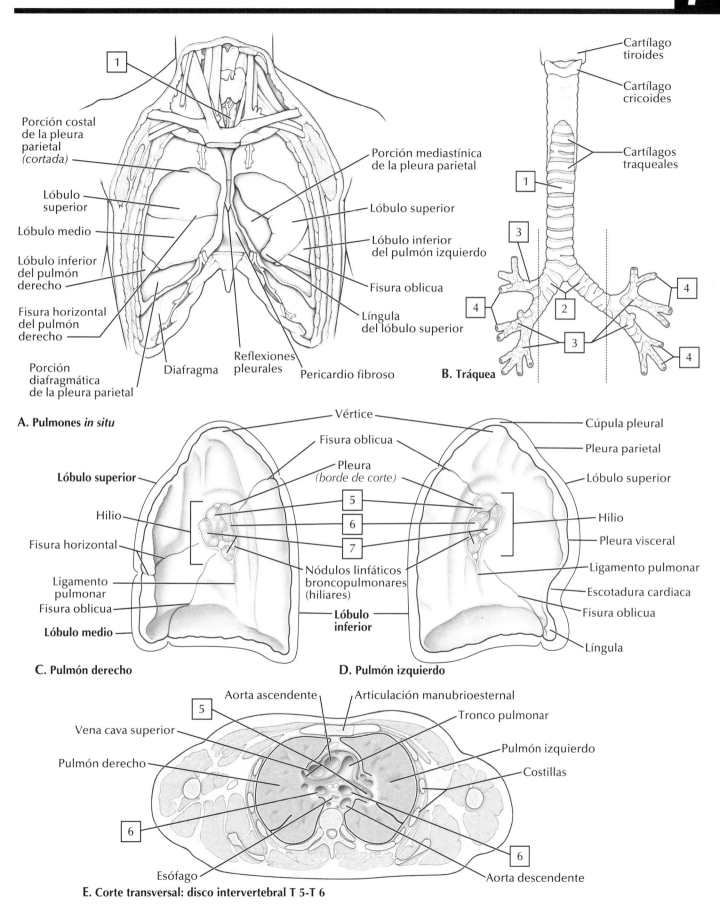

A. Pulmones *in situ*

Porción costal de la pleura parietal *(cortada)*

Lóbulo superior

Lóbulo medio

Lóbulo inferior del pulmón derecho

Fisura horizontal del pulmón derecho

Porción diafragmática de la pleura parietal

Diafragma

Reflexiones pleurales

Porción mediastínica de la pleura parietal

Lóbulo superior

Lóbulo inferior del pulmón izquierdo

Fisura oblicua

Língula del lóbulo superior

Pericardio fibroso

Cartílago tiroides

Cartílago cricoides

Cartílagos traqueales

B. Tráquea

Vértice

Fisura oblicua

Pleura *(borde de corte)*

Lóbulo superior

Hilio

Fisura horizontal

Ligamento pulmonar

Fisura oblicua

Lóbulo medio

C. Pulmón derecho

Nódulos linfáticos broncopulmonares (hiliares)

Lóbulo inferior

Cúpula pleural

Pleura parietal

Lóbulo superior

Hilio

Pleura visceral

Ligamento pulmonar

Escotadura cardiaca

Fisura oblicua

Língula

D. Pulmón izquierdo

Aorta ascendente

Articulación manubrioesternal

Tronco pulmonar

Vena cava superior

Pulmón izquierdo

Pulmón derecho

Costillas

Esófago

Aorta descendente

E. Corte transversal: disco intervertebral T 5-T 6

7 Mecanismos respiratorios

La mecánica de la ventilación implica la interacción dinámica de los pulmones, la pared torácica y el diafragma.

Durante la respiración tranquila, la contracción del diafragma solo representa aproximadamente el 75% de la inspiración. Los músculos intercostales externos de la pared torácica (v. lámina 3-11) y músculos seleccionados del cuello (escalenos) también pueden ayudar a la inspiración, especialmente durante el ejercicio activo. La espiración implica la retracción elástica de los propios pulmones y es ayudada por la relajación del diafragma y la contracción de algunos de los músculos intercostales y abdominales (músculos recto del abdomen y oblicuos del abdomen).

La sangre desde el ventrículo derecho del corazón perfunde los pulmones (a través de las arterias pulmonares) a una velocidad de reposo de unos 5 l/min a baja presión. Plexos capilares pulmonares envuelven los sacos alveolares, donde ocurre la mayor parte del intercambio gaseoso. Las venas pulmonares recogen la sangre oxigenada y la devuelven al lado izquierdo del corazón para su distribución en la circulación sistémica.

El intercambio de gases se produce a nivel de los alveolos y los capilares e implica lo siguiente:
- Atravesar las células alveolares tipo I
- Atravesar las membranas basales fusionadas de las células tipo I y las células endoteliales
- Atravesar las células endoteliales capilares

COLOREA los siguientes elementos de la circulación intrapulmonar, utilizando los colores sugeridos:

- [ ] 1. **Arteria pulmonar (menor contenido de oxígeno) (azul)**
- [ ] 2. **Vena pulmonar (saturada con oxígeno) (rojo)**
- [ ] 3. **Célula alveolar tipo II (secreta surfactante) (naranja)**
- [ ] 4. **Célula alveolar tipo I (amarillo)**
- [ ] 5. **Célula endotelial del capilar (lila)**
- [ ] 6. **Membranas basales fusionadas de la célula alveolar tipo I y de la célula endotelial (azul claro)**
- [ ] 7. **Células intersticiales (verde)**
- [ ] 8. **Eritrocitos (rojo)**
- [ ] 9. **Macrófago alveolar (marrón) (en el espacio aéreo alveolar)**

Las células alveolares tipo II secretan **surfactante,** que forma una película delgada sobre el líquido que normalmente recubre la superficie del alveolo, lo que reduce la tensión superficial de los alveolos recubiertos de líquido y ayuda a reducir la presión necesaria para inflar los alveolos.

Cuando la sangre fluye a través de los capilares alveolares, el oxígeno se difunde desde el alveolo hacia el interior del eritrocito, donde se une a la hemoglobina. Al mismo tiempo, el dióxido de carbono se difunde fuera del eritrocito y hacia el interior del alveolo. Normalmente, la sangre atraviesa toda la longitud del capilar en 0,75 s, y aún más rápido cuando se aumenta el gasto cardiaco. Sin embargo, el intercambio gaseoso es tan eficiente que normalmente se produce en aproximadamente 0,5 s. Casi todo el oxígeno transportado a los tejidos del cuerpo por la sangre está unido a la hemoglobina; solo una pequeña fracción se disuelve y se transporta en el plasma. El tabique interalveolar (separa el espacio aéreo alveolar de la luz capilar) es la **barrera aire-sangre;** es muy delgada y permite la rápida difusión de los gases a través de ella. El tabique se compone de tres capas:
- Neumocitos tipo I y su capa de surfactante en el espacio aéreo alveolar
- Lámina basal fusionada de los neumocitos tipo I y las células endoteliales capilares
- Endotelio de los capilares continuos

Nota clínica:
El fallo en la producción de cantidades suficientes de **surfactante,** como puede ocurrir en bebés prematuros, debido a la falta de desarrollo de las células alveolares tipo II, puede provocar un aumento en el trabajo respiratorio y causar dificultad respiratoria **(síndrome de dificultad respiratoria infantil).** Debido a que los pulmones no son necesarios en el periodo intrauterino, se encuentran entre uno de los últimos sistemas en desarrollarse funcionalmente en el feto y, a menudo, son el factor limitante en la supervivencia de un bebé prematuro.

El colapso del pulmón, denominado **atelectasia,** puede ocurrir cuando el aire entra en la cavidad pleural a través de una herida torácica o la ruptura de la pleura visceral, a veces observada en la **neumonía.** El aire en el espacio intrapleural da como resultado un **neumotórax.** La eliminación de este aire a través de un tubo torácico y la reparación del orificio devolverán el pulmón a su función normal.

En el **enfisema,** las paredes de los alveolos adyacentes se destruyen y las cavidades alveolares se hacen más grandes. Con frecuencia, esto es causado por el estrechamiento de los bronquiolos y la destrucción de la pared alveolar, a menudo por inflamación. Fumar es un factor de riesgo importante.

La **enfermedad pulmonar obstructiva crónica** es una clase amplia de enfermedades pulmonares obstructivas como la bronquitis crónica, el asma y el enfisema. El retroceso elástico del pulmón disminuye, lo que provoca el colapso de las vías respiratorias durante la espiración, lo que lleva a la **disnea,** que se desarrolla en la respiración (hambre de aire). Esto aumenta el trabajo de espiración y puede conducir a una apariencia de «tórax en tonel» causado por la hipertrofia de los músculos intercostales.

Finalmente, el **cáncer de pulmón** es la principal causa de muertes relacionadas con el cáncer en todo el mundo, y el tabaquismo es la causa en aproximadamente el 85-90% de todos los casos.

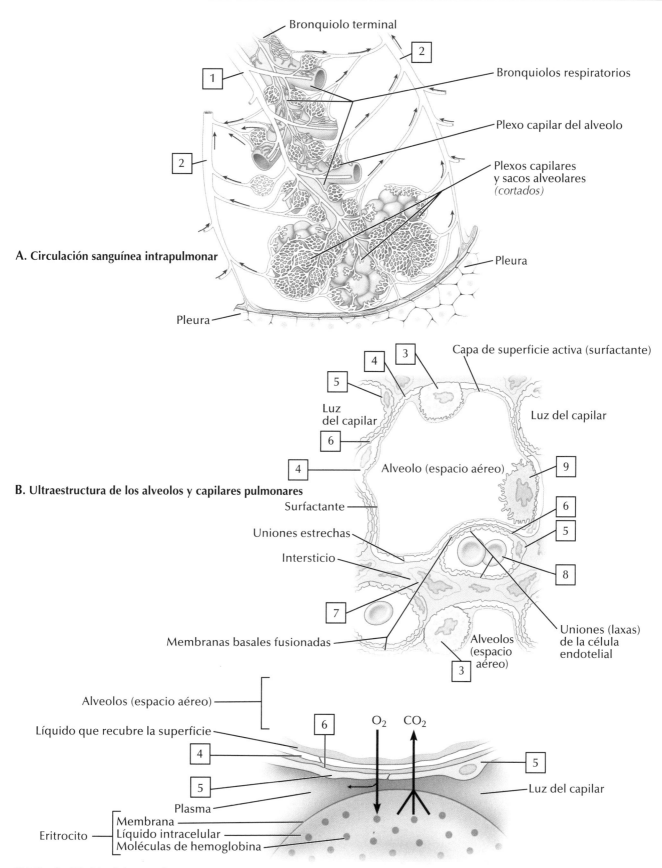

Bronquiolo terminal

1

2

Bronquiolos respiratorios

Plexo capilar del alveolo

Plexos capilares
y sacos alveolares
(cortados)

2

Pleura

A. Circulación sanguínea intrapulmonar

Pleura

Capa de superficie activa (surfactante)

4   3

5

Luz
del capilar

Luz del capilar

6

B. Ultraestructura de los alveolos y capilares pulmonares

4   Alveolo (espacio aéreo)   9

Surfactante

6

Uniones estrechas

5

Intersticio

8

7

Uniones (laxas)
de la célula
endotelial

Membranas basales fusionadas

Alveolos
(espacio
aéreo)

3

Alveolos (espacio aéreo)

Líquido que recubre la superficie

6   O_2 CO_2

4

5

5

Luz del capilar

Plasma

Membrana

Eritrocito   Líquido intracelular

Moléculas de hemoglobina

C. Vías de difusión del O_2 y el CO_2

1. Un bebé prematuro está teniendo gran dificultad para respirar debido a un recubrimiento incompleto de surfactante en el epitelio alveolar. ¿Cuáles de las siguientes células secretan surfactante?
   A. Células endoteliales alveolares
   B. Macrófagos alveolares
   C. Células cilíndricas ciliadas simples
   D. Neumocitos tipo I
   E. Neumocitos tipo II

2. Un niño pequeño aspira un cacahuete hacia el interior del pulmón. ¿En qué parte del pulmón es más probable que se encuentre el cacahuete?
   A. Lóbulo inferior del pulmón izquierdo
   B. Bronquio principal (primario) del pulmón izquierdo
   C. Bronquio principal (primario) del pulmón derecho
   D. Bronquio segmentario (terciario) del pulmón izquierdo
   E. Bronquio segmentario (terciario) del pulmón derecho

3. El seno frontal de un paciente parece estar bloqueado e infectado. ¿Dónde drena normalmente el seno frontal?
   A. Meato nasal inferior
   B. Meato nasal medio
   C. Nasofaringe
   D. Receso esfenoetmoidal
   E. Meato nasal superior

4. Un niño muerde un helado e inmediatamente siente un dolor intenso («frío en el cerebro»). ¿Cuál de las siguientes regiones es la fuente más probable de este dolor?
   A. Paladar duro
   B. Mandíbula
   C. Seno maxilar
   D. Paladar blando
   E. Seno esfenoidal

Para cada una de las descripciones que siguen (5-7), colorea o resalta la estructura anatómica relevante en la imagen.

5. Esta célula posee características fagocitarias y ayuda a mantener el saco alveolar libre de desechos.

6. Esta célula tapiza el saco alveolar, pero no participa directamente en el intercambio gaseoso.

7. Esta célula participa en el intercambio gaseoso y está cubierta de surfactante.

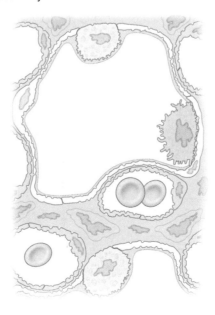

8. ¿Qué tipo de epitelio tapiza normalmente la tráquea? _____

9. Identificar tres funciones importantes del sistema respiratorio. _____

10. Los pulmones están contenidos dentro de un saco pleural. ¿Cuáles son las dos capas de tejido conectivo forman estos sacos?
_____

RESPUESTAS

1. E

2. C

3. B

4. C (los nervios de los dientes maxilares discurren en la mucosa de las paredes del seno y son sensibles al frío)

5. Macrófago alveolar

6. Neumocito tipo II (ya que secreta surfactante)

7. Neumocito tipo I

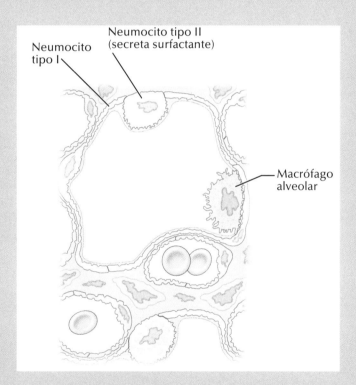

8. Epitelio cilíndrico pseudoestratificado ciliado

9. Filtra y humedece el aire, mueve el aire hacia el interior y el exterior de los pulmones, proporciona una gran superficie para el intercambio de gases, ayuda a regular el pH del cuerpo, participa en la vocalización y ayuda al sistema olfatorio con la detección de olores

10. Pleura visceral (en la superficie del pulmón) y pleura parietal (tapiza la cavidad torácica)

Capítulo 8 Sistema digestivo

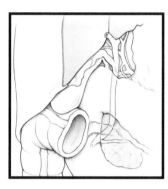
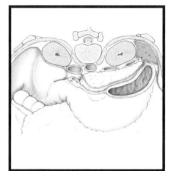
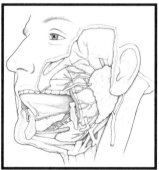
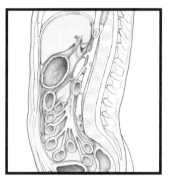

El sistema digestivo está formado por un tubo tapizado de epitelio que empieza en la **cavidad bucal** y se extiende hasta el **conducto anal;** también incluye glándulas, como:

- **Glándulas salivares:** tres glándulas salivares mayores y miles de glándulas salivares menores microscópicas dispersas por toda la mucosa bucal
- **Hígado:** la glándula más grande del cuerpo
- **Vesícula biliar:** almacena y concentra la bilis necesaria para la digestión de las grasas
- **Páncreas:** un órgano exocrino (enzimas digestivas) y endocrino

El tubo tapizado de epitelio que es el tubo digestivo mide unos 7,5 m desde la boca al conducto anal en el adulto e incluye las siguientes cavidades y estructuras viscerales:

- **Cavidad bucal:** lengua, dientes y glándulas salivares
- **Faringe:** subdividida en nasofaringe, orofaringe y laringofaringe
- **Esófago**
- **Estómago**
- **Intestino delgado:** subdividido en duodeno, yeyuno e íleon
- **Intestino grueso:** subdividido en ciego, colon ascendente, colon transverso, colon descendente, colon sigmoide, recto y conducto anal

COLOREA cada uno de los siguientes componentes

viscerales de las porciones torácica y abdominal (tracto gastrointestinal [GI]) del tubo digestivo, utilizando un color diferente para cada componente:

- ☐ 1. **Hígado**
- ☐ 2. **Vesícula biliar**
- ☐ 3. **Duodeno (por transparencia en la figura por detrás del colon transverso)**
- ☐ 4. **Colon ascendente**
- ☐ 5. **Ciego**
- ☐ 6. **Íleon**
- ☐ 7. **Recto**
- ☐ 8. **Conducto anal**
- ☐ 9. **Colon sigmoide**
- ☐ 10. **Yeyuno**
- ☐ 11. **Colon descendente**
- ☐ 12. **Colon transverso**
- ☐ 13. **Estómago**
- ☐ 14. **Esófago**
- ☐ 15. **Cavidad bucal**

Clínicamente, debido a la complejidad estructural de las vísceras abdominales, es importante para los clínicos saber dónde subyacen las estructuras viscerales en relación con la superficie de la pared abdominal. Para facilitar este ejercicio, el abdomen se puede dividir en **cuatro cuadrantes** o en **nueve regiones,** como se muestra en las imágenes *B* y *C.* Además, clínicamente, en el examen físico se utilizan varios planos de referencia para dividir el abdomen en regiones, como se resume más adelante.

PLANO DE REFERENCIA	DEFINICIÓN
Medio	Plano vertical desde la apófisis xifoides hasta la sínfisis del pubis
Transumbilical	Plano horizontal a través del ombligo (estos dos planos dividen el abdomen en cuadrantes)
Subcostal	Plano horizontal a través del borde inferior del 10.° cartílago costal
Intertubercular	Plano horizontal a través de los tubérculos del ilion y el cuerpo de la vértebra L 5
Medioclavicular	Dos planos verticales a través del punto medio de las clavículas (estos dos planos y los planos subcostal e intertubercular dividen el abdomen en nueve regiones)

Funcionalmente, el sistema digestivo comienza con la ingestión y la digestión mecánica y enzimática de los alimentos en la cavidad bucal, seguida de la propulsión o deglución y el peristaltismo a través de la orofaringe, el esófago, el estómago y los intestinos. La mezcla del alimento, el peristaltismo y la digestión química ocurren desde el estómago proximalmente hacia abajo hasta el intestino grueso, mientras la absorción se realiza principalmente en el intestino delgado con la absorción de agua en el intestino grueso. La compactación y la defecación de las heces ocurren en el recto y distalmente a través del conducto anal. Los órganos digestivos accesorios incluyen los dientes y la lengua, las glándulas salivares, el hígado y la vesícula biliar, y el páncreas.

Nota clínica:

Muchos de los problemas clínicos asociados con el tracto digestivo involucran los órganos subdiafragmáticos (del estómago al conducto anal y los órganos accesorios). Estos problemas pueden incluir problemas de inflamación, mala secreción y malabsorción, obstrucciones físicas, cáncer e inervación disfuncional de los segmentos intestinales.

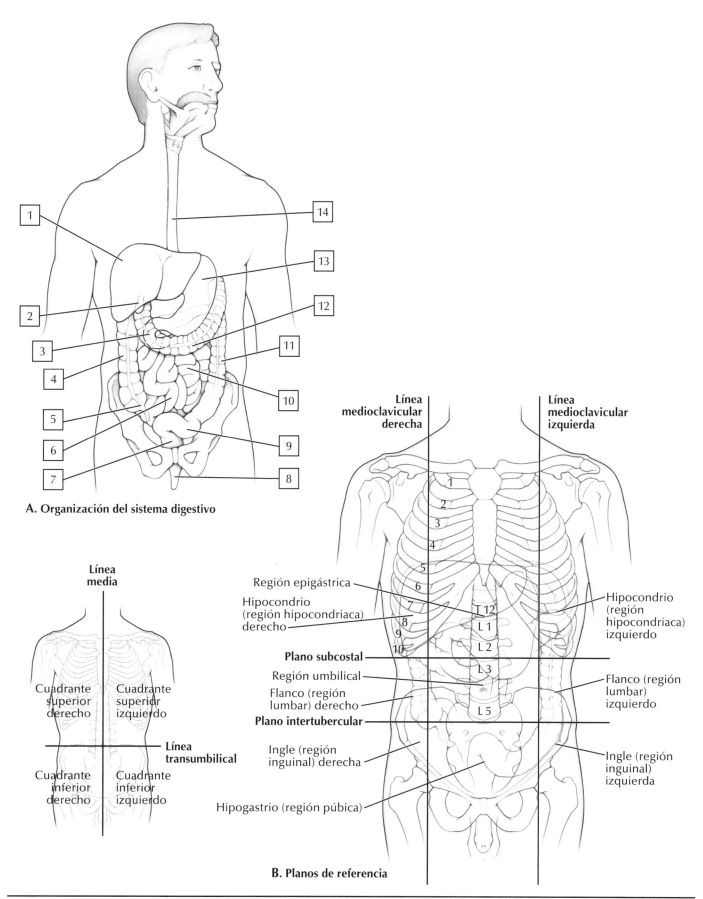

A. Organización del sistema digestivo

Línea
medioclavicular
derecha

Línea
medioclavicular
izquierda

Línea
media

Región epigástrica

Hipocondrio
(región hipocondriaca)
derecho

Plano subcostal

Región umbilical

Flanco (región
lumbar) derecho

Plano intertubercular

Ingle (región
inguinal) derecha

Hipogastrio (región púbica)

Hipocondrio
(región
hipocondriaca)
izquierdo

Flanco (región
lumbar)
izquierdo

Ingle (región
inguinal)
izquierda

Cuadrante
superior
derecho

Cuadrante
superior
izquierdo

Línea
transumbilical

Cuadrante
inferior
derecho

Cuadrante
inferior
izquierdo

T 12
L 1
L 2
L 3
L 5

B. Planos de referencia

La cavidad bucal es la primera porción del tubo digestivo y se compone de:

- Vestíbulo bucal: el estrecho espacio entre los labios o las mejillas, y los dientes y las encías
- Cavidad bucal propiamente dicha: incluye el paladar (duro y blando), los dientes, las encías, las glándulas salivares y la lengua

Las mucosas del paladar, mejillas, lengua y labios contienen miles de **glándulas salivares menores** que secretan directamente en la cavidad bucal. Además, tres pares de glándulas salivares mayores proporcionan **saliva** para ayudar en la digestión, el reblandecimiento y la deglución de los alimentos. La saliva es en gran parte agua (97-99%), hipoosmótica y ligeramente ácida (pH 6,75-7,00). La saliva también mantiene la superficie de la mucosa húmeda y lubricada para protegerla contra la abrasión, controla las bacterias bucales mediante la secreción de lisozima, secreta calcio y fosfato para la formación y el mantenimiento de los dientes, y secreta amilasa para iniciar la digestión de los almidones. Las **células acinares serosas** de las glándulas salivares secretan los componentes proteináceos y enzimáticos de la saliva, mientras que las **células acinares mucosas** secretan una mucosidad acuosa. Finalmente, la **lipasa lingual,** secretada por las glándulas serosas de la lengua, se mezcla con la saliva y comienza la digestión de las grasas. La producción promedio de saliva es de aproximadamente 1.000-1.500 ml por día. Las glándulas salivares mayores se resumen en la siguiente tabla.

GLÁNDULA	TIPO DE GLÁNDULA E INERVACIÓN
Parótida	Glándula serosa Inervada por fibras parasimpáticas del nervio glosofaríngeo (NC IX) que discurren hacia la glándula finalmente vía nervio auriculotemporal (ramo del nervio trigémino [NC V$_3$]); secreta a través del conducto parotídeo (de Stenon)
Submandibular	Glándula seromucosa inervada por fibras parasimpáticas del nervio facial (NC VII) que discurren hacia la glándula vía cuerda del tímpano, ramo del NC VII, y se unen al nervio lingual (ramo del nervio trigémino [NC V$_3$]) para hacer sinapsis en el ganglio submandibular (del NC V$_3$); secreta a través del conducto submandibular (de Wharton)
Sublingual	Glándula fundamentalmente mucosa inervada por fibras parasimpáticas del nervio facial (NC VII) que discurren hacia la glándula de manera similar a la vía de la glándula submandibular mencionada anteriormente; secreta saliva a través de múltiples conductos pequeños en el pliegue sublingual

Véanse las láminas 4-20 y 4-22 para la inervación de las glándulas salivares.

La glándula parótida secreta la saliva a través de su conducto parotídeo (de Stenon). La glándula submandibular secreta la saliva a través de su conducto submandibular (de Wharton), y la glándula sublingual secreta la saliva a través de numerosos pequeños conductos ubicados en la parte anterolateral de la base de la lengua. Cuando la saliva pasa a través de los conductos, su composición de electrolitos se modifica de tal manera que la saliva que entra en la boca es hipotónica respecto al plasma y tiene una alta concentración de bicarbonato. La glicoproteína mucina secretada por las glándulas salivares se disuelve en agua y lubrica la cavidad bucal e hidrata la comida que ingresa a la boca. La saliva también protege contra los microorganismos al secretar anticuerpos IgA, lisozima, un compuesto de cianuro y defensinas (una mezcla de proteínas similares a los antibióticos).

COLOREA los siguientes elementos de la cavidad bucal, utilizando un color diferente para cada uno:

- [ ] 1. **Paladar duro**
- [ ] 2. **Paladar blando**
- [ ] 3. **Tonsila (amígdala) palatina**
- [ ] 4. **Lengua**
- [ ] 5. **Úvula**
- [ ] 6. **Glándulas sublinguales**
- [ ] 7. **Glándula submandibular**
- [ ] 8. **Glándula parótida**

Nota clínica:

La **gingivitis** es una inflamación de las encías causada por la acumulación de bacterias en las hendiduras entre los dientes y las encías. La acumulación de placa y sarro puede causar irritación de las encías que lleva a sangrado e hinchazón y, si no se trata, puede provocar daños en el hueso y la pérdida de dientes.

Cualquier patología que inhiba la secreción de saliva afectará negativamente a la cavidad bucal, permitiendo que se acumulen partículas de alimentos en descomposición y bacterias, lo que provocará **halitosis** (mal aliento).

Las **paperas (parotiditis)** son una enfermedad infantil que provoca la inflamación de las glándulas parótidas, causada por el mixovirus de la parotiditis (se puede propagar a otras personas a través de la saliva). Las paperas se acompañan de una inflamación significativa de las glándulas parótidas, fiebre moderada y dolor al tragar. En la actualidad, la mayoría de los niños reciben una vacuna para prevenir las paperas.

Tocar la cara posterior de la lengua provoca un «**reflejo nauseoso**» mediado por el NC IX y el NC X, que provoca la contracción muscular en las paredes de la orofaringe. El NC IX proporciona el ramo aferente del reflejo. Este reflejo se puede valorar colocando un depresor lingual en la parte posterior de la lengua.

La **lesión del NC XII,** como podría ocurrir en una fractura mandibular, puede provocar parálisis y atrofia de un lado de la lengua. Cuando se le pide al paciente que «saque la lengua», se desvía hacia el lado paralizado, debido a la acción sin oposición del músculo geniogloso no afectado del lado normal.

Las venas sublinguales por debajo de la delgada mucosa de la lengua proporcionan una buena vía para la absorción transmucosa de un fármaco. Esta vía de tratamiento se usa para la absorción de nitroglicerina, un vasodilatador para tratar la **angina de pecho** (dolor torácico por un corazón isquémico).

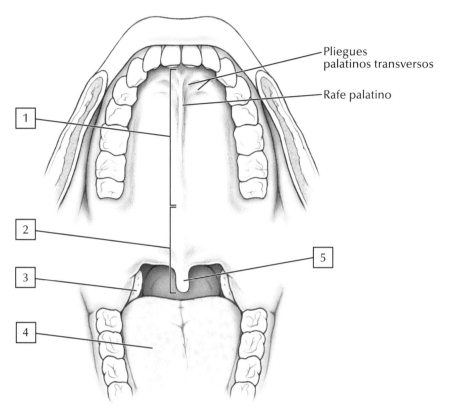

Pliegues palatinos transversos

Rafe palatino

1

2

3

5

4

A. Visión anterior

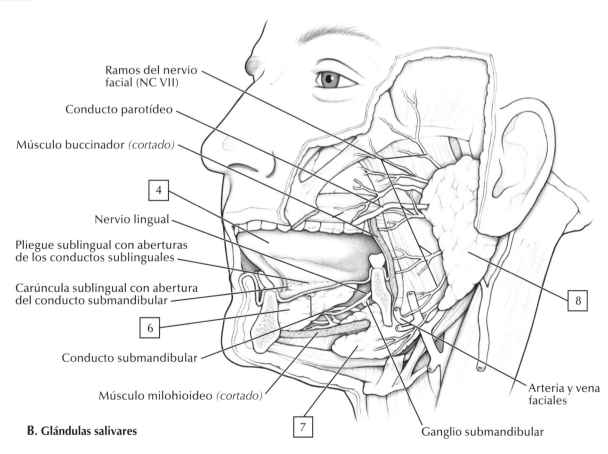

Ramos del nervio facial (NC VII)

Conducto parotídeo

Músculo buccinador *(cortado)*

4

Nervio lingual

Pliegue sublingual con aberturas de los conductos sublinguales

Carúncula sublingual con abertura del conducto submandibular

6

Conducto submandibular

Músculo milohioideo *(cortado)*

8

Arteria y vena faciales

B. Glándulas salivares

7

Ganglio submandibular

Los dientes son estructuras duras situadas en los alveolos dentarios de los maxilares y la mandíbula. El diente tiene una corona, un cuello y una raíz; estas estructuras y otras características anatómicas del diente se resumen en la siguiente tabla.

Corona	Corona anatómica: la parte del diente que tiene una superficie de esmalte
Raíz	Raíz anatómica: la parte del diente que tiene una superficie de cemento
Ápex (ápice) de la raíz	La punta final de la raíz: proporciona la entrada del tejido conectivo vasculonervioso en la cavidad pulpar
Esmalte	La superficie dura y brillante de la corona anatómica y la parte más dura del diente
Cemento	Una capa mate delgada sobre la superficie de la raíz anatómica
Dentina	Tejido duro que subyace bajo el esmalte y el cemento y constituye la mayor parte del diente
Cavidad pulpar	Contiene la pulpa dental (tejido conectivo con numerosos vasos y nervios)

Modificado con autorización de Norton N: *Netter's Head and Neck Anatomy for Dentistry,* 3rd edition, Philadelphia, 2017, Elsevier, pp. 357-359.

El ser humano tiene dos denticiones:

- **Dientes deciduos:** nuestra dentición primaria, que consta de 20 dientes; por lo general, han aparecido todos a los 2,5-3 años de edad (dos incisivos, un canino y dos molares en cada uno de los cuatro cuadrantes, dos maxilares y dos mandibulares)
- **Dientes permanentes:** nuestra dentición secundaria, que consta de 32 dientes; por lo general, comienzan a aparecer hacia los 6 años de edad (dos incisivos, un canino, dos premolares y tres molares en cada cuadrante); reemplazan a los dientes deciduos. Los terceros molares también se conocen como «muelas del juicio», ya que normalmente son los últimos dientes en erupcionar

COLOREA cada uno de los siguientes dientes y los elementos de un diente típico, utilizando un color diferente para cada elemento:

- ☐ 1. **Incisivos**
- ☐ 2. **Canino**
- ☐ 3. **Premolares**
- ☐ 4. **Molares**
- ☐ 5. **Esmalte**
- ☐ 6. **Dentina**
- ☐ 7. **Epitelio gingival (de la encía) (escamoso estratificado)**
- ☐ 8. **Cemento**
- ☐ 9. **Conductos radiculares (que contienen vasos y nervios)**

Nota clínica:

La **caries dental** puede provocar cavidades, que son causadas por bacterias que convierten los restos de comida en ácidos que forman la placa. La placa se adhiere a los dientes y, si no se elimina de manera oportuna, puede mineralizar para formar sarro. Los ácidos de la placa pueden erosionar el esmalte y formar una cavidad. Los alimentos ricos en azúcares y almidones promueven la formación de caries.

El **esmalte** es un material acelular y es la sustancia más dura del cuerpo. Está muy mineralizado con sales de calcio y cristales de hidroxiapatita densamente estratificados que se encuentran en una orientación perpendicular con respecto a la superficie del diente. Desafortunadamente, una vez que el diente erupciona, las células productoras de esmalte degeneran. Si se agrieta o se pierde debido a la caries dental, el esmalte no se recuperará y el dentista deberá obturar el diente.

Si el nervio que inerva un diente muere, se oscurecerá y su aporte sanguíneo puede verse comprometido, y la cavidad pulpar puede infectarse. En tales casos, el diente enfermo deberá tratarse mediante una **endodoncia.**

La **placa dental** puede resultar del metabolismo bacteriano, que produce ácidos que pueden disolver las sales de calcio en el diente. Una buena higiene bucal con cepillado frecuente y el uso de hilo dental pueden eliminar esta placa dañina; si no se hace esto, puede producirse la calcificación de la placa acumulada, formando sarro que rompe el sello entre el diente y la encía, lo que produce una infección denominada **gingivitis.** Las encías se enrojecen, se hinchan y duelen y pueden sangrar. Si no se trata, el sistema inmunitario ataca las bacterias y los tejidos blandos afectados alrededor del diente, lo que provoca la pérdida de hueso y la periodontitis.

La **enfermedad periodontal** representa una pérdida significativa de dientes a medida que los adultos envejecen, pero se puede prevenir si se diagnostica a tiempo.

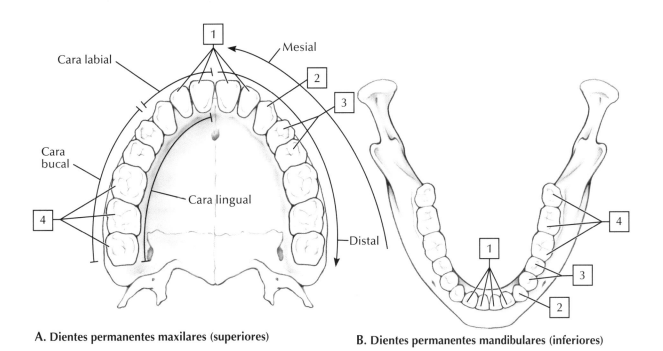

A. Dientes permanentes maxilares (superiores)

B. Dientes permanentes mandibulares (inferiores)

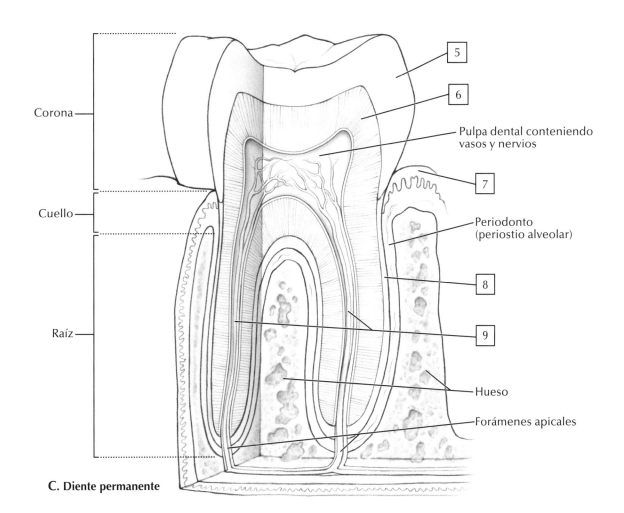

Corona

Cuello

Raíz

Pulpa dental conteniendo vasos y nervios

Periodonto (periostio alveolar)

Hueso

Forámenes apicales

C. Diente permanente

Faringe

La faringe se subdivide en **nasofaringe, orofaringe** y **laringofaringe,** y ha sido revisada previamente en los capítulos del sistema muscular y respiratorio (v. lámina 7-1). La mucosa de la orofaringe y la laringofaringe es un epitelio escamoso estratificado, que proporciona protección durante la deglución, y se entremezcla con glándulas mucosas para mantener el epitelio húmedo con una cubierta delgada de mucosidad. La laringofaringe se abre anteriormente hacia el interior de la entrada de la laringe (aditus laríngeo) y posteriormente se continúa con el esófago. Profundos a la mucosa se encuentran los músculos constrictores de la faringe (v. lámina 3-5) que ayudan a impulsar los alimentos hacia el esófago.

Esófago

El tercio superior del esófago contiene músculo esquelético, el tercio inferior contiene músculo liso y el tercio medio contiene una mezcla de músculo esquelético y músculo liso. Las paredes musculares forman una capa longitudinal externa y una capa circular interna; estas capas participan en el peristaltismo, que mueve la comida hacia el estómago. Cuando el esófago se aproxima al estómago, el músculo liso se espesa y forma el **esfínter esofágico inferior (EEI).** Normalmente, el tono de reposo del EEI es alto, lo que impide el reflujo del contenido gástrico hacia el esófago. A medida que la onda peristáltica transporta un bolo de alimento hasta el estómago, libera óxido nítrico y el péptido intestinal vasoactivo desde el plexo mientérico, que está bajo control vagal, causa una relajación del EEI y el alimento entra en el estómago.

La **deglución** implica la siguiente secuencia de movimientos coordinados:

A. La lengua empuja un bolo de alimento contra el paladar duro
B. El paladar blando se eleva para cerrar la nasofaringe
C. La lengua empuja el bolo hacia la orofaringe
D. Cuando el bolo llega a la epiglotis, la laringe se eleva y la punta de la epiglotis se inclina hacia abajo sobre la entrada de la laringe (aditus laríngeo); esto evita la aspiración en la laringe
E. La contracción de los músculos constrictores de la faringe comprime el bolo en dos corrientes que pasan a cada lado de la epiglotis y hacia la parte superior del esófago
F. El paladar blando tira hacia abajo para ayudar a mover el bolo alrededor de la epiglotis
G. La hendidura (rima) vestibular (espacio entre los pliegues vestibulares) y la hendidura (rima) glótica (espacio entre las cuerdas vocales) se cierran para proteger la laringe
H. Una vez que el bolo está en el esófago, todas las estructuras vuelven a sus posiciones iniciales

Los alimentos sólidos pasan de la orofaringe al estómago en unos 4-8 s; los fluidos pasan en aproximadamente 1-2 s.

COLOREA las siguientes estructuras de la faringe y el esófago, utilizando un color diferente para cada una:

☐ 1. **Paladar blando**
☐ 2. **Úvula**
☐ 3. **Epiglotis**
☐ 4. **Esófago**
☐ 5. **Estómago**

Nota clínica:
La **enfermedad por reflujo gastroesofágico** es un problema relativamente frecuente causado por un tono disminuido del EEI o una hernia de hiato deslizante (hernia del estómago en el tórax). El reflujo del contenido gástrico ácido puede causar dolor abdominal, dispepsia, gases, acidez, disfagia y otros problemas. La inflamación crónica de la pared de la parte inferior del esófago puede provocar esofagitis, ulceración o estenosis.

Hablar y tragar al mismo tiempo generalmente se evita mediante un mecanismo protector reflejo para que la comida no entre en las vías respiratorias. Este reflejo desencadena un violento «**reflejo tusígeno**» en un intento de expulsar el alimento.

La **acidez gástrica** (enfermedad por reflujo gastroesofágico) es un dolor subesternal de ardor que ocurre cuando el ácido gástrico refluye hacia el esófago. Puede ocurrir por comer o beber demasiado y/o demasiado rápido.

El **cáncer bucal** (específicamente, el carcinoma de células escamosas) representa más del 90% de los cánceres en esta región, incluido el cáncer de lengua, suelo de la boca, encías, labio (generalmente, el labio inferior) y orofaringe. Los factores de riesgo incluyen el consumo de alcohol, el consumo de tabaco y, para el cáncer de labio, la exposición a los rayos ultravioleta (rayos solares).

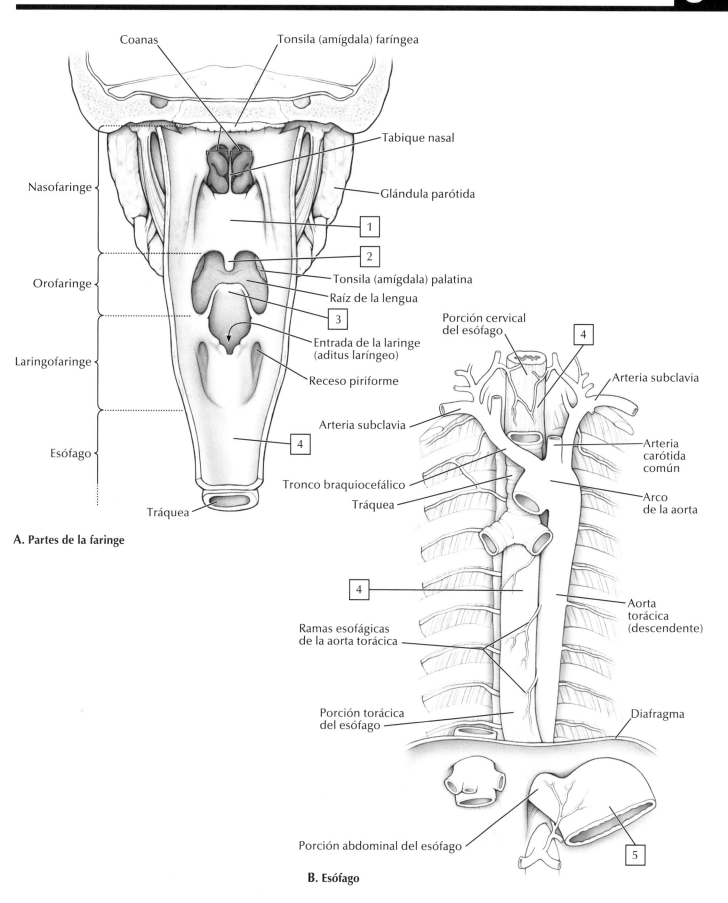

Coanas

Tonsila (amígdala) faríngea

Tabique nasal

Glándula parótida

Nasofaringe

1

2

Tonsila (amígdala) palatina

Orofaringe

Raíz de la lengua

3

Entrada de la laringe
(aditus laríngeo)

Laringofaringe

Receso piriforme

4

Esófago

Tráquea

A. Partes de la faringe

Porción cervical
del esófago

4

Arteria subclavia

Arteria subclavia

Arteria
carótida
común

Tronco braquiocefálico

Arco
de la aorta

Tráquea

4

Aorta
torácica
(descendente)

Ramas esofágicas
de la aorta torácica

Porción torácica
del esófago

Diafragma

Porción abdominal del esófago

5

B. Esófago

La cavidad abdominal está delimitada por los músculos que ayudan en los movimientos del tronco y en la respiración y, mediante el aumento de la presión intraabdominal, facilitan la micción, la defecación y el parto. Las vísceras de la cavidad abdominopélvica se sitúan dentro de un espacio potencial denominado **cavidad peritoneal** (no muy diferente a las cavidades pleurales y pericárdica), que tiene las siguientes características:

- **Peritoneo parietal:** un recubrimiento seroso que cubre la superficie interna de las paredes de la cavidad abdominopélvica
- **Peritoneo visceral:** una continuación directa del peritoneo parietal, que se refleja desde la pared interna del abdomen y cubre las estructuras viscerales del abdomen
- **Mesenterios:** una doble capa de peritoneo visceral que se refleja desde la pared interna del abdomen y envuelve porciones de las vísceras abdominales
- **Vísceras retroperitoneales:** se sitúan contra la pared posterior del abdomen profundas al peritoneo parietal y no poseen un mesenterio que las suspenda; las estructuras retroperitoneales se consideran **primariamente retroperitoneales** (nunca tuvieron mesenterio) o **secundariamente retroperitoneales** (perdieron su mesenterio durante el desarrollo embrionario cuando el intestino rotaba, empujaba contra la pared abdominal y se fusionaba con la pared posterior del abdomen)
- **Vísceras intraperitoneales:** están suspendidas de las paredes del abdomen por un mesenterio
- **Líquido seroso:** secretado en pequeñas cantidades por el peritoneo, lubrica las vísceras, lo que reduce la fricción durante el peristaltismo y otros movimientos de las vísceras abdominales cuando rozan entre sí

Estas y otras estructuras se representan en la imagen **A** en una visión sagital media y se resumen en la siguiente tabla.

ESTRUCTURA	DESCRIPCIÓN
Omento (epiplón) mayor	Un «delantal» de peritoneo que cuelga desde la curvatura mayor del estómago; se repliega hacia atrás sobre sí mismo para unirse al colon transverso
Omento (epiplón) menor	Doble capa de peritoneo que se extiende desde la curvatura menor del estómago y la porción proximal del duodeno hasta el hígado (ligamentos hepatoduodenal y hepatogástrico)
Mesenterios	Doble pliegue de peritoneo que suspende porciones del intestino y conduce vasos, linfáticos y nervios del intestino
Ligamentos peritoneales	Doble capa de peritoneo que une vísceras a las paredes del abdomen o a otras vísceras

La **bolsa omental** es el fondo de saco posterior al estómago y anterior al páncreas (v. imagen **B**); también se conoce como transcavidad de los epiplones. El resto de la cavidad abdominopélvica es la cavidad peritoneal propiamente dicha.

Cuando el tubo intestinal simple del embrión, que está suspendido por un mesenterio, comienza a crecer en longitud y anchura, rota sobre sí mismo para que la longitud significativa del intestino, necesaria para la digestión completa, se pueda acomodar en el espacio confinado del abdomen. Cuando se produce esta rotación y crecimiento, porciones del intestino y sus glándulas digestivas accesorias son empujadas hacia la pared posterior del abdomen y se fusionan con el peritoneo parietal, perdiendo así sus mesenterios y convirtiéndose en **vísceras retroperitoneales** (a veces denominadas «vísceras secundariamente retroperitoneales» porque en un momento del desarrollo embrionario humano tenían un mesenterio). Otras porciones del intestino conservan sus mesenterios y siguen siendo intraperitoneales. A continuación se resumen las porciones del intestino que son, en su mayor parte, intraperitoneales (tienen un mesenterio, que está en la lista) o retroperitoneales (han perdido su mesenterio).

INTRAPERITONEAL	RETROPERITONEAL
Estómago (omento menor)	Duodeno (la mayor parte)
Yeyuno e íleon (mesenterio del intestino delgado)	Colon ascendente
Colon transverso (mesocolon transverso)	Colon descendente
Colon sigmoide (mesocolon sigmoide)	Recto

COLOREA los siguientes elementos de la cavidad peritoneal, utilizando un color diferente para cada uno:

- [ ] 1. **Omento (epiplón) menor (mesenterio que suspende el estómago)**
- [ ] 2. **Mesocolon transverso (suspende el colon transverso)**
- [ ] 3. **Mesenterio del intestino delgado (suspende el yeyuno y el íleon)**
- [ ] 4. **Omento (epiplón) mayor (delantal de peritoneo lleno de grasa)**

Nota clínica:

Las **hernias de la pared abdominal** (hernias ventrales) ocurren cuando hay una protrusión del contenido peritoneal (mesenterio, grasa y/o una porción del intestino) a través de la pared abdominal en la región de la ingle (hernia inguinal), o una hernia de estómago a través del diafragma (hernia de hiato). Otras hernias de la pared abdominal pueden incluir una en la localización del ombligo (hernia umbilical), una hernia en la línea media de la vaina del músculo recto del abdomen y una hernia incisional que puede producirse en el lugar de una laparotomía previa (cicatriz postoperatoria de la pared abdominal).

La lesión de la pared anterior del abdomen (p. ej., en un accidente automovilístico) puede romper el diafragma hasta tal punto que partes de las vísceras abdominales pueden herniarse en la cavidad torácica. La mayoría de estas hernias ocurren en el lado izquierdo (hernia del estómago, intestino delgado y mesenterio, colon transverso y/o bazo), ya que el hígado en el lado derecho proporciona una barrera física.

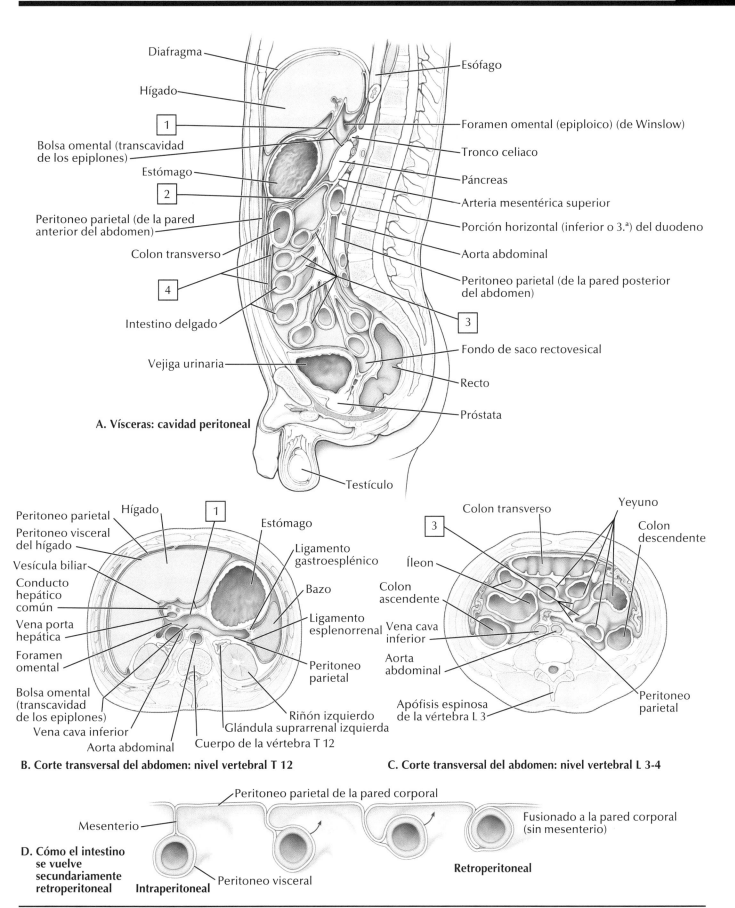

Diafragma

Hígado

1

Bolsa omental (transcavidad de los epiplones)

Estómago

2

Peritoneo parietal (de la pared anterior del abdomen)

Colon transverso

4

Intestino delgado

Vejiga urinaria

A. Vísceras: cavidad peritoneal

Esófago

Foramen omental (epiploico) (de Winslow)

Tronco celiaco

Páncreas

Arteria mesentérica superior

Porción horizontal (inferior o 3.ª) del duodeno

Aorta abdominal

Peritoneo parietal (de la pared posterior del abdomen)

3

Fondo de saco rectovesical

Recto

Próstata

Testículo

Peritoneo parietal

Peritoneo visceral del hígado

Vesícula biliar

Conducto hepático común

Vena porta hepática

Foramen omental

Bolsa omental (transcavidad de los epiplones)

Vena cava inferior

Aorta abdominal

Hígado

1

Estómago

Ligamento gastroesplénico

Bazo

Ligamento esplenorrenal

Peritoneo parietal

Riñón izquierdo

Glándula suprarrenal izquierda

Cuerpo de la vértebra T 12

B. Corte transversal del abdomen: nivel vertebral T 12

Colon transverso

Yeyuno

3

Íleon

Colon ascendente

Vena cava inferior

Aorta abdominal

Apófisis espinosa de la vértebra L 3

Colon descendente

Peritoneo parietal

C. Corte transversal del abdomen: nivel vertebral L 3-4

Peritoneo parietal de la pared corporal

Mesenterio

D. Cómo el intestino se vuelve secundariamente retroperitoneal

Peritoneo visceral

Intraperitoneal

Fusionado a la pared corporal (sin mesenterio)

Retroperitoneal

El estómago es una bolsa muscular con sus capas de músculo liso orientadas en varios planos, una disposición que hace que los alimentos macerados procedentes del esófago se mezclen. El estómago comienza la principal digestión enzimática del alimento, que se convierte en una mezcla semilíquida denominada **quimo,** que pasa al duodeno. Las características del estómago se resumen en la siguiente tabla.

CARACTERÍSTICA	DESCRIPCIÓN
Curvatura menor	Borde derecho del estómago; el omento menor se inserta en ella y se extiende hacia el hígado (ligamento hepatogástrico)
Curvatura mayor	Borde convexo con el omento mayor suspendido de su borde
Cardias	Área del estómago que comunica con el esófago superiormente
Fundus	Parte superior justo por debajo de la cúpula izquierda del diafragma
Cuerpo	Parte principal entre el fundus y el antro pilórico
Porción pilórica	Porción que se divide en el antro pilórico, proximal, y el conducto pilórico, distal
Píloro	Localización del músculo esfínter del píloro; se une a la porción superior (primera) del duodeno

El estómago es flexible y puede adoptar diversas configuraciones durante la digestión, dependiendo de las contracciones de sus paredes de músculo liso y de lo lleno o distendido que esté. A pesar de esta flexibilidad, todavía está sujeto superiormente al esófago y distalmente a la porción superior (primera) del duodeno. El estómago y esta porción proximal del duodeno están suspendidos de un mesenterio denominado **omento (epiplón) menor** (ligamentos hepatogástrico y hepatoduodenal). La mayor parte del duodeno es una estructura retroperitoneal que ha perdido su mesenterio a lo largo de casi toda su longitud. Detrás del estómago está la **bolsa omental** (transcavidad de los epiplones), un espacio que comunica con la cavidad peritoneal propiamente dicha a través del **foramen omental (epiploico)** (de Winslow). La cavidad peritoneal propiamente dicha es la totalidad del resto de la cavidad peritoneal. La bolsa omental es un fondo de saco que se forma posterior al estómago y anterior al páncreas retroperitoneal; se forma como resultado de la rotación del estómago fijado (unido al esófago proximalmente y al duodeno distalmente) y a su crecimiento diferencial durante la vida embrionaria.

La mucosa del estómago está dispuesta en gruesos pliegues longitudinales denominados **pliegues gástricos** y en miles de pliegues microscópicos y fositas gástricas tapizadas con un epitelio de renovación (cilíndrico simple). En la base de la fosita gástrica están las glándulas gástricas o fúndicas, que contienen los siguientes cuatro tipos de células:

- **Células mucosas del cuello:** secretan moco para proteger el revestimiento del estómago
- **Células principales:** situadas profundas en las glándulas, estas células secretan principalmente **pepsinógeno,** que se convierte en pepsina una vez que hace contacto con el jugo gástrico y ayuda en la digestión de las proteínas

- **Células parietales:** se encuentran principalmente en el cuello de las glándulas gástricas; secretan **ácido clorhídrico (HCl)** y **factor intrínseco** (que forma complejos con vitamina B_{12} para que pueda ser absorbida en el íleon)
- **Células enteroendocrinas:** concentradas sobre todo cerca de la base de las glándulas, secretan una serie de hormonas o sustancias similares a las hormonas (gastrina, histamina, endorfinas, serotonina, colecistoquinina [CCK, *cholecystokinin*] y somatostatina) que ayudan a regular la digestión

COLOREA las siguientes estructuras del estómago y su mucosa, usando un color diferente para cada estructura:

- [ ] 1. **Fundus gástrico**
- [ ] 2. **Cuerpo del estómago**
- [ ] 3. **Antro pilórico**
- [ ] 4. **Conducto pilórico (contiene el esfínter pilórico, de músculo liso, que durante la digestión libera cantidades moderadas de quimo en el duodeno)**
- [ ] 5. **Células mucosas del cuello (moco)**
- [ ] 6. **Células parietales (HCl y factor intrínseco)**
- [ ] 7. **Células principales (pepsinógeno)**
- [ ] 8. **Células enteroendocrinas (hormonas gástricas y péptidos reguladores)**

Nota clínica:

Las **hernias de hiato** son hernias del estómago a través del hiato esofágico. Se reconocen dos tipos anatómicos de hernias de hiato:
- Hernia por deslizamiento, corredera o axial: supone el 95% de las hernias de hiato
- Hernia paraesofágica o hernia no axial: por lo general, implica solamente el fundus del estómago

Las **úlceras pépticas** son lesiones GI que pueden extenderse a través de la muscular de la mucosa *(muscularis mucosae)* y son lesiones que remiten, recidivantes. El ácido gástrico, la aspirina, el alcohol y la infección por *Helicobacter pylori* (alrededor del 70% de las úlceras gástricas) son factores agravantes frecuentes.

El estrés crónico también puede producir úlceras al aumentar la exposición al ácido gástrico y la pepsina.

Los **vómitos (emesis),** por lo general, son el resultado del estiramiento extremo del estómago o el intestino, o por la presencia de irritantes (toxinas bacterianas, exceso de alcohol, alimentos muy condimentados o picantes y algunas drogas). A veces, las maniobras que desorientan, como girar sobre uno mismo o subirse a una montaña rusa, pueden causar náuseas y provocar vómitos.

La **enfermedad por reflujo gastroesofágico** puede producirse cuando el EEI se ve afectado, lo que causa una inflamación de la porción inferior del esófago.

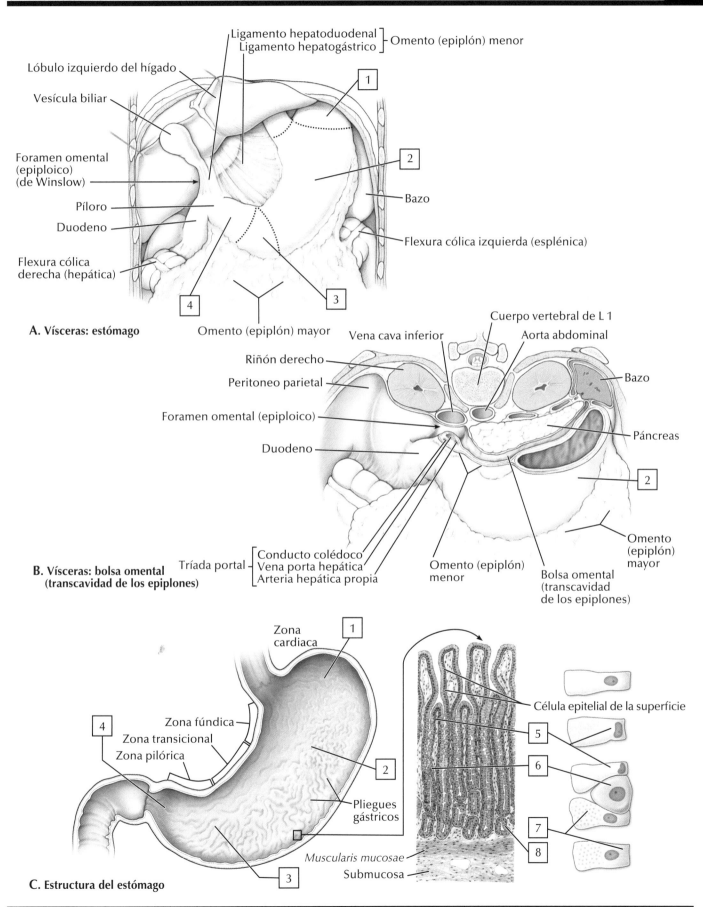

A. Vísceras: estómago

Ligamento hepatoduodenal
Ligamento hepatogástrico
Omento (epiplón) menor

Lóbulo izquierdo del hígado

Vesícula biliar

Foramen omental
(epiploico)
(de Winslow)

Píloro

Duodeno

Flexura cólica
derecha (hepática)

Omento (epiplón) mayor

Bazo

Flexura cólica izquierda (esplénica)

**B. Vísceras: bolsa omental
(transcavidad de los epiplones)**

Vena cava inferior

Cuerpo vertebral de L 1

Aorta abdominal

Riñón derecho

Peritoneo parietal

Foramen omental (epiploico)

Duodeno

Tríada portal
Conducto colédoco
Vena porta hepática
Arteria hepática propia

Omento (epiplón)
menor

Bazo

Páncreas

Omento
(epiplón)
mayor

Bolsa omental
(transcavidad
de los epiplones)

C. Estructura del estómago

Zona
cardiaca

Zona fúndica
Zona transicional
Zona pilórica

Pliegues
gástricos

Célula epitelial de la superficie

Muscularis mucosae
Submucosa

Como estructura del intestino medio embrionario, el intestino delgado está irrigado por la **arteria mesentérica superior** y drenado por el **sistema porta hepático** (v. lámina 5-19). El intestino delgado incluye:

- **Duodeno:** primera parte del intestino delgado (alrededor de 25 cm de largo); es, en gran parte, retroperitoneal
- **Yeyuno:** las dos quintas partes proximales del intestino delgado mesentérico (alrededor de 2,5 m de largo); es donde tiene lugar la mayor parte de la absorción
- **Íleon:** las tres quintas partes distales del intestino delgado mesentérico (alrededor de 3,5 m de largo), que se abre a través de la válvula ileocecal en el ciego del intestino grueso

Duodeno

El duodeno es donde la bilis y las enzimas pancreáticas se añaden al quimo, que acaba de llegar desde el estómago. Las características del duodeno se resumen a continuación.

PORCIÓN DEL DUODENO	DESCRIPCIÓN
Superior	Primera porción; lugar de inserción para el ligamento hepatoduodenal del omento menor
Descendente	Segunda porción; en ella desembocan los conductos colédoco y pancreático
Inferior	Tercera porción; cruza a la vena cava inferior (VCI) y la aorta y está cruzada anteriormente por los vasos mesentéricos superiores
Ascendente	Cuarta porción; fijada por el músculo (ligamento) suspensorio del duodeno a nivel de la flexura duodenoyeyunal

Yeyuno e íleon

El yeyuno tiene un diámetro mayor, paredes más gruesas, vascularización más abundante, menos grasa en su mesenterio, menos nodulillos linfáticos y **pliegues circulares** más grandes y más altos que el íleon. El yeyuno y el íleon están suspendidos en un mesenterio elaborado (dos pliegues de peritoneo que conducen los vasos, linfáticos y nervios) que se origina de la pared posterior media del abdomen y sujeta los aproximadamente 6 m de intestino delgado.

El yeyuno y el íleon tienen una gran área de superficie para la secreción y la absorción. El área de superficie se incrementa mediante la presencia de **pliegues circulares, vellosidades** y **microvellosidades** (borde en cepillo en el epitelio cilíndrico). Un epitelio cilíndrico simple tapiza el intestino, y la lámina propia contiene linfáticos, vasos y células de tejido conectivo. Glándulas intestinales (criptas de Lieberkühn) se extienden en la lámina propia, y **nodulillos linfáticos agregados** (placas de Peyer) aumentan en número a medida que se avanza hacia la porción distal del íleon.

El intestino delgado participa en la **digestión mecánica y la propulsión,** mezclando el contenido intestinal con los jugos digestivos y proporcionando tiempo para que la mucosa digestiva absorba los productos de descomposición de la digestión. La **digestión química** ocurre simultáneamente con la digestión mecánica con la ayuda de las enzimas digestivas de las glándulas intestinales, el páncreas y la bilis producida en el hígado, y almacenada y concentrada en la vesícula biliar (v. láminas 8-9 y 8-10). Las glándulas intestinales secretan alrededor de 1 a 2 l de «jugo intestinal» diariamente, iniciado, en gran parte, por la distensión intestinal y la irritación del quimo hipertónico y ácido. Este jugo intestinal es principalmente agua y moco, y tiene un pH de 7,4-7,8, es decir, es ligeramente alcalino.

COLOREA las siguientes partes del intestino delgado, utilizando un color diferente para cada una:

- [ ] 1. **Porción superior (primera) del duodeno (sujeta por el ligamento hepatoduodenal que contiene el conducto colédoco, la arteria hepática propia y la vena porta)**
- [ ] 2. **Porción descendente (segunda) del duodeno**
- [ ] 3. **Porción horizontal (tercera) del duodeno**
- [ ] 4. **Porción ascendente (cuarta) del duodeno**
- [ ] 5. **Pliegue circular**
- [ ] 6. **Vellosidad**
- [ ] 7. **Nodulillo linfático**

Nota clínica:

La **enfermedad de Crohn** es un trastorno intestinal inflamatorio crónico idiopático (que se cree que es una enfermedad autoinmune con un componente genético) intermitente y que afecta generalmente al intestino delgado y el colon. A menudo aparece entre las edades de 15 y 30 años y se presenta con dolor abdominal, diarrea, fiebre y otros signos y síntomas. La luz del intestino se estrecha, se encuentran ulceraciones de la mucosa y la pared del intestino se engruesa y se vuelve pegajosa; afecta, por tanto, a todo el espesor del intestino.

La **úlcera péptica** produce lesiones que se extienden a través de la muscular de la mucosa (*muscularis mucosae*) y pueden ser agudas (lesiones pequeñas y poco profundas), mientras que las lesiones crónicas pueden erosionar la muscular externa o perforar la serosa. El 98% de las úlceras pépticas se producen en el duodeno (generalmente en la porción superior [primera] del duodeno) o el estómago, aunque las úlceras pépticas duodenales representan alrededor del 80% de estas lesiones. Clínicamente, las dos complicaciones más graves de las úlceras pépticas gástricas o duodenales son la perforación y la hemorragia. La dieta y/o el estrés pueden producir úlceras pépticas.

El **vólvulo** es la torsión de un asa intestinal que puede causar obstrucción intestinal y constricción de su suministro vascular, lo que puede provocar un infarto. El vólvulo afecta con mayor frecuencia al intestino delgado debido a la movilidad mesentérica de esta porción del intestino (el colon sigmoide más móvil es el sitio más común en el intestino grueso).

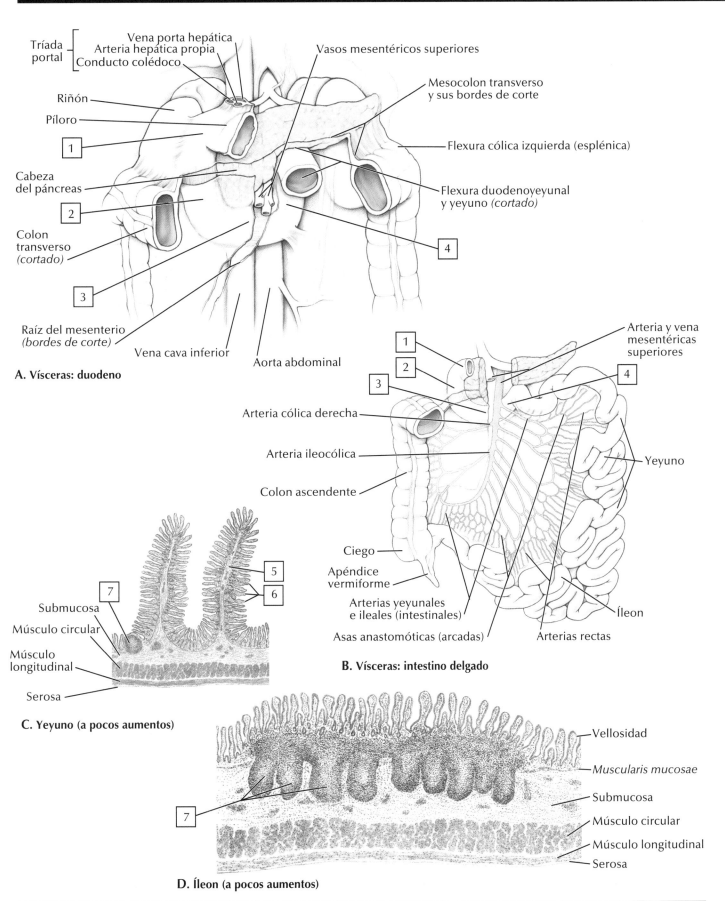

Tríada portal
Vena porta hepática
Arteria hepática propia
Conducto colédoco

Vasos mesentéricos superiores

Mesocolon transverso y sus bordes de corte

Riñón

Píloro

1

Flexura cólica izquierda (esplénica)

Cabeza del páncreas

2

Flexura duodenoyeyunal y yeyuno (cortado)

Colon transverso (cortado)

3

4

Raíz del mesenterio (bordes de corte)

Vena cava inferior

Aorta abdominal

A. Vísceras: duodeno

1
2
3

Arteria y vena mesentéricas superiores

4

Arteria cólica derecha

Arteria ileocólica

Yeyuno

Colon ascendente

Ciego

Apéndice vermiforme

Arterias yeyunales e ileales (intestinales)

Asas anastomóticas (arcadas)

Íleon

Arterias rectas

B. Vísceras: intestino delgado

5

6

7

Submucosa

Músculo circular

Músculo longitudinal

Serosa

C. Yeyuno (a pocos aumentos)

Vellosidad

Muscularis mucosae

Submucosa

Músculo circular

Músculo longitudinal

Serosa

7

D. Íleon (a pocos aumentos)

El intestino grueso está irrigado por las **arterias mesentéricas superior** e **inferior,** debido a que la porción proximal del intestino grueso deriva del intestino medio embrionario y la porción distal del intestino posterior (porción distal del colon transverso hasta el recto) (v. lámina 5-15). El intestino grueso incluye:

- Ciego (y su apéndice vermiforme)
- Colon ascendente (retroperitoneal)
- Colon transverso (tiene un mesocolon transverso)
- Colon descendente (retroperitoneal)
- Colon sigmoide (tiene un mesocolon sigmoide)
- Recto (retroperitoneal)
- Conducto (canal) anal (se encuentra por debajo del diafragma pélvico y termina en el ano)

El intestino grueso sirve principalmente para reabsorber agua y electrolitos de las heces y almacenar las heces hasta que son eliminadas del cuerpo. El intestino grueso tiene las mismas capas que el intestino delgado, pero la mucosa es más gruesa, con criptas más profundas, pero no tiene vellosidades o pliegues circulares y prácticamente no tiene células que secreten enzimas digestivas; los **nodulillos linfáticos** son frecuentes. Las **células caliciformes** son también comunes y secretan moco, que lubrica la luz del intestino y facilita el paso de las heces. La mucosa tiene pliegues parciales denominados **pliegues semilunares,** y la capa de músculo liso longitudinal externa está organizada en tres bandas engrosadas **(tenias del colon)** que discurren desde el ciego hasta el recto y ayudan a impulsar las heces a lo largo del intestino. La contracción de las capas musculares produce saculaciones denominadas **haustras** que dan al colon su aspecto típico. Además, el colon está salpicado de pequeños sacos de grasa **(apéndices omentales [epiploicos]).**

El extremo terminal del intestino grueso es el recto y el conducto anal. Normalmente, el conducto anal está cerrado debido a la contracción tónica de los **esfínteres interno** (músculo liso) y **externo** (músculo esquelético) **del ano.** Cuando el recto se distiende por la materia fecal, el esfínter interno se relaja, pero la defecación no se produce hasta que el esfínter externo voluntario se relaja y los músculos lisos del colon distal y el recto se contraen. Dado que el recto debe generar fuertes contracciones para expulsar las heces, sus capas musculares están bien desarrolladas.

COLOREA las siguientes partes del intestino grueso, utilizando un color diferente para cada una:

- [ ] 1. **Ciego y apéndice vermiforme**
- [ ] 2. **Colon ascendente**
- [ ] 3. **Colon transverso**
- [ ] 4. **Colon descendente**
- [ ] 5. **Colon sigmoide**
- [ ] 6. **Recto**
- [ ] 7. **Conducto (canal) anal**
- [ ] 8. **Esfínter interno del ano (músculo liso, involuntario; inervación parasimpática)**
- [ ] 9. **Esfínter externo del ano (músculo esquelético, voluntario; inervación somática)**

La mayoría de las bacterias que ingresan al ciego del intestino grueso están muertas, eliminadas por la acción de la lisozima, las defensinas, el HCl y varias enzimas. Sin embargo, algunas bacterias todavía están presentes en el colon y, junto con las bacterias que ingresan al tracto GI desde el ano, constituyen la **flora bacteriana** del intestino grueso. Fermentan algunos de los carbohidratos que no son digeribles (p. ej., la celulosa), y en este proceso liberan ácidos irritantes y una mezcla de gases, algunos de los cuales son bastante olorosos. Normalmente, se producen alrededor de 500 ml de gas cada día y aún más con ciertas comidas ricas en carbohidratos, como las judías. Esta flora bacteriana también sintetiza vitaminas del complejo B y vitamina K, fundamentales para nuestro hígado, ya que sintetiza algunas proteínas de coagulación importantes. Mientras que más de 30 sustancias diferentes están involucradas en la coagulación de la sangre, al menos cuatro de ellas dependen de la vitamina K.

Nota clínica:

La **diverticulosis colónica** es, por lo general, una hernia adquirida de la mucosa del colon a través de la pared muscular, que crea un divertículo o pequeño sáculo que puede contener un depósito o concreción fecal. Esta afección es más común en la porción distal del colon descendente y el colon sigmoide y puede estar causada por contracciones peristálticas exageradas, aumento de la presión intraluminal y/o una debilidad intrínseca en la pared muscular.

El **cáncer colorrectal** es el segundo cáncer de mortalidad específica por localización, tras el cáncer de pulmón, y representa alrededor del 15% de las muertes relacionadas por cáncer en EE. UU. Entre los factores de riesgo se incluyen la herencia, una dieta alta en grasas, el aumento de la edad, la enfermedad inflamatoria intestinal y la presencia de pólipos.

Alrededor del 38% de los cánceres colorrectales ocurren en el ciego y el colon ascendente, el 38% en el colon transverso, el 18% en el colon descendente y aproximadamente el 8% en el colon sigmoide. La incidencia es más alta en EE. UU., Canadá, Australia y Nueva Zelanda. Los hombres se ven afectados un 20% más que las mujeres, y la incidencia máxima se sitúa entre los 60 y los 79 años de edad. La superficie interna del colon se puede visualizar y fotografiar en un procedimiento conocido como **colonoscopia.** Este procedimiento implica el uso de un endoscopio largo de fibra óptica (colonoscopio) que se inserta a través del ano y el recto, y se pasa a través de todo el intestino grueso. También se puede realizar una biopsia de una pequeña cantidad de tejido colónico para el diagnóstico.

La **apendicitis** es una inflamación aguda del apéndice vermiforme. Inicialmente, el dolor es difuso y se sitúa alrededor de la región periumbilical. Sin embargo, a medida que aumenta la intensidad de la inflamación, el dolor se localiza en el cuadrante inferior derecho.

La **colitis ulcerosa** es una enfermedad inflamatoria intestinal idiopática que comienza en el recto y se extiende proximalmente. Por lo general, la inflamación se limita a las capas mucosa y submucosa del intestino. Los vasos submucosos, especialmente las venas rectales, pueden agrandarse y formar hemorroides internas, generalmente como resultado de un aumento de la presión en la circulación venosa portal. El esfuerzo para defecar también puede aumentar la presión venosa rectal, independientemente de la hipertensión portal, y causar hemorroides internas.

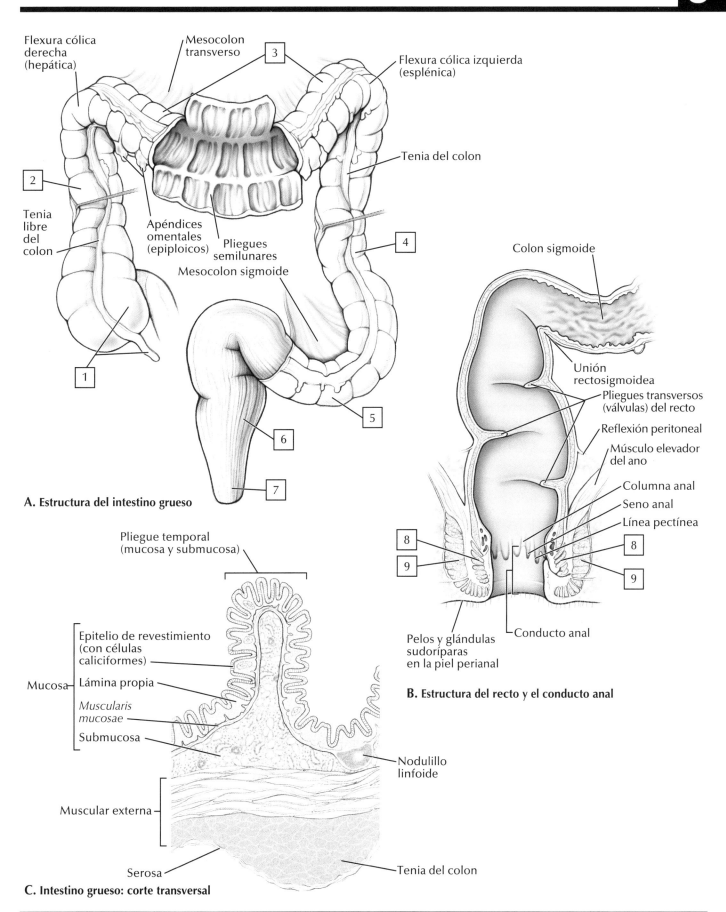

Flexura cólica derecha (hepática)

Mesocolon transverso

3

Flexura cólica izquierda (esplénica)

Tenia del colon

2

Tenia libre del colon

Apéndices omentales (epiploicos)

Pliegues semilunares

Mesocolon sigmoide

4

Colon sigmoide

1

5

6

7

Unión rectosigmoidea

Pliegues transversos (válvulas) del recto

Reflexión peritoneal

Músculo elevador del ano

Columna anal

Seno anal

Línea pectínea

8

9

8

9

Pelos y glándulas sudoríparas en la piel perianal

Conducto anal

A. Estructura del intestino grueso

B. Estructura del recto y el conducto anal

Pliegue temporal (mucosa y submucosa)

Epitelio de revestimiento (con células caliciformes)

Lámina propia

Mucosa

Muscularis mucosae

Submucosa

Muscular externa

Nodulillo linfoide

Serosa

Tenia del colon

C. Intestino grueso: corte transversal

El hígado es el órgano sólido más grande del cuerpo; anatómicamente, se divide en cuatro lóbulos:

- Lóbulo derecho (lóbulo más grande)
- Lóbulo izquierdo
- Lóbulo cuadrado (se encuentra entre la vesícula biliar y el ligamento redondo del hígado)
- Lóbulo caudado (se encuentra entre la vena cava inferior [VCI], el ligamento venoso y el porta hepático)

Funcionalmente, el hígado se divide en lóbulos derecho e izquierdo de acuerdo a su vascularización, con cada lóbulo recibiendo una rama principal de la arteria hepática propia, la vena porta hepática, la vena hepática (drena la sangre del hígado en la VCI) y el drenaje biliar.

CARACTERÍSTICA	DESCRIPCIÓN
Lóbulos	Se divide, en términos funcionales, en lóbulos derecho e izquierdo, con subdivisiones anatómicas del lóbulo derecho en lóbulos cuadrado y caudado
Ligamento redondo	Ligamento que contiene la vena umbilical obliterada
Ligamento falciforme	Reflexión peritoneal alejada de la pared anterior del abdomen con el ligamento redondo del hígado en su borde
Ligamento venoso	Resto ligamentoso del conducto venoso fetal, que conducía la sangre desde la placenta a la derivación hepática
Ligamentos coronarios	Reflexiones de peritoneo desde el hígado al diafragma
Área desnuda	Área del hígado presionada contra el diafragma que carece de peritoneo visceral
Porta hepático (hilio del hígado)	Lugar donde vasos, conductos, linfáticos y nervios entran o salen del hígado

El hígado es importante debido a que recibe el drenaje venoso del tracto GI, sus órganos accesorios y el bazo a través de la vena porta hepática (v. lámina 5-19). El hígado realiza una serie de funciones importantes:

- Almacenamiento de fuentes de energía (glucógeno, grasas, proteínas y vitaminas)
- Producción de combustibles celulares (glucosa, ácidos grasos y cetoácidos)
- Producción de proteínas plasmáticas y factores de coagulación
- Metabolismo de toxinas y fármacos
- Modificación de muchas hormonas
- Producción de ácidos biliares
- Excreción de sustancias (bilirrubina)
- Almacenamiento de hierro y muchas vitaminas
- Fagocitosis de materiales extraños que entran en la circulación portal desde el intestino

Las células del hígado reciben la sangre de la **vena porta hepática** (aproximadamente, el 75%) y la **arteria hepática propia** (aproximadamente, el 25%). Los hepatocitos (células hepáticas) están dispuestos en cordones de células que están separados unos de otros por los **sinusoides hepáticos.**

La sangre se mueve desde la vena porta hepática y las ramas arteriolares hepáticas a través del sinusoide hacia la **vena central.** Esta disposición forma **lobulillos hepáticos** compuestos de unidades hexagonales de células alrededor de la vena central. En el margen del lobulillo está la **tríada portal,** formada por una rama de la arteria hepática propia, una rama de la vena porta hepática y un conducto biliar. Desde la vena central, la sangre fluye hacia las venas hepáticas y la VCI. Los sinusoides contienen **células fagocitarias** (células de Kupffer) que eliminan eritrocitos dañados y antígenos extraños. La bilis es producida por los hepatocitos (alrededor de 900 ml/día) y drena en los conductillos biliares intralobulillares y luego en los conductos hepáticos (derecho e izquierdo) más grandes. Finalmente, la bilis se recoge en la **vesícula biliar,** donde se almacena y concentra.

COLOREA los siguientes elementos del hígado, utilizando los colores sugeridos para cada uno:

- ☐ 1. **VCI (azul)**
- ☐ 2. **Vesícula biliar (verde)**
- ☐ 3. **Ligamento redondo del hígado (amarillo)**
- ☐ 4. **Rama de la arteria hepática propia (en la tríada portal) (rojo)**
- ☐ 5. **Rama de la vena porta hepática (en la tríada portal) (azul)**
- ☐ 6. **Conducto biliar (en la tríada portal) (verde)**
- ☐ 7. **Varios hepatocitos (marrón)**

Nota clínica:

La **cirrosis hepática** es, en gran medida, una enfermedad irreversible, caracterizada por fibrosis difusa, regeneración nodular del parénquima y alteración de la arquitectura hepática. La fibrosis progresiva interrumpe el flujo sanguíneo portal (conduciendo a la hipertensión portal), que empieza a nivel de los sinusoides y las venas centrales. Las causas frecuentes de cirrosis incluyen:

- Enfermedad hepática (hepatopatía) alcohólica (60-70%)
- Hepatitis vírica (10%)
- Enfermedades biliares (5-10%)
- Causas genéticas (5%)
- Otras (10-15%)

La inflamación del hígado se denomina **hepatitis,** generalmente causada por una infección vírica. En EE. UU., alrededor del 40% de los casos de hepatitis son causados por el virus de la hepatitis B, transmitido a través de transfusiones de sangre, agujas contaminadas o contacto sexual.

La **hipertensión portal** (v. lámina 5-19) puede ocurrir a través de uno de tres mecanismos: prehepático (flujo sanguíneo obstruido hacia el hígado), posthepático (flujo sanguíneo obstruido del hígado al corazón) e intrahepático (cirrosis u otra enfermedad hepática que afecta al flujo sanguíneo sinusoidal hepático).

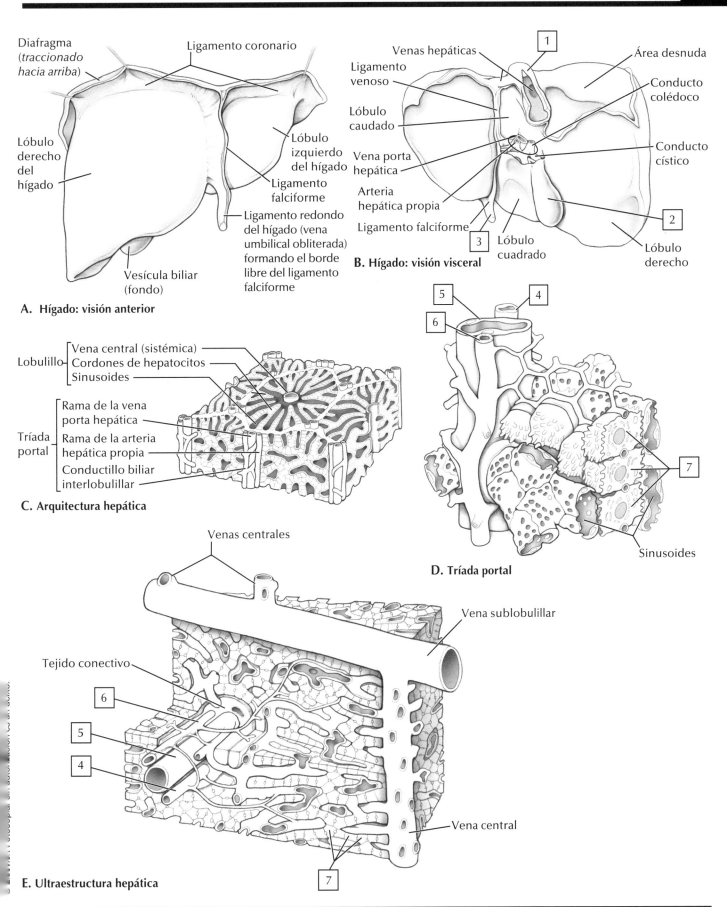

Diafragma
(*traccionado hacia arriba*)

Ligamento coronario

Lóbulo derecho del hígado

Lóbulo izquierdo del hígado

Ligamento falciforme

Ligamento redondo del hígado (vena umbilical obliterada) formando el borde libre del ligamento falciforme

Vesícula biliar (fondo)

A. Hígado: visión anterior

Venas hepáticas

1

Ligamento venoso

Lóbulo caudado

Vena porta hepática

Arteria hepática propia

Ligamento falciforme

Área desnuda

Conducto colédoco

Conducto cístico

2

3

Lóbulo cuadrado

Lóbulo derecho

B. Hígado: visión visceral

Lobulillo
- Vena central (sistémica)
- Cordones de hepatocitos
- Sinusoides

Tríada portal
- Rama de la vena porta hepática
- Rama de la arteria hepática propia
- Conductillo biliar interlobulillar

C. Arquitectura hepática

5

4

6

7

Sinusoides

D. Tríada portal

Venas centrales

Vena sublobulillar

Tejido conectivo

6

5

4

Vena central

7

E. Ultraestructura hepática

Vesícula biliar

La vesícula biliar almacena y concentra la bilis, que es secretada por los hepatocitos en el hígado. Una vez secretada
por el hepatocito, toma el siguiente recorrido (v. lámina 8-9):
- Pasa a un conductillo biliar (capilar)
- Pasa desde los conductillos biliares a los conductillos intralobulillares
- Pasa desde los conductillos intralobulillares a los conductos biliares
- Se recoge en los conductos hepáticos derecho e izquierdo
- Entra en el conducto hepático común
- Entra en el conducto cístico y se almacena y concentra en la vesícula biliar
- Tras estimulación (en gran parte, por eferentes vagales y CCK), la bilis sale de la vesícula biliar y entra en el conducto cístico
- Pasa inferiormente por el conducto colédoco
- Entra en la ampolla hepatopancreática (de Vater)
- Desemboca en la porción descendente (segunda) del duodeno

El hígado produce alrededor de 900 ml de bilis al día. Entre comidas, la bilis se almacena en la vesícula biliar (capacidad de 30-50 ml), donde también se concentra. Por consiguiente, la bilis que alcanza el duodeno es una mezcla de la bilis más diluida que fluye directamente desde el hígado y la bilis concentrada que fluye desde la vesícula biliar. La mucosa de la vesícula biliar está especializada en la absorción de electrolitos y agua, lo que permite a la vesícula biliar concentrar la bilis. Las fibras parasimpáticas vagales hacen que la vesícula biliar se contraiga, junto con CCK, y de este modo libere bilis. La inervación simpática inhibe la secreción biliar.

Páncreas exocrino

El páncreas es a la vez un órgano **exocrino** y **endocrino** (v. lámina 11-6). El páncreas se sitúa posterior al estómago en el suelo de la **bolsa omental** y es un órgano retroperitoneal a excepción de la parte distal de la cola, que está en contacto con el bazo. La cabeza del páncreas está situada dentro de la curva en forma de C del duodeno, con su proceso unciforme situado posterior a los vasos mesentéricos superiores.

Las células acinares del páncreas exocrino (una glándula tubuloacinar compuesta) secretan una serie de enzimas que son necesarias para la digestión de proteínas, almidones y grasas. Las células ductales pancreáticas secretan líquido con un alto contenido en bicarbonato que neutraliza el ácido que entra en el duodeno desde el estómago. La secreción pancreática se encuentra bajo control nervioso (nervio vago, [NC X]) y hormonal (secretina y CCK); las secreciones pancreáticas exocrinas desembocan principalmente en el conducto pancreático principal (de Wirsung), que se une al conducto colédoco en la ampolla hepatopancreática (de Vater). Las secreciones pancreáticas incluyen una variedad de proteasas, amilasa, lipasas y nucleasas. Un conducto pancreático accesorio (de Santorini) más pequeño y variable también desemboca

en la segunda parte del duodeno, unos 2 cm por encima de la ampolla duodenal mayor (no se muestra en las ilustraciones).

COLOREA las siguientes estructuras de la vesícula biliar y el páncreas, utilizando un color diferente para cada una:
- [ ] 1. **Vesícula biliar**
- [ ] 2. **Conducto hepático común**
- [ ] 3. **Conducto cístico**
- [ ] 4. **Conducto colédoco**
- [ ] 5. **Páncreas**
- [ ] 6. **Ampolla hepatopancreática**
- [ ] 7. **Conducto pancreático principal**

Nota clínica:
Los **cálculos biliares** se producen en un 10-15% de la población en los países desarrollados y, por lo general, son precipitados de colesterol (monohidrato de colesterol cristalino), cálculos de pigmento (sales cálcicas de bilirrubina) o cálculos mixtos. Entre los factores de riesgo se incluyen la edad, la obesidad, el sexo femenino, la pérdida rápida de peso, los factores estrogénicos y la estasis de la vesícula biliar. El cálculo puede pasar a través del sistema de conductos, recogerse en la vesícula biliar o bloquear los conductos cístico o colédoco, lo que causa inflamación y obstrucción del flujo de bilis. El dolor de esta obstrucción produce **cólico biliar,** dolor que se siente en la región epigástrica. Los posibles tratamientos para los cálculos biliares incluyen pulverizarlos con vibraciones de ultrasonido (litotricia), disolver los cálculos con medicamentos, usar terapia con láser para vaporizar los cálculos biliares o extirpar quirúrgicamente la vesícula biliar.

La **ictericia** (color amarillo de la piel) se produce cuando las sales biliares y los pigmentos biliares, que normalmente pasan al tubo digestivo, se acumulan en la sangre y acaban depositándose en la piel.

El **cáncer de páncreas** es la quinta causa principal de muerte por cáncer en EE. UU. La mayoría de estos cánceres se originan en el páncreas exocrino, y alrededor del 60% se localizan en la cabeza del páncreas (pueden causar ictericia obstructiva). La mayoría de estos cánceres son adenocarcinomas ductales que se originan en la porción exocrina del páncreas. Los tumores de los islotes del páncreas endocrino son menos comunes. Las metástasis a través de los linfáticos son frecuentes; además, debido a la ubicación estratégica del páncreas, el duodeno, el estómago, el hígado, el colon y el bazo pueden estar directamente involucrados.

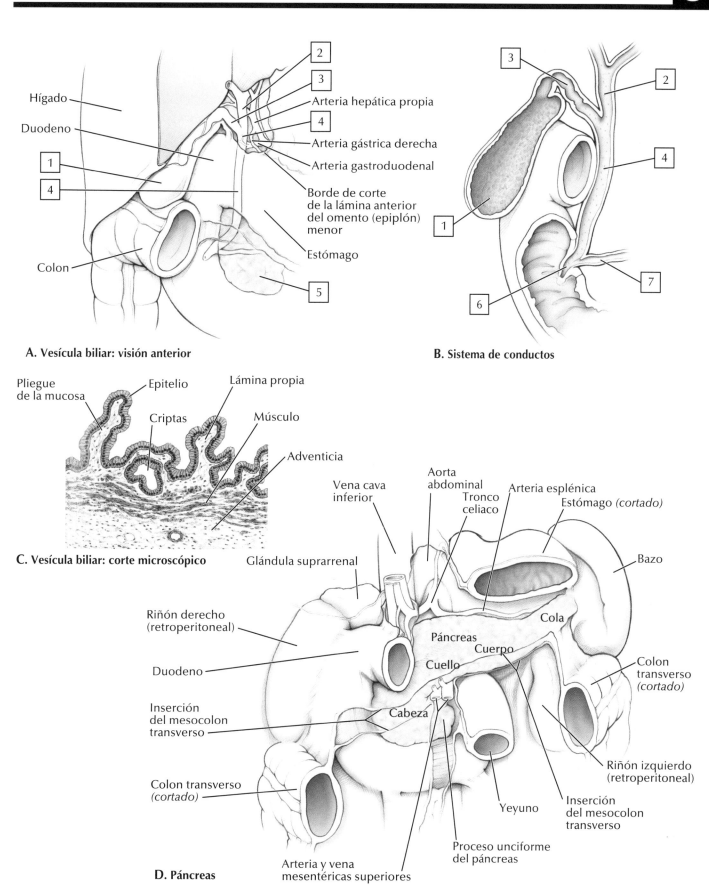

Hígado

Duodeno

1

4

Colon

2

3

Arteria hepática propia

4

Arteria gástrica derecha

Arteria gastroduodenal

Borde de corte
de la lámina anterior
del omento (epiplón)
menor

Estómago

5

A. Vesícula biliar: visión anterior

3

2

1

4

6

7

B. Sistema de conductos

Pliegue
de la mucosa

Epitelio

Criptas

Lámina propia

Músculo

Adventicia

C. Vesícula biliar: corte microscópico

Vena cava
inferior

Glándula suprarrenal

Aorta
abdominal

Tronco
celiaco

Arteria esplénica

Estómago *(cortado)*

Bazo

Riñón derecho
(retroperitoneal)

Duodeno

Inserción
del mesocolon
transverso

Páncreas

Cuello

Cuerpo

Cola

Cabeza

Colon
transverso
(cortado)

Riñón izquierdo
(retroperitoneal)

Inserción
del mesocolon
transverso

Colon transverso
(cortado)

Arteria y vena
mesentéricas superiores

Proceso unciforme
del páncreas

Yeyuno

D. Páncreas

Para cada descripción (1-4), colorea o resalta la estructura relevante en la imagen.

1. Este es el mesenterio más extenso de la cavidad abdominopélvica.

2. Este órgano está suspendido del hígado por el ligamento hepatogástrico.

3. Esta porción del intestino delgado es, en gran parte, retroperitoneal.

4. Esta estructura retroperitoneal es, a la vez, un órgano endocrino y exocrino.

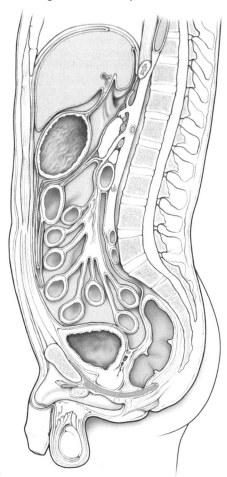

5. ¿Cuál de las siguientes estructuras está involucrada en una hernia de hiato?
    A. Duodeno
    B. Vesícula biliar
    C. Yeyuno
    D. Colon sigmoide
    E. Estómago

6. ¿Cuál de las siguientes características es única del colon?
    A. Haustras
    B. Nodulillos linfáticos
    C. Mesenterio
    D. Epitelio cilíndrico simple
    E. Peritoneo visceral

7. Histológicamente, la tríada portal se refiere a la presencia de una rama de la vena porta hepática, una rama de la arteria hepática propia, y ¿cuál de las siguientes estructuras?
   A. Conducto biliar
   B. Vena central
   C. Sinusoide hepático
   D. Cordones de hepatocitos
   E. Células de Kupffer

8. El fondo de saco posterior al estómago y anterior al páncreas se conoce por este término: _____

9. ¿En qué porción del tracto GI entra la bilis que sale de la vesícula biliar y pasa por el conducto colédoco? _____

10. Cuando el alimento entra en la cavidad bucal y se mezcla con la saliva, ¿qué enzima es secretada por las glándulas serosas de la lengua para ayudar en la digestión? _____

RESPUESTAS

1. Mesenterio del intestino delgado (yeyuno e íleon)

2. Estómago

3. Duodeno

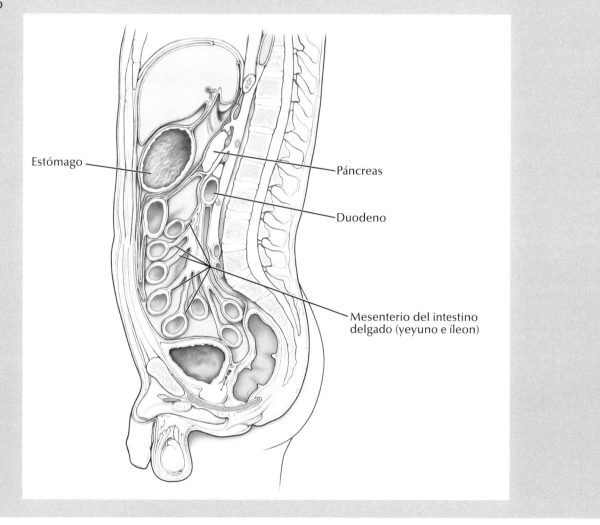

4. Páncreas

5. E

6. A

7. A

8. Bolsa omental

9. Porción descendente (segunda) del duodeno

10. Lipasa lingual

Capítulo 9 Sistema urinario

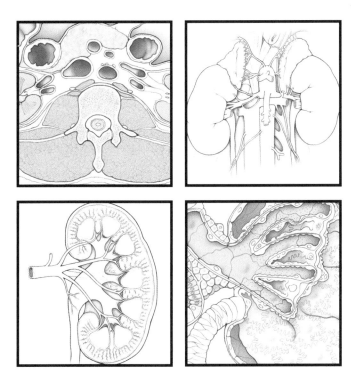

El sistema urinario incluye los siguientes componentes:
- **Riñones:** órganos retroperitoneales pares que filtran el plasma y producen la orina; están localizados en una posición alta en la pared posterior del abdomen justo anterior a los músculos de la pared posterior y cada riñón está «coronado» por una glándula endocrina suprarrenal (v. lámina 11-5)
- **Uréteres:** discurren retroperitonealmente desde los riñones hasta la pelvis y transportan la orina a la vejiga urinaria
- **Vejiga urinaria:** se sitúa subperitonealmente en la parte anterior de la pelvis, almacena la orina y, en su caso, descarga la orina a través de la uretra
- **Uretra:** discurre desde la vejiga urinaria hasta el exterior

Los riñones realizan las siguientes funciones:
- Filtrar el plasma e iniciar el proceso de formación de la orina
- Reabsorber electrolitos importantes, moléculas orgánicas, vitaminas y agua del filtrado
- Excretar desechos metabólicos, metabolitos y sustancias químicas extrañas, como los fármacos
- Regular el volumen de líquido, la composición y el pH
- Secretar hormonas que regulan la presión sanguínea, la eritropoyesis y el metabolismo del calcio
- Metabolizar la vitamina D a su forma activa
- Transportar la orina a los uréteres, que a su vez conducen la orina a la vejiga urinaria

Los riñones filtran aproximadamente 180-200 l de líquido cada día a través de un ovillo de capilares denominado **glomérulo;** el filtrado se dirige a un sistema de túbulos que, junto con el glomérulo, se denominan **nefrona.** Cada riñón tiene alrededor de 1,25 millones de nefronas, que son las unidades funcionales del riñón. Macroscópicamente, cada riñón mide unos 12 cm de largo × 6 cm de ancho × 3 cm de espesor y pesa alrededor de 150 g, aunque la variabilidad es frecuente. Aproximadamente, el 20% de la sangre bombeada por el corazón pasa al riñón cada minuto para la filtración del plasma, aunque la mayoría del líquido y los constituyentes importantes del plasma son devueltos a la sangre a medida que el filtrado desciende por los túbulos de la nefrona. Por lo general, damos por sentado la producción de orina por nuestros riñones, pero participan en una serie de funciones importantes (v. arriba) e incluso pueden ser donados (¡solo uno, por supuesto!) ¡suponiendo que tenga un buen tejido compatible!

Cada uréter tiene unos 25-30 cm de largo, se encuentra en una posición retroperitoneal y contiene una pared gruesa de músculo liso. La vejiga urinaria sirve como un depósito para la orina y es una «bolsa» muscular que expulsa la orina, cuando procede. La uretra en la mujer es corta (3-5 cm) y en el hombre es larga (unos 20 cm). La uretra masculina discurre a través de la próstata, el esfínter externo de la uretra y el cuerpo esponjoso del pene (v. lámina 10-8).

COLOREA cada una de las siguientes estructuras, utilizando un color diferente para cada estructura:
- ☐ 1. **Riñón**
- ☐ 2. **Uréter**
- ☐ 3. **Vejiga urinaria**
- ☐ 4. **Uretra**

Nota clínica:

La grasa que rodea cada riñón juega un papel importante en el mantenimiento de su posición adecuada dentro de la pared posterior del abdomen (ten en cuenta que el riñón derecho está en una posición ligeramente más baja que el riñón izquierdo, debido a la presencia del hígado en el lado derecho). Si esta envoltura grasa disminuye debido a emaciación y pérdida de peso significativas, los riñones pueden descender un poco en un proceso denominado **ptosis renal.** Esto puede hacer que el uréter se angule, lo que obstruye el flujo normal de orina hacia la vejiga urinaria. Esta acumulación de orina en el riñón puede provocar **hidronefrosis** e insuficiencia renal.

La **pielitis** es una infección de la pelvis y los cálices renales, mientras que la **pielonefritis** es una infección o una inflamación de todo el riñón, a menudo debida a bacterias fecales que se propagan desde la región anal y acceden a la uretra, la vejiga urinaria y el uréter. Esta afección es más común en mujeres que en hombres debido a la proximidad de la uretra femenina al ano.

La **anuria** es una diuresis anormalmente baja (menos de 50 ml/día) que puede deberse a un bajo flujo sanguíneo glomerular, lo que compromete la filtración renal; esto puede ocurrir debido a una infección **(nefritis),** una reacción adversa a una transfusión de sangre o una lesión traumática directamente en el riñón (accidente automovilístico, lesión en combate).

Los **diuréticos** son sustancias químicas que aumentan la producción de orina. Por ejemplo, en la diabetes mellitus, los niveles altos de glucosa pueden actuar como un diurético osmótico. El consumo de alcohol también promueve la diuresis (aumento de la producción de orina) al inhibir la liberación de la hormona antidiurética (ADH, *antidiuretic hormone*). Otros diuréticos inhiben la reabsorción de Na^+ y la reabsorción normal de agua; los ejemplos incluyen cafeína, medicamentos recetados para tratar la hipertensión o insuficiencia cardiaca congestiva.

De los **tumores malignos** del riñón, el 80-90% son adenocarcinomas que surgen del epitelio tubular. Representan aproximadamente el 2% de todos los cánceres en adultos, a menudo se producen después de los 50 años de edad y ocurren con el doble de frecuencia en hombres que en mujeres. En los niños, el **tumor de Wilms** representa alrededor del 7% de todas las neoplasias malignas en niños (por lo general, bebés) y se asocia con malformaciones congénitas relacionadas con el cromosoma 11.

Debido a su desarrollo (los riñones ascienden desde la pelvis durante el desarrollo embrionario), los riñones pueden poseer múltiples arterias y/o venas renales **(vasos accesorios o polares).** Esto ocurre porque algunos de los vasos pueden no degenerar (vasos renales accesorios), una alteración que ocurre en aproximadamente el 25% de las personas.

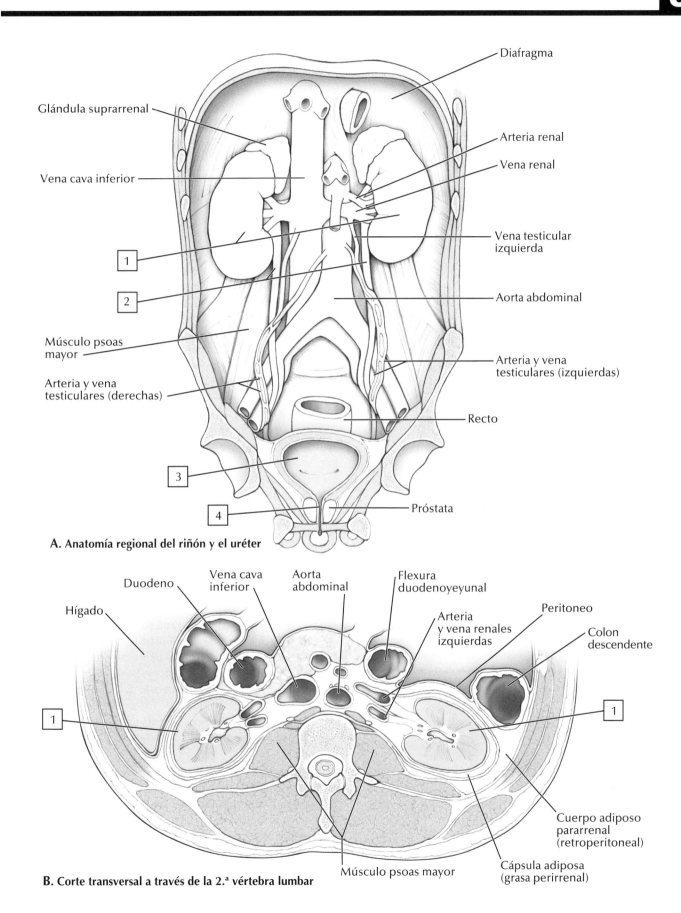

A. Anatomía regional del riñón y el uréter

Diafragma

Glándula suprarrenal

Vena cava inferior

Arteria renal

Vena renal

Vena testicular izquierda

1

2

Aorta abdominal

Músculo psoas mayor

Arteria y vena testiculares (izquierdas)

Arteria y vena testiculares (derechas)

Recto

3

4

Próstata

B. Corte transversal a través de la 2.ª vértebra lumbar

Duodeno

Vena cava inferior

Aorta abdominal

Flexura duodenoyeyunal

Hígado

Arteria y vena renales izquierdas

Peritoneo

Colon descendente

1

1

Cuerpo adiposo pararrenal (retroperitoneal)

Cápsula adiposa (grasa perirrenal)

Músculo psoas mayor

Cada riñón está encerrado en una **cápsula fibrosa** y, cuando se observa internamente, muestra una **corteza renal** (capa externa) diferente de la **médula renal** (capa interna). Las nefronas se localizan en la corteza externa y en una región yuxtamedular, o parte más profunda de la corteza. Los **túbulos renales** de las nefronas corticales se extienden solo a una corta distancia en el interior de la médula, mientras que los túbulos de las nefronas yuxtamedulares se extienden profundamente dentro de la médula. La médula renal se caracteriza por la presencia de 8 a 15 **pirámides renales** (grupos de túbulos), que se estrechan hacia su vértice para formar la papila renal, donde la orina gotea en un **cáliz menor**. Varios cálices menores forman un **cáliz mayor,** y varios cálices mayores desembocan en una **pelvis renal** única y la porción proximal del **uréter.**

Cada riñón está irrigado por una arteria renal voluminosa, que luego se divide en las siguientes ramas:
- **Arterias segmentarias:** una arteria para cada uno de los, aproximadamente, cinco segmentos
- **Arterias interlobulares:** de cada arteria segmentaria se originan varias y discurren entre las pirámides renales, ascendiendo hacia la corteza y arqueándose sobre la base de cada pirámide
- **Arterias arqueadas (arciformes):** las porciones terminales arqueadas de las arterias interlobulares en la base de cada pirámide renal
- **Arterias interlobulillares o corticales radiadas:** se originan de las arterias arqueadas y ascienden en el interior de la corteza renal (el 90% del flujo de sangre del riñón perfunde la corteza renal)
- **Arteriolas glomerulares aferentes:** se originan de las arterias interlobulillares y pasan (cada una) al glomérulo de la nefrona para formar el ovillo capilar glomerular
- **Arteriolas glomerulares eferentes:** los capilares glomerulares de las nefronas yuxtamedulares se reúnen para formar arteriolas eferentes que descienden hacia el interior de la médula y forman el sistema de contracorriente de vasos rectos y una red capilar peritubular (mantienen un gradiente osmótico para la función tubular; v. lámina 9-3)

COLOREA cada una de las siguientes estructuras del riñón, utilizando un color diferente para cada una:
- [ ] 1. **Riñón**
- [ ] 2. **Vena renal**
- [ ] 3. **Porción proximal del uréter**
- [ ] 4. **Arteria renal**
- [ ] 5. **Corteza renal**
- [ ] 6. **Pirámides renales (médula)**
- [ ] 7. **Cálices menores**
- [ ] 8. **Cálices mayores**
- [ ] 9. **Pelvis renal**

Nota clínica:
Los precipitados en el riñón pueden formar **cálculos renales** (nefrolitiasis), que pueden entrar en el sistema colector urinario y causar un cólico renal (el dolor lumbar puede irradiar a la ingle) y potencialmente obstruir el flujo de orina. Alrededor del 12% de la población de EE. UU. tendrá cálculos renales, que son de dos a tres veces más frecuentes en los hombres y relativamente poco comunes en los afroamericanos y los asiático-americanos. Los tipos de cálculos incluyen:
- Oxalato (fosfato) de calcio: alrededor del 75% de los cálculos
- Fosfato amónico magnésico: alrededor del 15% de los cálculos
- Ácido úrico o cistina: alrededor del 10% de los cálculos

Cuando el cálculo renal pasa a través del cáliz mayor y la pelvis renal hacia el uréter, es más probable que obstruya el flujo en uno de estos tres lugares (o los tres):
- En la unión entre la pelvis renal y la porción proximal del uréter
- En el uréter, cuando cruza los vasos iliacos comunes (hacia la mitad del uréter)
- En la unión ureterovesical, cuando el uréter pasa a través de la pared muscular de la vejiga urinaria

Los **diuréticos** son sustancias químicas que aumentan la producción de orina. Pueden ser diuréticos osmóticos que no se reabsorben, pero arrastran agua con ellos. Por ejemplo, el alcohol promueve la diuresis al inhibir la liberación de ADH (que inhibe la producción de orina). Algunos diuréticos inhiben la reabsorción de sodio y, por tanto, el agua suele seguirlos de forma obligatoria; tales diuréticos incluyen café y té, y una variedad de medicamentos utilizados para tratar la hipertensión o el edema.

La **insuficiencia renal** es un problema grave. Se produce por traumatismos, infecciones y envenenamiento por metales pesados o disolventes orgánicos. Sin embargo, por lo general, se desarrolla lentamente mientras la filtración renal disminuye gradualmente y los desechos nitrogenados se acumulan en la sangre, lo que eleva su pH. Hay cinco etapas de insuficiencia renal, y en la quinta etapa ¡los riñones tienen solo entre un 10 y un 15% de efectividad! En este punto, se necesita diálisis o un trasplante de riñón. Los factores de riesgo incluyen el aumento de la edad, la obesidad, la diabetes mellitus, la hipertensión, el tabaquismo, los antecedentes familiares y la raza (los afroamericanos, los nativos americanos y los asiático-americanos son especialmente vulnerables).

La **fusión renal** se refiere a varios defectos en los que los dos riñones se fusionan para convertirse en uno. El riñón en herradura ocurre cuando los dos riñones en desarrollo se fusionan (por lo general, se fusionan sus lóbulos inferiores) por delante de la aorta y, a menudo, en la parte inferior del abdomen. Los riñones fusionados suelen estar cerca de la línea media del abdomen y tienen múltiples arterias renales. La obstrucción renal, la formación de cálculos y la infección son complicaciones potenciales asociadas con la fusión renal.

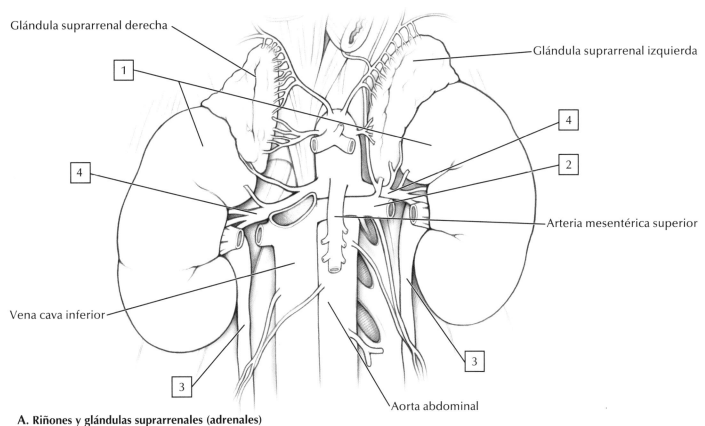

Glándula suprarrenal derecha

Glándula suprarrenal izquierda

1

4

4

2

Arteria mesentérica superior

Vena cava inferior

3

3

Aorta abdominal

A. Riñones y glándulas suprarrenales (adrenales)

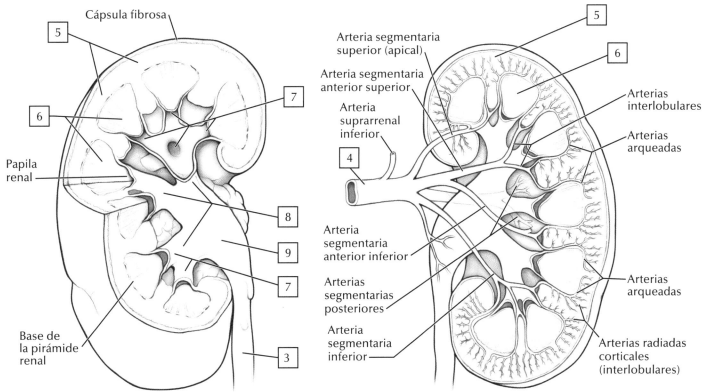

Cápsula fibrosa

5

5

6

6

7

Arteria segmentaria
superior (apical)

Arteria segmentaria
anterior superior

Arteria
suprarrenal
inferior

Arterias
interlobulares

Arterias
arqueadas

Papila
renal

4

8

9

Arteria
segmentaria
anterior inferior

7

Arterias
segmentarias
posteriores

Arterias
arqueadas

Base de
la pirámide
renal

3

Arteria
segmentaria
inferior

Arterias radiadas
corticales
(interlobulares)

**B. Riñón derecho seccionado en varios planos,
exponiendo el parénquima y la pelvis renal**

C. Corte frontal del riñón izquierdo: visión anterior

Las nefronas difieren un poco en su estructura dependiendo de su localización. Las **nefronas corticales** tienen sus glomérulos en la parte superior o media de la corteza y generalmente tienen **asas de Henle** (túbulos que diluyen la orina, pero no la concentran) cortas, en oposición a las **nefronas yuxtamedulares,** que tienen asas de Henle largas que se extienden profundamente en el interior de la médula. Las nefronas corticales representan alrededor del 85% de las nefronas, mientras que las nefronas yuxtamedulares representan solo el 15% de todas las nefronas en el riñón. Sin embargo, las nefronas yuxtamedulares son importantes para la concentración de la orina. ¡Cada riñón contiene más de 1 millón de nefronas!

Cada nefrona, que es la unidad funcional del riñón que produce el ultrafiltrado del plasma sanguíneo y finalmente forma la orina, se compone de los siguientes elementos:

- **Glomérulo:** un ovillo capilar formado por la arteriola glomerular aferente, que está encerrado en la **cápsula glomerular (de Bowman)** y es responsable de filtrar el plasma
- **Túbulo contorneado proximal (TCP):** conectado a la cápsula glomerular, recibe el ultrafiltrado del plasma y lo conduce hacia el asa de Henle
- **Asa de Henle:** consta de un solo túbulo largo de grosor variable y revestido por células epiteliales que están involucradas en la reabsorción y la secreción a lo largo de todo el túbulo
- **Túbulo contorneado distal (TCD):** recibe el líquido tubular restante del asa de Henle, controla su osmolaridad y conduce el líquido hacia el túbulo colector
- **Túbulo colector:** extremo terminal de la nefrona donde la concentración final de la orina sufre un «ajuste fino» antes de que sea conducida a los cálices menores

El glomérulo filtra el plasma. Este ultrafiltrado está desprovisto de células y prácticamente de todas las proteínas (a menos que sean más pequeñas en tamaño que la albúmina). El endotelio del glomérulo es fenestrado, pero impide el paso de los eritrocitos. Los **podocitos** envuelven al endotelio fenestrado e impiden que las proteínas se filtren. Al lado de la arteriola glomerular aferente que lleva sangre hacia el glomérulo hay una especialización de la pared del TCD denominada **mácula densa,** que controla la concentración de NaCl en el líquido del TCD. Si la concentración de NaCl es baja, la mácula densa estimula la liberación de **renina** por las células yuxtaglomerulares. La renina finalmente provoca un aumento de la angiotensina II y la aldosterona (sistema renina-angiotensina-aldosterona). Estas hormonas estimulan la reabsorción de NaCl y agua por la nefrona (la angiotensina II actúa sobre el túbulo proximal y la aldosterona actúa sobre el túbulo colector). Las células yuxtaglomerulares adyacentes a la mácula densa del TCD también controlan la presión sanguínea en la arteriola glomerular aferente y, si dicha presión baja, las células liberan renina para elevar la presión arterial a través del sistema renina-angiotensina-aldosterona y la actividad simpática.

COLOREA los siguientes elementos de la nefrona, utilizando los colores sugeridos para cada uno:

- ☐ 1. **Túbulo proximal: segmentos contorneado y recto (azul)**
- ☐ 2. **Glomérulo yuxtamedular (lila)**
- ☐ 3. **Porción distal (ascendente) del asa de Henle (segmento grueso y TCD) (naranja)**
- ☐ 4. **Segmento delgado (descendente y ascendente) del asa de Henle (verde)**
- ☐ 5. **Túbulo colector (gris)**
- ☐ 6. **Células que revisten el TCD (naranja)**
- ☐ 7. **Arteriola glomerular aferente (rojo)**
- ☐ 8. **Células yuxtaglomerulares (lila)**
- ☐ 9. **Endotelio de los capilares glomerulares (amarillo)**
- ☐ 10. **Podocitos (marrón)**
- ☐ 11. **Cápsula glomerular (de Bowman) (verde)**
- ☐ 12. **Epitelio del TCP (azul)**

Nota clínica:

La **uropatía obstructiva** es una afección en la que se ve comprometido el flujo normal de orina y puede ocurrir en cualquier lugar, desde el nivel de la nefrona renal hasta el orificio externo de la uretra. En el riñón puede estar causada por infecciones, cáncer, cálculos (cálculos renales); en el uréter puede estar causada por estenosis, angulaciones, infecciones crónicas, cálculos, neoplasias, compresión por nódulos (ganglios) linfáticos, abscesos, apendicitis, traumatismos; en la vejiga urinaria puede ser por neoplasia, cálculos, divertículo de la pared vesical, obstrucción congénita del cuello vesical; en la uretra puede deberse a quistes, neoplasias, estenosis, prostatitis (en hombres) y varias otras causas.

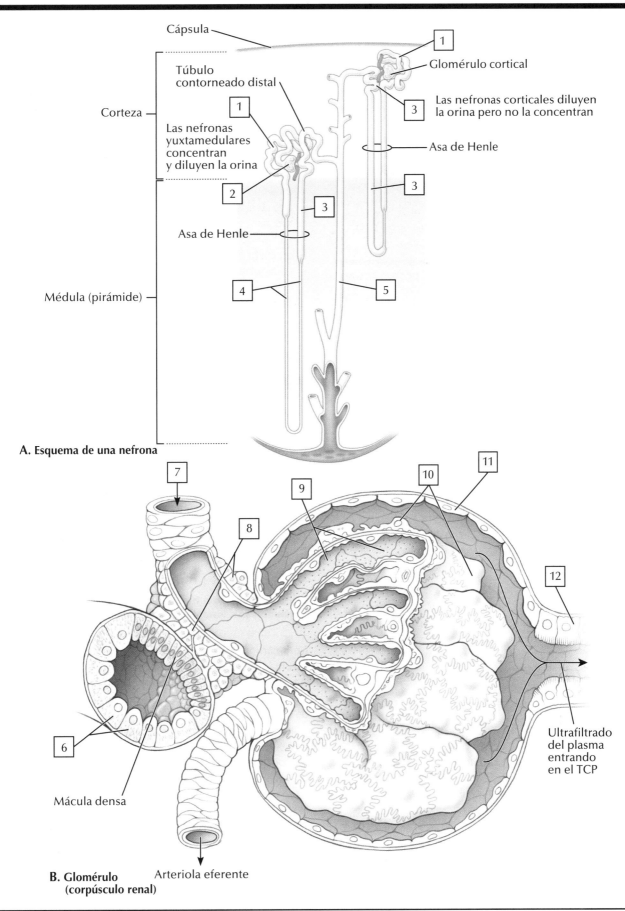

Cápsula

Túbulo
contorneado distal

Glomérulo cortical

Las nefronas corticales diluyen
la orina pero no la concentran

Corteza

Las nefronas
yuxtamedulares
concentran
y diluyen la orina

Asa de Henle

Asa de Henle

Médula (pirámide)

A. Esquema de una nefrona

Mácula densa

Arteriola eferente

Ultrafiltrado
del plasma
entrando
en el TCP

B. Glomérulo
(corpúsculo renal)

Filtración glomerular

El volumen de líquido filtrado por los glomérulos renales por unidad de tiempo se denomina **tasa de filtración glomerular.** Recuerda que en promedio se filtran alrededor de 180 l de líquido por día (125 ml/min) y, dado que la cantidad de plasma de nuestro volumen total de sangre es de unos 3 l, significa que los riñones filtran el plasma sanguíneo ¡alrededor de 60 veces al día! La cantidad de sangre que entra al glomérulo o la que sale está controlada por mecanismos nerviosos y hormonales que actúan sobre las arteriolas glomerulares aferente y eferente.

Reabsorción tubular

Una vez que el ultrafiltrado del plasma entra en el TCP, es modificado por los túbulos renales (TCP, asa de Henle, TCD y túbulo colector), como se resume en la siguiente tabla.

REABSORCIÓN DE VARIOS COMPONENTES DEL ULTRAFILTRADO

SUSTANCIA	CANTIDAD DE FILTRADO/DÍA	PORCENTAJE REABSORBIDO
Agua	180 l	99
Sodio	630 g	99,5
Glucosa	180 g	100
Urea	54 g	44

La reabsorción se produce por difusión y por transporte mediado. Por ejemplo, muchas sustancias se reabsorben en combinación con sodio (cotransportado). Excepto en la rama descendente del asa de Henle, el sodio se reabsorbe activamente en todas las regiones tubulares; la reabsorción de agua es por difusión y depende de la reabsorción de sodio. Alrededor de dos tercios del sodio y agua se reabsorben en el túbulo proximal; de hecho, la reabsorción tubular es generalmente alta para nutrientes, iones y agua, pero menor para los productos de desecho como la urea (v. tabla anterior: 44% de reabsorción).

Secreción tubular

La secreción tubular implica un proceso por el cual las sustancias en los capilares, que son paralelos a los túbulos renales, difunden o son transportadas activamente hacia la luz tubular. Las sustancias importantes secretadas incluyen:

- Iones hidrógeno
- Potasio
- Aniones orgánicos, como colina y creatinina (producto de desecho del músculo)
- Productos químicos extraños

Sodio renal y regulación hídrica

La filtración de sodio está regulada a nivel del glomérulo por el **reflejo barorreceptor,** y su reabsorción está regulada a nivel tubular por la **aldosterona** (secretada por la corteza suprarrenal), que estimula la reabsorción. También intervienen otros factores, pero la reabsorción de agua está ligada al movimiento de sodio hasta que alcanza el sistema de túbulos colectores, donde el agua termina a continuación bajo el control de la **vasopresina** (ADH). La ADH se sintetiza principalmente en los núcleos supraópticos (y también en los núcleos paraventriculares) del hipotálamo, pero se almacena y libera en la neurohipófisis (v. lámina 11-1). Los niveles bajos de ADH producen una orina diluida (excreción de agua), mientras que los niveles altos de ADH activan los canales de agua (denominados **acuaporinas**) que reabsorben el agua y crean una orina concentrada.

Los riñones también desempeñan un papel importante en la regulación de lo siguiente:

- La retención de agua se ve facilitada por la ADH y el sistema multiplicador de contracorriente (vasos rectos renales), que crean un líquido intersticial medular que es hiperosmótico
- Los niveles de potasio, mediante la reabsorción y secreción tubular
- La homeostasis del calcio y la vitamina D, junto con la hormona paratiroidea
- La regulación homeostática de la concentración de iones hidrógeno del plasma (equilibrio ácido-base) junto con el sistema respiratorio
- La regulación de la concentración de bicarbonato y la generación de nuevo bicarbonato mediante la producción y la excreción de amonio

COLOREA cada uno de los siguientes elementos dinámicos de la función tubular, utilizando los colores sugeridos para cada elemento:

- ☐ 1. **Movimiento del agua (azul)**
- ☐ 2. **Movimiento de solutos (amarillo)**
- ☐ 3. **Filtrado (verde)**
- ☐ 4. **Células del TCP (marrón) (poseen una gran área superficial para la reabsorción)**
- ☐ 5. **Células del segmento delgado descendente del asa de Henle**
- ☐ 6. **Células del TCD**
- ☐ 7. **Células del túbulo colector**

Nota clínica:

Diversas actúan sobre la función renal. De manera simplista, la hormona paratiroidea responde a una disminución del calcio plasmático (Ca^{2+}) y aumenta la reabsorción y una disminución de la reabsorción de fosfato. La ADH (vasopresina) responde a un aumento de la osmolaridad plasmática y una disminución del volumen sanguíneo, lo que aumenta la permeabilidad al agua. La aldosterona responde a una disminución del volumen sanguíneo (a través del sistema renina-angiotensina II) y un aumento del K^+ plasmático, y aumenta la reabsorción de Na^+, la secreción de K^+ y la secreción de H^+. El péptido natriurético atrial responde a un aumento de la presión atrial y aumenta la tasa de filtración glomerular y disminuye la reabsorción de Na^+. La angiotensina II responde a una disminución del volumen sanguíneo (a través de la renina) y aumenta el intercambio de Na^+-H^+ y la reabsorción de HCO^{3-} (en el túbulo proximal).

A. Nefrona y túbulos colectores

TCP
Reabsorción de nutrientes
orgánicos, iones inorgánicos
y H_2O

TCD
Secreción de iones y productos
de desecho y reabsorción
de Na^+, Cl^- y H_2O
(regulada hormonalmente)

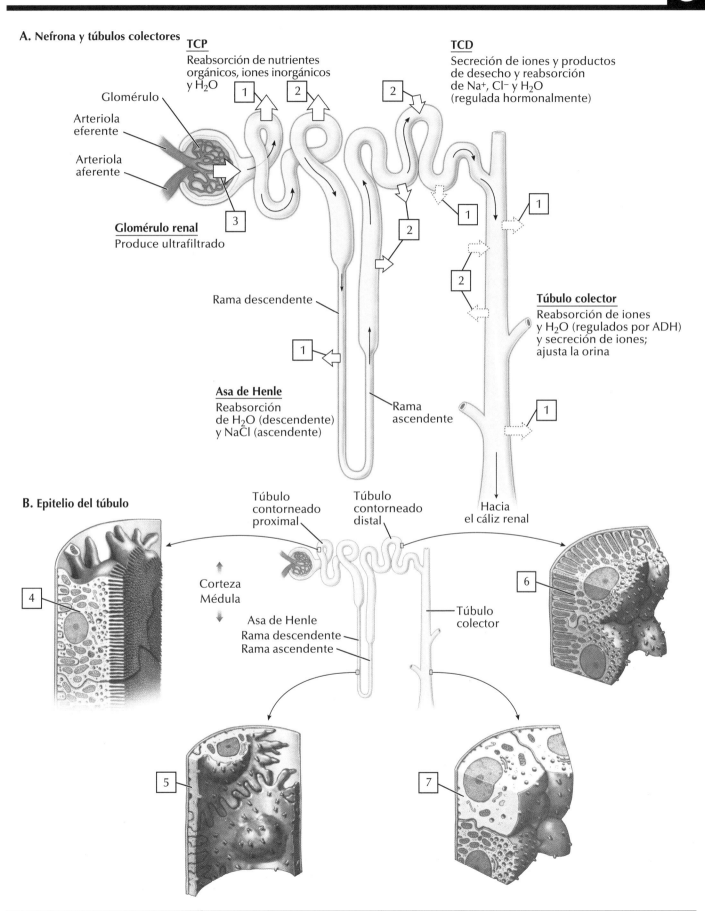

Glomérulo

Arteriola
eferente

Arteriola
aferente

Glomérulo renal
Produce ultrafiltrado

Rama descendente

Túbulo colector
Reabsorción de iones
y H_2O (regulados por ADH)
y secreción de iones;
ajusta la orina

Asa de Henle
Reabsorción
de H_2O (descendente)
y NaCl (ascendente)

Rama
ascendente

B. Epitelio del túbulo

Túbulo
contorneado
proximal

Túbulo
contorneado
distal

Hacia
el cáliz renal

Corteza
Médula

Asa de Henle
Rama descendente
Rama ascendente

Túbulo
colector

Los cálices y las pelvis renales, los uréteres, la vejiga urinaria y la porción proximal de la uretra están revestidos por **epitelio transicional** (urotelio) que tiene la capacidad única de «extenderse» o expandirse cuando las vías de paso y la vejiga urinaria se distienden. Los uréteres están envueltos en músculo liso dispuesto en tres capas, pero la vejiga urinaria está envuelta con músculo liso que se mezcla al azar en su orientación y que se conoce como **músculo detrusor** («que expulsa»). La porción proximal de la uretra en ambos sexos está tapizada con epitelio transicional, que luego da paso a un epitelio cilíndrico pseudoestratificado y escamoso estratificado cuando la uretra se abre al exterior.

La vejiga urinaria se sitúa **subperitonealmente,** por detrás de la sínfisis del pubis. La vejiga urinaria almacena la orina hasta que es conveniente vaciarla (micción); tiene capacidad para 800-1.000 ml de orina. El interior de la pared posteroinferior de la vejiga urinaria muestra un área lisa denominada **trígono vesical,** delimitada por los dos orificios ureterales superiormente y el orificio interno de la uretra, impar, en la base de la vejiga urinaria.

La micción implica varios pasos importantes:
* Normalmente, las fibras nerviosas simpáticas relajan la pared de la vejiga urinaria, lo que permite la distensión, y constriñen el esfínter interno de la uretra (músculo liso) situado en el cuello de la vejiga urinaria (la mujer no tiene este esfínter interno de la uretra)
* La micción se inicia por la estimulación de receptores de estiramiento en el músculo detrusor, que envían señales aferentes a los segmentos S2-S4 de la médula espinal a través de los nervios esplácnicos pélvicos
* Fibras eferentes parasimpáticas (vía los esplácnicos pélvicos) inducen una contracción refleja del músculo detrusor y la relajación del esfínter interno en el hombre, y aumentan la «necesidad» de orinar
* En el momento oportuno (y a veces ¡no tan oportuno!), fibras eferentes somáticas a través del nervio pudendo (S2-S4) causan la relajación voluntaria del esfínter externo de la uretra (en ambos sexos) y se produce la micción
* Cuando la vejiga urinaria está vacía, se contrae el esfínter externo de la uretra (en el hombre, el músculo bulboesponjoso expulsa las últimas gotas de orina de la uretra) y el músculo detrusor se relaja de nuevo bajo control simpático

La uretra femenina es corta (3-5 cm), está rodeada por el esfínter externo de la uretra (se mezcla con otro músculo esquelético denominado esfínter uretrovaginal; v. lámina 3-16) y se abre en el vestíbulo de la vagina. La uretra masculina es más larga (unos 20 cm) y descriptivamente se divide en tres partes:
* **Uretra (porción) prostática:** porción proximal de la uretra masculina que discurre a través de la próstata
* **Uretra (porción) membranosa:** porción media, corta, que está envuelta por el esfínter externo de la uretra (músculo esquelético)
* **Uretra (porción) esponjosa (peneana, cavernosa):** discurre a través del bulbo del pene, la porción péndula (cuerpo) del

pene y el glande del pene para desembocar en el orificio externo de la uretra

En ambos sexos, las glándulas uretrales desembocan en la luz de la uretra y lubrican la mucosa (v. lámina 3-16, glándulas bulbouretrales en el hombre y glándulas vestibulares mayores en la mujer).

COLOREA los siguientes elementos de la vejiga urinaria y la uretra, utilizando un color diferente para cada uno:
* 1. **Músculo detrusor de la pared vesical femenina**
* 2. **Trígono en la vejiga urinaria femenina y masculina**
* 3. **Uretra femenina**
* 4. **Músculo esfínter externo de la uretra en la mujer**
* 5. **Músculo esfínter interno de la uretra en el hombre**
* 6. **Uretra membranosa**
* 7. **Músculo esfínter externo de la uretra en el hombre**
* 8. **Uretra esponjosa**
* 9. **Uretra prostática**

Nota clínica:
La **incontinencia de estrés o de esfuerzo** (emisión involuntaria de orina) generalmente se presenta con un aumento de la presión intraabdominal causada por la tos, los estornudos, la defecación o levantar objetos pesados. Normalmente, el mecanismo esfinteriano de la uretra es lo suficientemente fuerte para impedir la salida de la orina de la vejiga urinaria. Sin embargo, el debilitamiento de este mecanismo, la vagina y otras estructuras de soporte del suelo pélvico puede conducir a la incontinencia de estrés o de esfuerzo; factores predisponentes son la multiparidad (múltiples partos, lo que lleva a un estiramiento del esfínter durante el parto vaginal), la obesidad, la tos crónica y levantar objetos pesados.

Generalmente, la orina es clara y de color amarillo pálido. Si se concentra, será de un color amarillo intenso. Este color se debe al urocromo, un subproducto de la destrucción de la hemoglobina por parte del cuerpo. Una orina turbia puede indicar una **infección del tracto urinario.**

La orina tiene un olor ligeramente aromático, pero si se deja reposar, huele a amoniaco, como resultado de que las bacterias metabolizan sus solutos de urea. En personas con **diabetes mellitus,** la orina puede tener un olor afrutado debido a su contenido de acetona.

La orina es generalmente ligeramente ácida (pH de alrededor de 6); una dieta ácida de proteínas y trigo integral suele ser la causa de este pH ácido. Una dieta alcalina (p. ej., una dieta vegetariana), los vómitos crónicos y/o una infección del tracto urinario pueden hacer que la orina se vuelva alcalina (pH de 8).

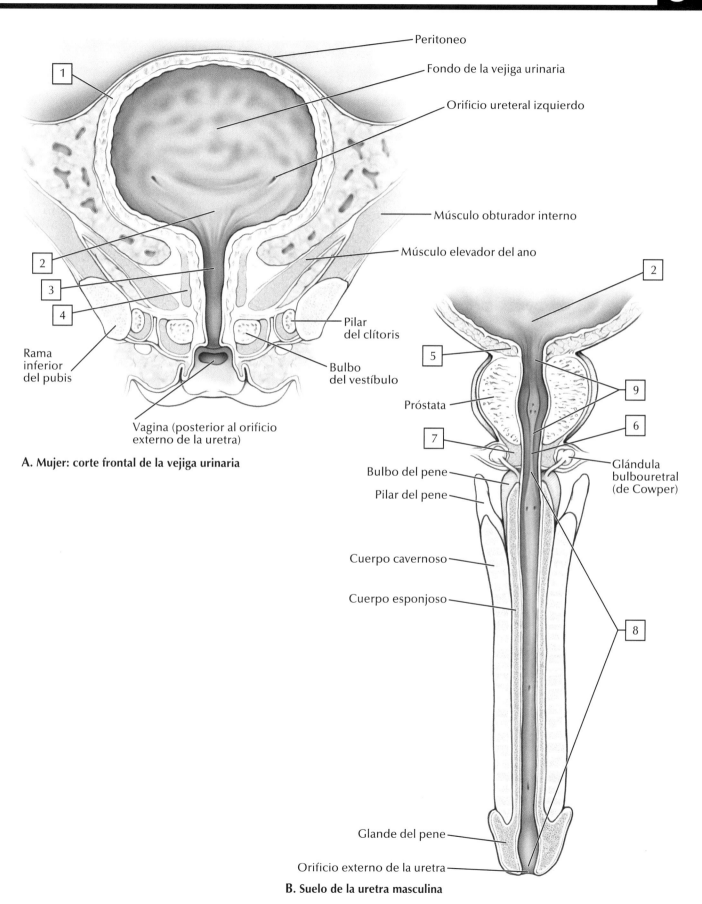

Peritoneo

Fondo de la vejiga urinaria

Orificio ureteral izquierdo

1

Músculo obturador interno

Músculo elevador del ano

2

2

3

4

5

Pilar
del clítoris

Próstata

9

Rama
inferior
del pubis

Bulbo
del vestíbulo

7

6

Glándula
bulbouretral
(de Cowper)

Bulbo del pene

Pilar del pene

Vagina (posterior al orificio
externo de la uretra)

Cuerpo cavernoso

A. Mujer: corte frontal de la vejiga urinaria

Cuerpo esponjoso

8

Glande del pene

Orificio externo de la uretra

B. Suelo de la uretra masculina

Para cada descripción (1-4), colorea la estructura o la característica relevante en la imagen.

1. Esta región del riñón contiene la mayoría de las nefronas y sus glomérulos.

2. La mayoría de los túbulos renales y los vasos rectos se encuentran en esta área.

3. Estas estructuras recogen la orina de cada pirámide.

4. Esta estructura transporta la orina a la vejiga urinaria.

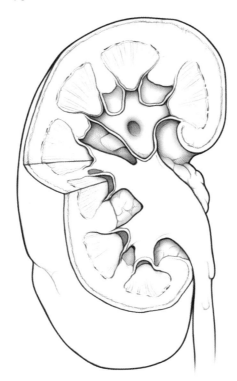

5. Descriptivamente, los riñones no residen dentro de la cavidad peritoneal abdominal ni están suspendidos en un mesenterio. ¿Qué terminología usaría un clínico para describir la localización de los riñones? _____

6. Los cálculos renales pueden descender por el uréter hacia la vejiga urinaria, pero pueden quedar alojados en tres puntos principales a lo largo de su viaje hacia la vejiga urinaria. ¿Dónde están estos tres puntos? _____

7. A nivel del glomérulo renal, unas células envuelven el glomérulo para impedir el paso de células y proteínas en el filtrado. ¿Cómo se denominan estas células? _____

8. Los altos niveles de esta hormona provocan la retención (reabsorción) de agua en los túbulos colectores: _____

9. ¿Cuáles de los siguientes nervios son críticos para mantener el funcionamiento del esfínter uretral voluntario (esfínter externo de la uretra) en el hombre y deben evitarse, si es posible, durante la cirugía pélvica o perineal?
   A. Femoral
   B. Glúteo inferior
   C. Obturador
   D. Esplácnicos pélvicos
   E. Pudendo

10. ¿Qué porción de la nefrona es fundamental para el control de la osmolaridad del líquido tubular?
   A. Cápsula glomerular (de Bowman)
   B. Túbulo colector
   C. Túbulo contorneado distal (TCD)
   D. Asa de Henle
   E. Túbulo contorneado proximal (TCP)

1. Corteza renal
2. Pirámides renales (médula)
3. Cálices menores
4. Uréter

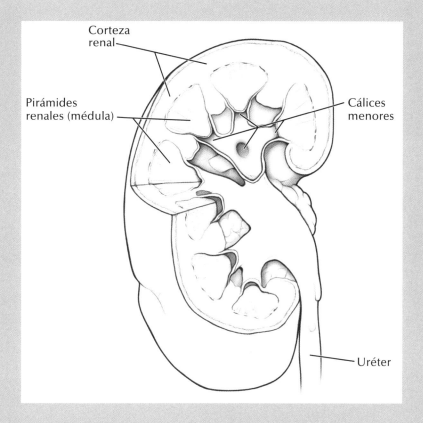

Corteza renal

Pirámides renales (médula)

Cálices menores

Uréter

5. Los riñones son órganos retroperitoneales
6. En la unión de la pelvis renal y el uréter, en el punto donde el uréter cruza los vasos iliacos comunes y en la unión ureterovesical cuando pasa a través de la pared muscular de la vejiga urinaria
7. Podocitos
8. Hormona antidiurética (ADH; también denominada vasopresina)
9. E
10. C

Capítulo 10 **Sistema genital**

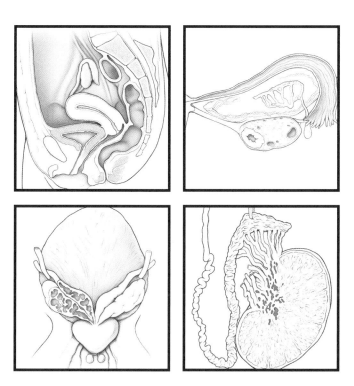

El sistema genital (reproductor) femenino está compuesto por las siguientes estructuras:

- **Ovarios:** el par de gónadas del sistema genital femenino; producen las células germinales femeninas denominadas ovocitos u oocitos, y secretan las hormonas **estrógenos** y **progesterona**
- **Trompas uterinas (de Falopio):** dos tubos que se extienden desde las paredes superolaterales del útero y desembocan como embudos franjeados en la cavidad pélvica adyacente al ovario (para «capturar» el ovocito [oocito] ovulado)
- **Útero:** un órgano hueco muscular (músculo liso) en forma de pera que protege y nutre al feto en desarrollo
- **Vagina:** un tubo distensible musculoelástico (también denominado canal del parto) de unos 8-9 cm de largo que se extiende desde el cuello del útero (cérvix) hasta el vestíbulo de la vagina

Los órganos genitales femeninos se resumen en la siguiente tabla.

ESTRUCTURA	CARACTERÍSTICAS
Ovario	Suspendido entre el ligamento suspensorio del ovario (contiene vasos, nervios y linfáticos ováricos) y el ligamento propio del ovario (unido al útero)
Trompa uterina (de Falopio)	Discurre por el mesosálpinx del ligamento ancho del útero, que suspende la trompa y el ovario y se refleja en el útero; subdividida en su extremo franjeado (fimbriado), infundíbulo, ampolla, istmo y porción uterina
Útero	Consta de cuerpo (fondo e istmo) y cuello (cérvix); está sostenido por el diafragma pélvico y ligamentos; está envuelto en el ligamento ancho
Vagina	Tubo fibromuscular que incluye el fondo de saco vaginal (fórnix de la vagina) (un receso alrededor del cuello del útero que protruye en la vagina)

Los ovarios están suspendidos de las paredes laterales de la pelvis por el **ligamento suspensorio del ovario** (contiene los elementos vasculonerviosos del ovario) y sujetos al útero medialmente por el **ligamento propio del ovario.** El útero, las trompas uterinas y los ovarios también están sostenidos por el **ligamento ancho del útero,** una especie de «mesenterio» formado por peritoneo que se refleja en las paredes de la pelvis y pasa rápidamente a abrazar estas estructuras viscerales, no muy diferente de los mesenterios del intestino. Estas características se resumen en la siguiente tabla.

ESTRUCTURA	CARACTERÍSTICAS
Ligamento ancho del útero	Es un pliegue peritoneal que suspende el útero y las trompas uterinas; incluye el mesoovario (envuelve al ovario), el mesosálpinx (envuelve a la trompa uterina) y el mesometrio (resto del ligamento)
Ovarios	Suspendidos por el ligamento suspensorio del ovario desde la pared pélvica y unidos al útero por el ligamento propio del ovario
Trompas uterinas (de Falopio)	Constan de un extremo franjeado (fimbriado) (recoge el ovocito en la ovulación), infundíbulo, ampolla, istmo y porción uterina; discurren en el mesosálpinx del ligamento ancho
Ligamentos cervicales transversos (cardinales o de Mackenrodt)	Son condensaciones fibromusculares de la fascia pélvica que sostienen el útero
Ligamentos rectouterinos (uterosacros)	Se extienden desde los lados del cuello del útero hasta el hueso sacro, sostienen el útero y se sitúan por debajo del peritoneo (forman el pliegue rectouterino)

El periné es una región en forma de rombo que se extiende desde la sínfisis del pubis lateralmente hasta las dos tuberosidades isquiáticas y luego posteriormente hasta la punta del cóccix. La mitad anterior de la región en forma de rombo es el **triángulo urogenital** e incluye la vulva o genitales externos femeninos. Unos labios mayores, que cubren el tejido eréctil del bulbo del vestíbulo, rodean los labios menores, que delimitan la **vulva** y los orificios de la uretra y la vagina. El tejido eréctil del clítoris (pilar, cuerpo y glande similar al del hombre, pero de menor tamaño) marca los dos límites laterales del triángulo urogenital que se sitúan a lo largo de la rama isquiopubiana y se unen anteriormente, en la sínfisis del pubis. Esta región está inervada por el **nervio pudendo** (ramos somáticos de S2-S4) e irrigada por ramas de la **arteria pudenda interna** (v. lámina 5-16).

COLOREA las siguientes estructuras del sistema genital femenino, utilizando un color diferente para cada una:

- [ ] 1. **Trompa uterina**
- [ ] 2. **Ovario**
- [ ] 3. **Útero (fondo, cuerpo y cuello del útero)**
- [ ] 4. **Vagina**
- [ ] 5. **Clítoris (cuerpos eréctiles: pilar, cuerpo y glande) (el pilar cubierto por el músculo isquiocavernoso) (v. lámina 3-16)**
- [ ] 6. **Orificio externo de la uretra**
- [ ] 7. **Labios menores**
- [ ] 8. **Labios mayores**
- [ ] 9. **Orificio vaginal**
- [ ] 10. **Bulbo del vestíbulo (tejido eréctil bilateral, voluminoso, que flanquea los orificios vaginal y externo de la uretra, cubierto por el músculo bulboesponjoso y que se extiende anteriormente para formar una conexión con el glande; v. lámina 3-16)**

Nota clínica:
Las infecciones por el **virus del papiloma humano (VPH)** y ***Chlamydia trachomatis*** son las dos enfermedades de transmisión sexual más frecuentes en EE. UU. Las infecciones por VPH (más del 90% son benignas) se caracterizan en ambos sexos por lesiones verrugosas causadas con mayor frecuencia por los serotipos 6 y 11. El virus generalmente se transmite por contacto de piel a piel; el periodo de incubación es de 3 semanas a 8 meses. El VPH está estrechamente relacionado con el cáncer de cuello uterino en la mujer. La infección por *Chlamydia* es la enfermedad de transmisión sexual bacteriana más común, con anticuerpos presentes en hasta el 40% de todas las mujeres sexualmente activas (lo que sugiere una infección previa). Las estructuras infectadas incluyen la uretra, el cuello del útero, las glándulas vestibulares mayores y las trompas uterinas en la mujer, y la uretra, el epidídimo y la próstata en el hombre. La **histerectomía** (escisión del útero) se puede realizar a través de la pared inferior del abdomen o a través de la vagina.

La **ligadura de trompas** es un método quirúrgico de control de la natalidad y, a menudo, se realiza a través de una pequeña incisión abdominal justo encima del pubis. También se puede realizar una ligadura de trompas laparoscópica utilizando un laparoscopio insertado a través de una pequeña incisión cerca del ombligo.

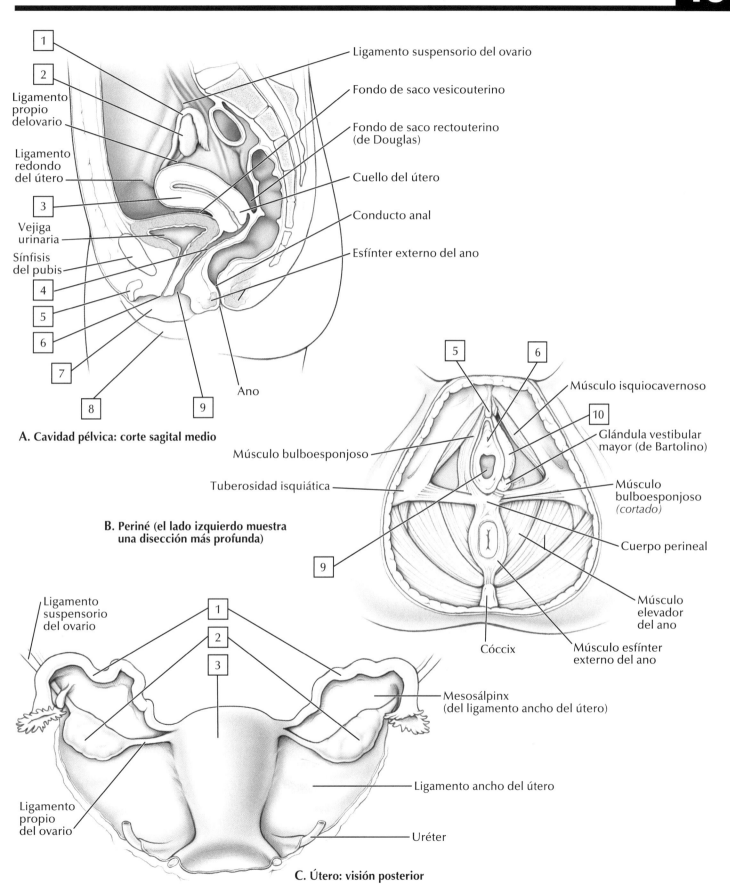

1

2

Ligamento suspensorio del ovario

Ligamento
propio
delovario

Fondo de saco vesicouterino

Fondo de saco rectouterino
(de Douglas)

Ligamento
redondo
del útero

Cuello del útero

3

Conducto anal

Vejiga
urinaria

Esfínter externo del ano

Sínfisis
del pubis

4

5

6

7

Ano

8   9

A. Cavidad pélvica: corte sagital medio

5   6

Músculo isquiocavernoso

10

Glándula vestibular
mayor (de Bartolino)

Músculo bulboesponjoso

Tuberosidad isquiática

Músculo
bulboesponjoso
(cortado)

**B. Periné (el lado izquierdo muestra
una disección más profunda)**

9

Cuerpo perineal

Músculo
elevador
del ano

Cóccix

Músculo esfínter
externo del ano

Ligamento
suspensorio
del ovario

1

2

3

Mesosálpinx
(del ligamento ancho del útero)

Ligamento ancho del útero

Ligamento
propio
del ovario

Uréter

C. Útero: visión posterior

Los ovarios se desarrollan retroperitonealmente en la parte alta de la pared posterior del abdomen y, como los testículos, descienden durante el crecimiento fetal hacia la cavidad pélvica, donde quedan envueltos dentro del **ligamento ancho del útero** y están suspendidos entre la pared lateral de la pelvis y el útero medialmente. Al nacer, los dos ovarios juntos contienen unos 600.000-800.000 ovocitos (oocitos) (no se formarán de nuevo), pero la gran mayoría nunca madurarán totalmente; solo alrededor de 400 llegarán a alcanzar la madurez y finalmente a ser ovulados, mientras que el resto degenerarán.

La secuencia de eventos en el ovario que culminan con la ovulación de un ovocito (oocito) incluye:

1. Durante el desarrollo fetal, las ovogonias se convierten en ovocitos (oocitos) primarios; comienzan su primera división meiótica, pero permanecen paradas en este estado hasta la pubertad.

2. En la pubertad, solo los folículos primordiales que finalmente madurarán completan su primera división meiótica para formar un ovocito (oocito) secundario.

3. El ovocito (oocito) secundario reside en un folículo primario, rodeado por una capa única de células de la granulosa, y luego empieza a crecer para convertirse en un folículo primario maduro.

4. A medida que el ovocito (oocito) crece en tamaño, las células de la granulosa proliferan (secretan estrógenos y algo de progesterona), formando un folículo secundario con un espacio lleno de líquido denominado antro folicular.

5. Unos 10-20 de tales folículos «preantrales» comienzan a madurar al inicio de cada ciclo menstrual, pero normalmente solo uno se convierte en dominante y madurará, mientras que los demás degeneran.

6. El folículo maduro, también conocido como folículo de De Graaf, aumenta de tamaño (unos 10 mm de diámetro) y empieza a hacer relieve bajo la superficie de la cápsula ovárica. La ovulación es el proceso por el cual el ovocito (oocito) secundario se libera del folículo de De Graaf. El ovocito (oocito) es expulsado durante la mitad del ciclo menstrual (día 14 del ciclo de 28 días).

7. El ovocito (oocito) secundario (contiene un número haploide de cromosomas y está detenido en la metafase de la segunda división meiótica) es «capturado» por el extremo franjeado (fimbriado) de la trompa uterina, mientras que las células de la granulosa que quedan en la superficie del ovario se agrandan y forman una estructura de aspecto glandular denominada cuerpo lúteo (secreta estrógenos, progesterona e inhibina). El ovocito (oocito) secundario permanece viable durante unas 24 h; si no se produce la fecundación, degenera y discurre por la trompa uterina.

8. El cuerpo lúteo dura unos 10 días y luego degenera, a menos que el ovocito (oocito) sea fecundado.

9. Si es fecundado, el ovocito (oocito) secundario completa su segunda división meiótica y forma un óvulo maduro, con un pronúcleo materno que contiene un juego de 23 cromosomas; el espermatozoide que fecunda el óvulo transporta sus 23 cromosomas en un pronúcleo masculino; estos dos pronúcleos se convierten en el cigoto, con el complemento diploide (2n) de 46 cromosomas. El cigoto

experimenta una división mitótica (su primera segmentación), que inicia el desarrollo del embrión.

10. El embrión se desplaza entonces a través de la trompa uterina y se implanta en el endometrio uterino alrededor del 5.° día tras la fecundación.

11. Durante el inicio de la gestación, el cuerpo lúteo mantiene la misma mediante la secreción de estrógenos y progesterona; luego regresa entre el 2.° y el 3.ᵉʳ mes, a medida que la placenta asume la función de mantenimiento de esta.

Las trompas uterinas se dividen en los siguientes segmentos:
- **Infundíbulo** y su extremo franjeado (fimbriado): envuelve el ovario para capturar el ovocito (oocito) ovulado
- **Ampolla:** el siguiente segmento, donde por lo general se produce la fecundación
- **Istmo:** un segmento estrecho medial del tubo
- **Porción uterina (intramural):** se encuentra dentro de la pared uterina y se abre en la cavidad uterina

COLOREA cada una de las siguientes estructuras del ovario y la trompa uterina, utilizando un color diferente para cada una:

- [ ] 1. **Istmo**
- [ ] 2. **Ampolla**
- [ ] 3. **Extremo franjeado (fimbriado) del infundíbulo**
- [ ] 4. **Folículo primario**
- [ ] 5. **Folículos secundarios**
- [ ] 6. **Folículo maduro (de De Graaf)**
- [ ] 7. **Ovocito (oocito) secundario ovulado**
- [ ] 8. **Cuerpo lúteo maduro**

Nota clínica:

Los **quistes ováricos** son sacos llenos de líquido que generalmente surgen de los folículos de De Graaf y, a menudo, son benignos y asintomáticos.

El **síndrome de ovario poliquístico** es un trastorno hormonal bastante común. Se caracteriza por periodos menstruales espaciados (espaniomenorrea) o prolongados. Los ovarios anormalmente agrandados tienen múltiples quistes foliculares subcorticales.

El **embarazo ectópico** es cuando el ovocito (oocito) fecundado se implanta en el tejido fuera del útero. La trompa uterina (de Falopio) es el sitio más frecuente, aunque pueden ocurrir embarazos ectópicos en el ovario, el abdomen o el cuello del útero. Alrededor del 50% de las mujeres con embarazos ectópicos tienen antecedentes de enfermedad pélvica inflamatoria.

El **cáncer de ovario** es el cáncer más letal del aparato genital femenino. La gran mayoría de los tumores malignos se producen en la superficie del epitelio, y las células cancerosas a menudo atraviesan la cápsula ovárica y siembran la superficie peritoneal, invadiendo así los órganos pélvicos adyacentes (omento [epiplón], mesenterio, intestinos). Las células cancerosas también pueden diseminarse a través del drenaje venoso hacia el hígado y los pulmones.

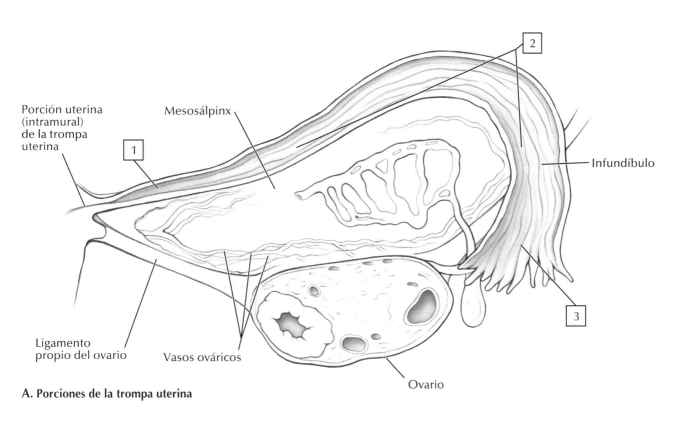

Porción uterina
(intramural)
de la trompa
uterina

Mesosálpinx

1

2

Infundíbulo

3

Ligamento
propio del ovario

Vasos ováricos

Ovario

A. Porciones de la trompa uterina

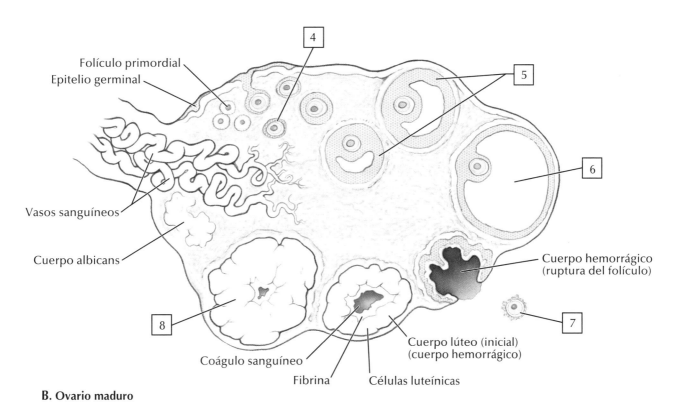

Folículo primordial

Epitelio germinal

4

5

6

Vasos sanguíneos

Cuerpo albicans

Cuerpo hemorrágico
(ruptura del folículo)

8

7

Cuerpo lúteo (inicial)
(cuerpo hemorrágico)

Coágulo sanguíneo

Fibrina

Células luteínicas

B. Ovario maduro

Útero

El útero (matriz) es un órgano en forma de pera suspendido en el **ligamento ancho del útero** (mesometrio) y sujetado lateralmente por sus conexiones con las trompas uterinas y por el ligamento propio del ovario y su unión al ovario. Además, reflejándose desde su cara anterolateral está el **ligamento redondo del útero,** un vestigio distal del gubernáculo femenino (el vestigio proximal es el ligamento propio del ovario unido al ovario), que tira del ovario hacia abajo, desde su lugar de desarrollo en la pared posterior del abdomen, hacia el interior de la pelvis. El ligamento redondo del útero pasa a través del conducto inguinal y termina como una banda fibroadiposa en el labio mayor (homólogo del escroto masculino).

El útero tiene varias partes:
- **Fondo:** la parte que se extiende superiormente a las uniones de las dos trompas uterinas
- **Cuerpo:** la porción media del útero que se estrecha inferiormente en el cuello del útero
- **Cuello (cérvix):** el «cuello» del útero; se sitúa subperitonealmente, tiene un conducto endocervical estrecho y se abre en la parte superior de la vagina

La pared del útero está recubierta internamente por el **endometrio,** que prolifera de manera significativa durante la primera mitad del ciclo menstrual, preparándose para la posible implantación de un embrión (v. también lámina 10-4). Si no se produce la fecundación, el endometrio degenera y se desprende durante los 3-5 días de la **menstruación,** que marca el inicio del siguiente ciclo menstrual. La capa media de la pared uterina es el **miometrio,** una capa gruesa de músculo liso, y la capa externa es el **perimetrio,** una capa serosa (revestimiento peritoneal visceral).

Vagina

La vagina es un tubo musculoelástico de unos 8-9 cm de longitud, que se extiende desde el cuello del útero hasta su desembocadura en el vestíbulo de la vagina (área limitada por los labios menores). La luz está revestida por un epitelio escamoso estratificado no queratinizado que está lubricado por moco de las glándulas cervicales. La lámina propia de la vagina posee una extensa inervación y un plexo venoso que se llena de sangre durante la estimulación sexual. Después de la menopausia, una disminución en los niveles de estrógeno conduce a una atrofia del epitelio vaginal.

COLOREA las siguientes estructuras del útero y la vagina, utilizando un color diferente para cada una:
- [ ] 1. **Fondo del útero**
- [ ] 2. **Cuerpo del útero**
- [ ] 3. **Cuello (cérvix) del útero**
- [ ] 4. **Vagina**
- [ ] 5. **Capa basal (regenera una nueva capa funcional después de la menstruación) del endometrio**
- [ ] 6. **Capa funcional (capa superficial gruesa que prolifera y se desprende durante la menstruación) del endometrio**
- [ ] 7. **Glándulas uterinas**

Nota clínica:

El **prolapso uterino** puede ocurrir cuando se debilitan las estructuras de soporte del útero, especialmente los ligamentos cardinales (cervicales transversos), los ligamentos rectouterinos (uterosacros) y el músculo elevador del ano. Los grupos de mujeres de más edad y de reproducción tardía son los más afectados. Los traumatismos obstétricos, la obesidad, la tos crónica, el levantamiento de objetos pesados y los ligamentos de soporte debilitados son factores de riesgo.

El **cáncer de cuello uterino (cervicouterino)** generalmente ocurre cerca del orificio externo del útero, donde el epitelio cambia de cilíndrico simple a epitelio escamoso estratificado (la zona de transformación). Alrededor del 85-90% de los cánceres cervicouterinos son carcinomas de células escamosas, mientras que el 10-15% son adenocarcinomas. Los factores de riesgo incluyen actividad sexual temprana, múltiples parejas sexuales, VPH y tabaquismo, con un rango de edad generalmente de entre 40 y 60 años.

Los **fibromas uterinos (leiomiomas)** son tumores benignos del músculo liso y las células del tejido conectivo del miometrio del útero. Los fibromas son firmes y varían en tamaño de 1 a 20 cm. Alrededor del 30% de todas las mujeres pueden verse afectadas, y el 40-50% de las mujeres mayores de 50 años, lo que hace que estos tumores benignos sean los más frecuentes en la mujer.

El **carcinoma endometrial** es la neoplasia maligna más frecuente del aparato genital femenino. A menudo aparece en mujeres entre las edades de 55 y 65 años, y los factores de riesgo incluyen obesidad (aumento de la síntesis de estrógenos a partir de células grasas sin síntesis concomitante de progesterona), terapia de reemplazo de estrógenos sin progestina concomitante, cáncer de mama o de colon, menarquia temprana o menopausia tardía (estimulación estrogénica prolongada), anovulación crónica, ausencia de embarazos o lactancia anteriores y diabetes.

La **histerectomía** es una escisión del útero y se realiza a través de la pared anteroinferior del abdomen o a través de la vagina.

Para obtener una muestra de células del cuello uterino para un examen microscópico, se realiza un **examen del cuello del útero** y una citología (frotis de Papanicolaou) a fin de determinar si hay cáncer de cuello del útero. Este tipo de cáncer es el segundo más frecuente en la mujer.

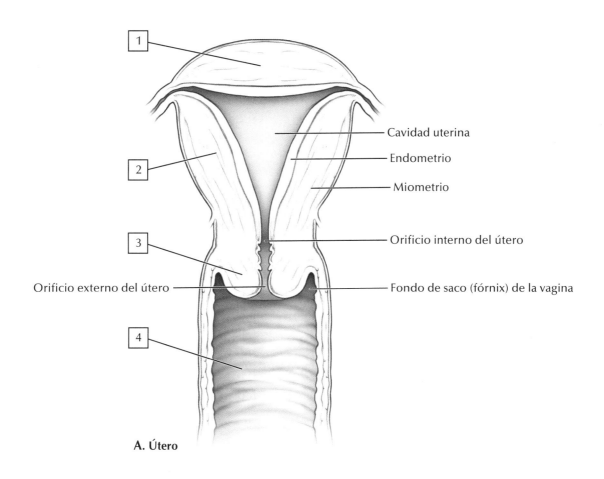

Cavidad uterina

Endometrio

Miometrio

Orificio interno del útero

Orificio externo del útero

Fondo de saco (fórnix) de la vagina

A. Útero

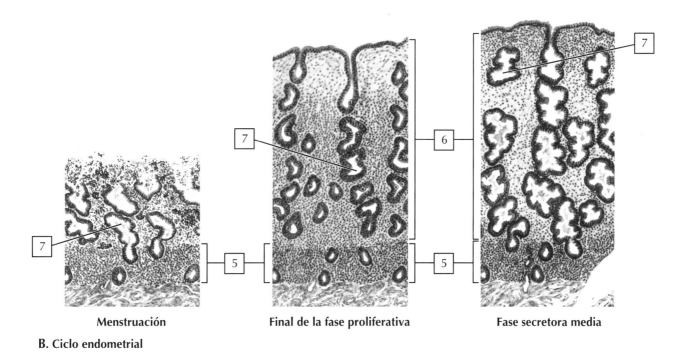

Menstruación

Final de la fase proliferativa

Fase secretora media

B. Ciclo endometrial

El ciclo menstrual es una secuencia de cambios morfológicos y funcionales durante el ciclo de 28 días de una mujer, suponiendo que no se produzca un embarazo. Se divide en cuatro fases (ligeras variaciones en el número de días son frecuentes entre las mujeres, y algunos libros de texto no incluyen la fase isquémica):

1. **Fase menstrual** (días 1-4 o 5): el sangrado menstrual comienza en el día 1 con la necrosis y la descarga de la capa funcional del endometrio uterino; la pérdida de sangre menstrual promedia alrededor de 35-50 ml
2. **Fase folicular o proliferativa o estrogénica** (días 4-15): coincide con la proliferación de las células de la granulosa (requiere estrógeno) en un folículo seleccionado hasta la ovulación, y la rápida regeneración y la reparación del revestimiento endometrial del útero; el endometrio uterino se engruesa de aproximadamente 0,5 mm a 2-3 mm de espesor
3. **Fase lútea o secretora** (días 15-26 o 27): ocurre a mitad del ciclo, alrededor del día 15, y coincide con las elevaciones repentinas de la hormona luteinizante (LH, *luteinizing hormone*) y la hormona estimulante del folículo (FSH, *follicle-stimulating hormone*) que inducen la estimulación de la ovulación del ovocito (oocito) por el folículo maduro (de De Graaf); las células foliculares se transforman en el cuerpo lúteo y producen grandes cantidades de progesterona, estrógenos e inhibina (retroalimentación negativa sobre el hipotálamo para inhibir la hormona liberadora de gonadotropinas [GnRH, *gonadotropin-releasing hormone*]; la LH y la FSH también participan en esta retroalimentación)
4. **Fase isquémica** (día 28): si no se produce la fecundación, el cuerpo lúteo degenera comenzando alrededor del día 25 del ciclo y la menstruación inicia el día 28, y un nuevo ciclo menstrual empieza nuevamente con la fase menstrual

Durante la fase folicular, la elevación de los niveles de estrógenos se retroalimenta en el hipotálamo y la hipófisis para aumentar el incremento de GnRH, al que siguen los picos de LH y FSH durante la fase ovulatoria. Si no se produce la fecundación, el cuerpo lúteo degenera empezando alrededor del día 25 del ciclo y la menstruación comenzará después del día 28, ya que el nuevo ciclo menstrual inicia de nuevo.

Si se producen la fecundación y la implantación, a continuación los niveles plasmáticos de estrógenos y progesterona aumentan continuamente, con los estrógenos estimulando el crecimiento del miometrio y la progesterona inhibiendo la contractilidad uterina de manera que el feto pueda llegar a término (9 meses) antes del nacimiento. El **cuerpo lúteo** es responsable de la secreción de estas hormonas durante los primeros 2 meses, bajo la estimulación de la **gonadotropina coriónica humana (hCG, *human chorionic gonadotropin*)** secretada por las células trofoblásticas del implante. Después de unos 60-80 días, la placenta se hace cargo y secreta los estrógenos y la progesterona necesarios para mantener la gestación.

El ciclo menstrual también provoca cambios en el endometrio uterino e incluye las siguientes fases:
- **Menstrual:** dura alrededor de 4-5 días y marca el comienzo del ciclo cuando el endometrio degenera (porque no se ha producido la implantación) y se desprende como flujo menstrual (esta etapa se ve en la imagen del ciclo uterino alrededor del día 28; etiquetada como «sangrado» y se extiende hasta el día 4)
- **Proliferativa:** desde aproximadamente los días 5 a 14, momento en el que el endometrio se engruesa notablemente; este crecimiento es estimulado por los estrógenos
- **Secretora:** después de la ovulación, el endometrio aumenta su actividad secretora (moco rico en nutrientes) bajo la influencia de la progesterona («que promueve la gestación»), se vuelve edematoso y se engruesa anticipándose a una posible implantación

COLOREA los siguientes elementos del ciclo menstrual, utilizando los colores sugeridos para cada uno:
- [ ] 1. **Cuerpo lúteo (amarillo con un centro rojo)**
- [ ] 2. **Venas y lagos venosos del endometrio (azul)**
- [ ] 3. **Arterias espirales del endometrio durante el ciclo (rojo)**
- [ ] 4. **Niveles de LH (línea en la tabla) (naranja)**
- [ ] 5. **Niveles de FSH (marrón)**
- [ ] 6. **Niveles de progesterona (azul)**
- [ ] 7. **Niveles de estrógenos (verde)**
- [ ] 8. **Niveles de inhibina (lila)**

Nota clínica:

Aproximadamente, el 10-15% de las parejas infértiles pueden beneficiarse de diversas **técnicas de reproducción asistida,** como:
- Inseminación artificial: uso de esperma de un donante
- TIG: transferencia intratubárica de gametos
- IIU: inseminación intrauterina (con el esperma de su pareja o de un donante de esperma)
- FIV/TE: fecundación *in vitro* con transferencia de embriones en la cavidad uterina
- TIC: fecundación *in vitro* con transferencia de cigoto en la trompa uterina (de Falopio)

La **menorragia** es el sangrado anormal del útero que resulta en un flujo menstrual abundante. Las causas pueden incluir un desequilibrio hormonal, fibromas, pólipos endometriales o cáncer de útero.

La **endometriosis** no es rara y se caracteriza por la aparición de tejido endometrial en lugares inusuales en la parte inferior del abdomen. Afecta a las mujeres entre la pubertad y la menopausia, pero es más común entre los 20 y los 30 años de edad. Los síntomas incluyen dolor pélvico y sangrado premenstrual. Esta afección a menudo desaparece después de la menopausia, cuando los niveles de estrógenos disminuyen.

Los **quistes ováricos** son sacos llenos de líquido que suelen originarse de los componentes epiteliales del ovario, principalmente de los folículos de De Graaf, y suelen ser benignos y asintomáticos. Las mujeres en periodo de edad reproductiva son las más frecuentemente afectadas.

Ciclo menstrual

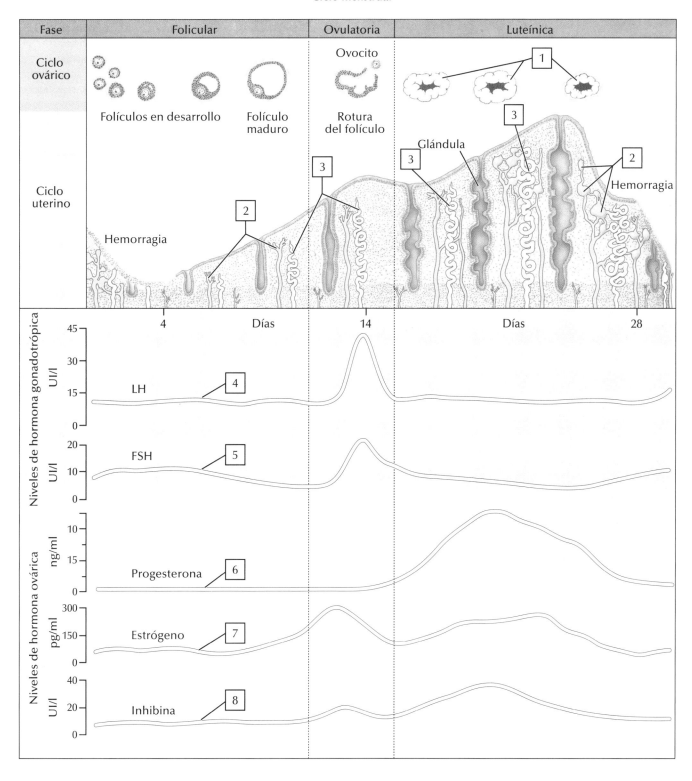

La mama femenina se extiende aproximadamente desde la 2.ª a la 6.ª costilla y desde el esternón medialmente hasta la línea axilar media lateralmente. El tejido de la glándula mamaria se encuentra en el **tejido subcutáneo.** Histológicamente, es realmente una glándula sudorípara modificada que se desarrolla bajo influencia hormonal. Es sostenida por haces de tejido fibroso denominados **ligamentos suspensorios de la mama** (de Cooper). El pezón normalmente se encuentra, aproximadamente, en el 4.° espacio intercostal y está rodeado por una **areola** pigmentada. La arquitectura glandular incluye las siguientes características:

- **Alveolos secretores:** las células en los lobulillos de glándulas tubuloalveolares liberan «leche» a través de mecanismos merocrinos (en los que la proteína producto de secreción se libera por exocitosis) y apocrinos (en los que el componente graso de la secreción se libera en gotitas envueltas por membrana)
- **Conductos intralobulillares:** recogen las secreciones alveolares y las conducen a lo largo de los conductos interlobulares
- **Conductos interlobulares:** se unen en unos 15-25 conductos galactóforos (lactíferos)
- **Conductos galactóforos (lactíferos):** drenan la leche hacia el pezón y presentan segmentos dilatados justo profundos al pezón denominados **senos galactóforos (lactíferos),** antes de desembocar en la superficie del pezón

La **areola** es la piel circular pigmentada que rodea el pezón y contiene glándulas sebáceas modificadas, glándulas sudoríparas y pequeñas glándulas areolares (de Montgomery), que son glándulas sudoríparas apocrinas modificadas que forman elevaciones en la superficie y lubrican la epidermis, junto con numerosas terminaciones nerviosas sensitivas. Estas glándulas humedecen el pezón y lo mantienen flexible.

El desarrollo de la mama se realiza bajo control de prolactina, hormona de crecimiento, estrógenos, progesterona y adrenocorticoides. Durante la gestación, los niveles elevados de prolactina, estrógenos y progesterona aumentan el desarrollo de las glándulas tubuloalveolares, pero inhiben la producción de leche. La **lactación** ocurre cuando los niveles de estrógenos y progesterona caen dramáticamente al nacer, mientras que los niveles de prolactina se mantienen altos y los niveles de oxitocina aumentan para estimular la liberación de la leche. En ausencia de embarazo o amamantamiento (lactancia natural), las glándulas tubuloalveolares regresan y se vuelven inactivas. Después de la menopausia, el tejido glandular, en gran parte, se atrofia y es reemplazado por grasa, aunque pueden persistir algunos de los conductos galactóforos.

COLOREA los siguientes elementos de la mama femenina, utilizando un color diferente para cada uno:

- ☐ 1. **Areola**
- ☐ 2. **Pezón**
- ☐ 3. **Conductos galactóforos**
- ☐ 4. **Senos galactóforos**
- ☐ 5. **Tejido adiposo subcutáneo**

- ☐ 6. **Lobulillos glandulares**

Nota clínica:

El término **mastopatía fibroquística** hace referencia a un gran número de procesos benignos que se presentan en aproximadamente el 80% de las mujeres; a menudo están relacionados con los cambios cíclicos en la maduración y la involución del tejido glandular. El **fibroadenoma,** el segundo tumor de mama más frecuente después del carcinoma, es una neoplasia benigna del epitelio glandular. Por lo general, afecta a mujeres en edad reproductiva de 20 a 35 años de edad, aunque la mayoría de los casos se presentan en mujeres menores de 30 años. Estos tumores son masas palpables bien delimitadas que se presentan como un solo bulto en un seno o múltiples bultos en ambos senos. La estimulación con estrógenos aumenta su tamaño, mientras que regresan después de la menopausia. Ambos procesos pueden presentarse con masas palpables, que también pueden visualizarse con mamografía o ecografía, y justifican un seguimiento.

El **cáncer de mama** (generalmente un carcinoma ductal o carcinoma lobulillar invasivo) es la neoplasia maligna más frecuente en la mujer (las mujeres en EE. UU. tienen la incidencia más alta del mundo). Aproximadamente, dos tercios de todos los casos se presentan en mujeres posmenopáusicas. El tipo más frecuente, que ocurre en aproximadamente el 75% de los casos, es un carcinoma ductal infiltrante, que puede afectar a los ligamentos suspensorios, lo que provoca la retracción de los ligamentos y la formación de hoyuelos en la piel que los recubre. La invasión y la obstrucción de los vasos linfáticos subcutáneos pueden provocar dilatación y edema cutáneo, creando una apariencia de «piel de naranja». Alrededor del 60% de las neoplasias malignas se producen en el cuadrante superior externo de la mama (región más cercana a la axila). Las metástasis linfáticas normalmente ocurren en la axila, ya que aproximadamente el 75% de la linfa de la mama drena a los nódulos (ganglios) linfáticos axilares (v. lámina 6-7).

La mayoría de los cánceres de mama están relacionados con la **exposición hormonal,** que aumenta con la edad, el inicio temprano de la menarquia, la edad avanzada del primer embarazo a término y la menopausia tardía. Además, el 5-10% de los cánceres de mama se deben a una mutación de vínculo genético o familiar en los genes supresores de tumores autosómicos dominantes (BRCA1 y BRCA2).

Hay varias opciones disponibles para **tratar el cáncer de mama,** incluyendo la quimioterapia, la terapia hormonal, la inmunoterapia y los enfoques «locales», como la radioterapia o la cirugía. En una mastectomía parcial, también denominada lumpectomía o cuadrantectomía, el cirujano realiza una cirugía conservadora de la mama en la que extirpa el tumor junto con un halo o margen de tejido normal.

La **mastectomía radical** implica la extirpación de todo el seno junto con los nódulos (ganglios) linfáticos axilares, la grasa y los músculos de la pared torácica. Una mastectomía radical modificada es donde se extirpa todo el seno junto con la mayoría de los nódulos (ganglios) linfáticos axilares y pectorales. Una mastectomía simple (o total) implica la extirpación de todo el seno con o sin algunos nódulos (ganglios) linfáticos axilares.

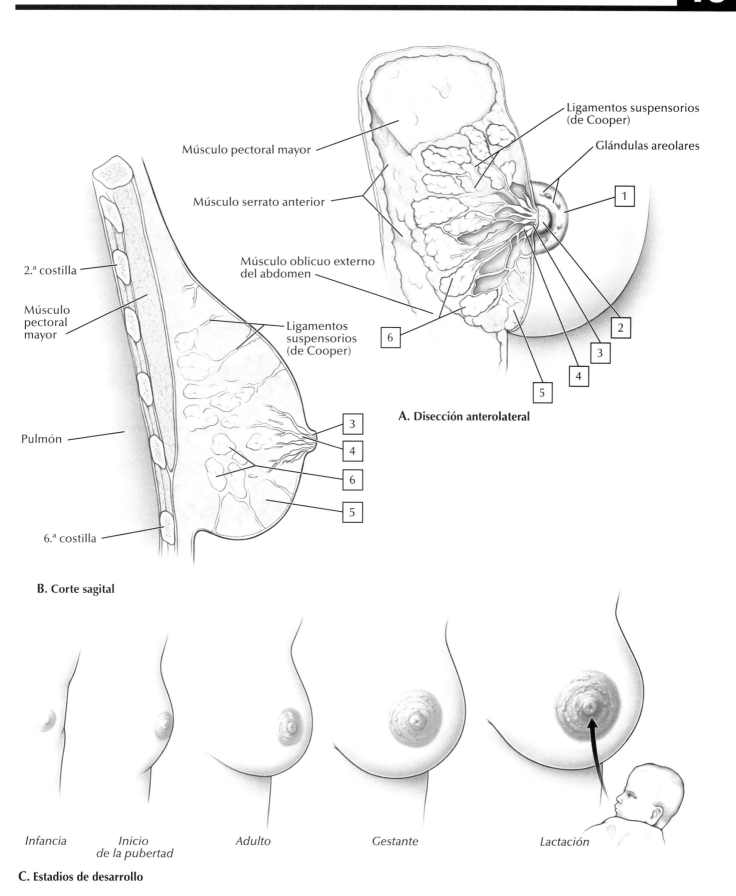

Ligamentos suspensorios
(de Cooper)

Glándulas areolares

Músculo pectoral mayor

Músculo serrato anterior

Músculo oblicuo externo
del abdomen

Ligamentos
suspensorios
(de Cooper)

1

2

3

4

5

6

A. Disección anterolateral

2.ª costilla

Músculo
pectoral
mayor

Pulmón

6.ª costilla

3

4

6

5

B. Corte sagital

Infancia

*Inicio
de la pubertad*

Adulto

Gestante

Lactación

C. Estadios de desarrollo

El sistema genital (reproductor) masculino se compone de las siguientes estructuras:

- **Testículos:** las gónadas pares del sistema genital masculino; tienen forma de huevo y aproximadamente el tamaño de una castaña, producen las células germinales masculinas denominadas **espermatozoides** y se sitúan en el escroto (fuera de la cavidad abdominopélvica)
- **Epidídimo:** un túbulo contorneado que recibe los espermatozoides y los almacena a medida que maduran (el túbulo estirado tiene casi 7 m de largo)
- **Conducto deferente:** un tubo muscular (músculo liso) de unos 40-45 cm de largo que transporta los espermatozoides desde el epidídimo hasta el conducto eyaculador (vesícula seminal)
- **Vesícula seminal:** glándula tubular, par, que se encuentra posterior a la próstata, tiene unos 15 cm de largo, produce el líquido seminal y se une al conducto deferente en el **conducto eyaculador**
- **Próstata:** una glándula impar, del tamaño de una nuez, que rodea la uretra cuando sale de la vejiga urinaria; produce el líquido prostático que se agrega al semen (espermatozoides suspendidos en las secreciones glandulares)
- **Uretra:** un conducto que pasa a través de la próstata, entra en el pene y conduce el semen para la expulsión del cuerpo durante la eyaculación; también transporta la orina desde la vejiga urinaria al exterior

Los órganos genitales masculinos se resumen en la siguiente tabla (v. lámina 10-7 para más detalles).

ESTRUCTURA	CARACTERÍSTICAS
Testículos	Se desarrollan en la pared posterior del abdomen retroperitonealmente y descienden al interior del escroto
Epidídimo	Consta de cabeza, cuerpo y cola; funciones de maduración y almacenaje de espermatozoides
Conducto deferente	Se inicia en la cola del epidídimo, asciende en el interior del cordón espermático a través del conducto inguinal para unirse con el conducto de la vesícula seminal para formar el conducto eyaculador
Vesículas seminales	Segregan líquido seminal alcalino (v. más adelante para una lista de contenidos)
Próstata	Rodea la uretra prostática y segrega líquido prostático (v. más adelante)

La extensión pélvica de los conductos deferentes, las vesículas seminales y la próstata se sitúa profunda al peritoneo de la pelvis masculina. El peritoneo se refleja desde las paredes de la pelvis y pasa por encima de la cara superior de la vejiga urinaria y hacia las caras anterior y lateral de la parte inferior del recto (v. imagen **A**). La depresión formada por esta reflexión peritoneal entre la vejiga urinaria anteriormente y el recto posteriormente se denomina **fondo de saco rectovesical,** y es el punto más bajo de la cavidad peritoneal abdominopélvica en el hombre (en la posición sentada o de pie). Los líquidos en la cavidad peritoneal eventualmente se acumularían en este punto más bajo dentro de la cavidad peritoneal masculina, especialmente si está sentado o de pie.

Las vesículas seminales producen un líquido alcalino viscoso (aproximadamente, el 70% del líquido seminal del semen) que ayuda a nutrir los espermatozoides y protegerlos del ambiente ácido de la vagina femenina. El líquido seminal contiene fructosa como sustrato metabólico para los espermatozoides, pero además produce azúcares simples, aminoácidos, ácido ascórbico y prostaglandinas.

La próstata produce alrededor del 20% del semen (secreciones glandulares más los espermatozoides de los testículos) y consiste en una secreción fluida, lechosa y ligeramente alcalina (pH 7,29) que ayuda a licuar el semen un tanto coagulado después de que se deposita en la vagina femenina. La secreción prostática también contiene ácido cítrico, enzimas proteolíticas, diversos iones (calcio, sodio, potasio, etc.), enzimas fibrolíticas, fosfatasa ácida prostática (PAP, *prostatic acid phosphatase*) y antígeno prostático específico (PSA, *prostate-specific antigen*). Cada eyaculación contiene aproximadamente de 2 a 5 ml de semen, tiene un pH de 7-8 y normalmente contiene unos 100 millones de espermatozoides por ml. Se estima que alrededor del 20% de los espermatozoides en el eyaculado son ¡morfológicamente anormales y aproximadamente un número igual están inmóviles!

Las pequeñas glándulas bulbouretrales (de Cowper) están situadas posterolateralmente a la uretra membranosa y secretan una secreción parecida a un moco que lubrica la uretra (v. láminas 3-16 y 10-8).

COLOREA las siguientes estructuras del sistema genital masculino, utilizando un color diferente para cada una:

- [ ] 1. **Conducto deferente**
- [ ] 2. **Testículo**
- [ ] 3. **Epidídimo**
- [ ] 4. **Próstata**
- [ ] 5. **Vesícula seminal**

Nota clínica:

La **hiperplasia prostática benigna** es bastante frecuente y generalmente se presenta en varones ancianos (el 90% de los varones mayores de 80 años tendrán un cierto grado de hiperplasia prostática benigna). Es causada por hiperplasia de las células glandulares y del estroma de la próstata. Este crecimiento puede dar lugar a síntomas como urgencia urinaria, disminución de la fuerza del chorro miccional, frecuencia de la micción y nicturia (aumento en la frecuencia de la micción nocturna).

La **prostatitis** es una inflamación de la próstata, con frecuencia causada por varias cepas de bacterias que se encuentran en el reflujo de orina desde la uretra.

El **cáncer de próstata** es el segundo cáncer visceral más frecuente en el hombre (el cáncer de pulmón es el primero) y la segunda causa principal de muerte en hombres mayores de 50 años. El 70% de las neoplasias malignas aparecen en la parte posterolateral de la glándula (adenocarcinomas) y son palpables mediante un tacto rectal.

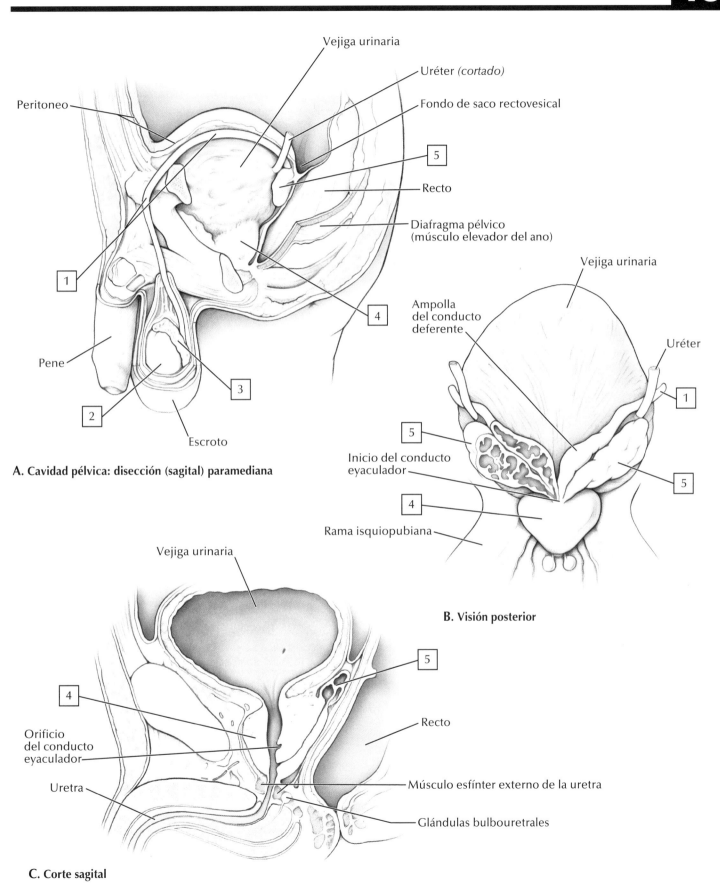

Vejiga urinaria

Uréter *(cortado)*

Peritoneo

Fondo de saco rectovesical

5

Recto

Diafragma pélvico
(músculo elevador del ano)

1

Vejiga urinaria

Ampolla
del conducto
deferente

Uréter

Pene

1

3

5

2

Inicio del conducto
eyaculador

Escroto

4

A. Cavidad pélvica: disección (sagital) paramediana

5

Rama isquiopubiana

Vejiga urinaria

B. Visión posterior

4

5

5

Recto

Orificio
del conducto
eyaculador

Músculo esfínter externo de la uretra

Uretra

Glándulas bulbouretrales

C. Corte sagital

Los testículos se desarrollan retroperitonealmente, en posición alta en la pared posterior del abdomen, y, como los ovarios, descienden durante el crecimiento fetal hacia el interior de la cavidad pélvica. Pero, en lugar de permanecer allí, continúan su descenso a través del conducto inguinal hacia el interior del escroto. Los testículos se exteriorizan porque la espermatogénesis (formación de espermatozoides) se produce de manera óptima a una temperatura ligeramente más baja que la temperatura central del cuerpo (37 °C). Los testículos también producen andrógenos (hormonas masculinas).

Cada testículo está encerrado dentro de una cápsula gruesa (túnica albugínea) y dividido en lobulillos que contienen **túbulos seminíferos** y tejido conectivo intersticial que incluye las **células de Leydig,** que producen testosterona. Durante la vida fetal temprana, las células de Leydig secretan testosterona y proteína similar a la insulina 3 (INSL3) que estimula el descenso de los testículos durante el desarrollo embrionario. Las células de Leydig adultas continúan secretando testosterona para mantener la espermatogénesis y también secretan oxitocina, que es necesaria para el transporte de los espermatozoides hacia los conductillos eferentes y el epidídimo. Los túbulos seminíferos están revestidos con el epitelio germinal que origina dos tipos de células: espermatogonias y células de Sertoli. Las **espermatogonias** finalmente formarán los espermatozoides. Las **células de Sertoli** proporcionan un soporte estructural, metabólico y nutricional, y ayudan a formar la **barrera hematotesticular,** que previene las respuestas autoinmunes del sistema linfático sobre las células germinales.

La espermatogénesis implica divisiones meióticas que producen espermátidas, de acuerdo con la siguiente secuencia de eventos diferenciales:
- **Espermatogonias:** células madre que recubren la lámina basal (externa) del epitelio germinal del túbulo seminífero y experimentan una división mitótica para producir espermatocitos primarios
- **Espermatocitos primarios** (destinados a producir cuatro espermatozoides): son células germinales grandes que poseen 46 cromosomas y sufren la meiosis I para producir dos espermatocitos secundarios (1n) (que poseen 23 cromosomas: 22 autosomas y 1 cromosoma X o Y)
- **Espermatocitos secundarios:** estas células son más pequeñas que los espermatocitos primarios y se someten a una segunda división meiótica muy rápidamente para producir cuatro espermátidas (que contienen 23 cromosomas individuales; el número haploide de cromosomas, [1n])
- **Espermátidas:** estas células sufren un proceso de maduración (denominado espermiogénesis) para formar una cabeza y una cola, y se convierten en espermatozoides, que luego pasan desde la luz de los túbulos seminíferos hacia el epidídimo para su almacenamiento y maduración

COLOREA las siguientes células epiteliales germinales del túbulo seminífero, utilizando un color diferente para cada célula:

- ☐ 1. **Células de Leydig (células intersticiales que producen testosterona)**
- ☐ 2. **Espermatozoides**

- ☐ 3. **Espermátidas**
- ☐ 4. **Espermatocitos secundarios**
- ☐ 5. **Espermatocito primario**
- ☐ 6. **Espermatogonias (células madre basales)**
- ☐ 7. **Célula de Sertoli (sostén)**

La ruta de transporte de los espermatozoides inmaduros desde el testículo al epidídimo incluye el siguiente recorrido:
- **Túbulo seminífero recto:** un túbulo recto que va desde el vértice del lobulillo hasta el mediastino (espacio intermedio) testicular y su laberíntica red testicular
- **Red testicular:** una red de túbulos anastomosados que transfieren los espermatozoides rápidamente a los conductillos eferentes
- **Conductillos eferentes:** unos 10 o más conductos tortuosos tapizados con un epitelio ciliado que mueve los espermatozoides hacia la cabeza del epidídimo y su conducto único, fuertemente contorneado, que tiene unos 7 m de largo y finalmente se une al extremo proximal del conducto deferente

COLOREA los siguientes elementos del testículo y del epidídimo, utilizando un color diferente para cada uno:

- ☐ 8. **Conducto deferente**
- ☐ 9. **Epidídimo (cabeza, cuerpo y cola)**
- ☐ 10. **Lobulillos (de los túbulos seminíferos)**
- ☐ 11. **Túnica albugínea (la gruesa cápsula «blanca» del testículo)**
- ☐ 12. **Red testicular (en el mediastino testicular)**
- ☐ 13. **Conductillos eferentes**

Nota clínica:

El **cáncer testicular** engloba un grupo heterogéneo de neoplasias; alrededor del 95% de ellas proceden de las células germinales de los túbulos seminíferos y son todas malignas. La edad pico de incidencia es de 15 a 34 años. Los tumores de células de Sertoli y de Leydig son relativamente infrecuentes y muy a menudo son benignos.

La **orquitis** es la inflamación de uno o ambos testículos, generalmente causada por una infección vírica (virus de las paperas), bacteriana (patógenos de transmisión sexual; p. ej., gonorrea, clamidia) o fúngica.

La **espermatogénesis** puede verse comprometida por una variedad de factores que incluyen deficiencias en la dieta (vitaminas), trastornos del desarrollo, enfermedades sistémicas o infecciones locales, temperatura testicular elevada, algunos medicamentos, agentes tóxicos (pesticidas, químicos en plásticos) y radiación ionizante.

La **vasectomía** ofrece control de la natalidad con una baja tasa de fracaso en comparación con la píldora, los condones, los dispositivos intrauterinos y la ligadura de trompas femenina. Se puede realizar como una intervención menor con anestesia local.

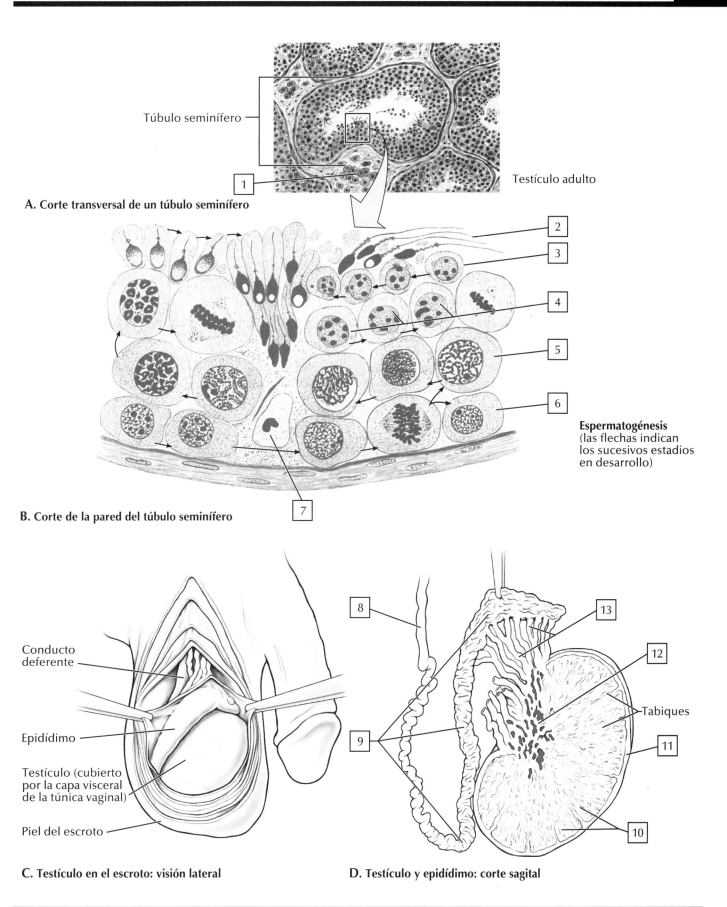

Túbulo seminífero

Testículo adulto

1

A. Corte transversal de un túbulo seminífero

2

3

4

5

6

Espermatogénesis
(las flechas indican
los sucesivos estadios
en desarrollo)

7

B. Corte de la pared del túbulo seminífero

Conducto
deferente

Epidídimo

Testículo (cubierto
por la capa visceral
de la túnica vaginal)

Piel del escroto

8

13

12

Tabiques

11

9

10

C. Testículo en el escroto: visión lateral

D. Testículo y epidídimo: corte sagital

Uretra

La uretra masculina tiene unos 20 cm de largo y de forma descriptiva se divide en tres porciones:

- **Uretra (porción) prostática:** porción proximal de la uretra masculina que discurre a través de la próstata
- **Uretra (porción) membranosa:** porción media, corta, que está envuelta por el esfínter externo de la uretra (músculo esquelético)
- **Uretra (porción) esponjosa (peneana, cavernosa):** discurre a través del bulbo del pene, la porción péndula (cuerpo) del pene y el glande del pene para desembocar en el orificio externo de la uretra

Cuando la uretra prostática sale de la vejiga urinaria, está rodeada por un esfínter de músculo liso, el **esfínter interno de la uretra.** Este esfínter se encuentra bajo control simpático y cierra la uretra a nivel del cuello de la vejiga urinaria durante la eyaculación para que el semen no pueda pasar superiormente hacia el interior de la vejiga urinaria o la orina de la vejiga urinaria no pueda pasar hacia la uretra. La uretra membranosa también está rodeada por un esfínter, el **esfínter externo de la uretra,** que es un músculo esquelético que está inervado por ramos del **nervio pudendo** (control somático) (v. lámina 3-16). El hombre tiene un control voluntario de este esfínter.

La porción proximal de la uretra esponjosa recibe las desembocaduras de dos pequeñas **glándulas bulbouretrales (de Cowper),** que residen en el esfínter externo de la uretra (músculo transverso profundo del periné). Estas glándulas del tamaño de un guisante secretan una mucosidad clara, viscosa y alcalina. Antes de la eyaculación, estas glándulas lubrican la luz de la uretra esponjosa y neutralizan su ambiente ácido, preparando así el camino para el semen.

Pene

El pene proporciona una salida común para la orina y el semen, y es el órgano copulador en el hombre. Se compone de tres cuerpos de tejido eréctil:

- **Cuerpos cavernosos:** dos cuerpos eréctiles laterales que empiezan a lo largo de la rama isquiopubiana y se unen más o menos a nivel de la sínfisis del pubis para formar las columnas dorsales de la porción péndula (cuerpo) del pene
- **Cuerpo esponjoso:** un solo cuerpo de tejido eréctil que empieza en la línea media del periné (bulbo del pene) y se une con los cuerpos cavernosos para formar la cara ventral de la porción péndula (cuerpo) del pene (contiene la uretra esponjosa)

La porción proximal de cada uno de estos cuerpos cavernosos (se sitúan en el periné) está cubierta por una delgada capa de músculo esquelético (músculos isquiocavernoso y bulboesponjoso; v. lámina 3-16), pero los dos tercios distales de los tres cuerpos eréctiles están envueltos en un manguito fascial de tejido conectivo denso, la **fascia (profunda) del pene (de Buck).** El cuerpo esponjoso contiene la uretra esponjosa y posee menos tejido eréctil, a fin de no obstruir el flujo de semen durante la eyaculación por compresión de la luz uretral.

La erección se logra por estimulación parasimpática, que relaja el músculo liso de las paredes arteriales que irrigan el tejido eréctil y permite el flujo de sangre para la congestión de los senos del tejido eréctil. La erección comprime las venas, lo que mantiene la sangre en los senos cavernosos para conservar la erección.

La uretra esponjosa llega a una región dilatada denominada fosa navicular en el glande del pene y luego termina en el orificio externo de la uretra. A lo largo de su recorrido, la uretra esponjosa tiene orificios para las pequeñas glándulas mucosas de la uretra (de Littré) que lubrican la luz uretral. El glande del pene está cubierto por un prepucio elástico que cubre todo o la mayor parte del glande (no se muestra en la imagen).

COLOREA los siguientes elementos de la uretra masculina y el pene, utilizando un color diferente para cada uno:

- [ ] 1. **Uretra prostática**
- [ ] 2. **Uretra membranosa**
- [ ] 3. **Glándulas bulbouretrales**
- [ ] 4. **Uretra esponjosa**
- [ ] 5. **Cuerpos cavernosos**
- [ ] 6. **Cuerpo esponjoso**
- [ ] 7. **Fascia (profunda) del pene (de Buck) (en un corte transversal)**

Nota clínica:

La **disfunción eréctil** es la incapacidad para lograr y/o mantener la erección del pene suficiente para el coito. Su incidencia aumenta con la edad y puede estar causada por diversos factores, entre los que se incluyen:

- Trastornos de depresión, ansiedad y estrés
- Lesiones medulares, esclerosis múltiple o cirugía pélvica previa
- Factores vasculares como aterosclerosis, hipercolesterolemia, hipertensión, diabetes, tabaquismo y medicamentos utilizados para controlar estos factores
- Factores hormonales

Los medicamentos disponibles para tratar la disfunción eréctil tienen como diana el músculo liso de las arterias del pene, lo que hace que se relaje para que la sangre pueda pasar fácilmente hacia el interior de los senos cavernosos.

La **circuncisión** implica una escisión quirúrgica del prepucio y expone el glande del pene. Este es el procedimiento quirúrgico menor más común realizado en hombres, generalmente a petición de los padres, pero también es una práctica religiosa en el islam y el judaísmo, y practicada por algunos pueblos aborígenes en África y Australia. Médicamente, la circuncisión facilita la higiene, reduce la incidencia de infecciones del tracto urinario, disminuye el riesgo de infecciones de transmisión sexual y reduce el riesgo de cáncer de pene (aunque este tipo de cáncer es raro).

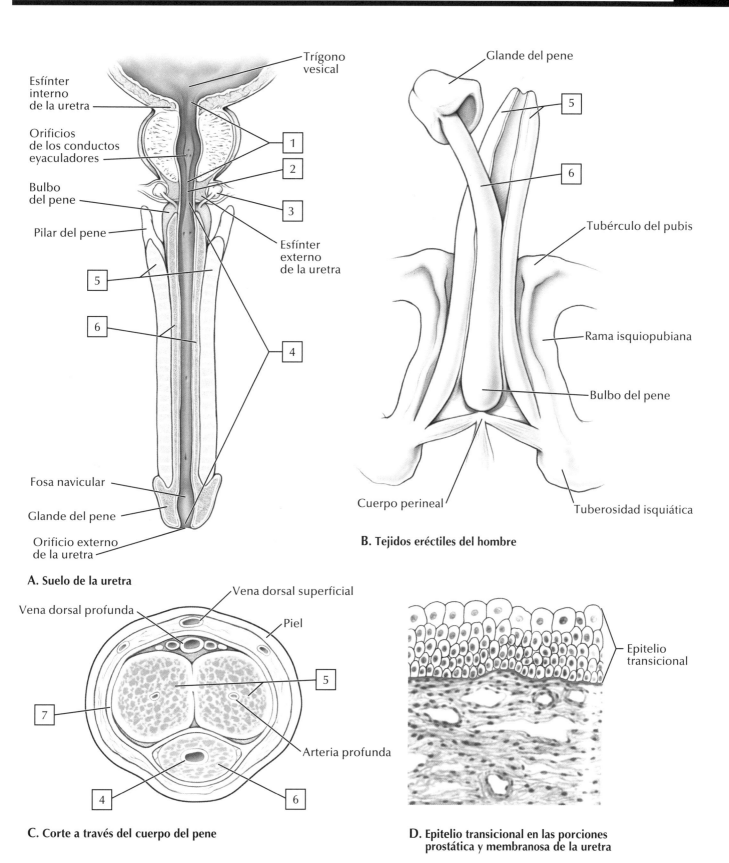

Trígono vesical

Esfínter interno de la uretra

Orificios de los conductos eyaculadores

Bulbo del pene

Pilar del pene

1

2

3

Esfínter externo de la uretra

5

6

4

Fosa navicular

Glande del pene

Orificio externo de la uretra

A. Suelo de la uretra

Glande del pene

5

6

Tubérculo del pubis

Rama isquiopubiana

Bulbo del pene

Cuerpo perineal

Tuberosidad isquiática

B. Tejidos eréctiles del hombre

Vena dorsal superficial

Vena dorsal profunda

Piel

5

7

4

6

Arteria profunda

C. Corte a través del cuerpo del pene

Epitelio transicional

D. Epitelio transicional en las porciones prostática y membranosa de la uretra

1. ¿En cuál de las siguientes localizaciones se produce normalmente la fecundación del ovocito (oocito) humano?
   A. Ampolla de la trompa uterina
   B. Porción franjeada (fimbriada) de la trompa uterina
   C. Fondo del útero
   D. Porción uterina (intramural) de la trompa uterina
   E. Istmo de la trompa uterina

2. Aun cuando la interacción de todas las hormonas esenciales es importante en la reproducción, ¿cuál de las siguientes es más importante en el mantenimiento de una gestación?
   A. Estrógenos
   B. Hormona estimulante del folículo (FSH)
   C. Inhibina
   D. Hormona luteinizante (LH)
   E. Progesterona

3. La infertilidad en un hombre de 23 años de edad parece estar relacionada con una falta de testosterona. ¿Cuáles de las siguientes células pueden ser responsables de este problema?
   A. Células de Leydig
   B. Células de los túbulos seminíferos
   C. Células de Sertoli
   D. Espermátidas
   E. Espermatogonias

Para cada afirmación (4-6), colorea la característica o la estructura relevante en la imagen.

4. Los ovarios están sujetos al útero por esta estructura.

5. La vulva está delimitada por este pliegue de tejido sin vello.

6. Esta porción del útero a menudo está implicada en procesos cancerosos, y su epitelio puede ser fácilmente evaluado y controlado clínicamente mediante una citología vaginal de rutina.

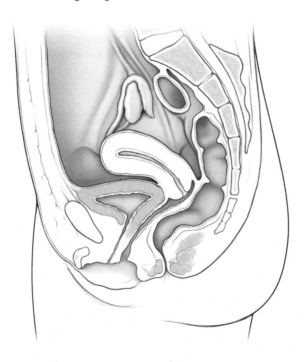

7. Si el ovocito (oocito) es fecundado y se implanta en la pared uterina, se mantiene hormonalmente durante los primeros 2 o 3 meses por medio de esta estructura: _____

8. El espermatozoide sufre su maduración final en esta estructura: _____

9. ¿Qué estructura masculina es responsable de cerca del 70% del volumen del eyaculado? _____

10. La uretra peneana se encuentra en este cuerpo de tejido eréctil: _____

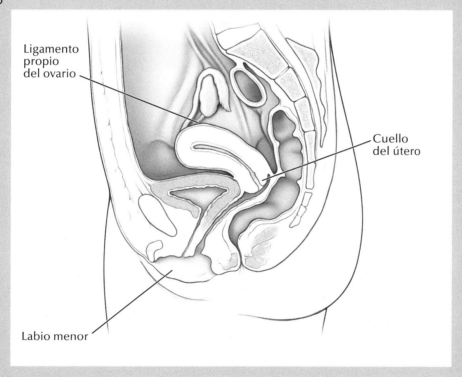

Capítulo 11 Sistema endocrino

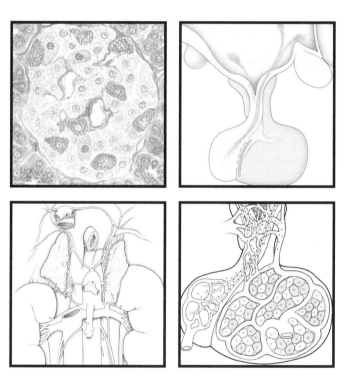

El sistema endocrino, junto con los sistemas nervioso e inmunitario, facilita la comunicación, la integración y la regulación de muchas de las funciones corporales. Específicamente, el sistema endocrino interactúa con localizaciones diana (células y tejidos), muchas a una gran distancia, mediante la liberación de hormonas en el torrente sanguíneo. En términos generales, las glándulas endocrinas y las hormonas comparten varias características adicionales:

- La secreción está controlada por **mecanismos de retroalimentación**
- Las hormonas se unen a receptores diana en las membranas celulares o dentro de las células (citoplasmáticos o nucleares)
- La acción hormonal puede tardar en aparecer, pero puede tener efectos de larga duración
- Las hormonas son moléculas químicamente diversas (aminas, péptidos y proteínas, esteroides)

Las hormonas tienen varias vías para influir en las células o los tejidos (v. imagen **B**):

- **Autocrina:** una célula produce una hormona y también se ve influida por dicha hormona
- **Paracrina:** una hormona influye en una célula directamente adyacente o cercana a la célula que la ha producido
- **Endocrina:** la hormona se secreta al torrente sanguíneo o el sistema linfático e influye en las células o los tejidos de otra parte del cuerpo

- **Neuroendocrina:** una hormona influye en los nervios o se ve influida por ellos

Las principales hormonas y los tejidos responsables de su liberación se resumen en la siguiente tabla.

Además, la **placenta** libera gonadotropina coriónica humana (hCG, *human chorionic gonadotropin*), estrógenos, progesterona y lactógeno placentario humano (hPL, *human placental lactogen*), mientras que otras células liberan una variedad de factores de crecimiento. La endocrinología del sistema genital se describe en el capítulo 10 (las láminas 10-1 y 10-4 muestran las hormonas femeninas, y la lámina 10-7 muestra las hormonas masculinas).

En realidad, hay muchas otras hormonas, y la tabla abarca solo las más importantes. Como se puede apreciar, los efectos del sistema endocrino son extensos y muy importantes en la regulación de las funciones corporales.

COLOREA los principales órganos endocrinos enumerados en la tabla (1-14), utilizando un color diferente para cada órgano/tejido y anotando la hormona u hormonas principales secretadas por cada órgano o tejido. Traza las flechas en rojo en la parte inferior del diagrama para indicar la vía seguida por una hormona para influir en una célula.

RESUMEN DE LAS PRINCIPALES HORMONAS

	TEJIDO/ÓRGANO	HORMONA
1	Hipotálamo	Hormona antidiurética (ADH, *antidiuretic hormone*), oxitocina, hormona liberadora de tirotropina (TRH, *thyrotropin-releasing hormone*), hormona liberadora de corticotropina (CRH, *corticotropin-releasing hormone*), hormona liberadora de la hormona del crecimiento (GHRH, *growth hormone-releasing hormone*), hormona liberadora de gonadotropina (GnRH, *gonadotropin-releasing hormone*), somatostatina, factor inhibidor de prolactina (dopamina)
2	Glándula pineal	Melatonina
3	Adenohipófisis (lóbulo anterior de la hipófisis)	Hormona adrenocorticotropa (ACTH, *adrenocorticotropic hormone*), hormona estimulante de la tiroides (TSH, *thyroid-stimulating hormone*), hormona del crecimiento (GH, *growth hormone*), prolactina, hormona estimulante del folículo (FSH, *follicle-stimulating hormone*), hormona luteinizante (LH, *luteinizing hormone*), hormona estimulante de los melanocitos (MSH, *melanocyte-stimulating hormone*)
3	Neurohipófisis (lóbulo posterior de la hipófisis)	Oxitocina, vasopresina (hormona antidiurética, ADH)
4	Glándula tiroides	Tiroxina (T_4), triyodotironina (T_3), calcitonina, interleucinas, interferones
5	Glándulas paratiroides	Hormona paratiroidea (PTH, *parathyroid hormone*)
6	Timo	Timopoyetina, timulina, timosina, factor humoral tímico
7	Corazón	Péptido natriurético atrial (ANP, *atrial natriuretic peptide*)
8	Tubo digestivo	Gastrina, secretina, colecistoquinina (CCK, *cholecystokinin*), motilina, péptido inhibidor gástrico (GIP, *gastric inhibitory peptide*), glucagón, somatostatina, péptido intestinal vasoactivo (VIP, *vasoactive intestinal peptide*), grelina
	Hígado	Factores de crecimiento similares a la insulina (IGF, *insulin-like growth factors*), leptina y muchas más
9	Glándulas suprarrenales	Cortisol, aldosterona, andrógenos, adrenalina, noradrenalina
10	Islotes pancreáticos	Insulina, glucagón, somatostatina, VIP, polipéptido pancreático
11	Riñones	Eritropoyetina (EPO), calcitriol, renina, urodilatina
12	Grasa	Leptina
13	Ovarios	Estrógenos, progestinas, inhibina, relaxina
14	Testículos	Testosterona, inhibina
	Leucocitos y algunas células del tejido conectivo	Varias citoquinas (interleucinas, factores estimulantes de colonias, interferones, factor de necrosis tumoral [TNF, *tumor necrosis factor*])

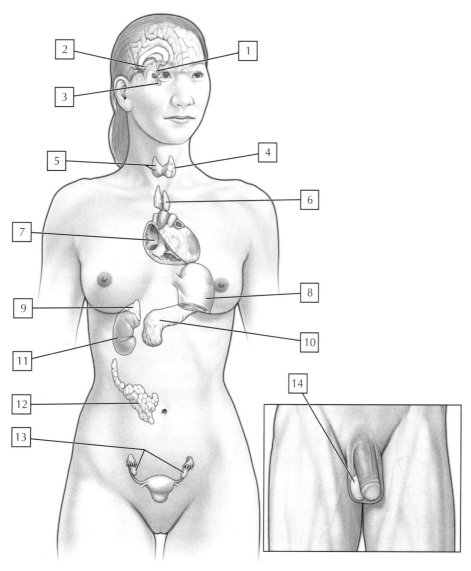

A. Visión general del sistema endocrino

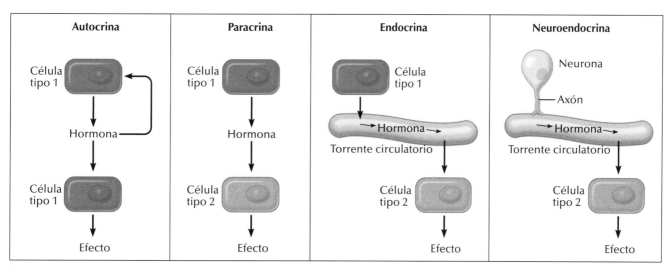

Autocrina	Paracrina	Endocrina	Neuroendocrina
Célula tipo 1	Célula tipo 1	Célula tipo 1	Neurona
			Axón
Hormona	Hormona	Hormona	Hormona
		Torrente circulatorio	Torrente circulatorio
Célula tipo 1	Célula tipo 2	Célula tipo 2	Célula tipo 2
Efecto	Efecto	Efecto	Efecto

B. Visión general de la comunicación intercelular hormonal

Hipotálamo

El hipotálamo (v. lámina 4-11) es una porción del diencéfalo, junto con el tálamo y el epitálamo (glándula pineal; revisada previamente en la lámina 4-6). Funcionalmente, el hipotálamo es muy importante en el control visceral y la homeostasis. Sus células neuroendocrinas liberan hormonas en el sistema porta hipotálamo-hipofisario que estimulan o inhiben las células secretoras de la adenohipófisis. Las células neuroendocrinas en el hipotálamo (núcleos paraventricular y supraóptico) también envían axones hacia la neurohipófisis y la eminencia media, que realmente es un crecimiento inferior del diencéfalo del encéfalo. Estos axones liberan hormonas en la vascularización sistémica de la neurohipófisis, aunque se debe recordar que las hormonas se sintetizan y liberan inicialmente desde el hipotálamo.

Hipófisis

La hipófisis (glándula pituitaria) se encuentra dentro de un asiento óseo o «silla de montar» denominada silla turca del esfenoides y está conectada con el hipotálamo suprayacente por un tallo denominado **infundíbulo** (v. láminas 4-11 y 11-13). Este tallo hipofisario contiene vasos sanguíneos y axones que se originan de varios núcleos del hipotálamo. La hipófisis tiene tres partes:

- **Adenohipófisis:** también denominada **lóbulo anterior,** deriva de un crecimiento hacia arriba del tejido ectodérmico de la orofaringe (bolsa de Rathke) y secreta siete hormonas diferentes (v. tabla de la lámina 11-1); a diferencia de la neurohipófisis, la adenohipófisis no está directamente conectada con el hipotálamo, sino que está conectada a él por los vasos de la circulación porta hipofisaria
- **Neurohipófisis:** también denominada **lóbulo posterior,** es una extensión neural del hipotálamo que contiene vasos sanguíneos y terminales axonales derivadas de los núcleos paraventricular y supraóptico del hipotálamo; libera dos hormonas, hormona antidiurética (ADH) y oxitocina
- **Lóbulo intermedio (porción intermedia):** un lóbulo entre los lóbulos anterior y posterior que está poco desarrollado en el ser humano, en humanos, su papel no está claro, pero contiene hormona estimulante de los melanocitos (MSH) en ranas

COLOREA las siguientes estructuras del hipotálamo y la hipófisis, utilizando un color diferente para cada una:

- [ ] 1. **Células y axones del núcleo paraventricular del hipotálamo**
- [ ] 2. **Células y axones del núcleo supraóptico del hipotálamo**
- [ ] 3. **Hendidura y tejido conectivo del lóbulo intermedio**
- [ ] 4. **Adenohipófisis**
- [ ] 5. **Neurohipófisis**

Nota clínica:

Las **enfermedades endocrinas** no son raras y se pueden clasificar en cuatro categorías principales:

1. **Sobreproducción de hormonas:** por lo general, esto ocurre por un aumento en el número de células endocrinas. Un buen ejemplo de esto es el **hipertiroidismo** (enfermedad de Graves), donde los anticuerpos anormales imitan la acción de la hormona estimulante de la tiroides (TSH), lo que aumenta significativamente la cantidad de células tiroideas.

2. **Producción insuficiente de hormonas:** las enfermedades pueden destruir el órgano endocrino, lo que puede llevar a la producción insuficiente de una hormona; por ejemplo, la **tuberculosis** de las glándulas suprarrenales o la **enfermedad de Hashimoto,** donde los anticuerpos anormales atacan y destruyen las células secretoras de hormona tiroidea, o anomalías genéticas que afectan al desarrollo normal de un órgano endocrino, como en el **hipogonadismo.**

3. **Respuestas tisulares alteradas a las hormonas:** mutaciones genéticas en los receptores hormonales, como puede ocurrir en los **diabéticos,** donde la resistencia a la insulina en los músculos y el hígado es causada por señales alteradas que se originan en el tejido adiposo (grasa).

4. **Tumores de las glándulas endocrinas:** la mayoría de los tumores de las glándulas endocrinas dan como resultado la sobreproducción de su(s) hormona(s), como ocurre en el **hipertiroidismo** (enfermedad de Graves), donde la síntesis y la liberación excesivas de hormonas tiroideas pueden provocar tirotoxicosis y aumentar significativamente el metabolismo de los tejidos.

Afortunadamente, la liberación de hormonas de la adenohipófisis está cuidadosamente regulada por tres **mecanismos reguladores** diferentes:

(1) La hipófisis está bajo un control significativo por parte del hipotálamo y su liberación de hormonas reguladoras del hipotálamo en las venas porta **hipofisarias**

(2) **Secreciones paracrinas** y **autocrinas** de células dentro de la propia hipófisis

(3) La **retroalimentación** de las hormonas que circulan sistémicamente proporciona una regulación de retroalimentación negativa de la secreción hipofisaria

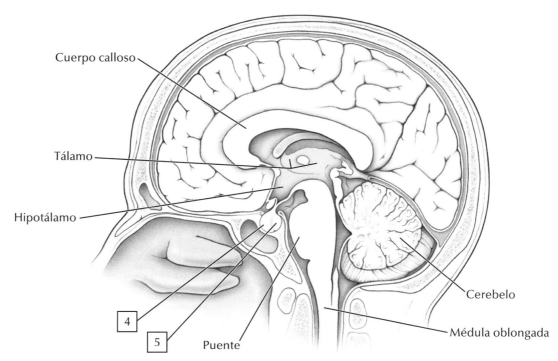

Cuerpo calloso

Tálamo

Hipotálamo

4

5

Puente

Cerebelo

Médula oblongada

A. Hipotálamo e hipófisis: corte sagital medio

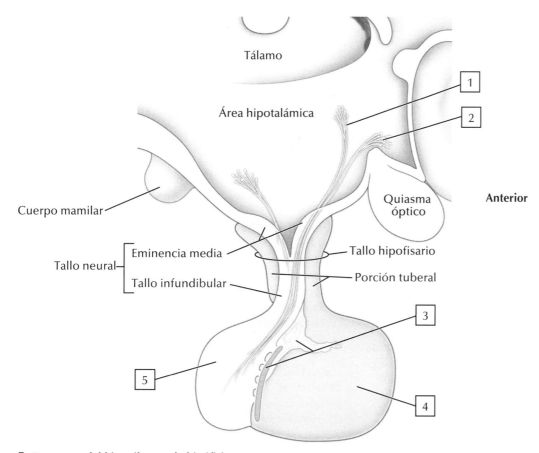

Tálamo

1

Área hipotalámica

2

Cuerpo mamilar

Quiasma óptico

Anterior

Tallo neural

Eminencia media

Tallo infundibular

Tallo hipofisario

Porción tuberal

3

5

4

B. Estructura del hipotálamo y la hipófisis

Las células neuroendocrinas del hipotálamo liberan hormonas en el sistema porta hipotálamo-hipofisario que estimulan o inhiben las células secretoras de la adenohipófisis. Estas hormonas incluyen (v. tabla de la lámina 11-1):

- **Hormona liberadora de tirotropina (TRH):** estimula la liberación de TSH
- **Hormona liberadora de corticotropina (CRH):** estimula la liberación de hormona adrenocorticotropa (ACTH)
- **Hormona liberadora de la hormona del crecimiento (GHRH):** estimula la liberación de hormona del crecimiento (GH)
- **Somatostatina (hormona inhibidora de la liberación de somatotropina):** inhibe la liberación de GH
- **Hormona liberadora de gonadotropina (GnRH):** estimula la liberación de hormona luteinizante (LH) y hormona estimulante del folículo (FSH)
- **Dopamina:** inhibe la liberación de prolactina

Las células de la adenohipófisis son de dos tipos principales (de acuerdo a sus características de tinción histológica, rojas o azules) y liberan las siguientes hormonas:

- **Somatotropas:** células acidófilas *(se tiñen de rojo)* que secretan **GH,** que estimula el crecimiento del cuerpo en general, el crecimiento de órganos, el aumento de la masa corporal magra y el crecimiento óseo
- **Lactotropas (mamotropas):** células acidófilas *(se tiñen de rojo)* que secretan prolactina, que estimula el desarrollo mamario y promueve la producción de leche
- **Tirotropas:** células basófilas *(se tiñen de azul)* que secretan **TSH,** que estimula el desarrollo y la liberación de tiroxina (T_4) de la glándula tiroides
- **Corticotropas:** células basófilas *(se tiñen de azul)* que secretan **ACTH,** que estimula la corteza suprarrenal para liberar cortisol
- **Gonadotropas:** células basófilas *(se tiñen de azul)* que secretan **LH** y **FSH,** que promueven la producción de gametos y la síntesis de hormonas en las gónadas

Los axones que discurren desde el hipotálamo a la neurohipófisis (lóbulo posterior) pueden o bien almacenar las hormonas en las terminales de los axones hasta ser estimulados para liberarlas o pueden liberarlas inmediatamente en el sistema capilar de la glándula. Su liberación está controlada por estímulos neuronales y hormonales sobre el hipotálamo. Estas hormonas incluyen:

- **Oxitocina:** estimula la eyección («bajada») de la leche de la mama (sin embargo, la producción de leche es producida por la prolactina) y las contracciones uterinas durante el parto
- **ADH:** provoca vasoconstricción y un aumento de la presión arterial (por eso la ADH también se denomina **vasopresina**) y actúa sobre el riñón para reabsorber agua y ayudar al cuerpo a retener líquidos

COLOREA los siguientes elementos de la liberación hormonal de la hipófisis, usando los colores sugeridos para cada uno:

- [ ] 1. **Neuronas supraópticas y paraventriculares y sus axones (lila)**
- [ ] 2. **Células acidófilas de la adenohipófisis (rojo)**
- [ ] 3. **Células basófilas de la adenohipófisis (azul)**
- [ ] 4. **GH (flecha) dirigida al hígado (naranja)**
- [ ] 5. **TSH (flecha) dirigida a la glándula tiroides (marrón)**
- [ ] 6. **ACTH (flecha) dirigida a la corteza suprarrenal (amarillo)**
- [ ] 7. **FSH (flechas) dirigida al testículo y el ovario (azul)**
- [ ] 8. **LH (flechas) dirigida al testículo y el ovario (rojo)**
- [ ] 9. **Prolactina (flecha) dirigida a la mama (verde)**
- [ ] 10. **Liberación por el hígado de factores de crecimiento similares a la insulina (IGF) (rosa)**

Nota clínica:

La **oxitocina sintética** puede usarse clínicamente para inducir o estimular artificialmente la progresión del trabajo de parto (contracciones uterinas).

La ADH permite que los riñones concentren la orina, reteniendo agua. Una insuficiencia en la secreción de ADH produce **diabetes insípida,** una afección en la que se excretan grandes volúmenes de orina hipotónica. La diabetes insípida central generalmente es causada por un traumatismo, una enfermedad o una cirugía que afecta la neurohipófisis.

Una **deficiencia de la GH** en niños prepúberes puede causar una baja estatura y puede retrasar el inicio de la pubertad. Los niños con esta deficiencia pueden tratarse con terapia de GH recombinante.

El **prolactinoma** es un tumor hipofisario (representa alrededor del 30% de todos los tumores hipofisarios neoplásicos) que provoca amenorrea, infertilidad, osteopenia y galactorrea en la mujer, y disfunción eréctil y pérdida de la libido en el hombre. Los tumores más pequeños se pueden tratar con el agonista de dopamina bromocriptina, que reduce el tamaño del tumor e inhibe la secreción de prolactina, pero los tumores más grandes se deben extirpar quirúrgicamente o tratar con radiación.

Los adenomas hipofisarios secretores de ACTH son una de las varias causas del **síndrome de Cushing,** causado por corticoides circulantes elevados. Los signos clínicos incluyen depósito anormal de tejido adiposo, atrofia muscular, hiperglucemia e hipertensión. Afecta más a las mujeres que a los hombres.

Función hipofisaria

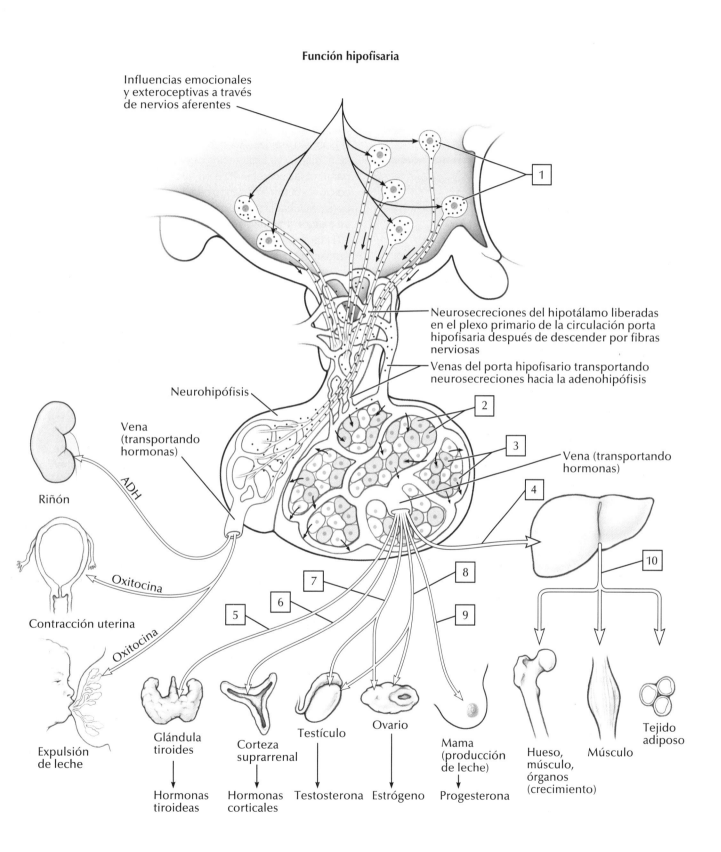

Influencias emocionales y exteroceptivas a través de nervios aferentes

1

Neurosecreciones del hipotálamo liberadas en el plexo primario de la circulación porta hipofisaria después de descender por fibras nerviosas

Venas del porta hipofisario transportando neurosecreciones hacia la adenohipófisis

Neurohipófisis

Vena (transportando hormonas)

2

3

Vena (transportando hormonas)

4

10

Riñón

ADH

8

7

6

5

9

Oxitocina

Contracción uterina

Oxitocina

Expulsión de leche

Glándula tiroides

Corteza suprarrenal

Testículo

Ovario

Mama (producción de leche)

Hueso, músculo, órganos (crecimiento)

Músculo

Tejido adiposo

Hormonas tiroideas

Hormonas corticales

Testosterona

Estrógeno

Progesterona

Glándula tiroides

La glándula tiroides es una **glándula endocrina** que pesa alrededor de 20 g y consta de un lóbulo derecho y un lóbulo izquierdo unidos por un istmo en la línea media. En, aproximadamente, el 50% de la población hay un pequeño lóbulo piramidal que se extiende cranealmente desde la glándula. La tiroides se sitúa anterior a la tráquea y justo inferior al cartílago cricoides y, como la mayoría de los órganos endocrinos, tiene una rica irrigación.

ESTRUCTURA	CARACTERÍSTICAS
Lóbulos	Derecho e izquierdo, con un delgado istmo que los une
Irrigación	Arterias tiroideas superior e inferior
Drenaje venoso	Venas tiroideas superior, media e inferior
Lóbulo piramidal	Extensión superior variable (50% de las veces) de tejido tiroideo

La tiroides se compone de folículos formados por células epiteliales circundantes que sintetizan, almacenan y secretan T_4 (el 90% de esa secreción) y triyodotironina (T_3). Las células foliculares captan activamente el yodo para yodar moléculas de tirosina, formando T_3 y T_4, y almacenarlas unidas a la tiroglobulina en el folículo tiroideo (la glándula tiroides es la única glándula endocrina que almacena su hormona en un grado significativo). Cuando es estimulada por la TSH de la adenohipófisis, la tiroglobulina se capta por endocitosis y la T_3 y la T_4 son liberadas en el torrente sanguíneo. La T_4 es realmente una prehormona que se convierte en la T_3 más activa para los tejidos diana.

Las **células parafoliculares** (células C, etiquetadas en la imagen *B*) se localizan en la periferia de las células foliculares y no tienen exposición a la luz del folículo. Secretan **calcitonina,** una hormona que regula el metabolismo del calcio y es una antagonista fisiológica de la **hormona paratiroidea** (PTH).

La T_4 y la T_3 tienen las siguientes funciones:
- Aumentan la tasa metabólica de los tejidos
- Aumentan el consumo de oxígeno
- Incrementan la frecuencia cardiaca, la frecuencia respiratoria y la función renal
- Son necesarias para la producción de GH y especialmente importantes para el crecimiento del sistema nervioso central

COLOREA los siguientes elementos de la glándula tiroides, utilizando un color diferente para cada uno:

- [ ] 1. **Arterias tiroideas superiores, de las arterias carótidas externas, y arterias tiroideas inferiores de las arterias subclavias que irrigan la glándula**
- [ ] 2. **Venas yugulares internas y sus ramas que drenan la glándula tiroides**
- [ ] 3. **Arterias carótidas comunes**

- [ ] 4. **Glándula tiroides, istmo y lóbulo piramidal**
- [ ] 5. **Células foliculares que rodean un folículo lleno de tiroglobulina**

Glándulas paratiroides

Las glándulas paratiroides son un par de glándulas superiores y un par de glándulas inferiores situadas en la cara posterior de la glándula tiroides. Aunque, por lo general, hay cuatro glándulas, su número y su localización pueden variar. Las glándulas paratiroides secretan **PTH** en respuesta a un descenso del calcio en el torrente sanguíneo. La PTH actúa sobre el hueso para provocar la resorción y la liberación de calcio y fosfatos en sangre, y actúa sobre el riñón para reabsorber calcio. La PTH también altera el metabolismo de la vitamina D, que es fundamental para la absorción del calcio en el tubo digestivo.

COLOREA los siguientes elementos de las glándulas paratiroides, utilizando un color diferente para cada uno:

- [ ] 6. **Paratiroides (dos superiores y dos inferiores)**
- [ ] 7. **Localizaciones de tejidos diana (hueso, riñón, intestino delgado)**

Nota clínica:

La **enfermedad de Graves,** una enfermedad autoinmune, es la causa más común de hipertiroidismo en pacientes menores de 40 años de edad y afecta a las mujeres siete veces más frecuentemente que a los hombres. El exceso de síntesis y liberación de hormona tiroidea causa tirotoxicosis, que aumenta el metabolismo tisular.

El **hipotiroidismo** es una enfermedad en la cual la glándula tiroides produce cantidades insuficientes de hormona tiroidea para satisfacer las necesidades del cuerpo (tiroiditis de Hashimoto).

El **hiperparatiroidismo** (alrededor del 85% son adenomas benignos solitarios) provoca un aumento de la PTH y aumenta los niveles de calcio (hipercalcemia), lo que provoca fatiga, estreñimiento, poliuria, depresión, dolor esquelético y náuseas.

El **hipoparatiroidismo** (deficiencia de PTH), por lo general, es el resultado de un traumatismo directo en la glándula o de la resección de la glándula durante la cirugía de tiroides. La PTH también puede disminuir si hay una deficiencia dietética de magnesio, que se requiere para la secreción de PTH.

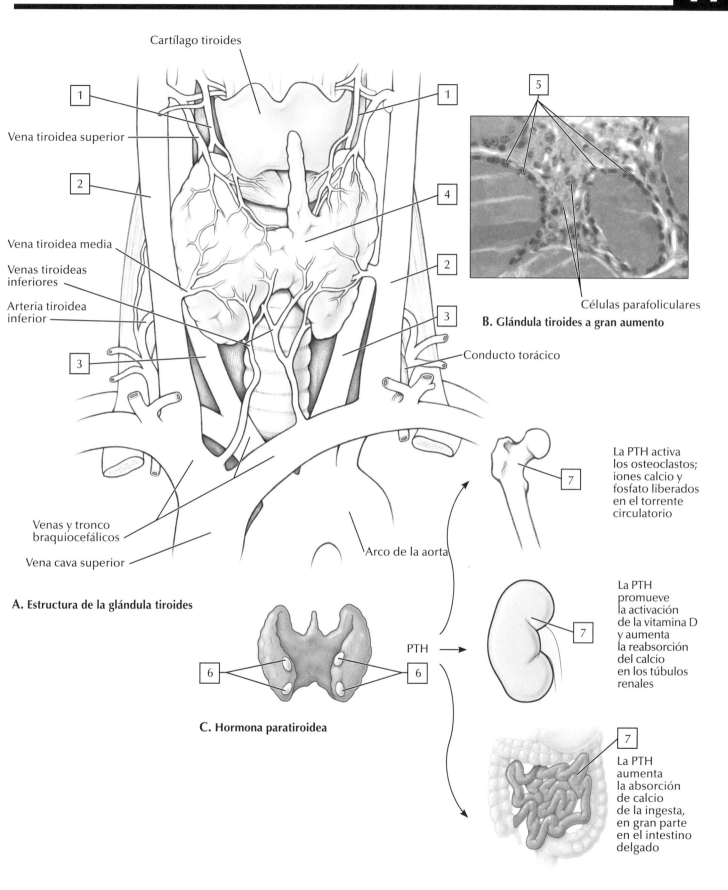

Cartílago tiroides

1

Vena tiroidea superior

2

Vena tiroidea media

Venas tiroideas
inferiores

Arteria tiroidea
inferior

3

Venas y tronco
braquiocefálicos

Vena cava superior

A. Estructura de la glándula tiroides

1

4

2

3

Conducto torácico

5

Células parafoliculares

B. Glándula tiroides a gran aumento

Arco de la aorta

7

La PTH activa
los osteoclastos;
iones calcio y
fosfato liberados
en el torrente
circulatorio

PTH

6

6

C. Hormona paratiroidea

7

La PTH
promueve
la activación
de la vitamina D
y aumenta
la reabsorción
del calcio
en los túbulos
renales

7

La PTH
aumenta
la absorción
de calcio
de la ingesta,
en gran parte
en el intestino
delgado

Glándulas suprarrenales

Las dos glándulas suprarrenales (adrenales) son **glándulas endocrinas retroperitoneales** que están recostadas encima del polo superior de cada riñón, por debajo del diafragma suprayacente. Cada glándula normalmente pesa alrededor de 7-8 g, está ricamente vascularizada y se compone de una **corteza** externa y una **médula** interna. La glándula suprarrenal derecha a menudo tiene forma piramidal, y la glándula izquierda es de forma semilunar.

Corteza suprarrenal

Tanto la corteza como la médula suprarrenal están abundantemente vascularizadas por una red vascular orientada radialmente. La corteza produce más de dos docenas de hormonas esteroideas y estructuralmente se divide en tres regiones histológicas distintas:

- **Zona glomerular:** la región cortical externa que se encuentra justo debajo de la cápsula de la glándula; produce mineralocorticoides, principalmente aldosterona
- **Zona fascicular:** una zona intermedia que produce glucocorticoides, principalmente cortisol (muy importante en el ser humano), corticosterona y cortisona
- **Zona reticular:** la región cortical más interna que produce gonadocorticoides (andrógenos suprarrenales)

La **aldosterona** desempeña un papel crítico en la regulación del compartimento del líquido extracelular y el volumen sanguíneo y en el mantenimiento del equilibrio del potasio. Cuando el compartimento del líquido extracelular y el volumen sanguíneo se reducen (p. ej., diarrea o hemorragia), se libera renina desde el riñón, lo que aumenta los niveles de angiotensina II. La angiotensina II es un potente estimulador de la secreción de aldosterona, que actúa entonces sobre las glándulas sudoríparas, las glándulas salivares, el intestino y los riñones para retener sodio y agua en un esfuerzo por aumentar el líquido extracelular y el volumen sanguíneo.

El **cortisol** ejerce acciones directas e indirectas sobre una serie de tejidos y se considera una hormona que se libera durante el estrés. Provoca:

- Pérdida de masa muscular
- Depósito de grasa
- Hiperglucemia
- Resistencia a la insulina
- Osteoporosis
- Acciones inmunosupresoras (antiinflamatorias) y antialérgicas
- Disminución de la producción de tejido conectivo que conduce a una mala cicatrización de las heridas
- Aumento de la excitabilidad nerviosa
- Aumento de la tasa de filtración glomerular (diuresis acuosa), retención de sodio y pérdida de potasio

Los **andrógenos suprarrenales** tienen importancia en la pubertad en ambos sexos y en la mujer son la fuente primaria de andrógenos circulantes. Son los responsables del crecimiento del vello púbico y axilar en la mujer, mientras que la testosterona testicular lo hace en el hombre. En general, los efectos de los andrógenos son anabólicos, provocando un aumento de la masa muscular y la formación de hueso. También causan hipertrofia de las glándulas sebáceas (que provoca el acné), retracción de la línea capilar y crecimiento del vello facial (piensa en los efectos del abuso de esteroides anabólicos por los atletas).

Médula suprarrenal

La médula suprarrenal produce dos hormonas: adrenalina y noradrenalina. Clásicamente, se han considerado como neurotransmisores, pero en este caso son, en realidad, hormonas verdaderas, ya que se liberan en el torrente sanguíneo. Las células de la médula suprarrenal son, en realidad, los **elementos posganglionares de la división simpática del sistema nervioso autónomo** y producen la respuesta de «lucha o huida».

- **Adrenalina (epinefrina):** representa alrededor del 80% de las secreciones medulares
- **Noradrenalina (norepinefrina):** constituye alrededor del 20% de las secreciones medulares, aunque tiene un papel más importante como neurotransmisor en el sistema nervioso autónomo

COLOREA los siguientes elementos de la glándula suprarrenal, utilizando un color diferente para cada uno:

- [ ] 1. **Glándulas suprarrenales**
- [ ] 2. **Cápsula de la glándula (corte histológico)**
- [ ] 3. **Zona glomerular (aldosterona) (corte histológico)**
- [ ] 4. **Zona fascicular (cortisol) y sus células (corte histológico)**
- [ ] 5. **Zona reticular (andrógenos) y sus células (corte histológico)**
- [ ] 6. **Médula (adrenalina y noradrenalina) y sus células (corte histológico)**

Nota clínica:

La **enfermedad de Addison,** o insuficiencia corticosuprarrenal crónica, no suele manifestarse hasta que se ha destruido un 90% de la corteza suprarrenal. Entre las manifestaciones se incluyen:

- Oscurecimiento del cabello
- Aparición de pecas en la piel; pigmentación de la piel
- Hipotensión, hipoglucemia
- Pérdida de peso, fatiga, anorexia, vómitos y diarrea
- Debilidad muscular

El **síndrome de Cushing** está causado por cualquier proceso que provoque altos niveles de cortisol en la sangre. Esto puede deberse a un tumor hipofisario o ectópico secretor de ACTH, una hiperplasia o un tumor de la glándula suprarrenal (también puede ocurrir por el uso de glucocorticoides). Entre las características clínicas se incluyen:

- Mejillas rojas y una cara de «luna llena»
- Almohadillas de grasa entre los hombros («joroba de búfalo») y brazos y piernas delgadas
- Magulladuras y piel delgada
- Osteoporosis, atrofia muscular, hipertensión
- Distensión abdominal con estrías en la piel de color rojo
- Mala cicatrización de las heridas

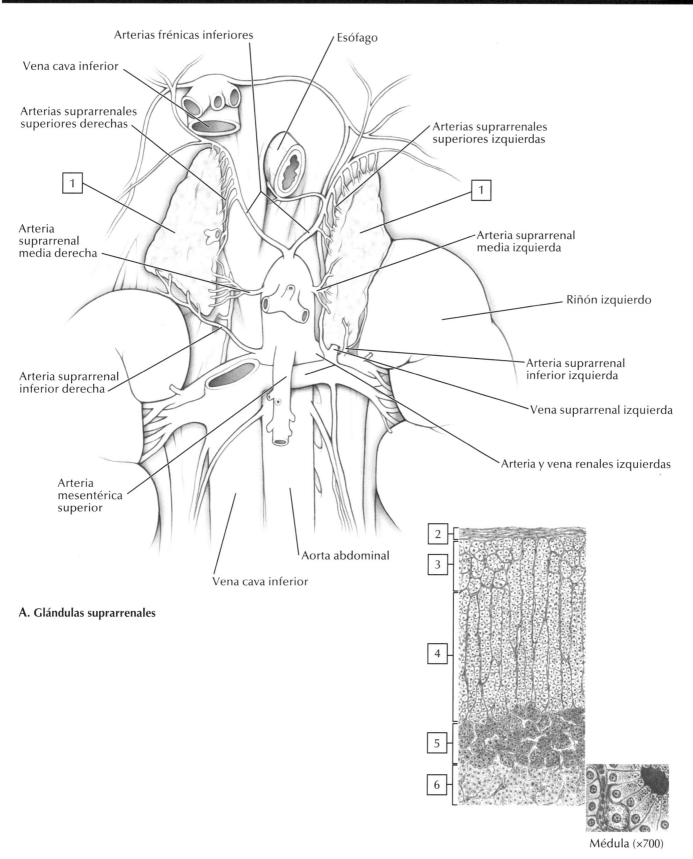

Arterias frénicas inferiores

Esófago

Vena cava inferior

Arterias suprarrenales
superiores derechas

Arterias suprarrenales
superiores izquierdas

1

1

Arteria
suprarrenal
media derecha

Arteria suprarrenal
media izquierda

Riñón izquierdo

Arteria suprarrenal
inferior derecha

Arteria suprarrenal
inferior izquierda

Vena suprarrenal izquierda

Arteria
mesentérica
superior

Arteria y vena renales izquierdas

Aorta abdominal

Vena cava inferior

A. Glándulas suprarrenales

2

3

4

5

6

Médula (×700)

B. Glándula suprarrenal humana normal

El páncreas endocrino (el páncreas también es una importante glándula exocrina digestiva) está representado por grupos de islotes celulares (de Langerhans), una población heterogénea de células responsables principalmente de la elaboración y la secreción de glucagón, insulina y somatostatina. Varias otras hormonas también son elaboradas por los islotes en menor grado, e incluyen células PP (polipéptido pancreático, que estimula las células gástricas principales e inhibe la secreción de bilis y la motilidad intestinal) y células épsilon (grelina, que estimula el apetito). Juntas, estas dos hormonas representan solo alrededor del 5% de las células. Las tres hormonas principales son:

- **Glucagón:** secretado por las células α (15-20% de las células)
- **Insulina:** secretada por las células β (65-70% de las células)
- **Somatostatina:** secretada por las células δ (5-10% de las células)

El **glucagón** es una **hormona de movilización de combustible** que actúa sobre el hígado para descomponer el glucógeno y estimula la gluconeogénesis hepática a partir de aminoácidos. Esto provoca un **aumento en la concentración de glucosa en sangre.** El glucagón también actúa sobre el tejido adiposo para estimular la lipolisis y la liberación de ácidos grasos. El efecto neto del glucagón es que aumenta los niveles de glucosa, ácidos grasos y cetoácidos en el torrente sanguíneo.

La **insulina** es una **hormona de almacenamiento de combustible.** La secreción de insulina aumenta en presencia de un aumento en los niveles de glucosa en plasma, especialmente después de una comida. Los principales combustibles corporales son la glucosa, los ácidos grasos y los cetoácidos (derivados del metabolismo de los ácidos grasos). La insulina **estimula la captación de glucosa** en las células, donde se almacena en forma de glucógeno (especialmente en el hígado y el músculo). La insulina también estimula la síntesis de grasa e inhibe la lipolisis. Por último, la insulina estimula la captación de aminoácidos en las células y su almacenamiento como proteína. El efecto neto es que los niveles sanguíneos de glucosa y cetoácidos disminuyen.

Poco se sabe sobre el papel de la **somatostatina** en el páncreas (secretada por las células δ). Puede inhibir la liberación de insulina y la secreción de glucagón, y también suprimir la secreción exocrina del páncreas.

COLOREA los siguientes elementos del páncreas endocrino, utilizando los colores sugeridos para cada uno:

- ☐ 1. **Páncreas (cabeza, proceso unciforme, cuerpo y cola) (verde; v. lámina 8-10)**
- ☐ 2. **Células δ (azul claro) (somatostatina)**
- ☐ 3. **Células α (naranja) (glucagón)**
- ☐ 4. **Acinos del páncreas exocrino fuera de los islotes (rojo)**
- ☐ 5. **Células β (amarillo) (insulina)**

Nota clínica:

La **diabetes mellitus (DM)** afecta a unos 15 millones de personas en EE. UU., y esa cifra probablemente está subestimada. Hay dos tipos de DM:

- **Tipo 1:** DM insulinodependiente; la insulina está ausente o casi ausente en los islotes pancreáticos debido a la destrucción de los islotes por el sistema inmunitario corporal (enfermedad autoinmune), por lo que requiere la administración de insulina exógena; la insulina es fundamental porque la mayoría de las células no pueden absorber la glucosa sin ella, pero las excepciones son el cerebro, el hígado y el músculo en ejercicio, que tienen una absorción de glucosa normal adecuada debido a la presencia de transportadores GLUT2 (y la regulación positiva de GLUT4 en el músculo esquelético en ejercicio)
- **Tipo 2:** DM no insulinodependiente; la insulina está presente en el plasma a niveles normales o por encima de lo normal, pero las células diana son hiposensibles a la insulina porque tienen una reducción de los receptores de insulina; aproximadamente, el 90% de las DM son del tipo 2
  La hiperglucemia mal controlada en la diabetes tipo 2 produce los siguientes síntomas: poliuria, polidipsia (sed excesiva) y polifagia (comer en exceso)

Las complicaciones vasculares representan alrededor del 80% de todas las muertes relacionadas con la DM; entre ellas se pueden incluir:

- **Retinopatía:** microaneurismas vasculares y hemorragias en los vasos que irrigan la retina
- **Accidente cerebrovascular isquémico:** trombosis cerebrovascular, a menudo de placas que se rompen en las arterias carótidas o los vasos cerebrales
- **Infarto de miocardio:** oclusión de las ramas de las arterias coronarias que irrigan el corazón
- **Nefropatía:** glomeruloesclerosis de los vasos glomerulares renales
- **Aterosclerosis:** formación de placas en la aorta y sus ramas principales

El **cáncer de páncreas** es aproximadamente la quinta causa principal de muerte por cáncer en EE. UU. Los carcinomas pancreáticos, que en su mayoría son adenocarcinomas, se originan en la parte exocrina del órgano (células del sistema de conductos).

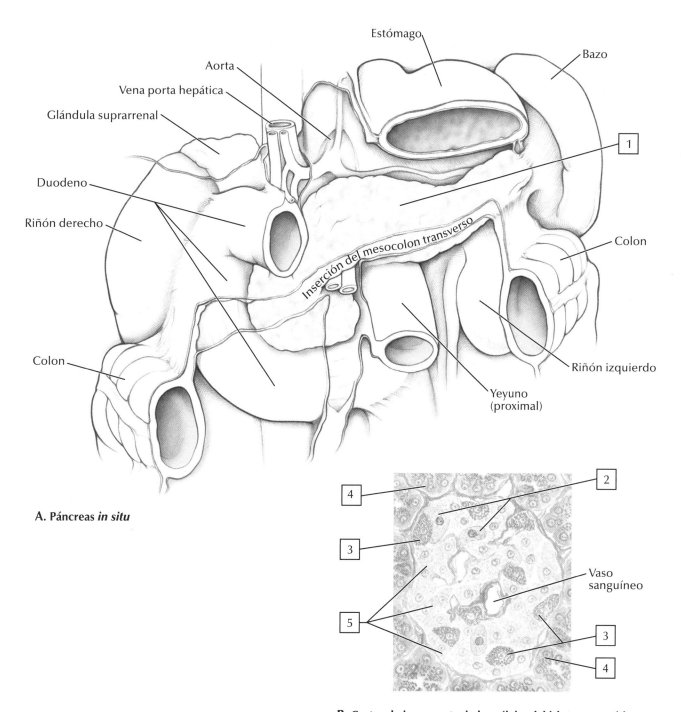

Estómago

Bazo

Aorta

Vena porta hepática

Glándula suprarrenal

1

Duodeno

Riñón derecho

Colon

Inserción del mesocolon transverso

Colon

Riñón izquierdo

Yeyuno
(proximal)

A. Páncreas *in situ*

4

2

3

5

Vaso
sanguíneo

3

4

B. Corte a bajo aumento de las células del islote pancreático

La pubertad se inicia generalmente entre los 10 y los 14 años de edad y marca la maduración de los órganos reproductores en ambos sexos, así como el desarrollo de las características sexuales secundarias. Uno o dos años antes de la pubertad, aumentan los niveles de andrógenos suprarrenales (adrenarquia), que son responsables en ambos sexos del desarrollo temprano del vello púbico, axilar y facial y de un aumento en el tamaño corporal. Antes de la madurez total, los hombres pueden experimentar emisiones nocturnas inesperadas («sueños húmedos») a medida que sus niveles hormonales luchan por lograr su equilibrio maduro normal.

En la pubertad se producen los siguientes eventos:
- El hipotálamo aumenta la liberación de GnRH
- La GnRH estimula la liberación de LH y FSH por la adenohipófisis
- En la mujer, la LH se dirige al ovario para producir andrógenos que se convierten a continuación en estrógenos; la LH también estimula la producción de progesterona; la FSH estimula la producción de estrógenos a partir de andrógenos. Los niveles de LH son mayores que los de FSH en la pubertad y durante los años reproductivos; en la senescencia, los niveles hormonales son más altos, y la FSH es mayor que la LH
- Los estrógenos inducen los cambios en los órganos sexuales accesorios y las características sexuales secundarias visibles en la pubertad
- En el hombre, la LH actúa sobre los testículos para estimular la producción de testosterona, y la testosterona y la FSH actúan juntas sobre los testículos para promover el desarrollo de los espermatozoides
- La testosterona induce los cambios en los órganos sexuales accesorios y las características sexuales secundarias visibles en la pubertad

Los caracteres sexuales secundarios comúnmente asociados con la pubertad se ilustran y enumeran en la página contigua. **Nota:** la etiqueta GnRH es hormona liberadora de gonadotropina del hipotálamo. El ciclo menstrual femenino se detalla en la lámina 10-4, que muestra los efectos de la LH, la FSH, la progesterona, los estrógenos y la inhibina.

COLOREA los elementos de la pubertad resumidos en la ilustración, utilizando los colores sugeridos para cada uno:

1. **Flecha ACTH (dirigida a las glándulas suprarrenales) (verde)**
2. **Flecha FSH (dirigida a los ovarios y los testículos) (naranja)**
3. **Flecha LH (dirigida a los ovarios y los testículos) (marrón)**
4. **Andrógenos suprarrenales (rosa)**
5. **Corteza suprarrenal (amarillo)**
6. **Ovarios (rosa/rojo claro)**
7. **Testículos (gris)**
8. **Flecha estrógenos (objetivo: características sexuales femeninas) (rojo)**
9. **Flecha estrógenos (objetivo: características sexuales masculinas) (azul)**
10. **Flecha progesterona (objetivo: características sexuales femeninas) (oro)**
11. **Flecha testosterona (objetivo: características sexuales masculinas) (lila)**

Nota clínica:
Los **seminomas** son tumores testiculares de células germinales invasivos en hombres, generalmente en el rango de 15 a 35 años de edad, que representan aproximadamente el 95% de los tumores sólidos en hombres en este grupo de edad.

Algunos hombres muestran signos de **virilización precoz** que pueden estar relacionados con tumores de células de Leydig poco comunes que son hormonalmente activos.

La **pubertad retrasada** puede ocurrir durante varios años en las mujeres. Este proceso puede ocurrir por mala nutrición por anorexia, atletismo extremo en niñas jóvenes o una enfermedad sistémica como insuficiencia renal crónica, hipotiroidismo y síndrome de Cushing.

Aproximadamente, el 1% de los nacidos vivos presentan algún grado de **ambigüedad sexual.** Entre el 0,1-0,2% de los nacidos vivos son lo suficientemente ambiguos como para indicar una corrección quirúrgica.

Inicio de la pubertad

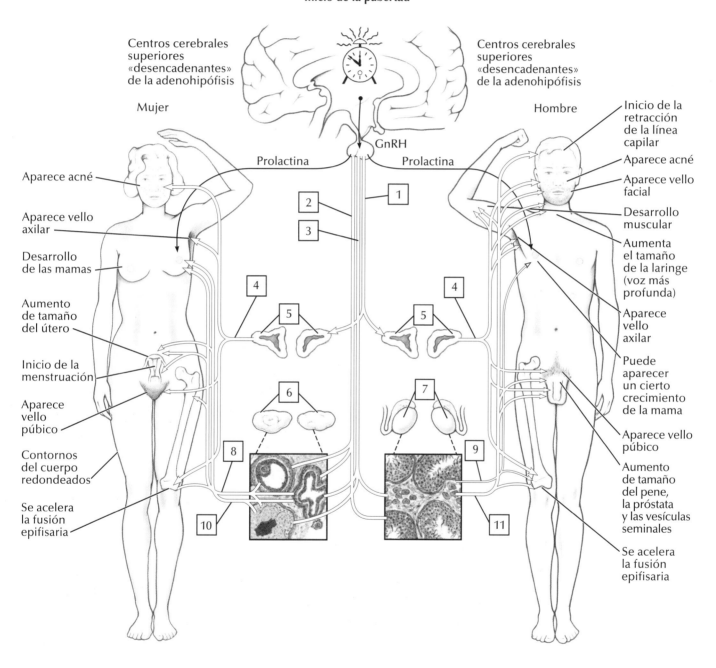

Centros cerebrales superiores «desencadenantes» de la adenohipófisis

Centros cerebrales superiores «desencadenantes» de la adenohipófisis

Mujer

Hombre

GnRH

Prolactina

Prolactina

Aparece acné

Aparece vello axilar

Desarrollo de las mamas

Aumento de tamaño del útero

Inicio de la menstruación

Aparece vello púbico

Contornos del cuerpo redondeados

Se acelera la fusión epifisaria

Inicio de la retracción de la línea capilar

Aparece acné

Aparece vello facial

Desarrollo muscular

Aumenta el tamaño de la laringe (voz más profunda)

Aparece vello axilar

Puede aparecer un cierto crecimiento de la mama

Aparece vello púbico

Aumento de tamaño del pene, la próstata y las vesículas seminales

Se acelera la fusión epifisaria

1
2
3
4
5
6
7
8
9
10
11
4
5

Hormonas del sistema digestivo

Se puede decir que el mayor órgano endocrino del cuerpo humano es el tubo digestivo. La compleja fisiología del tubo digestivo que implica la digestión, la absorción, el peristaltismo, el metabolismo y el almacenamiento está regulada por las acciones complejas e integradas de los sistemas endocrino, neuroendocrino, nervioso e inmunitario. El gran número de hormonas diferentes implicadas está más allá del alcance de este libro, pero algunos de los «protagonistas principales» merecen ser presentados.

La composición de la **saliva** es modificada por las acciones de la ADH y la aldosterona, mientras que las principales hormonas gastrointestinales (GI) regulan la **actividad secretora** del estómago, el páncreas y el hígado. Del mismo modo, **hormonas** como la insulina, el glucagón, el cortisol, la adrenalina, la noradrenalina y la GH desempeñan un papel clave en el metabolismo orgánico. La regulación de las reservas de energía corporales, comer y ayunar, el control de la obesidad y la termorregulación implican los mecanismos integrados de los sistemas endocrino y neuroendocrino.

Si nos centramos principalmente en la porción abdominal del tubo digestivo, cinco hormonas principales desempeñan un papel clave. Docenas de otras hormonas menores y moléculas neuroendocrinas son necesarias para el funcionamiento óptimo, pero estas cinco son las fundamentales y se resumen en la siguiente tabla.

Todas estas hormonas participan en un **mecanismo de retroalimentación** que regula el medio interno del tubo digestivo y también actúan sobre múltiples células diana. Incluso entre comidas, hormonas como la motilina inician el **complejo**

mioeléctrico (motor) migratorio, que consiste en ondas peristálticas que limpian el tracto GI de las partículas residuales de alimento y las mueven hacia el colon. Esto limpia esencialmente el estómago y el intestino delgado de bacterias que, de otro modo, podrían florecer, multiplicarse allí y causar enfermedades.

Recuerda que el sistema nervioso entérico del tracto GI (v. lámina 4-21) posee más de 20 sustancias diferentes (neurotransmisores y neuromoduladores) que, junto con las hormonas enumeradas en la siguiente tabla, juegan un papel clave en la constricción, la relajación y, por tanto, en la motilidad a través del estómago, el duodeno y el resto de intestinos delgado y grueso. La gastrina, el péptido inhibidor gástrico (GIP), el péptido insulinotrópico dependiente de glucosa, la colecistoquinina (CCK) y la secretina juegan un papel clave con los nervios autónomos en el vaciado gástrico.

COLOREA las siguientes flechas que muestran los lugares de destino de las principales hormonas GI, utilizando el color sugerido para la flecha de cada hormona:

- [ ] 1. **Gastrina (rojo)**
- [ ] 2. **Secretina (azul)**
- [ ] 3. **Colecistoquinina (verde)**
- [ ] 4. **Péptido inhibidor gástrico (amarillo)**
- [ ] 5. **Motilina (naranja)**

HORMONA	TIPO DE CÉLULA NEUROENDOCRINA Y LOCALIZACIÓN	ESTÍMULO DE SECRECIÓN	ACCIÓN PRINCIPAL	OTRAS ACCIONES
Gastrina	**Célula G** Estómago, duodeno	Nervio vago (NC X), distensión de órganos, aminoácidos	Estimula la secreción de HCl	Inhibe el vaciamiento gástrico
Secretina	**Célula S** Duodeno	Ácido	Estimula la secreción de H_2O y HCO_3^- por las células de los conductos pancreáticos	Inhibe la secreción y la motilidad gástricas y estimula la secreción de H_2O y HCO_3^- por los conductos biliares
Colecistoquinina	**Célula I** Duodeno, yeyuno	Grasa, nervio vago (NC X)	Estimula la secreción de enzimas por las células acinares pancreáticas y contrae la vesícula biliar	Inhibe la motilidad gástrica, pero aumenta el vaciado gástrico
Péptido inhibidor gástrico	**Célula K** Duodeno, yeyuno	Grasa	Inhibe la secreción y la motilidad gástricas	Estimula la secreción de insulina
Motilina	**Célula M** Duodeno, yeyuno	Acidificación duodenal y ácidos biliares	Inhibe la motilidad e inicia el complejo mioeléctrico (motor) migratorio	Limpia el tracto gastrointestinal de partículas residuales de alimentos; elimina las bacterias

Nota clínica:

El **vómito** es una acción refleja controlada por el centro del vómito en la médula oblongada. La estimulación irritante en el estómago o el intestino delgado por virus o bacterias entéricas puede iniciar el reflejo. También, los irritantes sistémicos detectados por los quimiorreceptores en la «zona de activación» del cuarto ventrículo (cerca del área postrema ubicada en el límite inferior y posterior del cuarto ventrículo, cerca del óbex) pueden iniciar el vómito. Las lesiones en la cabeza y la estimulación anormal del sistema vestibular (p. ej., subirse a una montaña rusa) también pueden iniciar el vómito.

Consulta la lámina 11-6 para una discusión más completa de los efectos de las hormonas en el sistema digestivo.

La **somatostatina (SS)** liberada de las células endocrinas en las fosas gástricas inhibe la secreción de ácido gástrico, mientras que la insulina transportada en el torrente sanguíneo promueve la secreción de HCl de las células parietales gástricas.

Consulta la lámina 11-6 para un análisis más completo de las hormonas digestivas pancreáticas.

La **insulina,** una hormona de almacenamiento de alimentos, es secretada por el páncreas y estimulada directamente por los niveles de glucosa en sangre, así como por los péptidos intestinales; es esencial para el transporte de glucosa a las células, así como para la síntesis de las reservas de glucógeno. La insulina también estimula la síntesis de grasa y la inhibición de la lipolisis en el tejido adiposo, y también estimula la absorción de aminoácidos en el músculo esquelético.

El **síndrome de Zollinger-Ellison** se produce cuando un tumor del páncreas secretor de gastrina da como resultado un aumento en la secreción de HCl y la ulceración de la mucosa gástrica. El exceso de HCl acidifica el duodeno y el yeyuno proximal, disminuyendo la eficacia de las enzimas digestivas y precipitando la bilis, lo que afecta especialmente a la digestión y la absorción de los lípidos. Esto da como resultado esteatorrea y exceso de sales biliares en las heces.

Hormonas GI principales

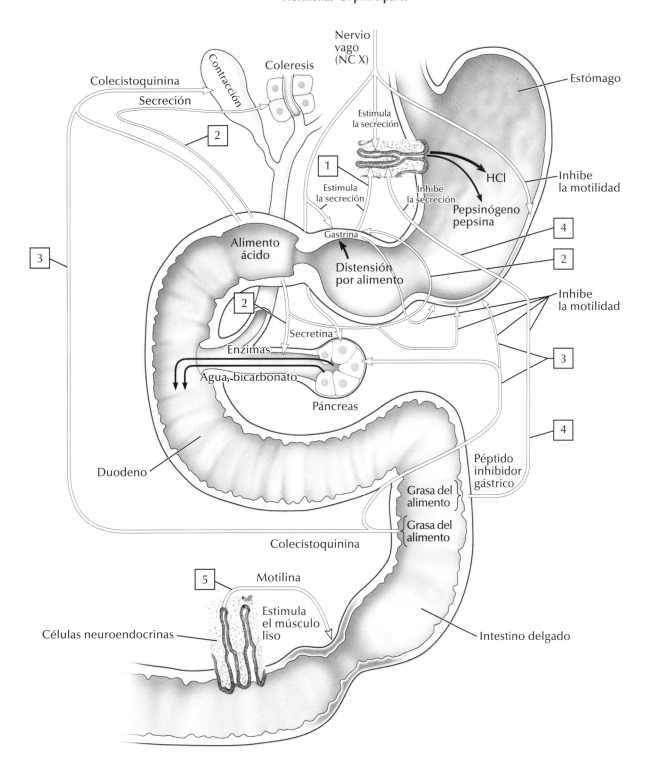

Nervio vago (NC X)

Coleresis

Contracción

Colecistoquinina

Secreción

2

Estómago

Estimula la secreción

1

HCl

Inhibe la motilidad

Estimula la secreción

Inhibe la secreción

Pepsinógeno pepsina

3

Alimento ácido

Gastrina

Distensión por alimento

4

2

2

Inhibe la motilidad

Secretina

Enzimas

Agua, bicarbonato

3

Páncreas

Duodeno

4

Péptido inhibidor gástrico

Grasa del alimento

Grasa del alimento

Colecistoquinina

5

Motilina

Estimula el músculo liso

Células neuroendocrinas

Intestino delgado

1. ¿Cuál de los siguientes órganos endocrinos es responsable de la contracción uterina, la eyección de la leche y la concentración de la orina?
   A. Corteza suprarrenal
   B. Riñón
   C. Ovario
   D. Paratiroides
   E. Neurohipófisis

2. Cuando una hormona se libera en el torrente sanguíneo a través de un axón, ¿cuál de los siguientes mecanismos de comunicación intercelular está ocurriendo?
   A. Autocrino
   B. Endocrino
   C. Holocrino
   D. Neuroendocrino
   E. Paracrino

3. La enfermedad de Graves es una enfermedad autoinmune causada por el exceso de síntesis y liberación de hormona tiroidea. ¿Cuál de los siguientes síntomas es más probable que se observe en esta enfermedad?
   A. Sensación de frío
   B. Piel seca
   C. Edema facial
   D. Excitabilidad
   E. Pulso lento

4. El síndrome de Cushing se caracteriza por un aumento de la secreción de una hormona de una glándula. ¿De cuál se trata? Sé específico en la respuesta. _____

5. Se sabe que hay una hormona «movilizadora de combustible» y otra hormona «almacenadora de combustible». Nombra estas dos hormonas: _____

6. ¿Qué órgano endocrino (grasa excluida) es probablemente el más grande de los órganos endocrinos? _____

Para cada descripción (7-10), colorea el órgano endocrino apropiado en la imagen.

7. Este órgano endocrino regula las cantidades circulantes de calcio (un aumento) en el torrente sanguíneo.

8. La somatostatina (SS), liberada por esta estructura, inhibe la liberación de hormona del crecimiento (GH).

9. Esta glándula endocrina libera cortisol, aldosterona, andrógenos, adrenalina y noradrenalina.

10. Las hormonas gonadotropas son liberadas por las células basófilas de este órgano endocrino.

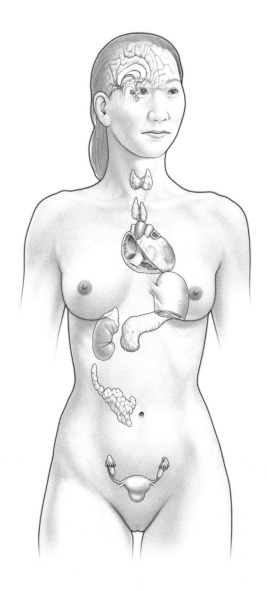

9. Glándula suprarrenal

10. Adenohipófisis

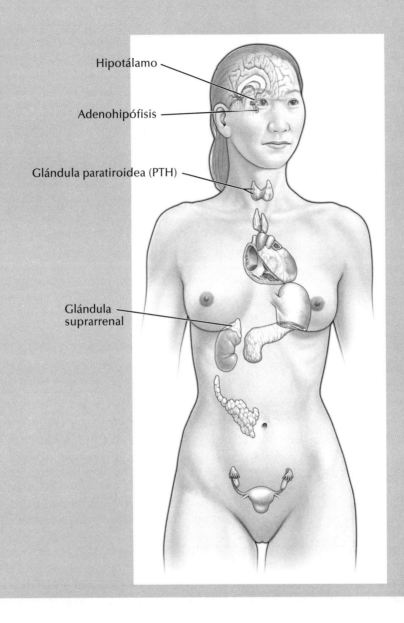

Hipotálamo

Adenohipófisis

Glándula paratiroidea (PTH)

Glándula
suprarrenal

Índice alfabético

Nota: los localizadores citados son números de láminas. Los números en redonda indican el texto; los números en **negrita** indican el/los dibujo(s) de la lámina.

Área(s)
  aórtica, **5-4**
  asociación
    auditiva, **4-4**
    somatosensitiva, **4-4**
    visual, **4-4**
  desnuda hígado, 8-9
  entorrinal, **4-27**
  hipotalámica, **11-2**
    anterior, 4-11, **4-11**
    posterior, 4-11, **4-11**
  mitral, **5-4**
  precordiales, auscultación, **5-4**
  pulmonar, **5-4**
  subcorticales, **4-5**
  tricúspide, **5-4**
Areola, 10-5, **10-5**
Arteria(s)
  alveolar
    inferior, **5-8**, 5-9, **5-9**
      rama mentoniana, **5-8**
    superior(es), **5-8**
      posterior, 5-9, **5-9**
  arqueadas, 9-2, **9-2**
  auricular posterior, 5-8, **5-8**
  axilar, 5-12, **5-12**
    ramas, **5-12**
  basilar, 5-10, **5-10**
  braquial, 5-12, **5-12**
    profunda, 5-12, **5-12**
  braquiocefálica, **11-4**
  bronquial, **5-14**
  bucal, **5-9**
  cabeza, 5-8, **5-8**, 5-9, **5-9**
  características, 5-7, **5-7**
  carótida(s), **5-8**
    común(es), 5-8, **5-8**, **5-9**, **5-12**, 11-4, **11-4**
      izquierda, **5-3**, 5-14, **5-14**
    externa, 5-8, **5-8**, **5-9**
      derecha, ramas, **5-8**
    interna, **2-3**, 5-8, **5-8**, **5-9**, 5-10, **5-10**
  central(es), 6-5
    anterolaterales (lenticuloestriadas), **5-10**
  cerebelosa
    anteroinferior (inferior anterior), 5-10, **5-10**
    posteroinferior (inferior posterior), 5-10, **5-10**
    superior, 5-10, **5-10**
  cerebral
    anterior, 5-10, **5-10**
    media, 5-10, **5-10**
    posterior, 5-10, **5-10**
  cervical
    ascendente, **5-8**
    profunda, **5-8**
    transversa (transversa cuello), **5-8**
  circunfleja
    escápula, **5-12**
    femoral
      lateral, **5-13**
      medial, **5-13**
    humeral, **5-12**
      anterior, **5-12**
      posterior, **5-12**
  cística, **5-15**
  colateral cubital
    inferior, 5-12
    superior, 5-12
  cólica, 5-15
    AMI, 5-15, **5-15**
    AMS, 5-15, **5-15**
    derecha, 5-15
    izquierda, 5-15
    media, 5-15
  comunicante
    anterior, 5-10, **5-10**

posterior, 5-10, **5-10**
conducto central, 2-1
coronaria(s), 5-6, **5-14**
  derecha, **5-6**, 5-6
    rama interventricular posterior (descendente posterior), **5-6**
  efectos sistema
    parasimpático, 4-20
    simpático, 4-19, **4-19**
  izquierda, **5-6**, 5-6
    rama circunfleja, **5-6**
    rama interventricular anterior, **5-6**
cubital, 5-12, **5-12**
cuello, 5-8, **5-8**
digitales palmares comunes, 5-12
dorsal
  clítoris, **5-16**
  escápula, 5-8
  pie, 5-13, **5-13**
elásticas, 5-7, **5-7**
encéfalo, 5-10, **5-10**
esfenopalatina, **5-8**, 5-9, **5-9**
espinal anterior, **5-10**
espirales endometrio, 10-4, **10-4**
esplénica, 5-15
  tronco celiaco, 5-15, **5-15**
facial, 5-8, **5-8**, **5-9**
faríngea ascendente, 5-8, **5-8**, **5-9**
femoral, 5-13, **5-13**
  profunda, 5-13, **5-13**
frénica(s), **11-5**
  inferiores, 5-14, **5-14**, **11-5**
gástrica, **5-15**
  corta, **5-15**
  derecha, **5-15**
  izquierda, 5-15
glútea
  inferior, 5-16, **5-16**
  superior, 5-16, **5-16**
gonadales, 5-14, **5-14**
grandes, 5-7, **5-7**
hepática, **5-15**
  común, 5-15
  izquierda, **5-15**
  propia, 8-9
    rama derecha, **5-15**
  rama, 8-9, **8-9**
hipotalámica, **5-10**
hueso, 2-1, **2-1**
ileales, **5-15**
ileocólica, 5-15
iliaca(s)
  común(es), **5-13**, 5-14, **5-14**, 5-16, **5-16**
    derecha, 5-16, **5-16**
    izquierdas, 5-16
  externa, **5-13**, 5-14
  interna, **5-13**, 5-14, 5-16
iliolumbar, 5-16
infraorbitaria, **5-8**, 5-9, **5-9**
intercostal(es)
  anteriores, **3-11**, **5-14**
  posterior, **3-11**
    rama cutánea lateral, 3-11
    rama espinal, 3-11
  suprema, **5-8**
interlobulares, 9-2, **9-2**
interlobulillares, 9-2, **9-2**
interósea común, 5-12, **5-12**
intestinales, 5-15, **5-15**
intestino grueso, **5-15**
laberíntica, **5-10**
labial posterior, **5-16**
lenticuloestriadas, **5-10**
lingual, 5-8, **5-8**, **5-9**
lumbares, 5-14
manubrioesternal, 7-5

marginal, **5-15**
maxilar, 5-8, **5-8**, 5-9, **5-9**
  izquierda, **5-8**
mediana, 5-7, **5-7**
meníngea media, **2-3**, **5-8**, 5-9, **5-9**
mesentérica, **11-5**
  inferior (AMI), 5-14, **5-14**, 5-15, **5-15**, 8-8
  superior (AMS), 5-14, **5-14**, 5-15, **5-15**, **5-22**, 8-7, 8-8, **9-2**, **11-5**
miembro
  inferior, 5-13, **5-13**
  superior, 5-12, **5-12**
musculares, 5-7, **5-7**
nódulo (ganglio) linfático, 6-1
obturatriz, **2-16**, 5-13, **5-13**, 5-16, **5-16**
occipital, 5-8, **5-8**
oftálmica, **5-10**
organización general, 5-2, **5-2**
ovárica, 5-16
palmar superficial, 5-12
pancreatoduodenal inferior, 5-15
pelvis, 5-16, **5-16**
pequeñas, **5-2**, 5-7
periné, 5-16, **5-16**
perineal, 5-16, **5-16**
peronea, 5-13, **5-13**
pierna, **5-13**
planta del pie, 5-13
plantar
  lateral, 5-13, **5-13**
  medial, 5-13, **5-13**
pontinas, **5-10**
poplítea, 5-13, **5-13**
principal pulgar, 5-12
profunda, **10-8**
  clítoris, **5-16**
pudenda
  interna, 5-16, **5-16**, 10-1
    porción terminal, 5-16
pulmonar, **5-22**, 7-5, 7-6
  derecha, **5-22**
  izquierda, **5-22**
radiadas corticales (interlobulares), **9-2**
radial, 5-12, **5-12**
  índice, 5-12
rectal
  (anorrectal) inferior, 5-16, **5-16**
  media, 5-16
  superior, 5-15, 5-16
rectas, **5-15**
recurrente
  cubital
    anterior, 5-12
    posterior, 5-12
  radial, 5-12
renales, 5-14, **5-14**, **9-1**, 9-2, **9-2**, **11-5**
sacra
  lateral, 5-16
  media, **5-14**, 5-16
segmentaria(s), 9-2, **9-2**
  anterior
    inferior, **9-2**
    superior, 9-2
  posteriores, 9-2
  superior (apical), 9-2
sigmoideas, 5-15
subclavia(s), **3-8**, **5-3**, **5-8**, **5-9**, 5-12, **5-12**
  izquierda, 5-14, **5-14**
subcutánea, **1-12**
subescapular, 5-12
supraescapular, 5-8, 5-12
suprarrenal(es), **11-5**
  inferior, 9-2, **11-5**
  media, **5-14**, **11-5**
  superior, **11-5**
temporal superficial, 5-8, **5-8**, **5-9**

Netter. Cuaderno de anatomía para colorear

testicular, **9-1**
tibial
anterior, 5-13, **5-13**
posterior, 5-13, **5-13**
tipos, 5-7
tiroidea(s), 11-4, **11-4**
inferior, **5-8**, **11-4**
superior, **5-8**, **5-8**, **5-9**, 11-4, **11-4**
torácica, **5-12**
interna, **5-8**, **5-12**
lateral, **5-12**
superior, **5-12**
toracoacromial, **5-12**
trabecular, **6-5**
tubo digestivo, 5-15, **5-15**
umbilical, 5-16, **5-16**, 5-22, **5-22**
porción distal obliterada, **5-16**
uterina, 5-16, **5-16**
vaginal, 5-16
vertebral, **3-10**, 5-8, **5-8**, 5-10, **5-10**, **5-12**
vesical superior, 5-16, **5-16**
yeyunales, **5-15**
Arteriolas, **5-2**, 5-7, **5-7**
aferentes, 9-2, 9-3, **9-3**, **9-4**
eferentes, 9-2, **9-3**, **9-4**
Articulación(es), 1-8, **1-8**
acromioclavicular, cápsula, **2-11**
atlantoaxoidea, 2-9
cápsula, 2-9, **2-9**
media, **2-9**
atlantooccipital, 2-9
cápsula, 2-9, **2-9**
biaxial, 2-9, 2-14
silla de montar, 2-14
cadera, 2-16, **2-16**
músculos que actúan, 3-32
plexo sacro, **4-13**, 4-30, 4-31, **4-31**
calcaneocuboidea, 2-20
carpo, 2-14, **2-14**
carpometacarpiana (CMC), 2-14
cartilaginosas, 1-8, **1-8**
primaria, **1-8**
secundaria, **1-8**, 2-9
cigapofisaria, 2-9
codo, 2-12, **2-12**
columna vertebral, 2-9, **2-9**
condílea, 1-9, **1-9**
costocondrales, **2-8**
craneovertebrales, 2-9
dedo, 2-14, **2-14**
esferoidea, 1-9, **1-9**
esternoclavicular, 2-8
esternocostal, **2-8**
femororrotuliana, 2-18
fibrosa, 1-8, **1-8**, 2-20
hombro (glenohumeral), 2-11
humerocubital, 2-12
humerorradial, 2-12
intercarpianas, 2-14
intercondrales, **2-8**
interfalángica(s), 2-20
distal, 2-14, **2-14**
cápsula articular, 2-14, **2-14**
músculos, 3-32
proximal, 2-14, **2-14**, 2-20, **2-20**
intermetatarsianas, 2-20
intertarsianas, 2-20
músculos, 3-32
intervertebrales, 2-9
lumbosacra, 2-15
manubrioesternal, **2-8**
mediocarpiana, 2-14
metacarpofalángicas
cápsula articular, 2-14, **2-14**
ligamento colateral, 2-14, **2-14**
músculos, 3-24

metatarsofalángicas, 2-20
cápsula articular, 2-20, **2-20**
músculos, 3-32
plana, 1-9, **1-9**
acromioclavicular, 1-9, **1-9**, 2-10, 2-11,
2-11
radiocarpiana, 2-14
radiocubital(es), 3-20, **3-20**
músculos, 3-24
pronación y supinación, 3-20, **3-20**
proximal, 2-12
rodilla, 2-18, **2-18**
flexión y extensión, 1-3, **1-3**
músculos, 3-32
sacrococcígea, 2-15
sacroiliaca, 2-15
silla de montar, 1-9, **1-9**, 2-14
sinovial, 1-8, **1-8**, 1-9, **1-9**, 2-20
biaxial
condílea, 2-18
silla de montar, 2-18
codo, **2-12**
columna vertebral, 2-9
condílea, 1-9, **1-9**
esferoidea, 1-9, **1-9**
gínglimo, 1-9, **1-9**
multiaxial
condílea, 2-20
esferoidea, 2-11
parcialmente esferoidea, 2-20
plana, 1-9, **1-9**, 2-9, 2-11, 2-14, 2-15, 2-20
silla de montar, 1-9, **1-9**
trocoide, 1-9, **1-9**
subastragalinas, sinovial plana, 2-20
subtalar (subastragalina, talocalcánea
o astragalocalcánea), 2-20
talocalcaneonavicular
(astragalocalcaneonavicular), 2-20
talocrural (del tobillo), 2-20
tarsometatarsianas, 2-20
temporomandibular (ATM), 2-4, **2-4**
disco articular, **3-2**
tibioperonea distal, 2-20
tipo gínglimo, 1-9, **1-9**
humerocubital, 2-12
talocrural, 2-20
trocoide, 1-9, **1-9**
uniaxial, 1-9, 2-9
codo, 2-12, 2-14, 2-20
interfalángica, 2-12, 2-14, 2-20
Artritis reumatoide, 1-8
Artrosis, 1-8, 2-7
Asa(s)
capilares papilas dérmicas, **1-12**
cervical, 4-28, **4-28**
raíz inferior, **4-28**
de Henle, 9-3, **9-3**, 9-4, **9-4**
de Meyer, **4-24**
Asma, 3-11, 7-1
Aspiración, 7-5
Asta
anterior sustancia gris médula espinal, 4-13,
4-13, **4-14**
occipital ventrículo lateral, **4-9**
posterior
sustancia gris médula espinal, **4-13**, 4-14,
4-14
ventrículo lateral, **4-9**
Astigmatismo, 4-24
Astrágalo (talus), 2-19, **2-19**
Astrocito(s), **4-1**, 4-2, **4-2**
podocito, **4-2**
Ataxia, 4-12
Atelectasia, 7-6
Aterosclerosis, 5-7, 5-8, 11-6
Atetosis, 4-7

Atlas (C1), **1-9**, **1-11**, **2-5**, 2-6, **2-9**
apófisis transversa, **3-8**
arco
anterior, **2-6**
posterior, 2-6, **2-6**, **2-9**
ascendente posterior, 2-6, **2-6**, **2-9**
ramo posterior, **3-10**
tubérculo anterior, **2-6**
Atrio(s) (aurículas), 5-4
derecho, 5-4, **5-4**
izquierdo, 5-4, **5-4**
Atrofia, 3-18
Auditivo, conducto
externo, 4-25, **4-25**
interno, **2-3**, 4-25
Aurícula. *Véase* Atrio(s) (aurículas)
Auscultación, áreas precordiales, 5-4
Autocrina, 11-1, **11-1**
Autoinjerto, 6-4
Autoinmunidad, 6-7
Axila, **1-1**
corte parasagital oblicuo, **3-17**
límites, 3-18
Axis (C2), **2-5**, 2-6, **2-6**, **2-9**
apófisis espinosa, **3-10**
diente, 2-6, **2-6**, **2-9**
Axón(es), 4-1, **4-1**, **4-2**, **4-3**, 4-24, **4-24**, 4-25,
4-25
aferentes, ganglio vestibular, 4-26, **4-26**
amielínicos olfatorios, **4-27**
hipotálamo, 11-2, **11-2**
motor somático y cuerpo neuronal, 4-15, **4-15**
parasimpáticos
posganglionares, 4-20, **4-20**
preganglionares, 4-20, **4-20**
sensitivos, 4-13, **4-13**, 4-15, **4-15**
superficie retina, **4-24**

B
Banda moderadora. *Véase* Trabécula(s),
septomarginal
Bandeleta central, **3-23**
Barrera(s)
aire-sangre, 7-6
físicas, **6-2**
hematotesticular, 10-7
hematotímica, 6-4
invasión, 6-2
Base, **2-19**, 3-18
cráneo
forámenes, 2-3, **2-3**
visión inferior, **2-2**
falange distal, tendón extensor, **3-23**
pirámide renal, **9-2**
Basófilos, 5-1, **5-1**
Bastones, 4-24, **4-24**
Bazo, **4-19**, 5-15, 6-1, 6-4, 6-5, **6-6**, **11-6**
efectos sistema parasimpático, **4-20**
Bifurcación, **5-18**
Biomecánica antebrazo, **3-20**
Bloqueo
nervio alveolar inferior, 2-4
plexo cervical, 3-8, 4-28
regional, 4-30
Boca, **1-1**
Bolsa(s), 1-9, 2-11, 2-18
iliopectínea, **2-16**
infrarrotuliana profunda, **2-18**
omental (transcavidad epiplones), 8-6
subacromial, 2-11, **2-11**
subcutánea
infrarrotuliana, **2-18**
prerrotuliana, **2-18**
subdeltoidea, 2-11, **2-11**
subescapular, 2-11, **2-11**
suprarrotuliana, **2-18**

Distonía, 4-7
Disuria, 10-6
Diuréticos, 9-1, 9-2
Diverticulosis colónica, 8-8
División(es)
    craneosacra, 4-20
    parasimpática, 4-19
        sistema nervioso autónomo, 4-20, **4-20**,
            4-21, 5-5
        plexo braquial, 4-29, **4-29**
        simpática, sistema nervioso autónomo, 4-19,
            4-21, 5-5
        toracolumbar, 4-19
DM
    insulinodependiente, 11-6
    no insulinodependiente, 11-6
Dolor
    muelas, 2-4
    pélvico, 3-26
    referido, 5-6
Dopaje sanguíneo, 5-1
Dopamina, 11-3
Dorso lengua, **4-27**
Drenaje venoso, 5-11, 11-4
Duodeno, 8-1, 8-7, **9-1**, **11-6**, **11-8**
    porción
        ascendente, 8-7, **8-7**
        descendente, 8-7, **8-7**
        horizontal, 8-7, **8-7**
        superior, 8-7, **8-7**
Duramadre, 1-13, **4-17**, 4-18, **4-18**
    espinal, terminación, **4-13**

E

Electrocardiograma, **5-5**
Electromiografía, 1-10
Electrolitos, **5-1**
Elementos fibrosos, 1-6
Elevación, 1-3, **1-3**
Embarazo, **10-5**
Emesis, 8-6
Eminencia
    articular, **2-4**
    hipotenar, 3-23
    media, **11-2**
    tenar, 3-23
Encéfalo, 1-11, **1-11**, **5-2**
    anatomía sagital media y basal, 4-6, **4-6**
    arterias, 5-10, **5-10**
    cara
        basal, **4-6**
        medial (sagital media), **4-6**
    localización central tálamo, **4-10**
    revestimiento dural, 1-13, **1-13**
    tumores, 4-2
Endarterectomía carotídea, 5-8
Endometrio, 10-3, **10-3**
    arterias espirales, 10-4, **10-4**
    capa basal, 10-3, **10-3**
    venas y lagos venosos, 10-4, **10-4**
Endometriosis, 10-4
Endomisio, **1-10**
Endotelio, **5-7**
    capilares glomerulares, 9-3, **9-3**
Enfermedad(es)
    autoinmunes, 6-4
    de Addison, 11-5
    de Alzheimer, 4-2, 4-9, **4-9**
    de Crohn, 8-7
    de Graves, 11-4
    de Hashimoto, 11-2
    de Hirschsprung, 4-21
    de Huntington, 4-7
    de Parkinson, 4-7
    de transmisión sexual (ETS), 10-1
    inflamatoria pélvica (EIP), 10-2

microvascular, 5-13
    periodontal, 8-3
    psicosomáticas, 4-8
    pulmonar
        crónica, 7-5
        obstructiva crónica (EPOC), 7-5, 7-6
    reflujo gastroesofágico, 8-4, 8-6
Enfisema, 3-11, 7-1, 7-6
Entrada laringe (aditus laríngeo), **3-5**
Enzimas, **11-8**
Eosinófilos, 1-6, **1-6**, 5-1, **5-1**, **6-2**
Epicardio, 5-3, **5-3**
Epicondilitis lateral, 3-22
Epicóndilo, **2-10**
    lateral, **2-10**, **2-17**, **3-19**, **3-20**
        húmero, **3-19**
    medial, **2-10**, **2-12**, **2-17**, **3-19**, **3-20**, **3-21**,
        3-22
        húmero, **3-19**, **3-21**
Epidermis, capas, 1-12, **1-12**
Epidídimo, 10-6, **10-6**, 10-7, **10-7**
Epífisis, 2-1, **2-1**
Epiglotis, **3-4**, **3-5**, 3-6, **3-6**, **4-27**, **7-1**, 7-4, 8-4,
    8-4
Epimisio, **1-10**
Epiplón. *Véase* Omento
Episiotomía, 3-16
Epistaxis, 7-3
Epitelio, **4-27**, **6-2**
    cilíndrico
        (columnar), 1-5, **1-5**
        estratificado, 1-5, **1-5**
        simple, 1-5, **1-5**
    cúbico, 1-5, **1-5**
        estratificado, 1-5, **1-5**
        simple, 1-5, **1-5**
    cuboideo, 1-5, **1-5**
    escamoso, 1-5, **1-5**
        estratificado, 1-5, **1-5**
        simple, 1-5, **1-5**
    estratificado, 1-5
    germinal, **10-2**
    gingival, 8-3, **8-3**
    ileal, **6-6**
    olfatorio, **4-27**
        distribución nariz, 4-27
    pigmentado, 4-24, **4-24**
    pseudoestratificado, 1-5, **1-5**
    transición, 1-5, **1-5**, 9-5, **10-8**
    túbulo, **9-4**
        contorneado proximal, 9-3, **9-3**
Eritrocitos, 5-1, **5-1**, 6-5, 7-6, **7-6**
    capilares, **1-6**
    membrana, **7-6**
Escápula, 1-9, **1-9**, 2-8, 2-10, **2-10**, 3-7
    apófisis coracoides, 2-10, **2-10**
    cavidad glenoidea, 2-11
    cuerpo, **3-17**, **3-18**
    espina, 2-10, **2-10**, **3-9**, **3-17**, **3-18**
    fractura, 2-10, **2-10**
    músculos, 3-24
Esclera, 4-23, **4-23**, **4-24**
Esclerodermia, 1-6
Esclerosis
    lateral amiotrófica, 4-14
    múltiple, 4-2, 4-15
Escoliosis, 2-5
Escotadura
    cardiaca, 7-5, **7-5**
    ciática
        mayor, **2-15**
        menor, **2-15**
    mandibular, **2-4**
    radial cúbito, **2-12**
    troclear, **2-12**
    vertebral, 2-5

Escroto, **4-19**, **10-6**
    efectos sistema parasimpático, **4-20**
    testículo, **10-7**
Esfínter
    ano, **10-1**
        externo, 3-16, **3-16**, 8-8, **8-8**, **10-1**
        interno, **3-16**, 8-8, **8-8**
    esofágico inferior (EEI), 8-4
    externo
        ano, 3-16, **3-16**, 8-8, **8-8**, **10-1**
        uretra, 3-16, **3-16**, 10-8, **10-8**
            hombre, 9-5, **9-5**
    interno
        ano, **3-16**, 8-8, **8-8**
        uretra, 10-8, **10-8**
            hombre, 9-5, **9-5**
    uretra, 9-5, **9-5**
Esmalte, 8-3, **8-3**
Esófago, **1-13**, **3-5**, 3-14, **5-14**, **7-1**, **7-4**, **7-5**,
    8-1, 8-4, **8-4**, **11-5**
Espacio(s)
    epidural, **4-18**
        aguja, **4-18**
        grasa, **4-15**, **4-18**
        potenciales, 1-13
    retrofaríngeo, **3-7**, 3-8
    subaracnoideo, **4-17**, 4-18, **4-18**
Espermátida, 10-7, **10-7**
Espermatocitos, 10-7
    primarios, 10-7, **10-7**
    secundarios, 10-7, **10-7**
Espermatogénesis, 10-7, **10-7**
Espermatogonias, 10-7, **10-7**
Espermatozoides, 10-6, 10-7, **10-7**
Espina(s)
    bífida, 2-6, **2-6**
    ciática, **2-15**, **3-15**
    dendríticas, 4-1, **4-1**, 4-3
    escápula, 2-10, **2-10**, **3-9**, **3-17**, **3-18**
    iliaca
        anterior superior, **2-15**, **2-16**
        posterior
            inferior, **2-15**
            superior, **2-15**
    mentonianas, 2-4
Esplenio cuerpo calloso, 4-6, **4-6**, 4-9
Esplenomegalia, 6-5
Esqueleto, 1-7, **1-7**
    apendicular, 1-7, **1-7**
    axial, 1-7, **1-7**
Estadios, desarrollo, **10-5**
Estático, receptor, 4-26
Estereocilios, **4-26**
Esternón, 2-8, **2-8**, **3-7**, **3-18**, 7-1
    cuerpo, **3-11**
Estimulación
    músculo liso, **11-8**
    secreción, **11-8**
Estómago, **1-13**, **4-19**, 8-1, 8-4, **8-4**, 8-5, 8-6,
    8-6, **11-6**, **11-8**
    efectos sistema parasimpático, **4-20**
    porción pilórica, 8-6
Estreñimiento, 4-21
Estría(s)
    olfatoria
        lateral, **4-27**
        medial, **4-27**
        terminal, 4-8, **4-8**, **4-9**
Estrógenos, 10-1, 10-4, **10-4**, **11-3**, 11-7, **11-7**
Estructuras
    diencéfalo, 4-6
    límbica prosencefálicas, **4-8**
Eversión, 1-3, **1-3**
Exocitosis vesículas, 4-3, **4-3**
Exposición hormonas, 10-5
Expulsión leche, **11-3**

Huesecillos oído, 4-25, **4-25**
Hueso(s), **1-10**, **11-3**
    accesorios, 1-7
    carpo, **1-7**
        fila proximal, 2-13
    cigomático, 2-2, **2-2**
    compacto, 1-7, **1-8**, 2-1, **2-1**
    corto, 1-7, **1-7**
    coxal, 2-15
    cuboides, 2-19, **2-19**
    cuneiforme, 2-19, **2-19**
        medial, **2-20**, **3-29**
    escafoides, 2-13, **2-13**, **2-14**, **3-23**
    esfenoides, 2-2, **2-2**, 2-3, **2-3**, **7-2**
    esponjoso, 1-7, 2-1, **2-1**
        trabéculas, **2-1**
    esqueleto
        apendicular, 1-7
        axial, 1-7
    estructura y clasificación, 2-1, **2-1**
    etmoides, 2-2, **2-2**, 2-3, **2-3**, **7-2**
        lámina
            cribosa, **4-27**
            perpendicular, 7-2
    frontal, 2-2, **2-2**, 2-3, **7-2**
    ganchoso, 2-13, **2-13**, **2-14**
    grande, 2-13, **2-13**, **2-14**, **3-23**
    hioides, 1-7, **3-4**, **3-5**, **3-6**, **3-7**, **7-1**,
        7-4
    irregular, 1-7, **1-7**
    lagrimal, 2-2, **2-2**, 2-3, **2-3**
    largo, 1-7, **1-7**, **2-1**
        húmero, 2-10
        muslo y pierna, 2-17, **2-17**
    metacarpiano(s), 2-13, **2-13**, **2-14**, **3-23**
        tercer, **3-23**
        venas, **5-20**
    metatarsianos, 2-19, **2-19**, **2-20**
        1.er, **3-29**, **3-31**, **3-32**
        5.°, **3-31**, **3-32**
        tuberosidad, **2-19**
        venas, **5-21**
    muslo, 2-17, **2-17**
    nasal, 2-2, **2-2**, 2-3, **2-3**, **7-2**
    navicular, 2-19, **2-19**, **2-20**
        tuberosidad, **2-19**
    occipital, 2-2, **2-2**, 2-3
        porción basilar, **3-4**, **3-5**, **3-8**, **7-2**
    palatino, 2-2, **2-2**, 2-3, **2-3**, **7-2**
        lámina horizontal, **7-2**
    pares, 2-2, **2-2**
    parietal, **1-7**, 2-2, **2-2**, 2-3
    pierna, 2-17, **2-17**
    piramidal, 2-13, **2-13**, **2-14**
    pisiforme, 2-13, **2-13**, **3-23**
    plano, 1-7, **1-7**
    sacro, **1-11**, 2-5, **2-5**, **2-7**, 2-15, **3-15**
        cara auricular, **2-15**
        carilla articular, **2-7**
    semilunar, 2-13, **2-13**, **2-14**, **3-23**
    sesamoideos, 1-7, **1-7**, **3-31**
        mano, 2-13, **2-13**
        pie, 2-19, **2-19**, **2-20**
    supernumerarios (accesorios), 1-7
    tarso y pie, 2-19, **2-19**
    temporal, 2-2, **2-2**, 2-3
    trapecio, **1-9**, 2-13, **2-13**, **2-14**
    trapezoide, 2-13, **2-13**, **2-14**
    y laberinto membranoso, **4-25**
Húmero, **1-7**, 2-10, **2-10**, **2-12**, **3-24**
    epicóndilo
        lateral, **3-19**
        medial, **3-19**, **3-21**
Humor
    acuoso, 4-23
    vítreo, 4-23

I
Ictericia, 8-10
Íleon, 8-1, 8-5, **8-5**, 8-7
Ilion, 2-15, **2-15**
Impresiones pulmonares, 7-5
Incisivos, 2-4, **2-4**, 8-3, **8-3**
Inclusiones, 1-4
Incontinencia
    esfuerzo mujer, 3-16
    estrés o esfuerzo, 9-5
Inervación pericardio, 5-3
Infarto(s), 1-11
    miocardio, 5-6, 11-6
Infección tracto urinario, 9-5
Inferior (caudal), 1-2, **1-2**
Inflamación
    crónica, 1-6
    tendones, 2-11
Infundíbulo, 10-2, **10-2**, 11-2
    extremo franjeado (fimbriado), 10-2, **10-2**
Ingle, tirón, 3-28
Inhibición motilidad, **11-8**
Inhibina, 10-4, **10-4**
Inicio
    madurez, mama, **10-5**
    pubertad, **11-7**
Inmunidad
    activa, **6-3**
    adaptativa, 6-3, **6-3**
    específica (adaptativa), 6-3
    inducida, **6-3**
    innata, 6-2, **6-3**
    natural, **6-3**
    pasiva, **6-3**
Inmunodeficiencias, 6-7
Insuficiencia
    corticosuprarrenal crónica, 11-5
    renal, 9-2
Ínsula, 4-4, **4-4**, **4-7**
Insulina, 11-6
Integridad nervio femoral, 3-32
Interacciones sinápticas dendrodendríticas,
    4-1
Intercambio gaseoso, 7-6
Interferones, **6-2**
Interneuronas, 4-1
Intersección tendinosa, **3-12**
Intersticio, **7-6**
Intestino, **5-22**
    anterior, 5-15
    delgado, **1-13**, **4-19**, 8-1, 8-7, **8-7**, **11-8**
        efectos
            hormona paratiroidea, **11-4**
            sistema parasimpático, **4-20**
    grueso, **1-13**, 8-1, 8-8, **8-8**
        arterias, **5-15**
    medio, 5-15
    posterior, 5-15
Inversión, 1-3, **1-3**
Inyecciones
    intraglúteas, 3-26, 4-31
    intramusculares, 4-31
Iris, 4-23, **4-23**, **4-24**
    músculo
        dilatador pupila, 4-23, **4-23**
        esfínter pupila, 4-23, **4-23**
Irrigación
    arterial encéfalo, **5-10**
    sanguínea, 11-4
Islotes pancreáticos, hormonas, 11-1,
    11-1
Isoinjertos, 6-4
Isquemia, 1-11
Isquémicas, neuronas, 4-1
Isquion, 2-15, **2-15**
    rama, **2-15**

Istmo
    glándula tiroides, 11-4, **11-4**
    trompa uterina, 10-2, **10-2**

L
Laberinto membranoso, **4-26**
    cuerpo, **4-25**
Labios
    mayores, 10-1, **10-1**
    menores, 10-1, **10-1**
Lactación, 10-5, **10-5**
Lactotropas, 11-3
Lagos venosos endometrio, 10-4, **10-4**
Lámina, **2-5**, 2-6, **2-6**, **4-10**
    anterior, por encima línea arqueada, 3-12
    arco vertebral, **2-5**, 2-6, **2-6**
    cartílago
        cricoides, **3-6**
        tiroides, **3-6**
    cribosa, **4-27**, **7-2**
        etmoides, **4-27**
        forámenes, **2-3**
    lateral apófisis pterigoides, **3-2**
    medular medial, **4-10**
    perpendicular, **2-3**, **7-2**
    placa epifisaria, 1-8, **1-8**
    posterior, por encima línea arqueada, 3-12
    propia, **6-6**
    vértebra lumbar, **2-7**
Laminillas matriz ósea, 2-1, **2-1**
Largo, **3-10**
Laringe, 7-1, 7-4
    aumento tamaño, **11-7**
    cartílagos, 3-6, **3-6**
    músculos intrínsecos, 3-6, **3-6**
Laringitis aguda, 3-6, 7-4
Laringofaringe, 3-5, **3-5**, 7-1, 7-4, **7-4**, 8-4, **8-4**
Laringoscopia indirecta, 3-6
Lateral
    intermuscular, tabique, **3-19**
    (término de dirección y situación), 1-2, **1-2**
Latigazo cervical, 2-9
Lecho microcirculatorio, **5-7**
Leiomiomas, 10-3
Lengua, **7-1**, 8-2, **8-2**
    cuerpo, **7-4**
    deglución, 3-5
    dorso, **4-27**
    músculos, 3-4, **3-4**, **4-22**
    raíz, **3-5**
    superficie, **4-27**
Lente (cristalino), 4-23, **4-23**, **4-24**
Lesión(es)
    hipocampo, 4-6
    irritativas, 4-26
    NC XII, 8-2
    límbicas, 4-6
    masivas, 4-5
    prosencéfalo, 4-6
    vasculares, 4-5
Leucemia, 5-1
Leucocitos, **5-1**, 6-1
    hormonas, 11-1, **11-1**
Leucocitosis, 6-2
Ligadura trompas, 10-7
Ligamento(s)
    accesorios, 2-15
    alares, 2-9, **2-9**
    amarillos, 2-5, **2-5**, 2-9, **2-9**, **4-18**
    ancho útero, 10-1, **10-1**, 10-2, 10-3
    anular, 2-12, **2-12**
    arterioso, 5-22, **5-22**
    articulaciones
        interfalángicas, **2-20**
        metatarsofalángicas, **2-20**

bifurcado, **2-20**
cabeza fémur, 2-16, **2-16**
calcaneocuboideo, **2-20**
calcaneonavicular, **2-20**
    plantar, 2-20, **2-20**
calcaneoperoneo (calcaneofibular), 2-20, **2-20**
cápsula articular, **2-16**
capsulares
    cadera, 2-16
    hombro, 2-11, **2-11**
    rodilla, 2-18
cardinales, 10-1
carpometacarpiano(s)
    dorsales, **2-14**
    interóseo, 2-14
    palmar, 2-14
cervicales transversos, 10-1
colateral, **2-20**
    articulación metacarpofalángica, 2-14, **2-14**
    cubital, 2-12, **2-12**, 2-14
    lateral, 2-18, **2-18**
    medial, 2-18, **2-18**
        (deltoideo), 2-20, **2-20**
    peroneo, 2-18, **2-18**
    radial, 2-12, **2-12**, **2-14**
    tibial, 2-18, **2-18**
columna vertebral, 2-9, **2-9**
conoideo, **2-11**
coracoacromial, **2-11**, **3-17**
coracoclavicular, 2-11, **2-11**
coracohumeral, 2-11, **2-11**
coronarios, hígado, 8-9
costoclavicular, **2-8**
cricotiroideo medio, **7-4**
cruzado, 2-9, **2-9**
    anterior (LCA), 2-18, **2-18**
        lesiones, 2-18
        rotura, 1-9
    posterior, 2-18, **2-18**
de Mackenrodt, 10-1
deltoideo, 2-20, **2-20**
en resorte, 2-20
esfenomandibular, ATM, **2-4**
esternoclavicular, 2-8
esternocostal(es), 2-8
    intraarticular, **2-8**
    primer, 2-8
    radiados, **2-8**
estilomandibular, ATM, **2-4**
extracapsulares, 2-18
falciforme, hígado, 8-9
glenohumeral, 2-11
iliofemoral, 2-16, **2-16**
iliolumbar, 2-15, **2-15**
inguinal, **3-12**, **3-13**, **3-14**, **3-16**, **5-21**
interclavicular, **2-8**
intercondral, 2-8
interespinoso, 2-5, **2-5**, 2-7, **2-7**, 2-9, **2-9**
intertransverso, 2-9
intracapsulares, 2-18
isquiofemoral, 2-16, **2-16**
lagunar, **3-13**
lateral ATM, 2-4, **2-4**
longitudinal, 2-5, **2-5**
    anterior, 2-5, **2-5**, 2-7, **2-7**, **2-8**, 2-9, **2-9**, **2-15**
    posterior, 2-5, **2-5**, 2-9, **2-9**
meniscofemoral posterior, **2-18**
metacarpianos
    palmares, **2-14**
    transversos profundos, **2-14**
metatarsianos
    dorsales, **2-20**
    plantares, **2-20**
    transversos profundos, **2-20**
nucal, 2-9

ovario, **10-1**
peritoneales, 8-5
peroneoastragalino (talofibular)
    anterior, 2-20, **2-20**
    posterior, 2-20, **2-20**
plantar(es), **2-20**
    largo, 2-20, **2-20**
pie, **2-20**
(placa) palmar, 2-14, **2-14**
poplíteo
    arqueado, 2-18
    oblicuo, 2-18
propio ovario, 10-1, **10-2**
púbicos, 2-15
pubofemoral, 2-16, **2-16**
pulmonar, 7-5, **7-5**
radiado, **2-8**, 2-9, **2-9**
radiocarpiano(s), 2-14, **2-14**
    dorsal, 2-14, **2-14**
    palmar, 2-14, **2-14**
radiocubital
    dorsal, 2-14, **2-14**
    palmar, **2-14**
rectouterinos (uterosacros), 10-1
redondo, **10-1**
    hígado, 5-22, **5-22**, 8-9, **8-9**
    útero, **10-1**, 10-3
rotuliano, 2-18, **2-18**, 3-27, **3-27**, **3-28**
sacrococcígeo, 2-15
sacroespinoso, 2-15, **2-15**
sacroiliacos, 2-15
    anteriores, 2-15, **2-15**
    posteriores, 2-15, **2-15**
sacrotuberoso, 2-15, **2-15**, **3-25**
supraespinoso, 2-5, **2-5**, 2-7, **2-7**, 2-9, **2-9**
suspensorios
    mama, 10-5, **10-5**
    ojo, **4-24**
    ovario, 10-1, **10-1**
tibioperoneo
    anterior, **2-20**
    posterior, **2-20**
transverso
    acetábulo, 2-16, **2-16**
    carpo, **3-23**
    húmero (humeral transverso), 2-11, **2-11**
    rodilla, 2-18, **2-18**
trapezoide, **2-11**
umbilical medial, **5-16**, 5-22, **5-22**
venoso, 5-22, **5-22**, 8-9
vocal, **3-6**, **7-4**
Linfangitis, 6-1
Línea
    alba, **3-12**
        hernias, 3-12
    arqueada, 3-12
Linfa, 6-1
Linfadenitis, 6-1
Linfocitos, 1-6, **1-6**, 5-1, **5-1**, 6-1
    B, 6-3
    inmaduros, 6-4
    inmunidad adaptativa, 6-3
    T, 6-3
Língula, **2-4**, **4-12**, 7-5, **7-5**
Lipasa lingual, 8-2
Lipomas, 1-6
Líquido
    cefalorraquídeo (LCR), 4-17, 4-18, **4-18**
    extracelular, 6-1
    intracelular, **7-6**
    que recubre superficie alveolar, **7-6**
    seroso, 8-5
Lisosomas, 1-4, **1-4**
Lobulillo(s)
    central, **4-12**
    glandulares, mama, 10-5, **10-5**

hepáticos, 8-9, **8-9**
túbulos seminíferos, 10-7, **10-7**
Lóbulo(s)
    anterior, 11-2
        cerebelo, 4-12, **4-12**
    cerebelo, 4-12, **4-12**
    cerebro, 1-11, **1-11**, 4-4
    floculonodular
        cerebelo, 4-12, **4-12**
        lesión, 4-12
    frontal, 1-11, **1-11**, 4-4, **4-4**
    glándula tiroides, 11-4
    hígado, 8-9, **8-9**
    hipófisis, 11-2, **11-2**
    intermedio, 11-2
        hendidura y tejido conectivo, 11-2, **11-2**
    medio, pulmón, 7-5
    occipital, 1-11, **1-11**, 4-4, **4-4**
        derecho, **4-24**
        izquierdo, **4-24**
    parietal, 1-11, **1-11**, 4-4, **4-4**
    piramidal, 11-4, **11-4**
        glándula tiroides, 11-4
    posterior, 11-2
        cerebelo, 4-12, **4-12**
        hipófisis, **4-11**
    pulmón, 7-5, **7-5**
    superior
        língula, **7-5**
        pulmones, 7-5
    temporal, 1-11, **1-11**, 4-4, **4-4**
Lordosis
    acentuada, 2-5
    cervical, 2-5, **2-5**
    lumbar, 2-5, **2-5**
Luxación(es), 2-4, 2-6, 2-10
    articulación
        acromioclavicular, 2-10
        hombro, 2-11
    codo, 2-12
Luz capilar, **7-6**

M
Macrófago(s), 1-6, **1-6**, 6-1, **6-5**
    alveolares, 7-6
    asociados con senos esplénicos, 6-5
    fijo, **6-2**
    libre, **6-2**
Mácula(s), 4-26, **4-26**
    densa, 9-3, **9-3**
    lútea, 4-23, **4-23**, 4-24
        fóvea central, **4-23**
    sáculo y utrículo, 4-26, **4-26**
Maleolo
    lateral, **2-17**, **3-29**
    medial, 2-17, **2-17**, **3-29**
Malnutrición, 4-12
Mama, **1-1**, 10-5, **10-5**, **11-3**, **11-7**
    infancia, **10-5**
    prolactina, 11-3, **11-3**
Mamotropas (hormonas), 11-3
Mandíbula, 1-7, 2-2, **2-2**, 2-4, **2-4**
    adulto, **2-4**
    cuerpo, **3-7**
Maniobra de Heimlich, 3-6
Mano, **1-1**
    caída, 4-29
    dermatomas cervicales relacionados, 4-16, **4-16**
    en garra, 4-29
    huesos, 2-13, **2-13**
    músculos, **3-24**
        intrínsecos, 3-23, **3-23**
Manubrio esternón, 2-8, **2-8**
Martillo, **4-25**
Mastectomía radical, 10-5

torácico largo, **4-29**
  lesión, 3-24
toracodorsal, **4-29**
transverso cuello, 4-28, **4-28**
trigémino (NC V), 3-2, 4-22, **4-22**
troclear (NC IV), **2-3**, 4-22, **4-22**
vago (NC X), **2-3**, **4-20**, 4-21, **4-21**, 4-22,
  4-22, **11-8**
vestibular, **4-25**
vestibulococlear (NC VIII), **2-3**, 4-22, **4-22**,
  4-25, **4-26**
visceral, 4-19
Neumonía, 7-5, 7-6
Neumotórax, 7-6
Neurocráneo, 2-2
Neurocrino, 11-1, **11-1**
Neurohipófisis, 11-1, **11-1**, 11-2, **11-2**, **11-3**
Neurona(s), 4-1, **4-1**, **4-2**
  bipolares, 4-1, **4-1**
  cuerpo celular, 4-1, **4-1**
  estructura, 4-1, **4-1**
  ganglio sensitivo nervio espinal, **4-1**
  monopolares, 4-1, **4-1**
  motora(s), 4-1, 4-13, **4-13**
    inferior, 4-14
    superior, 4-14
    y axón para músculo esquelético, 4-13,
    4-13
  multipolares, 4-1, **4-1**
  paraventriculares, 11-2, **11-2**, 11-3, **11-3**
  pseudomonopolar, 4-1, **4-1**, 4-13, **4-13**
  sensitivas, 4-1
    vísceras abdominales, **4-15**
  simpáticas preganglionares, **4-15**
  tipos, 4-1, **4-1**
  supraópticas, 11-3, **11-3**
    hipotálamo, 11-2, **11-2**
    y paraventriculares, 11-2, **11-2**, 11-3, **11-3**
Neuropatía diabética, 4-21
Neurosecreciones, **11-3**
Neurotúbulos, **4-1**, 4-3
Neutrófilos, 1-6, **1-6**, 5-1, **5-1**, 6-2, **6-2**
Niveles hormona ovárica, **10-4**
Nodulillos linfáticos
  agregados, 8-7
  apéndice vermiforme, **6-6**
  intestino
    delgado, 8-7, **8-7**
    grueso, 8-8, **8-8**
Nódulo(s), **4-12**
  (ganglio[s]) linfático(s), 6-1, 6-4
    acumulaciones, **6-7**
    axilares, 6-1, **6-1**, **6-6**, 6-7
    broncopulmonares, 7-5
    características, 6-1
    centinela, 6-7
    cervicales, **6-1**
    iliacos, **6-1**, **6-6**, 6-7
    inguinales, **6-1**
      superficiales, **6-6**, 6-7
    lumbares, **6-1**, **6-6**
    mediastínicos, **6-1**, **6-6**, 6-7
    poplíteos, **6-6**
    seno subcapsular, **6-1**
    paraaórticos (lumbares), 6-7
    yugulodigástrico, 6-7
  (nodo)
    atrioventricular (AV), 5-5, **5-5**
    sinoatrial (SA), 5-5, **5-5**
      rama, **5-6**
Noradrenalina, 4-19, 11-5, **11-5**
Núcleo(s), **4-1**, **4-27**
  anterior tálamo, **4-8**, 4-10, **4-10**
  caudado, **4-5**, 4-7, **4-7**, **4-9**
  celular, 1-4, **1-4**
  centromediano, talámico, **4-10**

cuerpo(s)
  geniculado lateral izquierdo, **4-24**
  mamilares, 4-11, **4-11**
dentado, **4-12**
dorsal
  cuerpo geniculado lateral derecho, **4-24**
  lateral tálamo, 4-10, **4-10**
dorsomedial, 4-11, **4-11**
(ganglios) basales, **4-5**, 4-7, **4-7**
hipotalámico lateral, 4-11, **4-11**
lateral posterior tálamo, 4-10, **4-10**
lenticular (lentiforme), **4-5**, 4-7, **4-7**
medial dorsal (dorsomedial), talámicos, 4-10,
  4-10
músculo, **1-10**
paraventricular, 4-11, **4-11**
periventricular, 4-11, **4-11**
preóptico
  lateral, 4-11, **4-11**
  medial, 4-11, **4-11**
pulposo, 2-5, **2-5**, 2-9
  hernia, 2-7, **2-7**
septales, 4-8, **4-8**
supraóptico, 4-11, **4-11**
supraquiasmático, 4-11, **4-11**
tracto olfatorio lateral, **4-27**
ventral
  anterior tálamo, 4-10, **4-10**
  intermedio tálamo, 4-10, **4-10**
  lateral tálamo, 4-10, **4-10**
  posterior tálamo, **4-10**
  posterolateral tálamo, 4-10, **4-10**
  posteromedial tálamo, 4-10, **4-10**
ventromedial, 4-11, **4-11**
Nucleolo, 1-4, **1-4**
Nutrientes orgánicos, **5-1**

O
Occipucio, **1-1**
Oclusión, 5-10
Oído, **1-1**
  externo, 4-25
  interno, 4-25
  medio, 4-25
Ojos, **1-1**
  cámaras, **4-23**
  efectos sistema
    parasimpático, 4-20, **4-20**
    simpático, 4-19, **4-19**
Olécranon, **2-12**, **3-22**
  cúbito, **3-19**, **3-22**
Olfato, 4-27, **4-27**
Oligodendrocitos, 4-1, 4-2, **4-2**
Ombligo, **5-19**, **5-22**
  dermatoma torácico relacionado, 4-16, **4-16**
Omento
  mayor, 8-5, **8-5**
  menor, 8-5, **8-5**, 8-6
Oposición, **2-14**
Órbita, **7-3**
Orejuela, 5-4
  derecha, **5-4**
Órgano(s)
  espiral (de Corti), **4-25**
  linfoides, 6-1
  sentidos, 4-1, 4-31
Orgánulos, 1-4
Orientación e introducción, 1-1, 1-13
Orificio
  conducto eyaculador, **10-6**, **10-8**
  externo
    uretra, **9-5**, **10-8**
    útero, **10-3**
  interno útero, **10-3**
  torácico inferior. *Véase* Abertura, inferior
    tórax

ureteral izquierdo, **9-5**
uretra, 10-1, **10-1**
  vaginal, 10-1, **10-1**
Orofaringe, 3-5, **3-5**, 7-1, 7-4, **7-4**, 8-4,
  8-4
Orquitis, 10-7
Osteoblastos, 2-1
Osteocitos, 2-1, **2-1**
Osteoclastos, 2-1, **11-4**
Osteona, 2-1, **2-1**
Osteonecrosis avascular, 2-13
Osteoporosis, 1-7, 1-8
Otitis media aguda, 7-2
Otolitos, 4-26, **4-26**
Ovario(s), **4-19**, 10-1, **10-1**, 10-2, **10-2**, **11-3**
  efecto sistema parasimpático, **4-20**
  hormona(s), 11-1, **11-1**
    folículo estimulante, 11-3, **11-3**
  ligamento(s), **10-1**
    suspensorio, 10-1, **10-1**
  maduro, **10-2**
  pubertad, 11-7, **11-7**
Ovocito, **10-4**
  (oocito) secundario ovulado, 10-2,
    10-2
Oxitocina, 11-3, **11-3**
  sintética, 11-3

P
Paladar
  blando, **3-4**, 3-5, **3-5**, **7-1**, 7-2, **7-4**, 8-2, **8-2**,
    8-4, **8-4**
    deglución, 3-5
  duro, **3-4**, **7-1**, 7-2, **7-4**, 8-2, **8-2**
  músculos, 3-4, **3-4**
Palma, 1-2
  pronación, 1-3, **1-3**
  supinación, 1-3, **1-3**
Páncreas, **4-19**, 8-1, 11-6, **11-6**, **11-8**
  efectos sistema parasimpático, **4-20**
  exocrino, 8-10, **8-10**
  in situ, **11-6**
Paperas, 8-2
Papila(s)
  circunvaladas, 3-4, **3-4**, 4-27, **4-27**
  dérmicas, **1-12**
    asas capilares, **1-12**
  filiformes, 3-4, **3-4**, 4-27, **4-27**
  foliadas, 3-4, **3-4**, 4-27, **4-27**
  fungiformes, 3-4, **3-4**, 4-27, **4-27**
  linguales, 4-27
  renal, **9-2**
  y punto lagrimal
    inferior, **4-23**
    superior, **4-23**
Paquete vasculonervioso intercostal,
  3-11
Paracentesis, 1-13
Paracrina, 11-1, **11-1**
Parálisis de Bell, 3-1
Paraneuronas, 4-19
Paraparesia espástica, 4-14
Pared(es)
  abdominal, hernias, 8-5
  anterior, 3-18
  atrial, 5-4
  cavidad nasal, **7-2**
  lateral, 3-18
    cavidad nasal, 7-2
  medial, 3-18
  nasal lateral, 2-3, **2-3**, **4-27**
  pericardio, **5-3**
  ventricular, 5-4
Patógeno(s), 6-2
  lisado, **6-2**
Pedículo, **2-5**, **2-7**

Pedúnculo(s)
 cerebeloso(s), 4-6, **4-6**, 4-12, **4-12**
  inferior, 4-12, **4-12**
  medio, 4-12, **4-12**
  superior, 4-12, **4-12**
 cerebrales, 4-6
Pelo, **6-2**
Pelvis, 1-1
 acetábulo, 1-9, **1-9**, 2-15
 arterias, 5-16, **5-16**
  mujer, **5-16**
 inestable, 3-25
 músculos, 3-15, **3-15**
 renal, 9-2, **9-2**
Pene, **3-16**, 4-19, **10-6**, 10-8, **10-8**,
  11-7
 efectos sistema parasimpático, **4-20**
 fascia (profunda) (de Buck), 10-8,
  10-8
Pepsina, **11-8**
Pepsinógeno, 8-6, **11-8**
Péptido inhibidor gástrico, 11-8, **11-8**
Pérdida
 audición, 4-25
 conductiva, 4-25
 neurosensorial, 4-25
Pericardio, 1-13, **1-13**, 5-3, **5-3**
 fibroso, 5-3, **5-3**, 7-5
 parietal, **1-13**
 seroso, 5-3, **5-3**
  capa parietal, 5-3, **5-3**
  lámina visceral, 5-3, **5-3**
 visceral, lámina (hoja), **1-13**
Pericardiocentesis, 1-13
Pericarditis, 5-3
Pericarion, 4-1
Pericito, **5-7**
 perivascular, **4-2**
Perimetrio, 10-3
Perimisio, **1-10**
Periné
 arterias, 5-16, **5-16**
 cuerpo perineal, 3-16
 mujer, **10-1**
 músculos, 3-16, **3-16**
 profundo, **3-16**
 regiones (triángulos), **3-16**
Periodontitis, 2-4
Periórbita, **3-3**
Periostio, 2-1, **2-1**
Periostitis tibial
 anterior, 3-29
 (síndrome estrés medial tibia), 3-30
Peristaltismo, 1-10
Peritoneo, 1-13, **1-13**, 3-12, **3-13**, 9-1, 9-5,
  10-6
 parietal, 1-13, **1-13**, 8-5, **8-5**
 vasos iliacos externos, **3-13**
 visceral, 1-13, **1-13**, 8-5, **8-5**
Peroné, 2-17, **2-17**, **2-20**, 3-29, 3-32
 cabeza, **2-18**, **3-29**
Peroxisomas, 1-4, **1-4**
Pezones, 10-5, **10-5**
 dermatoma torácico, 4-16, **4-16**
Piamadre, 1-13, **4-2**, 4-18, **4-18**
Pie, **1-1**. *Véase también* Planta pie
 articulaciones, 2-20, **2-20**
 caído, 3-32, 4-31
 corte transversal, **3-32**
 dermatomas, 4-16, **4-16**
 flexión plantar, 1-3, **1-3**
 huesos, 2-19, **2-19**
 músculos intrínsecos, 3-31, **3-31**
 tendón peroneo
  corto, **3-29**
  largo, **3-29**
 venas, **5-21**

Piel, 1-12, **1-12**, **3-11**, **3-12**, **4-13**, **4-18**, 5-2,
  6-2, **10-8**
 color, 1-12
 dermis, 1-12, **1-12**
 efectos sistema simpático, 4-19, **4-19**
 epidermis, 1-12, **1-12**
 escroto, **10-7**
 funciones, 1-12
 y tejido subcutáneo, **3-1**
Pielitis, 9-1
Pielonefritis, 9-1
Pierna, **1-1**
 arterias, **5-13**
 dermatoma lumbar, 4-16, **4-16**
 fascia, **3-32**
 huesos, 2-17, **2-17**
 músculos
  anteriores y laterales, 3-29, **3-29**
  posteriores, 3-30, **3-30**
 venas, **5-21**
Pilares
 clítoris, **3-16**, **9-5**
 diafragma, **3-14**
 fórnix, 4-9, **4-9**
 pene, **9-5**, **10-8**
Píloro, 8-6
Pirámide
 renal, 9-2, **9-2**
  base, **9-2**
Placa(s)
 de Peyer, 6-6, 8-7
 dental, 8-3
Placenta, 11-1
Plano(s)
 corporales, 1-2, 1-2
  btérminos de dirección y situación, 1-2, **1-2**
 frontales (coronales), 1-2, **1-2**
 horizontales (axiales), 1-2
 intertubercular, 8-1, **8-1**
 medio, 1-2, **1-2**, 8-1, **8-1**
 medioclavicular, 8-1, **8-1**
 parasagitales, 1-2
 profundo, brazo, **3-19**
 sagital, 1-2, **1-2**
  medio, 1-2
 subcostal, 8-1, **8-1**
 superficial, brazo, **3-19**
 transumbilical, 8-1, **8-1**
 transversales, 1-2, **1-2**
Planta pie, 1-2
 arterias, **5-13**
 eversión, 1-3, **1-3**
 inversión, 1-3, **1-3**
Plaquetas, 5-1, **5-1**
Plasma, 5-1, **7-6**
 composición, **5-1**
Platisma, 3-1, **3-1**
Pleura(s), 7-1, **7-5**, **7-6**
 parietal, 1-13, **1-13**, 7-5, **7-5**
  porción
   costal, **7-5**
   diafragmática, **7-5**
   mediastínica, **7-5**
 visceral, 1-13, **1-13**, 7-5, **7-5**
Plexo(s)
 braquial, 1-11, **1-11**, **4-13**, 4-29, **4-29**
  fascículos, 4-29, **4-29**
  inervación sensitiva, **4-29**
 capilares, **7-6**
  alveolos, **7-6**
 cardiaco, **4-19**
 cervical, 1-11, **1-11**, 4-28, **4-28**
  cuello, **4-28**
  ramos
   menores, 4-28
   motores, 4-28, **4-28**
 coroideo, 4-9, 4-17, **4-17**, 4-18

3.er ventrículo, **4-6**
 4.º ventrículo, **4-17**
 ventrículo lateral, **4-17**
 entérico, **4-19**
 lumbar, **1-11**, **4-13**, 4-30, **4-30**
  componentes sensitivos, 4-30
 lumbosacro, 1-11, **1-11**
 mientérico, 4-21, **4-21**
 nervioso, **4-27**, 4-28
  profundo dermis, **1-12**
 pterigoideo, **5-11**
  venas, 5-11
 pulmonar, **4-19**
 sacro, **4-13**, 4-30, **4-31**, **4-31**
  miembro inferior, **4-31**
 submucoso, 4-21, **4-21**
 superficial, **1-12**
Pliegues
 circulares, 8-7
 (cuerdas) vocales, 3-6, **7-1**, 7-4
 gástricos, 8-6, **8-6**
 semilunares, 8-8
 vestibulares, 3-6, 7-4
Podocitos, 9-3, **9-3**
Polo
 occipital, **4-6**
 temporal, **4-6**
Porción
 intermedia, 11-2
 libre, miembro
  inferior, **1-1**
  superior, **1-1**
 membranosa septo interventricular, **5-4**
 proximal hueso, 2-15
 tuberal, **11-2**
 uterina (intramural), 10-2, **10-2**
Porta hepático, 8-9
Posición anatómica, 1-1
Posterior (dorsal), 1-2, **1-2**
Potenciales de acción, **5-5**
Premolares, 2-4, **2-4**, 8-3, **8-3**
Presbicia, 4-24
Presión aórtica, **5-2**
Proceso(s)
 ciliares, 4-23, **4-23**
 vaginal, **3-13**
Profundo (término de dirección y situación), 1-2
Progesterona, 10-1, 10-4, **10-4**, **11-3**, 11-7,
  11-7
Prolactina, 11-3, **11-3**, **11-7**
Prolactinoma, 11-3
Prolapso uterino, 10-3
Prolongación
 central, **4-1**
 glial, **4-1**, **4-3**
 periférica, **4-1**
Pronación, 2-12, **2-12**
 articulaciones radiocubitales, 3-20, **3-20**
 palmar, 1-3, **1-3**
Prosencefálicas, estructuras límbicas, **4-8**
Prosencéfalo, lesiones, 4-6
Próstata, 9-1, 9-5, 10-6, **10-6**, **11-7**
Prostatitis, 10-6
Proteínas
 plasmáticas, **5-1**
 reguladoras, **5-1**
Protracción, 1-3, **1-3**
Protrusión membrana sinovial, **2-16**
Protuberancia occipital externa, **2-3**
Proximal (término de dirección y situación), 1-2,
  1-2
Psoriasis, 1-12
Pterión, 2-2
Ptosis renal, 9-1
Pubertad, 11-7, **11-7**
Pubis, 2-15, **2-15**
Puente, 1-11, **4-5**, **4-6**, **4-10**, **4-11**, **4-12**, 11-2

Pulgar, **2-14**
  articulación, 2-14
    silla de montar, 1-9, **1-9**
  movimientos, **2-14**
Pulmones, **3-11**, **5-2**, 7-1, **7-1**, 7-5, **7-5**, **10-5**
  efectos sistema
    parasimpático, 4-20, **4-20**
    simpático, 4-19, **4-19**
Pulpa
  blanca, 6-5
  roja, 6-5
Pulpitis, 2-4
Pulso carotídeo, 5-8
Pulvinar, **4-7**, 4-10, **4-10**
Punción lumbar, 4-18, **4-18**
Puntos pulso, miembro
  inferior, 5-13
  superior, 5-12
Putamen, **4-5**, 4-7, **4-7**

Q
Queloides, 1-6
Queratina, 1-5, **1-5**
Quiasma óptico, **4-6**, **4-12**, 4-24, **4-24**, **11-2**
Quimiorreceptores, 7-1
Quimo, 8-6
Quistes ováricos, 10-2, 10-4

R
Radio, **1-8**, 2-12, **2-12**, **2-13**, **2-14**, **3-19**, 3-20,
    3-20, **3-21**, **3-22**, **3-24**
  fractura, 3-20, **3-20**
Rafe pterigomandibular, **3-2**, **3-5**
Raíz(es)
  anterior, **4-13**, 4-15, **4-15**, **4-19**
    fibras autónomas preganglionares, 4-15,
      4-15
  dientes, **7-3**, 8-3, **8-3**
  inferior asa cervical, **4-28**
  lengua, **3-5**
  plexo braquial, 4-29, **4-29**
  posterior, **4-13**, 4-15, **4-15**, **4-19**
    (dorsal), 4-15
    única, 4-16
Rama(s)
  ascendente, asa de Henle, **9-4**
  descendente, asa de Henle, **9-4**
  fascículo AV, 5-5, **5-5**
  inferior pubis, **9-5**
  isquion, **2-15**
  isquiopubiana, **3-16**, **10-6**, **10-8**
  marginal
    derecha, **5-6**
    izquierda, **5-6**
  palmar
    carpo, 5-12
    profunda, 5-12
  pterigoidea, 5-9
  pterigopalatina, 5-9
  retromandibular, 5-9
Ramo(s)
  anterior (ventral), 4-15, **4-15**, **4-30**
    nervio espinal, **4-30**
    torácico, **3-11**
  comunicante
    blanco, **4-15**, **4-19**
    gris, **4-15**, **4-19**
  cutáneo
    anterior
      nervio femoral, **4-30**
      nervio intercostal, **3-11**
    lateral
      arteria intercostal posterior, **3-11**
      nervio intercostal, **3-11**
  dorsal, 4-15, **4-15**
  fascículo AV, 5-5, **5-5**
  perforante, **3-11**

posterior (dorsal), **3-10**, 4-15, **4-15**, **4-29**
  atlas (C1), **3-10**
  terminales plexo braquial, 4-29, **4-29**
  ventral, **3-11**, 4-15
Rampa
  timpánica, **4-25**
    cóclea, 4-25
  vestibular, **4-25**
    cóclea, 4-25
Rango movimiento, 1-3
Raquitismo, 1-8, 2-1
Reabsorción tubular, 9-4
Receptor sensitivo, **4-15**
Receso(s)
  axilar, **2-11**
  pleurales, 7-5
Reconocimiento de patógenos específicos, 6-3
Recto, **3-15**, 8-1, 8-8, **8-8**, **9-1**, **10-6**
  venas, **5-18**
Red
  testicular, 10-7, **10-7**
  trabecular, **4-23**
  venosa dorsal, 5-20
Reflejo(s)
  acomodación, **4-23**
  barorreceptor, 9-4
  bicipital, 3-19
  estornudo, 7-2
  miotáticos de estiramiento, 3-19
  nauseoso, 3-5, 8-2
  rotuliano, 3-27, 3-32
  tusígeno, 8-4
Reflexiones pleurales, 7-5, **7-5**
Regulación hídrica, 9-4
Renina, 9-3
Reposición, **2-14**
Reproducción asistida, técnicas, 10-4
Resistencia vascular, distribución, **5-2**
Respiración
  celular, 7-1
  externa, 7-1
  interna, 7-1
Respuesta(s)
  inflamatoria, **6-2**
  mediada por células, 6-3
  olfatoria, 4-27
  tisulares alteradas a hormonas, 11-2
Retículo endoplásmático (RE), 1-4, **1-4**
  liso, 1-4, **1-4**
  rugoso, 1-4, **1-4**, **4-1**
Retina, 4-23, **4-23**, **4-24**
  axones, **4-24**
  derecha, **4-24**
Retináculo
  extensor, **3-22**
  flexor, **2-14**, **3-23**
  músculos flexores, **3-30**
  superior músculos extensores, **3-29**
Retinopatía, 11-6
  diabética, 4-24
Retorno venoso, 5-21
Retracción, 1-3, **1-3**
  línea capilar, **11-7**
Retraso pubertad, 11-7
Ribosomas, 1-4, **1-4**
Rinitis, 7-2
Rinosinusitis, 7-3
Riñón, **4-19**, **5-2**, **5-14**, **5-22**, 9-1, **9-1**, 9-2, **9-2**,
    11-3, **11-5**
  derecho, **11-6**
  efectos
    hormona paratiroidea, **11-4**
    sistema parasimpático, **4-20**
  función, 9-1
  hormonas, 11-1, **11-1**
  izquierdo, **11-6**
  nefronas, 9-3, **9-3**

Rodete (labrum)
  acetabular, 2-16, **2-16**
  glenoideo, **2-11**
Rodilla, **1-1**
  cuerpo calloso, 4-6, **4-9**
  lateral línea media, **2-18**
  ligamentos capsulares, 2-18
Ronquera, 3-6, 7-4
Rotación
  lateral, 1-3, **1-3**
  medial, 1-3, **1-3**
Rótula, **1-7**, 2-17, **2-17**, **2-18**, **3-27**, 3-28
Rotura
  bazo, 6-5
  folículo, **10-2**, **10-4**
  ligamento cruzado anterior (LCA), 1-9, 2-18
  músculo bíceps braquial, 3-19
Ruidos cardiacos, 5-4, **5-4**

S
Sabor
  ácido, 4-27
  amargo, 4-27
  dulce, 4-27
  salado, 4-27
  umami, 4-27
Saco(s)
  alveolares, **7-6**
  dural, **4-18**
  endolinfático, **4-25**
  lagrimal, 4-23, **4-23**
  pericárdico, 1-13
Sáculo, 4-25, **4-25**, 4-26, **4-26**
Saliva, 8-2, 11-8
Sangre
  composición, 5-1, **5-1**
  venosa, seno venoso sagital superior, 4-18,
    4-18
Sarcolema, **1-10**
Sarcoma, 1-6
Sarcoplasma, **1-10**
Schwannoma vestibular (neurinoma del
    acústico), 4-26
Secreción tubular, 9-4
Secretario ejecutivo, 4-10
Secretina, 11-8, **11-8**
Segmento broncopulmonar, 7-5
Seminomas, 11-7
Seno(s)
  cavernoso, 5-11, **5-11**
  coronario, 5-6, **5-6**, 5-6
  esfenoidal, **2-3**, 7-1, **7-2**, 7-3
    abertura, **7-2**, **7-3**
  frontal, **2-3**, 7-1, **7-2**, 7-3
  galactóforos, 10-5, **10-5**
  maxilar, 7-3, **7-3**
  oblicuo pericardio, 5-3
  occipital, **5-11**
  paranasales, **4-20**, 7-3
  petroso
    inferior, **5-11**
    superior, 5-11, **5-11**
  recto, 5-11, **5-11**
  sagital inferior, **5-11**
  sigmoideo, 5-11, **5-11**
  transverso, 5-11, **5-11**
    pericardio, 5-3
  venoso(s)
    bazo, 6-5
    central, **2-1**
    duramadre, 4-18, **4-18**, 5-11
    esclera, 4-23, **4-23**
    esplénico colector, **6-5**
    sagital superior, **4-17**, 4-18, **4-18**, 5-11, **5-11**
Septo, **4-27**, **10-7**
  membranoso, 5-4
Serosa, **6-6**

Netter. Cuaderno de anatomía para colorear   **I-17**

Vaina
  axilar, 4-29
  carotídea, 3-7, **3-7**
  (fascial) globo ocular, **3-3**
  linfática periarterial, 6-5
  mielina, 4-1, **4-3**
  músculo recto abdomen, 3-12, **3-12**
    lámina posterior, **3-12**
Válvula(s), **5-4**, **5-7**
  aórtica, 5-4, **5-4**
  atrioventricular derecha (tricúspide), 5-4, **5-4**
  mitral, 5-4, **5-4**
  pulmonar, 5-4, **5-4**, **5-5**
  semilunares, 5-4
  tricúspide, 5-4, **5-4**
  vena median, **5-7**
  venosa(s), **5-21**
    abierta, **5-21**
    cerrada, **5-21**
Valvulopatía, 5-5
Varicosidades, 4-3, **4-3**
Vasectomía, 10-7
Vaso(s)
  accesorios, 9-1
  epigástricos inferiores, **3-13**
  iliacos externos, cubiertos por peritoneo, **3-13**
  linfático(s), 6-1
    eferente, 6-1
    meníngeos, 4-18
  meníngeos medios, surcos, **2-3**
  ováricos, **10-2**
  periféricos, efectos sistema simpático, 4-19, **4-19**
  polares, 9-1
  pudendos internos, **3-16**
  sanguíneos, **1-6**, **4-21**, 6-2, **11-6**
    características, **5-7**
    ovario, **10-2**
    piel, **1-12**
Vasopresina, 9-4, 11-3
Vejiga urinaria, **3-13**, **4-19**, **4-20**, 9-1, **9-1**, 9-5, **9-5**, **10-1**, **10-6**
Vello
  axilar, **11-7**
  facial, **11-7**
  púbico, **11-7**
Vellosidades, **6-6**, 8-7
Vena(s)
  ácigos, 5-17, **5-17**, **5-20**
  angular, **5-11**
  axilar, 5-20, **5-20**
  basílica, 5-20, **5-20**
  braquial, 5-20, **5-20**
  braquiocefálica(s), **5-20**, **6-7**, **11-4**
    derecha, **5-3**, 5-17, **5-17**
    izquierda, 5-17, **5-17**
  cabeza, 5-11, **5-11**
  características, 5-7, **5-7**
  cardiaca(s), 5-6
    anterior, 5-6
    magna, **5-6**, 5-6
    media, **5-6**, 5-6
    menor, **5-6**, 5-6
  cava
    cefálica, 5-20, **5-20**
    inferior (VCI), 3-14, 5-4, **5-4**, **5-14**, **5-17**, 5-18, **5-18**, **5-22**, 8-9, **8-9**, **9-1**, **9-2**, **11-5**
    superior (VCS), 5-3, **5-3**, 5-4, **5-4**, **5-5**, 5-17, **5-17**, **5-20**, **5-22**, **7-5**, **11-4**
  cavidad abdominopélvica, 5-18, **5-18**
  central, 8-9
  cerebral magna, **5-11**
  cólica, **5-19**
    derecha, **5-19**

  izquierda, **5-19**
  media, **5-19**
  cubital, 5-20, **5-20**
  cuello, 5-11, **5-11**
  digitales, **5-20**, **5-21**
  dirección flujo sanguíneo, **5-21**
  dorsal
    pie, **5-21**
    superficial, **10-8**
  emisarias, 4-18, **4-18**
  endometrio, 10-4, **10-4**
  epigástrica inferior, 5-18
  esofágicas, **5-17**, 5-19
  esplénica, **5-17**, 5-19, **5-19**
  esquema vascular, **5-11**
  facial, 5-11, **5-11**
  femoral, 5-13, 5-21, **5-21**
  frénica inferior, **5-18**
  gástrica
    derecha, **5-19**
    izquierda, **5-17**
      ramas esofágicas, **5-17**
  glándula tiroides, **11-4**
  grandes, 5-7, **5-7**
  gonadal
    derecha, 5-18, **5-18**
    izquierda, 5-18, **5-18**
  hemiácigos, 5-17, **5-17**
    accesoria, 5-17, **5-17**
  hepática, 5-18, **5-18**, **5-22**
  hueso, 2-1, **2-1**
  ileocólica, **5-19**
  iliaca
    común, **5-21**
    externa, 5-18, **5-18**, **5-21**
    interna, 5-18, **5-18**, **5-21**
  intercostal posterior, **5-17**
  lingual, **5-11**
  lumbares ascendentes, **5-18**
  maxilares, **5-11**
  mediana, 5-7
    antebrazo, **5-20**
    codo, 5-20, **5-20**
    con válvula, **5-7**
  mesentérica
    inferior (VMI), **5-17**, **5-18**, 5-19, **5-19**
    superior, **5-17**, 5-19, **5-19**
  miembro
    inferior, 5-21, **5-21**
    superior, 5-20, **5-20**
  nódulos (ganglios) linfáticos, 6-1
  oftálmica superior, **5-11**
  organización general, 5-2, **5-2**
  ovárica, 5-18, **5-18**
  paraumbilical, 5-19, **5-19**
  pequeñas, 5-7
  peronea, 5-21, **5-21**
  pierna y pie, **5-21**
  plantares, **5-21**
  plexo pterigoideo, 5-11
  poplítea, 5-21, **5-21**
  porta
    hepática, **5-17**, 5-19, **5-19**, **5-22**, 8-9, **8-9**, **11-6**
    hipofisarias, **11-3**
  posterior(es), **10-8**
    profunda, **10-8**
  profundas, 5-20, 5-21
  pudenda interna, 5-18, **5-18**
  pulmonar(es), 5-4, **5-4**, **5-22**, 7-5, 7-6
    derecha, **5-22**
    izquierda, **5-22**
  radial, 5-20, **5-20**
  rectal(es), 5-19, **5-19**
    inferiores, 5-18, **5-18**, **5-19**
    medias, **5-18**, **5-19**

  superior(es), **5-18**, **5-19**
    derecha, **5-19**
    izquierda, **5-19**
  recto y conducto anal, **5-18**
  renal(es), 5-18, **5-18**, **9-1**, 9-2, **9-2**, **11-5**
  retromandibular, 5-11, **5-11**
  retroperitoneal, 5-19
  safena
    magna (mayor), 5-21, **5-21**
    menor, 5-21, **5-21**
  satélites, 5-20
  sigmoideas, **5-19**
  subclavia, **3-8**, **5-3**, **5-11**, **5-17**, 5-20, **5-20**
    derecha, **6-7**
    izquierda, **6-7**
  subcutáneas, **1-12**
  superficiales, 5-20, **5-20**, 5-21, **5-21**
  suprarrenales, 5-18, **11-5**
  temporal superficial, **5-11**
  testiculares, 5-18, **5-18**, **9-1**
  tibial, 5-21, **5-21**
    anterior, 5-21, **5-21**
    posterior, 5-21, **5-21**
  tiroidea(s), **11-4**
    inferiores, 5-11, **5-11**, **11-4**
    media, 5-11, **5-11**, **11-4**
    superior, 5-11, **5-11**, **11-4**
  tórax, 5-17, **5-17**
  trabecular, **6-5**
    vena esplénica, **6-5**
  transporte hormonas hipófisis, **11-3**
  umbilical, 5-22, **5-22**
  varicosas, 5-21
  yugular(es)
    externa, 5-11, **5-11**, **5-20**
    internas, **5-3**, 5-11, **5-11**, **5-20**, **6-7**, 11-4, **11-4**
Venopunción, 5-17, 5-20
Ventana
  coclear (redonda), 4-25, **4-25**
  vestibular (oval), 4-25, **4-25**
Ventilación pulmonar, 7-1
Ventrículo(s), **4-2**, 5-4
  4.º, **4-6**, **4-12**, 4-17, **4-17**
  cardiacos, 7-4
  derecho, 5-4, **5-4**
  encefálicos, 4-17, **4-17**
    3.er, 4-17, **4-17**
    4.º, 4-17, **4-17**
    lateral, 4-17, **4-17**
  izquierdo, 5-4, **5-4**
  lateral(es), **4-5**, **4-7**, **4-9**, 4-17, **4-17**
    3.er, **4-5**, 4-17, **4-17**
    asta occipital (posterior), **4-9**
    plexo coroideo, **4-17**
Vénula(s), 5-7, **5-7**
  muscular, 5-7
  poscapilar, 5-7
Vermis, 4-12, **4-12**
Vértebra(s), **1-7**, **1-11**, 5-10
  apófisis espinosa, 4-15
    T12, **3-17**
  cervicales, 2-5, **2-5**, 2-6, **2-6**. *Véanse también* Atlas (C1); Axis (C2)
    cuerpos, **3-8**
  coccígeas, 2-7, **2-7**
  cuerpo, **1-8**, 2-5, **2-5**, 2-6, **2-6**, 2-7, **2-7**, 2-9, **4-18**
  lumbares, 2-5, **2-5**, 2-7, **2-7**, 2-9, 9-1
    L5, **1-11**
  sacras, 2-7, **2-7**
  torácicas, 2-5, **2-5**, 2-6, **2-6**, 2-7
    primera, **2-6**
    T12, **1-11**
Vértice, **2-17**, 3-18, **4-27**, 7-5
  cóccix, **3-15**, **3-16**
Vértigo, 4-26

Vesícula(s)
  biliar, **4-19**, **5-15**, 8-1, 8-9, **8-9**, 8-10, **8-10**
    efectos sistema parasimpático, **4-20**
  seminales, 10-6, **10-6**, **11-7**
  sinápticas, 4-3, **4-3**
Vestíbulo, **4-25**
  bulbo, **3-16**, **5-16**, 10-1, **10-1**
  laríngeo, **7-1**, 7-4, **7-4**
  nasal, **7-2**
Vía(s)
  difusión O_2 y CO_2, **7-6**
  retinogeniculocalcarina, **4-24**
Vientre
  frontal, músculo occipitofrontal, 3-1
  muscular, **1-10**

Virilización precoz, 11-7
Virus papiloma humano (VPH), 10-1
Víscera(s)
  abdominal, neurona sensitiva, **4-15**
  intraperitoneales, 8-5, **8-5**
  primariamente retroperitoneales, 8-5
  retroperitoneales, 8-5, **8-5**
  secundariamente retroperitoneales,
    8-5
Viscerocráneo, 2-2
Vólvulo, 8-7
Vómer, 2-2, **2-2**, **2-3**, 7-2, **7-3**
Vómito, 8-6, 11-8
Vulva, 10-1

X
Xenoinjertos, 6-4

Y
Yeyuno, 8-1, 8-5, 8-7, **11-6**
Yunque, **4-25**

Z
Zona
  fascicular, 11-5, **11-5**
  glomerular, 11-5, **11-5**
  intermedia, 4-12, **4-12**
  macular, **4-24**
  paravermis, 4-12, **4-12**
  reticular, 11-5, **11-5**